视盘病变

第 2 版

主　编　刘庆淮

编　　委　（按姓氏笔画排序）

丁宇华　丁瑜芝　方　严　方思捷　计江东

刘庆淮　刘肖艺　许译丹　邱奥望　宋清露

张薇玮　陈　琴　陈　曦　范　雯　杭　荟

胡仔仲　袁冬青　袁松涛　黄正如　谢　平

解心怡

编写秘书　袁冬青

人民卫生出版社

·北　京·

图书在版编目（CIP）数据

视盘病变 / 刘庆淮主编 . — 2 版 . —北京：人民
卫生出版社，2021.6
ISBN 978-7-117-31758-0

Ⅰ. ①视… Ⅱ. ①刘… Ⅲ. ①视网膜疾病 – 研究
Ⅳ. ①R774.1

中国版本图书馆 CIP 数据核字（2021）第 109971 号

人卫智网	www.ipmph.com	医学教育、学术、考试、健康，购书智慧智能综合服务平台
人卫官网	www.pmph.com	人卫官方资讯发布平台

视 盘 病 变
Shipan Bingbian
第 2 版

主　　编：刘庆淮
出版发行：人民卫生出版社（中继线 010-59780011）
地　　址：北京市朝阳区潘家园南里 19 号
邮　　编：100021
E - mail：pmph @ pmph.com
购书热线：010-59787592　010-59787584　010-65264830
印　　刷：北京盛通印刷股份有限公司
经　　销：新华书店
开　　本：889×1194　1/16　印张：19
字　　数：575 千字
版　　次：2015 年 9 月第 1 版　　2021 年 6 月第 2 版
印　　次：2021 年 7 月第 1 次印刷
标准书号：ISBN 978-7-117-31758-0
定　　价：199.00 元

打击盗版举报电话：010-59787491　E-mail: WQ @ pmph.com
质量问题联系电话：010-59787234　E-mail: zhiliang @ pmph.com

第2版 前言

　　随着科技的发展,人们对眼部疾病的认识和了解日渐深入。特别是近几年计算机辅助诊断技术的发展,使得医生在疾病的诊断和治疗上更加游刃有余。但是对于正在成长进步的青年医师或者基层医院的医师而言,全面细致地掌握解剖基础和生理基础,理解疾病发生的病理机制,并运用现有的辅助检查手段,明确疾病特征并正确诊断和治疗疾病是临床中的重中之重。因此,本书旨在详细地梳理视盘病变的相关知识,希望读者能由浅入深、抽丝剥茧地理解疾病的发生发展过程,并逐步掌握疾病的鉴别和治疗。更希望广大读者能在本书的基础上,对视盘疾病有更加清晰的认识,并结合当前的研究进展和热点,为相关疾病的基础研究和临床诊疗作出更大的贡献。

　　《视盘病变》(第2版)是我们团队在第1版的基础上,不断拓展深入研究,加入最新的辅助检查手段和诊疗方式,搜集整理大量临床资料和图片,结合临床诊疗经验,总结完善疾病的病理机制、临床表现和治疗手段,精心编写而成。

　　第2版较第1版主要有以下三个方面的改进:

　　1. 图文并茂,直观性强。本书新增了大量临床患者体征图谱,特别加入了最新的各类视盘病变的眼底血流OCT图片,不仅从理论基础上阐述了疾病的发病机制和临床表现,更结合临床实际病例,详细直观地向读者展示疾病的发病过程,使临床医生对疾病有更深入的认识。

　　2. 内容丰富,实用性强。本书以眼部的解剖和生理为基础,以各项眼部辅助检查为手段,系统性地阐述了视盘相关的各种疾病的诊断思路和治疗方式,囊括了先天性视盘疾病及视盘炎症、水肿、肿瘤和其他疾病相关的视盘病变表现等,内容丰富精彩,为读者提供了较好的诊疗参考。

　　3. 紧跟热点,创新性强。我们团队长期致力于眼底视盘病变的相关研究,在临床实践中不断总结创新,密切关注研究动态,紧随研究热点,将最新的研究方向、研究方法和治疗手段逐一在书中予以分享和解释,特别是在高度近视视盘改变和青光眼相关视盘病变方面,结合最新的AI辅助技术,展示其疾病的发病过程及可能的病理机制;此外,本书新增的视神经细胞再生研究也将最新的干细胞和仿生学研究纳入其中,内容新颖,拓宽了读者对疾病的认识。

　　《视盘病变》(第2版)是在读者、编者及审稿专家的支持下,对第1版的修订、完善和提高。各位编者在本书的编写过程当中通力合作、严谨负责,付出了艰辛的劳动,在此谨向各位编者表示真诚的敬意和衷心的感谢。同时,本书在写作过程中,得到了很多同仁与审稿专家的指导,也在此深表谢意! 视盘疾病是一个进展非常迅速的研究领域,涉及的知识面非常广泛,但限于时间和学术水平,疏漏不妥之处在所难免,敬请广大读者批评指正。

刘庆淮

2021 年 6 月

第 1 版 前 言

视盘是眼底最容易看到，也是最重要的眼球内解剖部位之一。我 30 年前作为眼科临床见习的医学生，第一次散瞳后通过直接检眼镜看到了视盘，心中充满胜利的激动和喜悦，因为我首次看到了视盘，完成了见习带教老师布置的任务，也从此开启了我 30 年的眼科医生职业生涯。

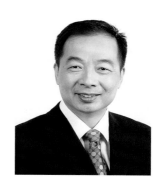

伴随着改革开放，我们的眼科事业取得了飞速发展，在黎晓新等前辈老师的悉心栽培下，我一直孜孜以求于眼科事业，30 年的从医生涯，我体会到，首先，要成为一名优秀的临床医生，掌握复杂的眼科手术技艺，成为一位受人尊敬、富于临床经验的医师；其次，作为一名医学科研工作者，努力站在学科前沿，通过个人努力，创建一支优秀的科研团队，不断有新的成果涌现。同时，在与方严教授的多次恳谈中，不断受到启迪，编写一本专著的决心渐渐萦绕心中。

尽管眼底病、神经眼科、青光眼等亚专业大多涉及视盘的改变，但相关内容显得散乱，国内尚没有以眼病的视盘改变为重点阐述的专著，国外视盘病变也没有相应的英文单词，经文献查阅也未能找到相关的视盘病变专著。

视盘的形态及功能方面的检查工具不断创新，分子生物学检测手段也日新月异，为了体现这一指导思想，我们团队萌发了编写视盘病变专著的想法，旨在了解视盘的基本理论，新的形态及功能检查方法，视盘病变涉及的疾病的诊断及鉴别诊断，达到拓宽临床诊断及治疗思路，强化及丰富治疗手段，更好地造福于眼病患者。因此，本专著强调理论性、实用性、科学性、先进性，可为眼科临床医师，尤其是基层医院医师提供学习范本以及参考工具书使用。

参加编写本书的都是我们科研团队的成员，在临床科研繁重工作之余，投入了大量时间精力搜集临床资料、翻阅最新文献，力求全与新。方严教授从选题、编辑、审稿等方面付出了大量心血，特此感谢。最后，由衷感谢我的家人对我工作和生活上的支持。

刘庆淮

2015 年 5 月于南京

目 录

第一章

视盘的发育和解剖生理

第一节　视盘的发育

一、视盘、视杯以及视神经的胚胎发生

在胚胎发育的过程中,大脑与表皮外胚层间的距离逐渐加宽,视泡(optic vesicle)远端逐渐扩大并远离大脑,近脑端则相对窄,形成视茎(optic stalk),即视神经的原基。视茎连接视泡和前脑。当胚胎发育至约 4mm 时,前脑两侧生成视泡,此时视茎为一圆腔(图 1-1)。当胚胎发育至约 7.5mm 时,视泡内褶形成视杯(optic cup),晶状体板内褶形成晶状体泡(lens vesicle)。视杯的内层形成视网膜神经层,外层形成视网膜色素上皮层。视杯和视茎的下方向内折叠形成胚裂(foetal fissure)(图 1-2)。

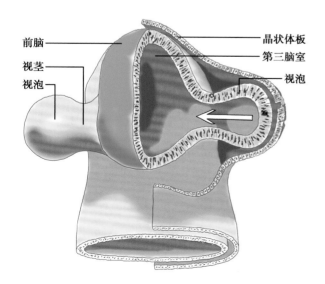

图 1-1　约 4mm 胚胎示意图

箭头所示为视泡内陷方向

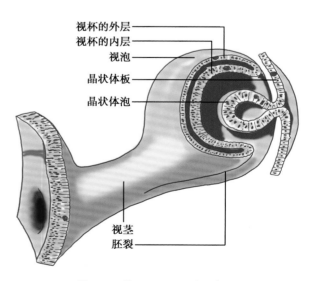

图 1-2　约 7.5mm 胚胎示意图

视网膜神经节细胞（retinal ganglion cells，RGC）形成视神经纤维时，视茎内层细胞原浆内出现空泡，细胞排列不规则。视神经纤维从由胚裂处进入并穿过视茎时，内层细胞逐渐减少。视茎内的视神经纤维在胚胎发育至 19mm 时开始出现。在发育至 25mm 时，视茎内充满视神经纤维，此时视泡腔不再与前脑相通。而胚裂除远端玻璃体动脉穿入处外，其余部分也完全闭合。原始视茎遗留的部分细胞形成神经胶质，成行排列于神经纤维间。结缔组织、血管以及视神经鞘发源于其邻近的中胚叶。

当胚胎发育至 25mm 时，视神经除增粗和纤维数量增多外，基本无其他组织学改变。视神经纤维逐渐向中枢神经系统方向生长，在脑垂体前到达前脑下方并部分交叉，形成视交叉。当胚胎发育至 48mm 时，视束形成。髓鞘出现于视神经脑端，并逐渐向眼端延伸，于出生前止于巩膜筛板（lamina cribrosa）处。若髓鞘进入视网膜可形成视网膜有髓神经纤维。尸检研究表明，大约有 1/100 的人会存在视网膜有髓神经纤维。脑 - 眼髓鞘形成的动物研究表明，少突神经胶质细胞前体细胞沿视神经向外迁移、分化。人在妊娠 18 周时视神经内还无法观察到少突胶质细胞的发育。妊娠 32 周时，视束和颅内神经轴突开始形成髓鞘，至出生时几乎完全发育成熟。近眼端的轴突在出生后开始形成髓鞘，出生后 7 个月时所有轴突髓鞘发育完成并在此后一段时间进一步发育、增厚。髓鞘神经纤维的正常变异可以使视盘在视觉上显得突出，但不会有水肿。视神经纤维直径在 $0.7\sim10\mu m$，较周围感觉神经纤维细。视神经纤维为有髓神经纤维，但不含施万（Schwann）细胞。视神经的髓鞘和中枢神经系统的白质束（white matter tracts）所含的细胞种类相同，但和构成周围神经髓鞘的 Schwann 细胞不同。从组织学上看，视神经更接近于白质束而非周围神经。

胚胎 5 个月时，开始出现近似成人形状的视盘（optic disc）。随着胎龄变大，视盘逐渐增大，结构渐渐完善。胚胎 5~6 周时，视茎上部分视网膜细胞形成胶质细胞团，称为原始上皮乳头。在玻璃体动脉血管化时，该细胞形成血管和分支的鞘膜，血管于出生前消失，上皮乳头萎缩，萎缩的程度决定视杯的深度。视杯于胚胎 4 个月时出现，至 5 个月时基本形成，并在此后逐渐增大、加深。

正常成人每根神经约有 120 万个神经节细胞轴突。在灵长类动物中，盘沿（neuroretinal rim）面积与轴突数量、轴突数量与巩膜管直径之间均有关联。正常发育的个体之间，视盘、视杯大小、视神经粗细以及巩膜管直径均存在明显的个体差异。产生这种现象的原因可能包括：视神经纤维数量和直径不同；神经胶质细胞的数量和体积不同；成形的神经节细胞的数量和 / 或胚胎发育过程中丢失的神经节细胞比例不同；巩膜筛板在发育过程中最终形成的时间不同；视神经纤维生长和巩膜筛板固形不同步等。

二、视网膜中央血管的胚胎发生

胚胎 4 个月时，视盘中心相当于视杯处的细胞团形成向玻璃体腔伸出的条索样空隙。胚胎 5 个月时，可见血管萌芽，原始玻璃体及视盘表面中央的细胞成分渐渐消失，条索样空隙发育为血管。胚胎 9 个月时，出现典型的视网膜中央动、静脉。视网膜血管的胚胎来源尚不清楚，可能源于眼内已存在的血管系统以出芽方式发生或是由胚源性组织分化而成。

三、轴突

视神经主要是由视网膜神经节细胞轴突构成。轴突的平均直径略小于 $1\mu m$ 并随年龄增长逐渐减小。动物实验研究显示，视网膜在发育过程中超量产生 50%~100% 的视网膜神经节细胞。在发育早期，大量轴突无法准确连接到其在大脑中的目标区域，因此超量产生的 RGC 将通过凋亡的方式减少。在人妊娠第二期时，多达 2/3 的发育中的 RGC 在此时期死亡。

发育过程中，视网膜神经节细胞除依靠抑制细胞凋亡来诱导轴突生长外，还需要特别的细胞外信号。轴突生长的最有力信号是肽营养因子，研究较多的因子有脑源性神经营养因子、睫状神经营养因子、类胰岛素生长因子、碱性成纤维细胞生长因子、胶质细胞源性神经营养因子，多种肽营养因子能够结合以诱导更多的轴突生长。另外,细胞外基质提供关键的基底供轴突生长。电活动性可能不参与轴突生长,但在塑造轴突组织形态中起作用。

轴突生长受最早出现的轴突导向影响,其为轴突生长提供基底和方向。神经元和神经胶质分子通过吸引和排斥轴突生长锥指导轴突生长。例如,胚胎视网膜神经节细胞轴突被 Müller 细胞排斥,以防止进入更深层的视网膜而只存在于神经纤维层。

第二节　视盘的解剖

一、视盘参数

正常的视盘和视杯大小在不同个体甚至是同一个体的不同眼之间都有差异(表 1-1)。视盘为一竖椭圆形结构,垂直直径比水平直径长 7%~10%,平均视盘直径为 1.47~1.89mm,平均视盘面积为 2.69mm² 左右。和视盘的形状不一致,正常发育的视杯水平直径和垂直直径没有明显的差距。视杯的大小与视盘内神经纤维的大小、数量以及位置均有关系。进入视盘的轴突组织的大小比视盘本身的大小差异要小得多,所以视杯大小可以有很大的个体差异性。视盘为竖椭圆形结构,视杯更接近于横椭圆形,所以水平杯盘比(cup-to-disc ratio,C/D)略大于垂直杯盘比(图 1-3)。这个特征在青光眼疾病的评估中尤为重要。正常杯盘比的变异度较大,可为 0.0~0.9(图 1-4)。

视盘大小在形态起源和病理发生评价方面均有重要意义。大视盘通常伴有盘沿及杯盘比增大、视神经纤维及视网膜感光细胞增多以及大眼球。这些改变在高度近视眼中更常见。反之,小视盘伴有杯盘比减小、视神经纤维减少等。在弱视、斜视、视神经发育不全、假性视乳头水肿和非动脉炎性前部缺血性视神经病变等疾病中,小视盘更多见。

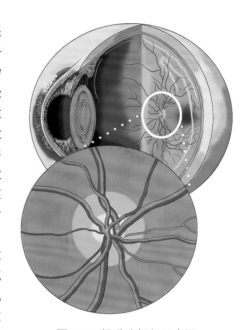

图 1-3　视乳头解剖示意图

表 1-1　正常视盘参数

参数	均值 ± 标准差	范围
视盘直径	(1.47±1.89)mm	
水平直径	(1.76±0.31)mm	0.91~2.61mm
垂直直径	(1.92±0.29)mm	0.96~2.91mm
视盘面积	(2.69±0.70)mm²	0.80~5.54mm²
视杯直径		
水平直径	(0.83±0.53)mm	0.00~2.08mm
垂直直径	(0.77±0.55)mm	0.00~2.13mm
视杯面积	(0.72±0.70)mm²	0.00~3.41mm²
盘沿面积	(1.97±0.50)mm²	0.80~4.66mm²

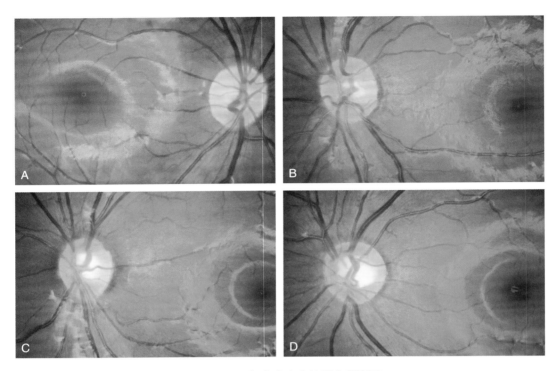

图 1-4 不同杯盘比大小的眼底彩照图

正常视盘呈现出由筛板产生的淡黄色背景,其表面因毛细血管存在而伴粉红色。轴突本身是没有颜色的,因为大多数情况下髓鞘于出生前止于巩膜筛板处,不进入视网膜。视盘的大小会影响其颜色,大的视盘由于显露了更多的筛板会显得更苍白一些,相反,小视盘会显得更粉红。视盘颞侧的颜色比鼻侧偏白,因为颞侧的轴突相对小且少。

盘沿是视网膜和视神经纤维在视乳头内的交汇处,其存在具有重要的临床意义。盘沿的平均面积为 $0.80{\sim}4.66mm^2$,与视盘面积、轴突数量相关。通常,盘沿在下方最宽,颞侧最窄。视神经纤维和视网膜感光细胞的数量和视盘、盘沿面积相关。较大的视盘拥有相对多的神经纤维,可能具有更好的视力和色觉。与小视盘相比,大视盘发生青光眼的概率相对低。

二、视神经鞘膜

视神经鞘膜有三层,为三层脑膜的延伸。外层为硬脑膜(dura),中层为蛛网膜(arachnoid),内层为软脑膜(pia)。蛛网膜与硬脑膜之间的空隙为硬脑膜下腔,与软脑膜之间的空隙为蛛网膜下腔(subarachnoid space),与颅内的同名腔隙相连,腔内均有脑脊液流通。三个脑膜层都是由成纤维细胞样细胞构成,但连接硬脑膜下腔和蛛网膜下腔的成纤维细胞和间皮细胞在超微结构上有所差异。脑膜层富含胶原和弹性蛋白。硬脑膜是一层厚纤维血管组织,于视神经管口处分为两层,外层覆盖在眶骨表面,形成眶骨膜;内层向前行至眼球后表面与巩膜融合。蛛网膜是松散的薄纤维血管组织,行至眼球内后,外层与巩膜融合,内层与脉络膜融合,使硬脑膜下腔和蛛网膜下腔均变为盲腔,盲端位于巩膜筛板处。当颅内压增高时,盲腔扩大,增高的脑脊液压力施压于视神经,导致视乳头水肿。蛛网膜下腔空间有一个可感知的压力,正常值为 $4{\sim}14mmHg$。软脑膜的大部分纤维延续于巩膜,少部分纤维融入脉络膜和玻璃膜,是一层紧密的附着层,包绕视神经形成软膜隔膜,将神经节细胞轴突包绕成束。在视神经管中,有无数骨小梁连接硬脑膜,穿过蛛网膜和软脑膜,从而限制神经鞘在此区域的活动。

三、视神经的解剖

视路(visual pathway)包括六部分,即视神经、视交叉(optic chiasm)、视束(optic tract)、外侧膝状体(lateral geniculate body)、视放射(optic radiations)和枕叶皮质纹状区(图 1-5)。视神经是视路的起始部,由视网膜神经节细胞发出的轴突汇集而成,穿出巩膜筛板至视交叉(图 1-6)。视神经全长约 50mm,按解剖位置可分为球内段、眶内段、管内段、颅内段。

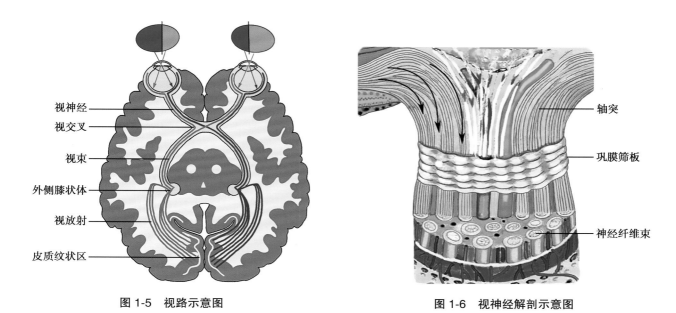

视神经
视交叉
视束
外侧膝状体
视放射
皮质纹状区

图 1-5　视路示意图

轴突
巩膜筛板
神经纤维束

图 1-6　视神经解剖示意图

(一) 球内段(intraocular portion)

指视乳头(optic nerve head,optic papilla)以及检眼镜能观察到的视盘(optic disc)。此段视神经最短,长 0.7~1.0mm。大多数正常视盘为一竖椭圆形结构,视杯在视盘的中央或稍偏颞侧的位置,环以粉色、环形的盘沿。球内段视神经粗细并不一致,与脉络膜的玻璃膜交界处最细,直径仅 1.0~1.5mm,筛板区后部的视神经纤维有髓鞘包绕,故直径增至 3mm 左右。

(二) 眶内段(intraorbital portion)

自巩膜后孔处到眶尖处,该段视神经长 25~30mm,是四段中最长的一段。由于巩膜后孔距离眶尖仅 15mm,因此眶内段视神经呈 S 形弯曲,前段向下方弯,后段向颞侧弯。此解剖特点有重要的临床意义,即视神经不会完全限制眼球的运动。当眼球转动时或眼球稍向前突出时,不易损伤视神经纤维。在眶尖部,眼外肌总腱环(Zinn 环)包绕视神经。上直肌、下直肌和内直肌的起始端和视神经鞘连接紧密,故球后视神经炎的患者会有眼球转动痛的症状。视神经和外直肌的间隙中有动眼神经、鼻睫神经和展神经等通过。

(三) 管内段(intracanalicular portion)

由视神经管(optic canal)的眶口处至出视神经管进颅腔处,即视神经管内部分,此段长 6~7mm。视神经管长 5~12mm,位于眼眶鼻上部位,与上方的眶上裂相连。视神经管的内侧为蝶窦及后组筛窦,仅有菲薄的骨板隔开,所以此处视神经凸向蝶窦,也是鼻窦炎致球后视神经炎的解剖基础。视神经管的上方毗邻于大脑额叶。眼动脉(ophthalmic artery,OA)经视神经管和视神经伴行入眶,在管内后段,于视神经下内侧经下方转至外侧,至眶内时,绕过其上方及内侧。视神经管较狭窄,管内占位性病变容易压迫视神经导致视力障碍;眶周钝挫伤会造成视神经管骨折以及视神经挫伤,随之而来的水肿会导致进一步的缺血性损伤。

(四) 颅内段 (intracranial portion)

由视神经入颅腔处至视交叉,此段视神经长约 10mm,但根据视交叉的位置,长度会有所变化。视交叉本身的长度约为 8mm。颅内视神经位于蝶骨平面和蝶鞍之上,其上方为大脑额叶和嗅束,大脑前动脉和前交通动脉跨过视神经的上方,颈内动脉及眼动脉于视神经的下外侧进入视神经管,因此颈内动脉、眼动脉硬化或动脉瘤易压迫此段视神经导致视力受损。其下方为垂体腺,体积较大的垂体瘤也会压迫视交叉导致压迫性视神经病变。

四、视盘的血液供应

(一) 睫状后动脉

不同个体间睫状后动脉 (posterior ciliary arteries, PCA) 的解剖,分布和血流模式各有差异,相对应的供应区域也不尽相同,这些因素均可影响视盘的血供。

1. 睫状后动脉的解剖　眼眶血管铸型研究中发现眼动脉发出 1~5 支睫状后动脉。若有 1 支以上,其可能分布在颞侧,鼻侧或者上方,位于上方进入球内的 PCA 较细且多变。在穿入巩膜前根据形态及供养范围,PCA 分为 2 组:睫状后长动脉 (long posterior ciliary arteries, LPCA) 和睫状后短动脉 (short posterior ciliary arteries, SPCA)。LPCA 于鼻侧和颞侧各分出 1 支,供应虹膜、睫状体和周边脉络膜。SPCA 在视盘附近分出约 20 个小分支,可分为 2 组:远端组和盘周组。远端组在 LPCA 和盘周组之间进入眼内,盘周组在视神经周围进入眼内。视盘的血供主要来自盘周组睫状后短动脉。

2. 睫状后动脉血管床的分水岭　2 支终末动脉供应区的交界处称为分水岭 (watershed zones),其重要性在于当终末动脉血管床灌注压下降时,分水岭容易发生缺血性病变。睫状后动脉为终末血管,鼻侧 PCA 供应鼻侧脉络膜至视盘鼻侧边缘,或者跨过视盘止于黄斑中心凹处。颞侧 PCA 供应其余部分脉络膜。其供应区存在分水岭,常位于视盘周边或在视盘的不同区域。分水岭所占视盘面积越大,视野缺损越厉害。分水岭与视盘的位置关系是视盘缺血性疾病发生及严重程度的影响因素。

(二) Zinn-Haller 动脉环 (Z-H 环)

1755 年,Haller 和 Zinn 相继报道了位于视盘周围巩膜内,由睫状后短动脉分支,视神经周围软膜动脉丛及视盘周围脉络膜动脉分支吻合构成的椭圆形动脉环,称为 Z-H 环。其分支向前到脉络膜,向后达视神经的软脑膜。不是所有的动脉吻合都形成完整的闭合环,即使是闭合环也存在狭窄区。在生理循环过程中,Z-H 环并没有闭合环的功能。所以在视盘缺血性疾病中,Z-H 环未起到旁路代偿作用。越来越多的研究表明,Z-H 环没有固定在巩膜,有一部分位于脉络膜,所以视乳头筛板前区和筛板区的血供均有 Z-H 环的参与。

(三) 视盘的动脉供应

视盘的动脉供应比较复杂,一直以来都是争论的焦点。组织切片和血管铸型的研究更好地提供了视盘血供的信息 (图 1-7)。按其解剖部位可分为四个部分:

1. 神经纤维表层 (surface nerve fiber layer)　位于视盘最前端,表面覆盖内界膜,与视网膜内界膜相延续。血供主要来自视网膜中央动脉 (central retinal artery, CRA) 衍生出的微动脉。视网膜中央动脉在视盘表面分支成视网膜小动脉,通过细小的毛细血管提供灌注。颞侧的神经纤维表层还可由供应筛板前区的睫状后动脉的分支提供血流。若存在睫状视网膜动脉 (retinociliary artery):从睫状后短动脉分出到达视乳头或者视乳头颞侧视网膜的小分支,供养从视乳头颞侧分布到黄斑周围的区域。

2. 筛板前区 (prelaminar region)　和脉络膜位于同一平面,由星形胶质细胞 (astrocyte) 组成疏松的网眼,血管位于该胶质隔间。由视盘周围脉络膜动脉的向心支供血。也有睫状后短动脉的分支以及 Z-H 环发出的分支供应部分区域。

3. 筛板区 (lamina cribrosa)　与巩膜相连续,由致密的结缔组织构成。此区由睫状后短动脉直接发出向心支或由 Z-H 环向心支供应。

4. 筛板后区（retrolaminar region）　位于筛板之后，此处神经纤维由软膜分隔成束，此区由软脑膜动脉的向心支和视网膜中央动脉离心支供应。主要供血来源为 Z-H 环发出的动脉返支及睫状后短动脉分支形成的软脑膜动脉，除此之外，眶内动脉的分支也可供应此区。不管是离心支还是向心支，均分布在神经束间隔，使视盘成为一个典型的纤维血管组织。

综上所述，视盘的动脉供应主要是睫状后动脉循环，软脑膜血管和视网膜中央动脉也参与供血（表 1-2）。不同个体之间的血管解剖各不相同，各个区的血液供应主要来源也有所区别。例如，有些个体筛板后区完全由睫状后动脉循环供血，而另外的有视网膜中央动脉的参与。

表 1-2　视盘的动脉血液供应概要

区域	平面	主要的动脉供应
神经纤维表层	视网膜	视网膜中央动脉衍生出的微动脉
筛板前区	脉络膜	视盘周围脉络膜动脉的向心支
筛板区	巩膜	睫状后短动脉直接发出的向心支
筛板后区	—	睫状后短动脉分支形成的软脑膜动脉和 Z-H 环发出的动脉返支

视盘的血液灌注压将直接影响视盘的血供。视盘的灌注压（pour pressure）和眼内压成反比，与血压成正比。视盘筛板前区的毛细血管与视网膜毛细血管相比，是一个低压系统，眼内压的升高容易压迫该区的纤维血管。筛板区是最易发生缺血的部位，一是由于睫状血管进入视神经时已很细小，二是在筛板处，毛细血管位于坚韧的纤维隔中间，随着年龄的增长，血管逐渐硬化，弹性减退，易发生缺血。此外，视网膜血管供应区与睫状血管供应区交界处也易发生缺血。

（四）视盘的静脉回流

视盘的静脉回流主要通过视网膜中央静脉（central retinal vein，CRV）。神经纤维表层通过视盘表面的毛细血管床直接回流入 CRV。筛板前区经由 CRV 或通过视盘周围的脉络膜静脉经涡静脉回流。此条通路即为视网膜睫状旁路，在筛板后区视网膜中央静脉阻塞的情况下，可发挥代偿作用。筛板区和筛板后区直接或经软膜静脉间接回流入视网膜中央静脉。

五、视神经的纤维排列

视神经由神经纤维组成，每条视神经含有约 120 万条神经纤维，神经纤维沿视神经走行有序分布、排列。

（一）视网膜和视盘内神经纤维走行

视盘由内到外分为三个部分，即筛板前区、筛板区和筛板后区。筛板前区处，视网膜神经节细胞轴突汇聚并旋转 90° 形成视神经，此处神经纤维无髓鞘，神经束由星形胶质细胞束分隔。之后为筛板区，可分为脉络膜筛板和巩膜筛板两部分。巩膜筛板由大约 10 层胶原结缔组织板组成，这些板样结构横穿巩膜管，每层组织板均含有数百个孔洞，各层板上的孔洞排列成一线构成视神经离开眼球的通道。神经节细胞的轴突集合成约 500 束纤维束穿过筛板。筛板后为筛板后区，神经纤维被髓鞘包绕，此区神经束被含有血管及星形胶质细胞的神经束膜分隔，神经束膜组织是筛板组织的延续（见图 1-7）。

视网膜黄斑区和黄斑以外的神经纤维可分为交叉与不交叉两种类型，以黄斑中心凹垂直线为界，鼻侧的纤维经视乳头的鼻侧部进入视神经，在视交叉处交叉到对侧视束；颞侧的纤维经视乳头的颞侧部进入视神经，在视交叉处不交叉，直接进入同侧视束（见图 1-5）。黄斑乳头束纤维数量较多，排列紧密，占视网膜纤维总数的 65%，这部分纤维通过视乳头的颞侧部汇入视神经，在视神经的横断面上约占据 1/3 的面积，呈楔形，尖端朝向轴心。在生理上负责维持视敏锐的中心视功能，对病理损害具有较高的敏感性（图 1-8）。

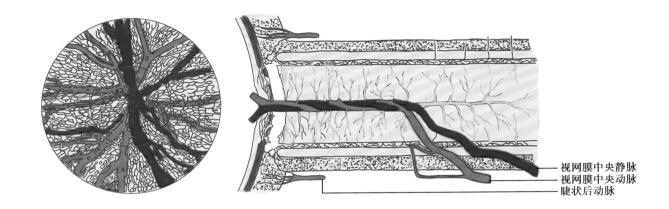

视网膜中央静脉
视网膜中央动脉
睫状后动脉

筛板前区　筛板区　筛板后区

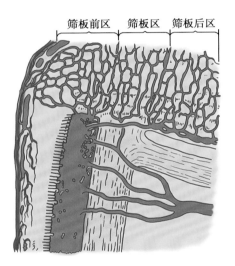

图 1-7　视盘的血液供应

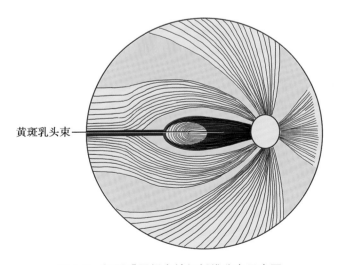

黄斑乳头束

图 1-8　视网膜及视盘神经纤维分布示意图

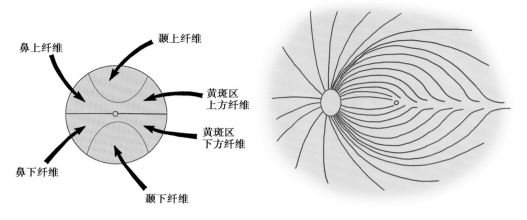

图 1-8（续）

视网膜最周边部发出的神经纤维潜行于视网膜神经纤维层的最深层,经由视盘的边缘部进入视神经;自视网膜中央区发出的神经纤维行进于视网膜神经纤维层的浅层,于轴心区域汇入视神经。

（二）视神经内神经纤维走行

由视网膜各象限发出的神经纤维在视神经内基本保持着视网膜的原排列关系。鼻侧上方纤维位于视神经的内上方,鼻下方纤维位于视神经的内下方,颞上侧纤维位于上方偏外处,颞下侧纤维位于下方偏外处。但由于黄斑乳头束的纤维由视乳头颞侧进入视神经,这部分纤维数量较多,占据了视神经的颞侧部位,故颞侧上、下象限的周围纤维被挤向上方和下方,在水平线处不相邻接（见图 1-8）。至球后 10~15mm 处,黄斑乳头束转向视神经的轴心部位,于是颞上、下象限的两部分周围纤维衔接于颞侧水平线处。接近视交叉处,因视神经内旋 45°,各象限纤维束的位置也相应改变,即颞上象限的纤维改居正上方,鼻上象限的纤维居正鼻侧,鼻下象限者居正下方,颞下象限的纤维居正颞侧。

软脑膜发出放射状厚中隔进入视神经,把视神经隔成数个扇形,再分出许多薄中隔,彼此吻合,把视神经分割成 800~1 200 束神经束。在视神经孔后方,软脑膜发出一个从上向下斜向的楔形中隔,将视神经分为腹内侧和背外侧两部分。腹内侧的神经纤维通过视交叉后交叉至对侧视束,背外侧的神经纤维不交叉,通过视交叉后至同侧视束。

第三节 视盘的生理

一、突触传递和轴突传导

当光线进入眼内,首先刺激视网膜感光细胞,即视杆细胞和视锥细胞,光刺激转化为神经冲动,经双极细胞和无长突细胞到达神经节细胞,节细胞轴突汇集成视神经,神经冲动经视神经、视交叉、视束到达外侧膝状体。所以,神经节细胞接收来自双极细胞和无长突细胞的突触传入,主要的兴奋型神经递质为谷氨酸盐（图 1-9）。在视网膜,谷氨酸盐的水平被 Müller 细胞调控,且能将谷氨酸盐转换为氨基酸谷氨酰胺。视网膜再摄取谷氨酰胺对保持神经节细胞的功能非常重要。

当处于静止状态时,轴突的电位为外正内负。负的静息电位主要由细胞内相对高浓度的钾离子形成,同时钠离子流动也起一定作用。对于钠离子而言,胞外浓度高于胞内。轴突传导过程中,部分轴突细胞的去极化（depolarization）导致细胞膜表面的电压敏感钠通道开放,更多的钠离子进入轴突细胞内,导致细胞电压进一步增高,此即去极化过程。此时,膜表面的平衡电位主要依赖于钠离子的平衡电位。去极化沿着轴突逐渐发生,形成动作电位的传递。复极化（repolarization）是由电压敏感的钠通道和钾通道的短

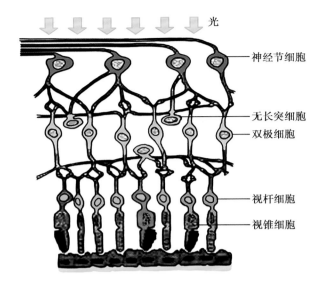

图 1-9　视网膜三级神经元突触传递

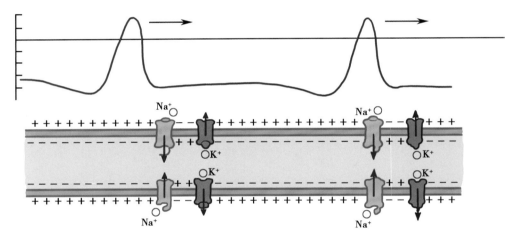

图 1-10　动作电位

暂关闭形成的,使膜电位恢复到静息电位。动作电位(action potential)的产生源于钠离子和钾离子的浓度差,但维持这种浓度差需要钠钾泵的作用,因此,是一个高度耗能的过程(图 1-10)。

　　神经节细胞的轴突纤维由视网膜发出后汇集于视乳头处,其在巩膜筛板区之前没有髓鞘,完全透明。通过筛板之后,则有髓鞘包绕。从视网膜到大脑,轴突直径和髓鞘厚度均有很大变异。单个轴突直径受多种因素影响,与发育过程中的增长、少突胶质细胞、活性和局部磷酸化神经丝蛋白的积累相关。髓鞘为脂肪多板层结构,有两个电生理功能:一是能减少电容,使较少的钠离子输入轴突即可使膜去极化;二是增加阻力,使较少的电荷通过膜泄漏。其特性节约了 Na⁺-K⁺-ATP 酶的活性和所需要的维持离子稳态的能量。除此之外,髓鞘对轴突起到了"绝缘"作用,从筛板后视神经开始,神经冲动则为跳跃式传导(saltatory conduction),与白质束和有髓周围神经的传导方式相同。有髓神经纤维中,髓鞘并不是从头至尾将轴突全部包裹,在郎飞结(nodes of Ranvier)处是无髓鞘的,该处的轴索呈现裸露的状态。当某一郎飞结处兴奋时,这一区域出现去极化,由于结间段的轴索被髓鞘包绕,而髓鞘又具有高阻抗的特征,局部电流不能从结间段穿出,所以产生的局部电流从下一个未兴奋的郎飞结处穿出,即在已兴奋的郎飞结和其邻近的未兴奋的郎飞结之间形成局部电流。这一局部电流对邻近的未兴奋的郎飞结起刺激作用,使之兴奋,接着又以同样的方式兴奋下一个郎飞结。如此,神经冲动以跳跃的方式,从一个郎飞结传至下一个郎飞结而不断向前传导。神经冲动沿着有髓的轴突跳跃式传导,其速度比在无髓鞘神经纤维内的动作电位传导要

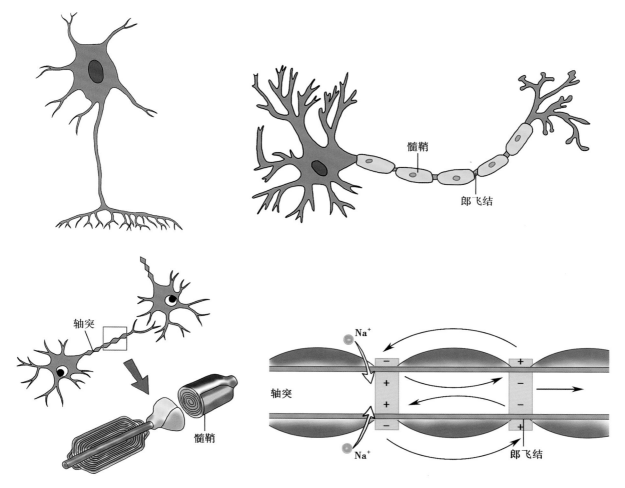

图 1-11 神经冲动在有髓神经纤维跳跃式传导示意图

更快。郎飞结处轴突膜暴露,所以去极化后必须有复极化的过程,因此跳跃传导可以保持代谢能(图 1-11)。在脱髓鞘疾病中,神经冲动在无髓鞘区以动作电位传导,所以其传导速度相对慢,表现为视觉诱发电位(visual evoked potential,VEP)的潜时延长。

二、轴浆运输

(一)视神经的轴浆运输

神经元的细胞体与轴突是一个整体,胞体与轴突之间经常进行物质的运输和交换。轴突的存在需通过转运蛋白和其他来自细胞体、细胞核的蛋白质合成器才能维持。视神经轴突内轴浆运输(axoplasmic transport)按其运动方向可分为两种:顺行运输(orthograde)为轴浆从神经节细胞胞体流向轴突末梢;逆行运输(retrograde)为轴浆由神经节细胞轴突末梢反向流向细胞体。用核素标记的氨基酸注入玻璃体腔后,标记物被神经节细胞胞体摄取,随后随着轴浆流入轴突,此验证了轴浆的顺行运输。将辣根过氧化物酶注射到外侧膝状体或视束,其被轴突吞饮后在内质网形成囊泡,随轴浆流动可至细胞体,可证实轴浆逆行运输的存在。因轴浆流动是双向的,所以如果轴突中断,则双侧断端及细胞体均会受到影响。就如临床上变性反应不仅发生在远端,也发生在细胞体。

顺行运输依据轴浆内物质成分和流动速度的不同,又分为快速轴浆运输(rapid axonal transport)和慢速轴浆运输(slow axonal transport)。前者运输的物质包括含有神经递质的囊泡,膜样物和糖蛋白类等,正常运输速度为 90~350mm/d。轴浆流动的机制目前还不明确,可能与微管的功能有关。轴突运输的不同速率可能和与微管密切相关的运动蛋白的不同有关,即快速运输的驱动蛋白和慢速运输的动力蛋白。在缺氧、氰化物毒化等阻断 ATP 功能的情况下,快速轴浆运输被阻滞,提示其是一种主动的耗能过程。后者又可分为两类:稍慢的速率为 0.2~1mm/d,运输的成分包括微管蛋白、神经微丝蛋白;较快的速率为 2~8mm/d,运输肌动蛋白、肌球蛋白、代谢酶和线粒体等。这些物质主要沿着轴突膜分布,运动可能与膜的蠕动波有关。顺行轴浆运输参与维持轴膜和突触的功能。

对逆向轴浆流动的了解相对少,逆行运输的速度约为快速顺行运输速度的一半左右。逆行轴浆流动可能起着生物回馈信号的作用。细胞体内合成的物质随顺行轴浆运输流向轴突末梢,而反向的轴浆流可能反馈控制细胞体合成蛋白质。有些酶类物质以活性形式从细胞体运出,而以无活性形式运输回胞体,可能逆行运输参与细胞体某些物质的再利用过程。在发育过程中,神经营养因子的信号颗粒可沿微管逆行运输至细胞体,在胞体内可激活转录调控因子和诱导新基因的表达。

(二) 视乳头的轴浆运输

球内段视神经特别是视乳头在视神经的轴浆运输过程中占据重要地位。前文所提,视乳头由内到外分为筛板前区、筛板区和筛板后区三个部分。视网膜神经节细胞轴突在球内段走行时,经过两个解剖学狭窄部位:一为玻璃膜交界处,二为筛板区。球内段视神经的巩膜层内口直径为 1.5~2.0mm,外口直径为 3.0~3.5mm,呈一截头圆锥形,筛板占全巩膜层的内 1/3 厚度。筛板由多层胶原结缔组织板组成,每层组织板均含有数百个孔洞,扫描电镜观察发现壁薄且直径大的筛孔总位于筛板的上下极,而壁厚且直径小的筛孔则多位于鼻颞极。另外,鼻颞极的结缔组织和胶质细胞多于上下极。筛板区不同部位的神经轴突对压力的敏感性不同,筛板的这些结构特征为此提供了解剖学和组织学基础。

视盘的神经节细胞轴突正常时受到两种压力的影响,即:眼内压(2.67kPa,20mmHg)和视神经内压(1.1kPa,8mmHg)。视神经内压受视神经蛛网膜下腔内的脑脊液压力和眶内压(0.2~0.6kPa,1.5~4.5mmHg)的影响,其中脑脊液的压力影响较显著。实验发现,当枕大池压力高达 10kPa(75mmHg)时,球后视神经内压可增高至 2.4kPa(18mmHg)。而当眼内压增高至 10.6kPa(80mmHg)时,筛板后的视神经内压并无明显变化。以筛板为界的压力梯度,对于维持球内段视神经正常的轴浆运输至关重要。如果这种压力之间的平衡被打破,将会阻滞球内段视神经内的轴浆运输。对于继发于颅内压增高的视乳头水肿,其轴浆运输在球内段视神经处发生阻滞。和一般认识不一致的是这种轴浆阻滞的部位没有发生在视乳头解剖学最狭窄部,而是在脉络膜层和巩膜层。在对正常猴的视神经轴浆运输的研究中,将 ^{3}H-亮氨酸注入玻璃体腔后制作的放射自显影视神经组织切片显示:6 小时视乳头内即出现均匀而轻微的标记物;1~3 天时,标记物形成一个宽的波,从视乳头向视神经移动,颞侧的信号重于鼻侧,可能与视乳头处神经轴突的来源有关;1~12 天之间,视盘脉络膜层和巩膜层所聚集的标记物比其他区域多,当标记物进入筛板后,其数量骤然减少,可能因为该部位轴索之间的胶质成分增加以及神经髓鞘的出现,使单位面积内核素标记物的计数下降;12 天后,标记物基本上通过视神经球内段。

三、神经胶质细胞

(一) 星形胶质细胞

星形胶质细胞(astrocyte)是最大的神经胶质细胞,因其星形外观而得名,是视乳头的主要胶质成分。星形细胞交织形成致密结构,其内有许多隧道,这些隧道开口于筛板,神经纤维通过其中。星形胶质细胞数量的发育调节由视网膜神经节细胞决定。星形胶质细胞前体细胞依赖睫状神经营养因子(ciliary neurotrophic factor,CNTF)等分化为星形胶质细胞。星形细胞液可能对视神经的发育有重要的作用,其能够作为基底供神经节细胞的轴突发育。

视乳头的星形胶质细胞的功能与视网膜的 müller 细胞相似。其具有粘合和支持作用,在神经纤维的固有排列之间以及视神经与其相邻的中胚叶组织之间构成某些界面,如视乳头与玻璃体之间,视神经与脉络膜和巩膜之间等。另外，星形胶质细胞还具有离子通道，能够高效输送钾，增加细胞外的钾离子水平，减缓复极化过程。星形胶质细胞储备糖原的能力可使其在血糖降低的情况下（如缺血）成为视神经的能量来源，主要是通过将乳酸运送至相邻的神经轴突实现。星形胶质细胞在郎飞结形成胶质界膜（glia limitans）可能起到如下作用：在局部循环和轴突之间输送物质；诱导内皮细胞形成血 - 脑屏障；根据局部代谢需求控制血管扩张和收缩。星形胶质细胞也调控视神经轴突和邻近结缔组织之间的联系，诸如软脑膜隔、视网膜中央动脉和静脉外膜及名为 Fuchs 神经胶质膜的软脑膜。

（二）少突神经胶质细胞

少突神经胶质细胞（oligodendrocytes）由少突神经胶质前体细胞（oligodendrocyte precursor cells，OPC）发育而来。少突神经胶质前体细胞从大脑转移到视神经，可能来自视前窝的基底部，这种迁徙在成人仍可能会继续。在正常发育过程中，一些 OPC 可持续到成年并可能在损伤或视神经炎等疾病后参与髓鞘的再生。视神经内的少突胶质细胞形成并维持髓鞘。在电镜下，可观察到少突神经胶质细胞的突起或胞浆膜包卷着神经纤维，形成明暗相间的髓鞘。少突神经胶质细胞与神经元不同，其终身具有细胞分裂的能力。当神经元由于病变而死亡时，少突神经胶质细胞会增生繁殖，填补神经元死亡造成的缺损，形成胶质瘢痕。

在发育期和整个成年期，少突胶质细胞和轴突相互调节。少突胶质细胞的存活依赖于轴突的存在，并为之提供髓鞘蛋白。轴突调节少突胶质细胞的存活和增殖，并通过特定信号转导蛋白的表达和轴突的电活动来控制少突胶质细胞的数量。反之，少突胶质细胞通过信号调节轴突的数量和直径，防止视神经轴突过分增殖或分支。

在大部分的物种中，视网膜中是没有少突神经胶质细胞的，视网膜内的神经节细胞轴突是无髓鞘的。对鼠的视盘和前段视神经的研究表明：从无髓鞘轴突到有髓鞘轴突之间有一个异常过渡区，伴随着长度和厚度的改变。鼠的视神经研究表明，在筛板处发现有阻止少突神经胶质前体细胞迁移到视网膜的信号。此屏障可能是由特定的视盘星形胶质细胞的存在、血 - 神经屏障特定缺陷导致的血清因子或黏附基质黏蛋白共同导致。兔子没有筛板，在视网膜中可发现有髓鞘的少突神经胶质细胞和 OPC 的存在。研究发现，其实视网膜的神经节细胞轴突并没有髓鞘化障碍，因为移植到大鼠脑中的视网膜神经节细胞轴突可以髓鞘化，注入视网膜的少突神经胶质前体细胞也可以分化和生成有髓鞘的视网膜神经节细胞轴突。经巩膜损伤视网膜也可以人为引起轴突髓鞘化，这一创伤将导致施万细胞的迁移和随后的视网膜内髓鞘形成。在人眼，偶尔可以看到有髓神经纤维层，可能是继发于异位的少突胶质细胞。

四、血管生理

血 - 视网膜屏障（blood-retina barrier，BRB）由视网膜血管和视网膜色素上皮细胞共同组成。视网膜毛细血管内皮形成内层血 - 视网膜屏障（blood-retina inner barrier），脉络膜毛细血管的有孔内皮细胞、Bruch 膜和视网膜色素上皮细胞形成外层血 - 视网膜屏障（blood-retina outer barrier）。该屏障类似于血 - 脑屏障（blood-brain barrier，BBB），将神经实质与血供分开。

视神经的血管具有中枢神经系统血管的特征和性能，毛细血管全部为来源于基底膜的周细胞（pericytes）即壁细胞（mural cells）所包绕，其没有窗孔的内皮细胞之间紧密连接，与脉络膜血管内皮细胞的窗孔结构不同。内皮细胞间的紧密连接形成血 - 神经屏障，并贯穿于整条正常视神经。该屏障拥有和血 - 脑屏障相似的特征，只有少数生物分子能够穿过血 - 神经屏障。

虽然前部视神经的毛细血管内皮细胞连接紧密，但位于脉络膜与视乳头之间的 Elschnig 边缘组织存在可以渗漏的连接，渗漏物质可以通过。这一位置的进一步渗漏，可能会被位于视网膜外层与视乳头筛板前区之间的由神经胶质细胞构成的紧密连接（即 Kuhnt 间质组织）阻止，使其进入视网膜下腔。但在局部炎症性疾病中，血 - 神经屏障是不健全的，如视神经炎等。视乳头前有血 - 神经屏障、脉络膜 - 视网膜屏障，后有眶内段视神经的血 - 神经屏障，而其本身却没有屏障。若液体从玻璃体流入视乳头，此向后流动的液体主流,阻止了液体从视乳头的筛板前区向前流动。因此,在筛板前区形成一功能性屏障,阻止筛板前区视乳头周围的脉络膜液体进入视乳头的表面神经纤维层内。

视神经血管周围有结缔组织。在形态学上,血管由专门的胶原蛋白和软脑膜成纤维细胞紧紧围绕,此外还有星形胶质细胞的足突。视神经的微血管床(microvascular bed)具有自身调节(autoregulation)的生理特征,可以保持大致恒定的血流。基本不受血压和眼内压的影响,在正常个体中,针对眼压变化有广泛的补偿灌注。因此,尽管当眼内压升高时脉络膜的血流量减少,而视神经的血流量亦不受影响。视盘自动调节功能的失调及随后导致的缺血,可能是青光眼发生的病理生理机制。

五、视乳头的细胞外基质

细胞外基质(extracellular matrix,ECM)又称细胞外蛋白,在视乳头内分布广泛,对神经轴突具有支持和营养作用。细胞外基质由一些特殊的大分子组成,这些大分子以几何形式聚集,赋予其所支持组织强度、弹性和柔韧性。视乳头的筛板前区、筛板区和筛板后区,所含的细胞外基质并不相同。在筛板前区和筛板后区,细胞外基质主要为Ⅰ型、Ⅲ型、Ⅴ型胶原。在筛板区,由Ⅳ型胶原蛋白、非胶原蛋白和蛋白多糖构成基底膜,Ⅰ型和Ⅲ型胶原及弹性蛋白构成筛板核心。构成细胞外基质的主要成分包括胶原、弹性蛋白、黏附因子和蛋白多糖。

(一)胶原

胶原(collagen)是细胞外基质的一类主要成分,人眼视乳头存在六型胶原蛋白,即Ⅰ、Ⅱ、Ⅲ、Ⅳ、Ⅴ、Ⅵ型胶原。Ⅰ、Ⅲ、Ⅴ型胶原属于间质型细胞外基质,构成结缔组织和细胞间质的纤维成分。Ⅰ型胶原形成的纤维较粗,起牵拉及拉紧作用;Ⅲ型胶原为网状纤维,形成结缔组织;Ⅴ型胶原形成基底膜间质。筛板核心含有Ⅰ、Ⅲ型胶原蛋白,为该组织提供了强度和韧性。随着年龄的增加,胶原纤维含量不断增加,将降低筛板的弹性、顺应性和柔韧性。Ⅳ型胶原蛋白是筛板小梁及毛细血管内皮细胞基底膜的主要胶原成分,其分子结构更适合于基底膜的高弹性和机械支持。Ⅳ型胶原蛋白相互连接的板层结构形成疏松的大分子网,维持基底膜层样组织的机械稳定性。这些板层结构横向悬挂并环绕神经束,满足筛板吸收压力的弹性需要。毛细血管内皮细胞基底膜中的Ⅳ型胶原具有调节渗透压的作用,将毛细血管中的营养物质渗透出来营养神经的轴突。

(二)弹性蛋白

弹性蛋白(elastin)是一种不溶性的无定形物质,其大分子是体内最不易溶解的蛋白。弹性蛋白具有承受机械压力后可以回弹的特性,在组织中具有独特的生理作用。弹性蛋白纤维(弹性蛋白和微纤维组成)常与胶原蛋白共同分布于组织中,不同的构成比例决定了组织的物理强度和弹性。正常人筛板的弹性纤维很直,从一条筛束延伸到另一条筛束时仅有轻度的弯曲。在筛板的周边有一环状区嵌入巩膜中,弹性蛋白和Ⅳ型胶原蛋白是筛板和插入区的主要成分,弹性蛋白纤维构成筛板的核心,核心板由Ⅳ型胶原蛋白包裹。因此筛板具有很好的回弹能力和缓冲作用,以抵抗由于眼内压力变化或眼球转动引起的牵拉和损伤。随着年龄的增长,筛板的弹性纤维变得越来越厚,进而形成管样纤维,缓冲作用减弱,视盘损伤更易发生。

(三)黏附因子

纤维连接蛋白和层连接蛋白是糖蛋白中研究最多的两种黏附因子(attachment factor)。这两种分子对于细胞吸附于基底膜上及组织损伤后细胞的吸附和修复均十分重要。纤维连接蛋白结合在细胞、胶原纤维及氨基葡聚糖支链上,是细胞外基质和细胞间一种特殊的胶水样分子。层连接蛋白是基底膜的主要成分,这种糖蛋白促进上皮或内皮细胞吸附于Ⅳ型胶原蛋白上,在中枢神经系统的发育及再生中起重要作用。

(四)蛋白多糖

蛋白多糖是一类复杂的大分子物质,由核心蛋白和氨基葡聚糖支链构成,支链以共价键与核心蛋白结合。组织的韧度部分取决于氨基葡聚糖支链吸附水的能力,与其他蛋白多糖相比,6- 硫酸软骨素蛋白多糖在受压状态下不易失水,它的存在使组织更具弹性特征。这些大分子可能主要对筛板具有机械支持作用。

（范　雯）

参考文献

［1］李凤鸣 . 中华眼科学［M］. 2 版 . 北京：人民卫生出版社,2005.

［2］杨景存 . 视神经病学［M］. 郑州：河南科学技术出版社,1996.

［3］LEVIN L A. Adler's physiology of the eye［M］. 11th ed. Philadelphia：Saunders,2011.

［4］DIGRE K B,CORBETT J J. Practical viewing of the optic disc［M］. Boston：Butterworth-Heinemann,2003.

［5］SING N M,ANDERSON S F,TOWNSEND J C. The normal optic nerve head［J］. Optom Vis Sci,2000,77（6）：293-301.

［6］JONAS J B,GUSEK G C,NAUMANN G O. Optic disc,cup and neuroretinal rim size,configuration and correlations in normal eyes［J］. Invest Ophthalmol Vis Sci,1988,29（7）：1151-1158.

［7］HAYREH S S. Blood supply of the optic nerve head［J］. Ophthalmologica,1996,210（5）：285-295.

［8］HAYREH S S. The 1994 Von Sallman Lecture. The optic nerve head circulation in health and disease［J］. Exp Eye Res,1995,61（3）：259-272.

［9］RIMMER S,KEATING C,CHOU T,et al. Growth of the human optic disk and nerve during gestation,childhood,and early adulthood［J］. Am J Ophthalmol,1993,116（6）：748-753.

［10］VOJNIKOVIC B,BAJEK S,BAJEK G,et al. Is the term "fasciculus opticus cerebralis" more justifiable than the term "optic nerve"？［J］. Coll Antropol,2013,37 Suppl 1：3-8.

［11］DE SILVA D J,COCKER K D,LAU G,et al. Optic disk size and optic disk-to-fovea distance in preterm and full-term infants［J］. Invest Ophthalmol Vis Sci,2006,47（11）：4683-4686.

［12］GAUNTT C D,WILLIAMSON T H,SANDERS M D. Relationship of the distal optic nerve sheath to the circle of Zinn［J］. Graefes Arch Clin Exp Ophthalmol,1999,237（8）：642-647.

［13］OHNO-MATSUI K,FUTAGAMI S,YAMASHITA S,et al. Zinn-Haller arterial ring observed by ICG angiography in high myopia［J］. Br J Ophthalmol,1998,82（12）：1357-1362.

［14］KO M K,KIM D S,AHN Y K. Peripapillary circle of Zinn-Haller revealed by fundus fluorescein angiography［J］. Br J Ophthalmol,1997,81（8）：663-667.

［15］RUSKELL G L. Peripapillary venous drainage from the choroid：a variable feature in human eyes［J］. Br J Ophthalmol,1997,81（1）：76-79.

［16］ONDA E,CIOFFI G A,BACON D R,et al. Microvasculature of the human optic nerve［J］. Am J Ophthalmol,1995,120（1）：92-102.

［17］OLVER J M,SPALTON D J,MCCARTNEY A C. Quantitative morphology of human retrolaminar optic nerve vasculature［J］. Invest Ophthalmol Vis Sci,1994,35（11）：3858-3866.

［18］HAYREH SS. In vivo choroidal circulation and its watershed zones［J］. Eye（Lond）,1990,4（Pt 2）：273-289.

［19］JONAS J B,BERENSHTEIN E,HOLBACH L. Anatomic relationship between lamina cribrosa,intraocular space,and cerebrospinal fluid space［J］. Invest Ophthalmol Vis Sci,2003,44（12）：5189-5195.

［20］ELKINGTON A R,INMAN C B,STEART P V,et al. The structure of the lamina cribrosa of the human eye：an immunocytochemical and electron microscopical study［J］. Eye（Lond）,1990,4（Pt 1）：42-57.

［21］HERNANDEZ M R,LUO X X,IGOE F,et al. Extracellular matrix of the human lamina cribrosa［J］. Am J Ophthalmol,1987,104（6）：567-576.

［22］HERNANDEZ M R,WANG N,HANLEY N M,et al. Localization of collagen types I and IV mRNAs in human optic nerve head by in situ hybridization［J］. Invest Ophthalmol Vis Sci,1991,32（8）：2169-2177.

［23］HERNANDEZ M R. Ultrastructural immunocytochemical analysis of elastin in the human lamina cribrosa. Changes in elastic fibers in primary open-angle glaucoma［J］. Invest Ophthalmol Vis Sci,1992,33(10):2891-2903.

［24］YE H,YANG J,HERNANDEZ M R. Localization of collagen type Ⅲ mRNA in normal human optic nerve heads［J］. Exp Eye Res,1994,58(1):53-63.

［25］SAWAGUCHI S,YUE B Y,FUKUCHI T,et al. Sulfated proteoglycans in the human lamina cribrosa［J］. Invest Ophthalmol Vis Sci,1992,33(8):2388-2398.

第二章
视盘的检查

视盘的检查包括视盘的一般检查、视功能检查,以及影像学检查等。视盘的一般检查包括直接检眼镜、间接检眼镜,以及裂隙灯前置镜、三面镜检查。视功能检查包括视觉心理物理学检查(如视力、视野、色觉、暗适应、立体视觉、对比敏感度等)及视觉电生理检查两大类。影像学检查是随着最近 30 多年来计算机技术及光电技术的发展而蓬勃发展起来的,如相干光断层成像(optical coherence tomography,OCT),眼底相干光断层扫描血流成像术(optical coherence tomography angiography,OCTA),共焦激光眼底扫描系统(confocal scanning laser ophthalmoscope,cSLO)等。随着眼科影像学检查技术的发展,我们对视盘相关病变的了解比以往更为深入。

第一节　视盘的一般检查

视盘为眼底最为醒目的结构,是最先被检视的眼底目标,可以作为眼底的地标。观察视盘要注意视盘的大小、形态、色泽、边缘的清晰度、是否隆起等。对视盘凹陷要观察其凹陷深度、大小,以及与视盘大小的比例,凹陷边缘陡峭程度,是否有切迹,巩膜筛板是否可见等。对视盘血管要观察其走行、粗细、有无出血等。

一、直接检眼镜检查法

直接检眼镜检查是每位眼科医师都必须掌握的技能,所见为正像,能将眼底像放大 15~16 倍,相对来说放大倍率比较高,容易看到一些细节问题。虽然可看到的眼底范围小,但观察视盘还是非常方便的,可以作为视盘疾病第一步的检查方法。

二、间接检眼镜检查法

间接检眼镜能将眼底放大 4.5 倍,所见为倒立的实像,看到的范围大,一次所见可达 25°~60°,立体感强,景深宽,缺点是对细节的观察不够满意且学习曲线较长。间接检眼镜上配示教镜,可作为示教用。

三、裂隙灯显微镜联合前置镜检查法

裂隙灯显微镜联合前置镜检查是一种较新的眼底检查方法,根据眼底检查目的的不同,有多种规格的前置镜(图 2-1)选择。该检查在裂隙灯下进行,检查者一手持前置镜将其放在被检眼前约 10mm 位置,另一手调节裂隙灯,使用双眼观察,所获的眼底图像立体感好,配合患者的眼球转动,可以看到较广的眼底范围。检查使用裂隙灯的光源,照明亮,屈光间质混浊者通常也能获得满意的眼底图像。检查过程中不接触角膜,相对三面镜更方便、安全。现在市场上有多种不同型号的前置镜,可根据需要选择,临床上,越来越多眼科医师使用这种方法。缺点是所获图像为倒置的立体虚像,需要一定的学习过程(表 2-1)。现在市场上有多种型号的前置镜可供选择。要根据临床需要来选择合适的型号,每个厂商都有相关的表格以供参考。一般情况下,前置镜度数越高,放大倍率越低,视野越大,越易观察到周边眼底;反之,度数越低,放大倍率越高,视野相对变窄,越易观察后极部眼底细节。如果主要是检查眼底周边情况,就选择视野大的前置镜,如果想观察视盘和黄斑的细节,就选择放大倍率比较高的型号。还有厂家设计生产专为视盘检查的前置镜,在小瞳孔情况下就可以观察到视盘,其立体感使对视杯凹陷的深度、陡峭程度、杯盘比的判断更加直观准确,深受青光眼医师的喜爱。

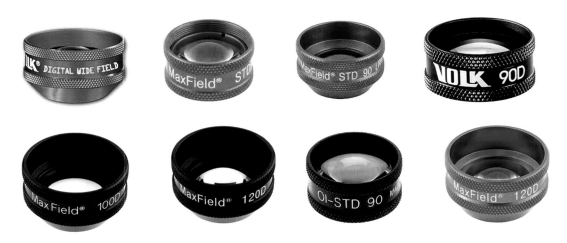

图 2-1　不同规格的前置镜

表 2-1　三种眼底检查方法的比较

	直接检眼镜检查法	间接检眼镜检查法	裂隙灯显微镜联合前置镜检查法
放大倍数	15~16 倍	约 4.5 倍	10~20 倍
影像	正像,无立体感	倒像,立体感强	倒像,立体感强
观察范围	小	大	大
优点	便携,方便,易学	立体感强,可示教	立体感强,可示教
缺点	观察范围小	学习曲线长	学习曲线长

第二节　视 野 检 查

视野就是主观感觉上所能看到的范围,是指眼向前方固视时所见的空间范围。中心视敏度反映的是视网膜黄斑部注视点的视力,周边视野反映的是视网膜黄斑部注视点以外的视力。相对于视力的中心视敏度而言,视野反映了周边视力。视网膜的视敏度以黄斑中心凹为最高,距黄斑部越远则敏感度越低。

视野的岛形顶峰相当于最敏感的黄斑中心注视点,这个岛的鼻侧较颞侧陡峭,上方比下方稍陡峭。一般将视野分为三个区域:10°以内称为中心视野;10°~25°称为中间视野;25°以外为周边视野。视野内的景物在眼底视网膜上的投射方位正好是相反的,即视野上部的景物投影在下方视网膜上,颞侧视野的景物投影在鼻侧视网膜上,以此类推。

视野检查对视盘视神经疾病有极其重要的意义。可以根据视野缺损的大小来估计视网膜及视路疾病的程度及范围,根据视野缺损的形态来推测病变所在部位及病变性质。视野还可以在随访观察中反映疾病的进展情况,是否好转或恶化,从而指导治疗。

现代的视野检查法不但实现了标准化、自动化,而且能与其他视功能检查相结合,如蓝黄色的短波视野、高通视野、运动觉视野、频闪光栅刺激的倍频视野等。在现代视野计的发展中,了解软件的功能比硬件的性能更重要,因为对不同的患者、不同的检查目的,需选择不同的检查策略。自动视野计已基本取代了手动视野计,如何判读自动视野图是使用该视野计的关键。视野检查属于主觉检查,患者对测试方法的理解程度及反应灵敏性是检查准确性的关键。

视野检查法分动态与静态检查。动态视野检查是利用运动着的视标测定相等灵敏度的各点,所连之线称等视线,记录视野的周边轮廓。静态检查则是测定各子午线上各点的光灵敏度阈值,以得出视野缺损的深度概念。

一、动态视野检查

动态视野检查是用不同强度的光标自周边向中心移动,移动中患者从看不见光标到看见,看见时患者做出反应。将看不见与看见这一界限的全部反应点连接起来,即形成了视野的范围。视野范围的大小随着刺激光标的大小、亮度的不同而有所不同,医师对动态视野检查结果一目了然。主要有周边弧形视野计、平面视野计、半球形视野计,这类视野计由人工操作,检查时间长,受检查者和被检查者的主观影响较大,现在临床只在某些特殊情况下才使用。

二、静态视野检查

静态视野检查是在视野的特定位置,采用静止光标,通过判断看见与看不见之间的刺激光标的强度,确定阈值强度,根据各检查点的阈值,由计算机自动打印出检查结果,取代了动态视野计的等视线图。Humphrey 和 Octopus 自动静态视野计是目前较常选择的自动视野计,临床使用广泛(图 2-2)。

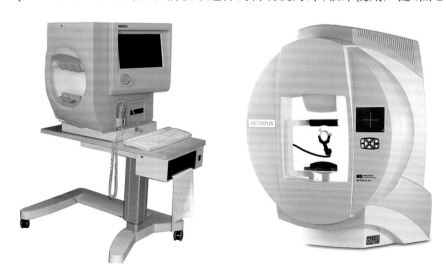

图 2-2　Humphrey 和 Octopus 自动静态视野计

自动视野计的检查结果有三类显示方式。一类是数字图,标明了视野各相应点的视敏感值。它的单位是分贝(dB),是亮度(asb)的反对数等级表示法。分贝值越大,该处视敏感度越高,所用的亮度刺激值越小。另一类是灰度图、伪彩色或三维网格图,它是数字图的图形化,敏感度高处色明或暖色,敏感度低处色暗或冷色,它能直观地表现出视野缺损的情况。三维网格图使视野岛更加形象化,但是它不像灰度图可直接反映视野缺失的形态,灰度图在临床上更加实用。第三类是概率图,阈值视野检测的特点是精细、量化描述,其优点在于可反映视野的微小变化,缺点是不能分辨此微小变化是生理性波动、变异,还是病理性改变,要根据此变化发生的部位及数值,以及有否受白内障等的影响来辨别。为了帮助临床医师判读,有的自动视野计提供概率图,概率值小于 0.05、0.01 为正常变异的位点均有标识,因此,有经验的医师更愿意判读概率图(图 2-3)。

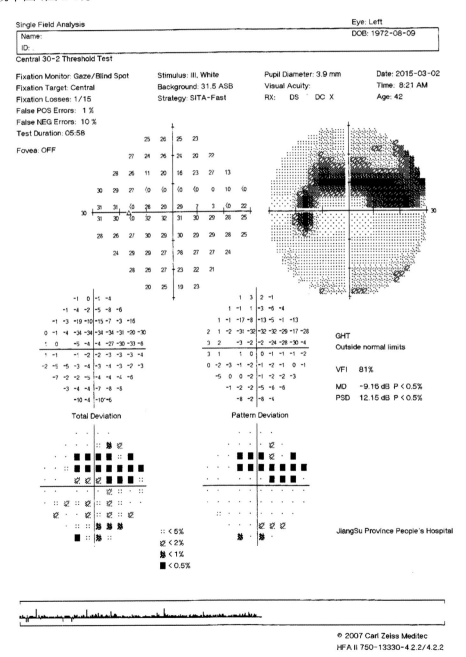

图 2-3 常规视野报告(Humphrey)

全图由数字图、灰度图、总偏差概率图、模式偏差概率图组成

视野检查属于心理物理学检查,反映的是患者的主观感觉,患者的精神状态、理解配合程度都对其有影响,受试者有一个学习、掌握的过程。为了判定结果的可靠性,自动视野计提供了一些检查质量评价的参数。假阳性是患者在没有光标刺激存在却发生了反应,当假阳性率反应高于33%,测试结果不可靠。假阴性是患者对某一位置的刺激没有反应,而此前该位置上更弱的刺激却能看见,当假阴性率反应高于33%,测试结果不可靠。在检查过程中,自动视野计不时在生理盲点中央呈现高刺激强度的光标,以监测受检眼的固视情况(生理盲点检测法)。如光标呈现时受检者有反应,记录为1次固视丢失。高固视丢失率表明受检眼固视差。

三、自动静态视野的判读

一般视野中央部分正常变异小,周边部分正常变异大,所以中央20°以内的暗点多为病理性的,视野25°~30°上下方的暗点常为眼睑遮盖所致,30°~60°视野的正常变异大,临床诊断视野缺损时需谨慎;孤立一点的阈值改变意义不大,相邻几个点的阈值改变才有诊断意义;初次自动视野检查异常可能是受试者未掌握测试要领,应该复查视野,如视野暗点能重复出现才能确诊缺损;有的视野计有缺损的概率图,此图可辅助诊断。

为了帮助临床医师解释阈值测试产生的数据资料,视野计制造厂商开发了一些视野检查方面的参数。平均敏感度(mean sensitivity,MS)为所有检查点敏感度的平均值,它可反映弥漫性视野缺损的情况。平均缺损(mean defect,MD)是各个检查点测定的敏感度与其正常值差值的平均数。此值增加反映弥漫性视野缺损。丢失方差(loss variance,LV)可判断有无局限性视野缺损的指标。短期波动(short-term fluctuation,SF)为一次性视野检查光阈值出现的离散,可判断每次视野检查可靠性和可重复性的重要参数,还可看作每次阈值测量误差的估计值。

无论医师使用什么方法,准确解释视野随时间的改变需要有一个很好的基线视野。通常,患者会经历一个学习效应,第二次的视野检查比第一次的视野检查有一个明显的提高。应尽可能在疾病的早期获得至少2次视野检查结果。如果它们有明显的不同,应该进行第三次测试。对随后的检查结果与基线视野进行比较。任何随访的视野如果与基线视野有明显的不同,应该进行重复检查以证实视野在改变。

第三节　电生理检查

对视功能的了解、判断和检测基本可归为两大类。一类是心理物理学方法,如视力、视野、暗适应、色觉和对比敏感度等,有患者的主观因素参与,评价结果时应当谨慎;另一类就是电生理方法,如眼电图(electrooculogram,EOG),视网膜电图(electroretinogram,ERG),视觉诱发电位(visual evoked potential,VEP)等测定。电生理检测是客观的无损伤的测定,对于婴幼儿、老年人、智力低下、不合作者或伪盲者,为更有效的视功能检测方法。

人眼视网膜受到光或图形刺激后,在视细胞内引起光化学和光电反应,产生电位改变,形成神经冲动,传给双极细胞、神经节细胞,经视神经、视交叉、视束、外侧膝状体、视放射终止于大脑皮质的距状裂视中枢。由于眼睛受光或图形的刺激会产生微小的电位、电流等电活动,这个过程可用电生理学方法记录下来,这就是视觉电生理检查。

正常人与眼病患者的电活动有所差别,因此可以通过视觉电生理的检查来诊断某些眼病。视觉电生理检查包括眼电图(EOG)、视网膜电图(ERG)及视觉诱发电位(VEP)三大部分。在视网膜深层疾病中,EOG和ERG的a、b波可能异常,而在视网膜浅层疾病中,如血管性病变时,振荡电位则呈异常。与视网膜节细胞层有关的疾病可能出现图像ERG的异常,而视神经病变,则VEP呈现异常。如果这些检测都正常,则基本上可能排除视网膜到视皮层的器质性障碍。各种视觉电生理检测方法及其波形与视网膜各层组织的关系概述见表 2-2。

表 2-2　视网膜组织结构与相应的电生理检查

电生理检查	视网膜组织结构
EOG	色素上皮
ERG 的 a 波	光感受器
ERG 的 b 波	双极细胞、Müller 细胞
ERG 的 Ops 波	无长突细胞等
图形 ERG	神经节细胞
VEP 和图形 ERG	视神经

一、眼电图

眼电图（electrooculogram，EOG）记录的是眼的静息电位（不需要额外光刺激），其产生于视网膜色素上皮，暗适应后眼的静息电位下降，此时最低值称为暗谷，转入明适应后眼的静息电位上升，逐渐达到最大值：光峰。产生 EOG 的前提是感光细胞与色素上皮的接触及离子交换，主要反映视网膜色素上皮 - 光感受器复合体的功能，所以 EOG 异常可见于视网膜色素上皮、光感受器细胞疾病，中毒性视网膜疾病。

二、视网膜电图

视网膜电图（electroretinogram，ERG）是视觉电生理中有代表性的部分，于 20 世纪 40 年代开始应用于临床。ERG 是眼受到闪光或模式图形刺激时在角膜端记录到的一组电位变化。通过改变背景光、刺激光及记录条件，分析 ERG 不同的波，可辅助各种视网膜疾病的诊断。ERG 分类如下。

1. 按刺激的形式分

（1）闪光 ERG：闪光频率较慢或单次闪光时，每一个闪光刺激可以诱发一个完整的 ERG 波形，前后彼此不相融合，是一种瞬态反应。主要由一个负相的 a 波和一个正相的 b 波组成，叠加在 b 波上的一组小波为振荡电位（oscillatory potentials，Ops）。

（2）闪烁光 ERG：闪光频率加大时（大 8Hz），每一个闪光刺激的反应波形前后融合，此时难以分开单个的波形，反应波形呈正弦波样，是一种稳态反应（串刺激）。

（3）图形 ERG：用模式图形刺激所产生的 ERG 称为图形 ERG（pattern ERG）。用于刺激的模式图形有棋盘方格或光栅翻转等，通常记录黄斑部或后极部的视功能。

2. 根据适应状态分

（1）暗适应 ERG：检查前至少有 20 分钟的暗适应时间，检查时不提供适应光。由光刺激诱发的这类ERG 主要可反映视杆细胞的活动。

（2）明适应 ERG：检查前需 10 分钟左右明适应，并在检查时提供明适应背景光。明适应的目的是抑制视杆细胞活动，此时用大于明适应的闪光刺激所引起的反应主要来自视锥细胞。常用白色光作为适应光。

3. 根据闪光颜色分　可分为白光 ERG、红光 ERG、蓝光 ERG。红光和蓝光分别对视锥细胞和视杆细胞敏感，白光 ERG 是两种视感细胞的混合反应。

（一）闪光 ERG

视觉电生理检查受各种因素影响较大，为使各种检查结果具有可比性，国际临床视觉电生理学会（International Society for Clinical Electrophysiology of Vision，ISCEV）推荐使用标准化的检查方案。常规ERG 的记录应该完成以下五项检查，对于白内障或屈光间质混浊的患者还应增加暗适应 10.0 或 30.0ERG

的检查。

1. 暗适应 0.01ERG（dark-adapted 0.01ERG，视杆细胞反应）　暗适应状态下，用光强度低于白色标准闪光的弱白光或蓝光刺激，可记录到一个潜伏期较长的正相波，为视杆细胞反应。

2. 暗适应 3.0ERG（dark-adapted 3.0ERG，视杆视锥混合反应）　暗适应条件下用标准闪光强度白光刺激，为一个双相波形，是视杆、视锥细胞的混合反应。小的负相波为 a 波，大的正相波为 b 波。目前认为 a 波来源于视网膜的视杆、视锥细胞；b 波起源于视网膜内层的双极细胞或 Müller 细胞。

3. 暗适应 3.0 振荡电位（dark-adapted 3.0 OPS，OPS 振荡电位）　暗适应状态下用白光刺激，在 ERG 的 b 波的上升支上可以记录到 4~5 个小的子波，称振荡电位（oscillation potentials，Ops）。目前已得到证明，Ops 起源于视网膜内核层反馈性突触环路的活动，是反映视网膜血液循环状况的一个指标。

4. 明适应 3.0ERG（light-adapted 3.0ERG，视锥细胞反应）　明适应状态 10 分钟后，在明适应状态下，用白色闪光刺激，所诱发的反应为视锥细胞反应。此波形 a、b 波振幅较暗适应最大反应明显降低。

5. 明适应 3.0 闪烁光反应（light-adapted 3.0 flicker，闪烁光反应）　明适应状态下，30Hz 白色闪烁光刺激，视锥细胞可以跟随快速的闪光刺激，故此反应也反映了视锥细胞的活动，波形呈正弦波样。

五种基本 ERG 检查结果见图 2-4。

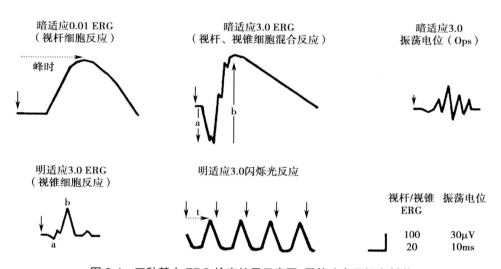

图 2-4　五种基本 ERG 检查结果示意图，黑箭头表示闪光刺激

ERG 能客观有效地反映视网膜的功能变化，由于 ERG 的各成分起源于不同的细胞层次，它能反映视网膜内不同细胞层次的功能改变。其各波改变的临床意义如下：

● a 波和 b 波均下降：反映视网膜内层和外层均有损害，见于视网膜色素变性、玻璃体积血、脉络膜视网膜炎、全视网膜光凝后、视网膜脱离、铁锈、铜锈症、药物中毒。

● b 波下降，a 波正常：提示视网膜内层功能障碍，见于先天性静止性夜盲症Ⅱ型，小口病（延长暗适应时间，b 波可恢复正常），青少年视网膜劈裂症，视网膜中央动脉或静脉阻塞。

● ERG 视锥细胞反应异常，视杆细胞反应正常：见于全色盲、进行性视锥细胞营养不良。

● OPs 波下降或消失：见于视网膜缺血状态，如糖尿病视网膜病变、视网膜中央静脉阻塞的缺血型和视网膜静脉周围炎等。

（二）图形 ERG

图形 ERG 开始应用于 20 世纪 60 年代初期，直到 20 世纪 80 年代初期，才对图形 ERG 的起源有所了解。在切断猫的视神经后数个星期里，视网膜内层的节细胞将逐渐发生逆行性变性，图形 ERG 检查出现振幅降低，而且随着节细胞变性的加重，图形 ERG 最后熄灭，但闪光 ERG 一直正常。说明图形 ERG 起源于节细胞层，与闪光 ERG 起源不同。

图形 ERG 由 N_{35} 负相波和其后 P_{50} 的正相波以及其后 N_{95} 的负相波组成(图 2-5),部分患者 N_{35} 波不明显。图形 ERG 的起源与神经节细胞的活动密切相关,一般认为其反映了黄斑和神经节细胞的功能。

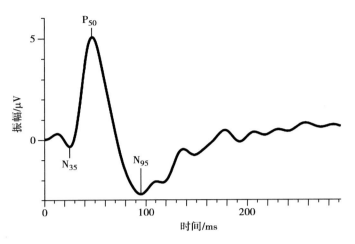

图 2-5　图形 ERG 示意图

图形 ERG 可用于以下几种疾病的检查、诊断。

1. 青光眼　青光眼的病理性眼压升高,首先造成视网膜节细胞的损害,此时患者有图形 ERG 的改变。

2. 视神经病变　视神经有炎症或萎缩发生时可有节细胞的逆行性变性,图形 ERG 检查多有异常。

3. 多种黄斑部疾病　图形 ERG 常有异常,尤其以小方格的异常率为高。

4. 弱视眼图形 ERG 也有异常。

对于视力太差、无注视功能或有眼球震颤及严重的屈光间质混浊者,不能进行图形 ERG 记录。患者如有屈光不正,检查时应戴镜矫正。

三、视觉诱发电位

视觉诱发电位(visual evoked potential,VEP)是视网膜受闪光或图形刺激后在枕叶皮质诱发出的电活动,主要反映视网膜神经节细胞至视觉中枢的传导功能。视皮层外侧纤维主要来自黄斑区,因此 VEP 也是判断黄斑功能的一种方法。

（一）VEP 的分类

按刺激光形态,VEP 可分为:

1. 闪光 VEP(flash VEP,FVEP)　视觉刺激为弥散的非图形的闪光。其优点是对视力严重受损,不能行 PVEP 检查的患者,仍能记录到 FVEP,且检查对患者的合作要求较低。其局限是波形和潜伏期的正常值变异大(图 2-6)。

2. 图形 VEP(pattern VEP,PVEP)　视觉刺激为图形,如:棋盘格、条栅等;刺激形式有:图形的翻转、给 - 撤等。其中棋盘格图形翻转 VEP,黑白方格以一定频率交替转换,刺激时平均亮度保持不变,临床应用最广泛。其优点有:波形稳定,可重复性高,疾病异常率高(图 2-7)。其局限是一般要求视力 >0.1,需受检者较多配合。

（二）临床疾病对 VEP 的影响

在临床上,VEP 主要是诊断视神经病变,尤其是球后视神经炎,以及对许多眼病如视路病变、青光眼、弱视、黄斑病变、屈光不正、屈光间质混浊等进行诊断。临床应用:①判断视神经、视路疾患,常表现为 P_{100} 波潜伏期延长、振幅下降;②判断继发于脱髓鞘疾患的视神经炎,P_{100} 波振幅常常正常而潜伏期延长;③鉴别伪盲,主观视力下降而 VEP 正常,提示非器质性损害;④检测弱视治疗效果;⑤判断婴儿和无语言能力

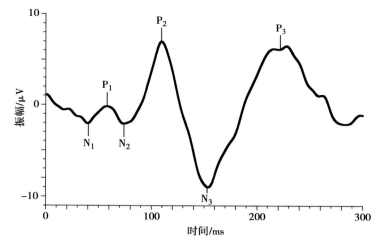

图 2-6　闪光 VEP 示意图

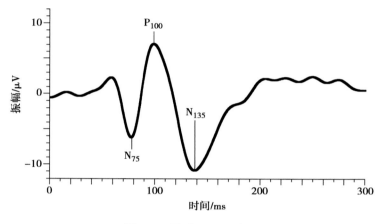

图 2-7　图形 VEP 示意图

儿童的视力;⑥对屈光间质混浊患者预测术后视功能等。

下面主要描述视神经病变对 VEP 的影响:

1. 视神经炎　是指发生于视神经部位炎症病变的总称。视神经炎在临床上依发病部位可分为视乳头炎及球后视神经炎两大类。该病一个显著的临床特点是视力的急剧下降,而且多一只眼受累,严重者可在数日内丧失视力。视神经炎的视野改变与神经纤维的受累部位有关:炎症侵犯视乳头黄斑束时,视野可出现中心或旁中心暗点;当周边部视网膜的神经纤维受到侵犯时,视野以向心性缩小为主。视乳头炎时,眼底改变比较明显,易于诊断。两种类型的视神经炎在晚期均可出现神经萎缩。VEP 可提供关于轴突数量和髓鞘状态的信息,脱髓鞘时 VEP 的潜伏期延长,轴突受损时振幅下降。在急性发作期 P_{100} 潜伏期延长,振幅降低在极期 VEP 可暂时消失,在好转期振幅可逐渐上升,并可恢复到正常值。

2. 缺血性视神经病变　开始只影响图像的 VEP 振幅,以后可使潜伏期延迟,以大方格明显。

3. 多发性硬化　潜伏期延长,振幅降低或正常,疾病缓解时 VEP 改善。

4. 烟草、酒精弱视　由烟草、酒精所致视神经轴突萎缩,故振幅降低,因同时有脱髓鞘病变,致潜伏期延长。

5. 视神经挫伤或断裂　视网膜电图表现正常,但是闪光 VEP 的振幅可表现出不同程度的降低,甚至波形完全消失。

6. 青光眼　青光眼在未损及视神经前闪光 VEP 是"正常"的。由于青光眼视野的最早损害是位于周边部,所以在很长一段时间里图形 VEP 是正常的,当损及中央视野时,图形 VEP 的振幅才开始降低。

总之,视觉电生理检查是一种无创伤性的视觉功能的客观检查方法,它不仅适合于一般的患者,更适合于不能做心理物理检查的患者,如婴幼儿、智力低下者或伪盲者;另对屈光间质混浊、看不到眼底者,其可克服混浊的障碍,测定到视功能,如白内障、玻璃体混浊。视网膜脱离术前的视觉电生理检查可帮助预测术后视力恢复情况。此外,如将视觉电生理检查方法联合应用,可对整个视觉系统疾患进行分层定位诊断,从功能上对视觉系统进行断层扫描。因而,视觉电生理检查在眼科临床已越来越广泛地被使用。

第四节　影像学检查

一、眼部超声检查

超声波是一种频率高于 20 000Hz 的声波,它的方向性好,穿透能力强,因其频率下限大于人的听觉上限而得名。超声传播经过两种相邻介质,声阻抗存在差异时,在界面发生反射,反射回来的声波称回声,回声强度与声阻抗差异成正比。回声经过处理形成的图像,称回声图或超声图。

超声检查,就是通过超声波照射到身体组织上,将组织的反射波进行图像化处理,判断组织器官是否有异常的一种检查方法。眼部超声检查已成为许多眼病必不可少的诊断手段之一,因具有无痛、无损伤、经济等特点而广泛应用于临床,其最大特点是在屈光间质不清的情况下也能为临床医师提供清晰的眼内组织影像。超声技术发展很快,由一维的 A 超,发展到二维的 B 超,现已有三维超声眼部成像,另外还有彩色多普勒成像(color Doppler image,CDI)及超声生物显微镜(ultrasound biomicroscope,UBM)等。

(一) A 型超声

通过一束超声探测组织每个声学界面的回声,按回声返回探头时间顺序排列在基线上,根据反射的强弱,以波的形式构成一个一维图像,由于只有一束超声,所获得的组织信息量较少,在视盘视神经相关疾病中较少应用,优点是测距精确,常用于眼轴的测量。

(二) B 型超声

通过扇形或线阵扫描,将界面反射回声转为大小不等、亮度不同的光点形式显示,光点明暗代表回声强弱,回声形成的众多光点在示波屏上构成一幅局部组织的二维声学切面图像。实时动态扫描可提供病灶的位置、大小、形态及与周围组织的关系,对所探测病变获得直观、实际的印象。眼科专用 B 超多用扇形扫描 B 超,由于其标准探头频率为 10MHz,其成像最清楚的范围是 24~25mm,也就是眼球的后壁处,所以视盘能清晰地成像。在临床医师由于各种原因不能直接看到眼底的情况下,眼部 B 超检查仍能给临床医师提供非常清晰、直观的影像学资料。

常见视盘、视神经相关疾病 B 超检查表现:

1. 视神经乳头炎和视乳头水肿　声像图表现:①视乳头向前隆起,前缘界面回声位于玻璃体后部,视乳头水肿多为双侧;②视神经轻度增粗;③视乳头炎可见三角形暗区内回声增高;④视乳头水肿,声像图可见神经鞘间隙增宽。

2. 视神经肿瘤

(1) 视神经胶质瘤多发生于青少年,视神经内胶质细胞增生,视力减退,眼球突出,视乳头水肿或萎缩。声像图所见为视神经梭形或椭圆形肿大,与视乳头连续,边界清楚,内回声较少,较弱。

(2) 脑膜瘤是视神经周围脑膜细胞增生形成的良性肿瘤。临床表现与视神经胶质瘤类同,眼球突出,视力减退,视乳头水肿,但多发生于成年人。声像图特征:①视神经增粗,前部出现回声斑或脂肪垫内三角形无回声之前角增宽;②缺乏内回声或仅前部少量光点;③声衰显著,后界不能显示。

(三) 彩色超声多普勒成像

彩色超声多普勒成像(color Doppler imaging,CDI)重要性在于其能无创、实时地提供有关血流的信息,而这是 X 线、核医学、CT、MRI 及 PET 等所做不到的。当超声探头与被检测界面间有相对运动时,产生频移,这种现象称多普勒效应。CDI是利用多普勒原理,将血流特征以彩色的形式叠加在B型超声灰阶图上,这种B型和多普勒系统的结合能更精确地定位任一特定的血管,以红色表示血流流向探头(常为动脉),背向探头的血流为蓝色(常为静脉)。以血流彩色作为指示,定位、取样及定量分析,可检测相应血管的血流量和速度。

彩色超声多普勒成像检查中,在视神经距眼后极部10~15mm处(眼动脉弯),可见眼动脉鲜红色流束,球后3~5mm视神经暗区两侧可探测到颞侧及鼻侧睫状后动脉血流信号。其中睫状后动脉是视盘筛板区和筛板前区唯一的、筛板后区主要的血液来源,对视盘及部分筛板后视神经的血液供应具有极为重要的影响。前部缺血性视神经病变即供应筛板区的睫状后血管的小分支发生缺血,致使视盘发生局部梗死。因此,任何原因导致视乳头睫状后动脉供血不足均可能产生此病。一旦睫状后动脉血流速度减慢,灌注压下降,筛板前和筛板区视神经血液供应减少,导致其结构变化和功能不良,就极易发生前部视神经缺血。尽早检测球后血管的血流变化对前部缺血性视神经病患者患眼的治疗和对侧健眼的早期预防都有重要的指导意义。

彩色多普勒技术对颈动脉血流检查的准确率可达95%~97%。颈动脉是向大脑和眼部供血的重要动脉,前部缺血性视神经病变的病因与颈动脉狭窄有重要的关系,因此,检测颈动脉及其血流对前部缺血性视神经病变的诊断及指导治疗亦有特殊意义。

二、眼底血管造影

眼底血管造影是将造影剂从肘静脉注入人体,利用特定滤光片的眼底照相机拍摄眼底血管及其灌注的过程。它可分为荧光素眼底血管造影(fundus fluorescence angiography,FFA)及吲哚青绿血管造影(indocyanine green angiography,ICGA)两种,前者是以荧光素钠为造影剂,主要反映视网膜血管的情况,是常用、基本的眼底血管造影方法;后者以吲哚青绿为造影剂,反映脉络膜血管的情况,可发现早期的脉络膜新生血管、渗漏等,因为FFA出现脉络膜血管影像的时间仅几秒,很快被视网膜血管影像所遮盖。

眼底血管造影将从检眼镜下形态学的静态观察转变为循环动力学的动态研究,能清晰表示出循环的细微结构,直到毛细血管的水平。它能完整、系统地以动态说明活体循环的正常或异常状态,并能连续快速摄影加以记录。

眼底造影需要注射造影剂,相对来说是个有创检查,应详细了解患者的全身情况,排除过敏和严重肝肾功能损害等检查禁忌,并准备常规的急救药物和设备。为了得到理想的照片,应该与临床医师沟通,了解摄影目的,制订造影计划,掌握拍摄时机和拍摄部位;事先跟患者交代注意事项,取得患者配合。对于视盘及后极部的病变,可以牺牲视野范围而选择较高的放大倍率,从而获得最佳的病灶图片。

(一)眼底荧光素血管造影

臂 - 视网膜循环时间是指荧光素经肘前静脉注入后,随静脉血回流到右心,再通过肺循环至左心,最后经主动脉、颈动脉、眼动脉而到达视网膜中央动脉的时间。正常人臂 - 视网膜循环时间在10~15秒之间,两眼间差异为1秒则为异常。

荧光素眼底血管造影的分期:

动脉前期或脉络膜循环期:视乳头早期荧光至动脉层流出现,是视网膜中央动脉尚未充盈之前的阶段。此期可见脉络膜地图状荧光、视盘朦胧荧光或睫状视网膜动脉充盈,为0.5~1.5秒。

动脉期:从动脉层流到动脉充盈。为1~1.5秒。

● 早期动脉期:一二支主干充盈。

● 动脉期:动脉主干全部充盈。

动静脉期:动脉全部充盈至静脉层流出现。

静脉期:指任何一支静脉出现层流到静脉充盈再到荧光减弱。

● 早期静脉期:刚一支静脉出现层流。

● 静脉期:各静脉主干都充盈。

眼底荧光造影晚期:注射荧光素钠5~10分钟后,荧光素血流从视网膜血管消退,视网膜血管内的荧光明显减弱甚至消失,只能看到微弱的脉络膜背景荧光。

FFA异常眼底荧光形态:

1. 强荧光

(1)透见荧光:又称窗样缺损,发生在RPE有缺损时。这使得后极部脉络膜荧光可以看到。它的特点是:见于视网膜色素上皮萎缩和先天性色素上皮减少。特点:①在荧光造影早期出现,与脉络膜荧光同步出现,造影期间随脉络膜荧光(或背景荧光)增强而增强,减弱而减弱;②在造影晚期,其荧光的形态和大小无变化。

(2)异常血管及其吻合:如血管迂曲扩张、微动脉瘤,常见的有视网膜静脉阻塞、糖尿病视网膜病变、视网膜前膜、先天性血管扩张、视乳头水肿、视乳头炎等。

(3)新生血管:可发生在视网膜、视网膜下或视盘上,并可进入玻璃体内。新生血管可引起荧光素渗漏。视网膜新生血管主要由视网膜缺血所致,最常见于糖尿病视网膜病变、视网膜静脉阻塞、视网膜静脉周围炎等,有些病变可引起脉络膜新生血管,例如年龄相关性黄斑变性。

(4)视网膜渗漏:由于视网膜血管内皮和色素上皮屏障受到破坏、染料渗入到组织间隙的结果。特点是出现在造影晚期。黄斑血管渗漏常表现为囊样水肿。

(5)脉络膜渗漏:分为池样充盈和组织染色。①池样充盈(pooling)又称为积存,荧光形态和亮度随时间的进展愈来愈大,愈来愈强,荧光维持时间达数小时之久。荧光素积聚在视网膜感觉层下(边界不清)与色素上皮层下(边界清)。②组织染色(staining),指视网膜下异常结构或物质可因脉络膜渗漏而染色,以致形成晚期强荧光,如玻璃膜疣染色、黄斑瘢痕染色。

2. 弱荧光

(1)荧光遮蔽:正常情况下应显示荧光的部位,由于其上存在混浊物质,如血液、色素,使荧光明显减弱或消失。

(2)血管充盈缺损:由于血管阻塞、血管内无荧光充盈所致的低荧光。如无脉病、颈动脉狭窄、眼动脉或视网膜中央动脉阻塞。视网膜静脉病变可致静脉充盈不良。如果毛细血管闭塞可形成大片无荧光的暗区,称为无灌注区,常见于糖尿病视网膜病变、视网膜静脉阻塞后等,部分前部缺血性视神经病变的患者,在视盘上可因供应视盘的小血管缺血而形成早期充盈缺损。

3. 视盘荧光素血管造影表现　视盘按解剖分为四个层次:神经纤维表层、筛板前区、筛板区和筛板后区。其血液供应主要由两部分组成,即供应浅层视网膜的视网膜中央血管系统和供应巩膜筛板及其前后的睫状血管系统。神经纤维表层主要由来自视网膜中央动脉的视网膜小动脉供应,当睫状视网膜动脉存在时,供应相应部位表层的扇形区域,形成视盘表层辐射状毛细血管,与视盘周围深层毛细血管网和筛板前区毛细血管交通,直接引流入视盘区的视网膜中央静脉的分支。筛板前区的血液供应呈扇形分区,主要来自睫状后动脉和Zinn-Haller动脉环发出的分支,并成分区供应,如有睫状视网膜动脉存在,其经过视盘时也发出分支供应此区。Zinn-Haller动脉环并没有闭合环的代偿功能,一个分支的阻断会导致相应区域的循环障碍。视盘血供相对复杂,视盘荧光造影的各期表现要结合视盘血供特点,尤其是神经纤维表层、筛板前区的循环情况而进行解读。

FFA时,在视网膜中央动脉充盈之前,视盘即开始出现很淡的朦胧荧光,且分布不均匀。在动脉期至动静脉期,视盘荧光达到高峰,一方面是由于睫状后动脉的充盈,另一方面是由于位于神经纤维表层的致密的毛细血管的充盈,它们代表视网膜动脉的充盈。后期,视盘荧光逐渐消退,但有时在视盘边缘可见到半月形荧光充盈。具体而言,视盘的荧光充盈可以分解为以下四种成分:见于动脉前期的深层朦胧荧光,见于动脉早期的浅层蔓状荧光,见于动脉晚期或动静脉期的视盘表层辐射状毛细血管荧光,以及造影后期的视盘缘晕轮。

(1)深层朦胧荧光:在动脉前期或早期动脉期可以见到,特点是荧光呈朦胧状态,位于视盘深层,无法辨认毛细血管形态,不超过视盘范围(图2-8)。为巩膜筛板平面或筛板前区毛细血管网所发出的荧光。在某一象限地图状脉络膜荧光到达视盘边缘的瞬间,朦胧荧光由一开始只占视盘一部分而迅速扩及全部视盘,此种象限性(或扇形)的充盈过程往往不超过1秒,全视盘就都有了深层荧光。

(2)浅层蔓状荧光:在动脉前期或早期动脉期最清晰,荧光较亮,不超过视盘范围,随即很快被深部荧光和表层辐射状毛细血管荧光淹没(图2-9)。为巩膜筛板前区的毛细血管发出的荧光,由睫状后短动脉分支供应。开始为扇形,随着某一象限的脉络膜充盈而充盈,随即快速扩及整个视盘。

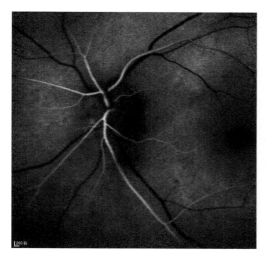

图 2-8　视盘鼻侧模糊的荧光为深层朦胧荧光

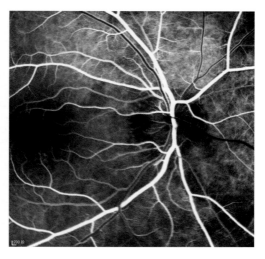

图 2-9　位于视盘内的浅层蔓状荧光

(3)视盘表层辐射状毛细血管荧光:视盘表层辐射状毛细血管荧光出现于造影动静脉期或静脉期早期,超过视盘范围,在视盘缘外0.5~1PD以内区域(图2-10)。呈扇形先后出现,与视网膜中央动脉(睫状视网膜动脉)灌注的先后有关。

(4)后期视盘缘晕轮状荧光:出现在造影后期。视盘缘弧形或环形的模糊荧光轮,范围始终不超过视盘边缘。常在注射荧光素1分钟之后,有30%~50%的正常眼底能见到这种环状或弧状轮晕。开始时暗淡模糊,以后随着造影时间延长,亮度逐渐增强。成因未明,可能是由于该处色素上皮的色素少,因而透见脉络膜的荧光,或由于视盘周围脉络膜的荧光素渗入视盘,或者来自视神经软鞘膜毛细血管网所形成的视盘边缘着色(图2-11)。

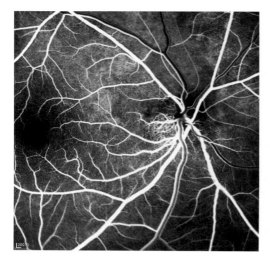

图 2-10　颞下方可见视盘表层辐射状毛细血管荧光

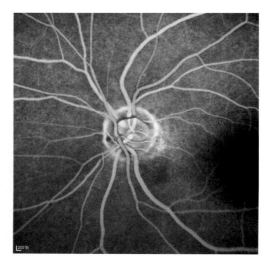

图 2-11　后期视盘缘晕轮状荧光

（5）视盘的一些病理情况会造成高荧光和低荧光：常见低荧光，如视盘血管充盈缺损，是由于视盘毛细血管未充盈。可能的原因有：先天性视盘组织缺损，如视盘小凹或先天性视盘缺损；视盘组织萎缩，相应的视盘毛细血管也萎缩，如视神经萎缩；或血管阻塞，如缺血性视神经病变。其特征是早期低荧光和晚期受累组织染色而产生的高荧光。视乳头水肿是视盘因颅内压增高而肿胀，视盘水肿的定义是由局部或全身原因引起的视盘肿胀。其血管造影都是相似的，在造影早期，可以看到视盘毛细血管扩张，在血管造影后期，扩张的血管渗漏，导致视盘边缘模糊的高荧光。但由于筛板及盘周组织染色，正常视盘通常晚期会有高荧光。正常和病理性的晚期视盘高荧光要仔细鉴别。

（二）眼底吲哚青绿血管造影

由于脉络膜血管被视网膜色素上皮色素及脉络膜本身的色素阻挡，很难像视网膜血管那样容易被观察到。为了能在活体上更好地观察到脉络膜血管构筑，早在 1969 年国外就有学者采用吲哚青绿（indocyanine green，ICG）及红外光对狗和猴子进行脉络膜血管造影的研究，随后又在人身上进行了系列研究。但由于脉络膜血管构筑的复杂性及 ICG 的荧光效率较低（比荧光素弱 25 倍），很难采用像 FFA 那样的记录方法来清晰有效地记录到脉络膜的循环状况。直到 20 世纪 80 年代，随着激光扫描检眼镜（scanning laser ophthalmoscope，SLO）的发明和完善，使吲哚青绿血管造影（indocyanine green angiography，ICGA）成为可能。目前，ICGA 对脉络膜新生血管和息肉状脉络膜血管病变（polypoidal choroidal vasculopathy，PCV）的诊断更加精准，作为 FFA 的一种补充技术，已在世界各地较普遍地开展起来。

共焦激光扫描检眼镜 FFA、ICGA 使用数字化图像存取，但在照明系统和光学特性上，远远不同于数字图像加眼底照相机系统。激光扫描检眼镜用相应波长的激光束经一系列组合透镜聚焦在视网膜上一点，然后返回探测器，垂直和水平方向扫描光束合成一扫描光栅，而不是将整个检查的视网膜区域均照亮。通过激光束的扫描采集大量数据，经过计算机处理及分析，形成数字图像。与传统的摄像系统相比，共焦激光扫描系统具有以下优点：①低曝光强度：激发荧光素需要一个比较窄的波长，激光的波长容易集中在一个特定的波长上，因此，使用激光进行激发是最高效的，共焦激光扫描血管造影的视网膜的曝光量只为光学照相机曝光量的 1%。②连续摄像：激光扫描系统允许每秒 20 帧以上的连续摄像，能够动态研究眼底循环，特别易于观察早期的图像。③同时进行 FFA 和 ICGA：激光扫描检眼镜的激光扫描技术允许同时摄取 FFA 和 ICGA 图像。④高对比度：共焦光学的设计有效阻止了离焦组织发出的光线，导致了图像的高对比度。⑤三维图像的信息：共焦光学的另一个优点，是摄取的图像具有三维的分辨率。随着焦平面的向后切换，视网膜血管变得不可见，脉络膜血管变得可见。⑥高质量的晚期图像：高度敏感度的探测器，特别适合于晚期图像摄取和分析，根本不需要二次注射造影剂。⑦广角的图像：通过内在图像处理功能，非常容易合成广角的图像。⑧小瞳孔下摄像：由于是扫描激光束，能够通过小瞳孔或者没有散大的瞳孔甚至屈光间质混浊下造影摄取图像。⑨景深大，从虹膜到视网膜均可聚焦，获得清晰图像。

三、相干光断层扫描技术

相干光断层扫描（optical coherence tomography，OCT）技术是近 30 年来迅速发展起来的一种成像技术，它利用弱相干光干涉仪的基本原理，检测生物组织不同深度层面对入射弱相干光的背向反射或几次散射信号，通过扫描可得到生物组织二维或三维结构图像。由于眼的透明光学特性，OCT 技术发明后，第一个临床应用领域就是眼科（图 2-12）。OCT 可进行活体眼组织非接触式、非侵入性断层成像。现在的 OCT 分辨率可达微米级别，得到与组织显微镜相似的切面图像，在眼内疾病尤其是视网膜、视盘疾病的诊断、随访观察及治疗效果评价等方面已经成为不可或缺的检查方法。

（一）OCT 的基本原理

OCT 是利用近红外光线及光学干涉原理对生物组织进行成像。OCT 成像的原理简单地说，就是将光源发出的光线分成两束，一束发射到被测组织，这段光束被称为信号臂，另一束到参照反光镜，称为参考臂。然后把从组织（信号臂）和从反光镜（参考臂）反射回来的两束光信号叠加，在信号臂和参考臂的长度

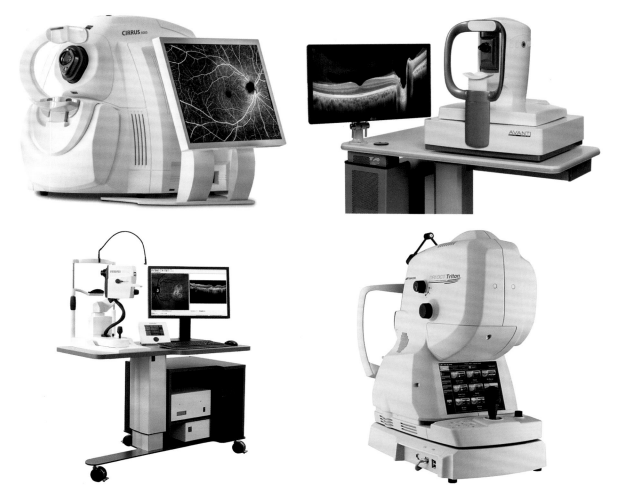

图 2-12 四种常用 OCT 仪

一致时,就会发生干涉。由于干涉只发生在信号臂和参考臂长度相同时,所以改变反光镜的位置,就改变了参考臂的长度,则可以得到不同深度的组织的信号。这些干涉信号经过计算机处理便可得到组织断层图像,并以伪彩图或灰度图的形式显示组织的断面结构。

目前 OCT 分为三大类:时域 OCT(time-domain OCT,TD-OCT)、频域 OCT(spectral domain OCT,SD-OCT)和扫频 OCT(swept-source OCT,SS-OCT)。时域 OCT 是第一代 OCT,通过把在同一时间从组织中反射回来的光信号与参照反光镜反射回来的光信号叠加、干涉,然后成像,不同扫描深度是通过参照反光镜的纵向移动来实现的。频域 OCT 的特点是参照反光镜固定不动,通过改变光源光波的频率来实现信号的干涉,采用频域技术的 OCT 仅需要横向扫描,纵向扫描由背向散射光谱的傅里叶逆变换获得,这使得频域 OCT 技术在改善灵敏度的同时显著地提高了采样速度,从而降低图像运动伪影,在减少检查时间的同时获得海量的检测数据。最新一代的是扫频 OCT,使用激光扫频光源,通过对光谱信号傅里叶变换重建图像深度信息,相比于时域和频域 OCT 系统,具有更高的灵敏度、成像速度和信噪比。

在检查时,OCT 探头发出的光束是近红外光,因此患者看不到光束,检查过程中患者没有不适感,耐受性较好。仪器还有眼底同步摄像,可实时观察到断层扫描的眼底部分,操作者可根据需要选择相应的检查部位,并通过计算机选择合适的扫描模式。

(二) OCT 的成像解读

OCT 图像科学解读的前提是充分了解该技术的成像原理以及患者眼底的组织结构。OCT 系统能够根据组织不同的反射强度而显示出不同的反射条带。视细胞层、双极细胞层以及神经节细胞层呈现的都是低反射带,而外界膜、内外丛状层以及神经纤维层等呈现的都是高反射带,对这些结构呈现的图像特征是进行 OCT 图像正确解读的基础。

OCT 图像可用伪彩及灰度图显示,伪彩图中红白色表示最强反光,代表对光的反射或反向散射较高的区域;以蓝黑色表示最弱反光,代表对光反射性弱的区域。正常视网膜组织的强反射包括神经纤维层(retinal nerve fiber layer,RNFL)、椭圆体带及视网膜色素上皮(retinal pigment epithelium,RPE)与脉络膜毛细血管复合体等;中反射主要为丛状层等;弱反射包括双极细胞层等核层和视细胞层。

伪彩色图中视网膜前后界为红色强反射层,分别代表 RNFL 和 RPE 及脉络膜毛细血管层。玻璃体视网膜交界面是无反射性的玻璃体暗区,与强反射性的视网膜表面形成鲜明对比,界限分明。RPE 与脉络膜毛细血管层均为红色强反射,两层反射接近难以区分。中等反射来自内外丛状层,而内外核层和光感受器内外节为最弱反射。视网膜大血管表现为视网膜深层的暗影。入射信号经过视网膜后显著衰减,脉络膜毛细血管层之后的深层脉络膜和巩膜返回相对弱的散射,表现为蓝色和黑色弱反射区,大的脉络膜血管呈暗的管腔。

灰度图中,灰阶代表了由最暗到最亮之间不同亮度的层次级别。这中间层级越多,所能够呈现的画面效果也就越细腻。伪彩色图像需要表现很多色彩的颜色过渡,因此灰度图的黑白图像看起来要比彩色图像更细腻,更能清晰分辨细节(图 2-13)。通常情况下,OCT 图像可以清晰展示视网膜 10 层结构。

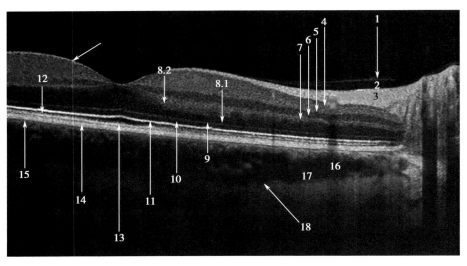

图 2-13　OCT 国际命名委员会采用的对正常视网膜 SD-OCT 各层的命名(2014 年)

1. 玻璃体后皮质;2. 网膜前空隙;3. 视神经纤维层;4. 神经节细胞层;5. 内丛状层;6. 内核层;7. 外丛状层;8.1. 外核层;8.2. Henle 纤维层;9. 外界膜层;10. 光感受器肌样体带;11. 光感受器椭圆体带;12. 光感受器外节层;13. 视锥细胞色素上皮细胞嵌合带;14. RPE/Bruch 膜复合体层;15. 脉络膜毛细血管层;16. Sattler 氏层;17. Haller 氏层;18. 脉络膜巩膜连接层

(三) OCT 检查在视盘病变中的应用

OCT 检查在视盘相关病变中的价值主要体现在视盘分析和视盘周围视网膜各层如:视盘周围神经纤维层(peripapillary retinal nerve fiber layer,pRNFL),视盘周围视网膜神经节细胞层(peripapillary ganglion cell layer,pGCL)的自动分层和测量等。系统能根据需要给出各种直观易懂的可视化报告(图 2-14),有利于医务工作者和患者的理解,给临床工作带来了极大便利。

OCT 对视盘的分析,包括测量视盘的面积及杯盘比。确定视盘面积是通过识别 Bruch 膜的止端来实现的,视杯边界是根据视盘边界内神经视网膜厚度(neuro-retinal rim thickness)决定的。其过程是完全自动的,当扫描信号强度较弱时,Bruch 膜止端可能出现识别错误,这种情况通常见于屈光介质混浊,或是各

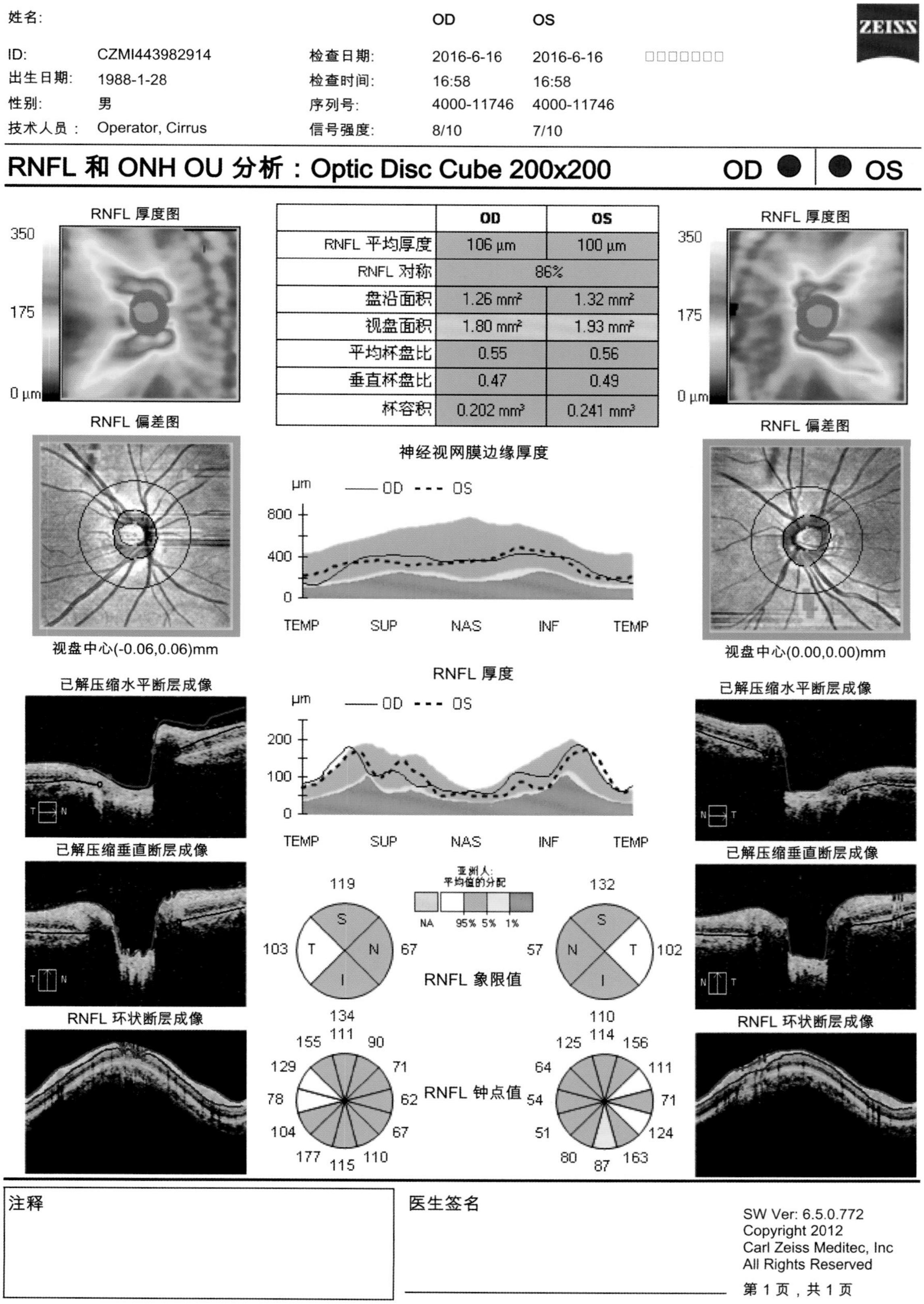

姓名：		**OD**	**OS**	
ID：	CZMI443982914	检查日期：	2016-6-16	2016-6-16
出生日期：	1988-1-28	检查时间：	16:58	16:58
性别：	男	序列号：	4000-11746	4000-11746
技术人员：	Operator, Cirrus	信号强度：	8/10	7/10

RNFL 和 ONH OU 分析：Optic Disc Cube 200x200   OD ● | ● OS

RNFL 厚度图

	OD	**OS**
RNFL 平均厚度	106 μm	100 μm
RNFL 对称	86%	
盘沿面积	1.26 mm²	1.32 mm²
视盘面积	1.80 mm²	1.93 mm²
平均杯盘比	0.55	0.56
垂直杯盘比	0.47	0.49
杯容积	0.202 mm³	0.241 mm³

RNFL 厚度图

RNFL 偏差图

视盘中心(-0.06,0.06)mm

神经视网膜边缘厚度

—— OD --- OS

TEMP   SUP   NAS   INF   TEMP

RNFL 偏差图

视盘中心(0.00,0.00)mm

已解压缩水平断层成像

RNFL 厚度

—— OD --- OS

TEMP   SUP   NAS   INF   TEMP

已解压缩水平断层成像

已解压缩垂直断层成像

亚洲人：
平均值的分配
NA 95% 5% 1%

119   132
S   S
103 T   N 67   57 N   T 102
I   I

RNFL 象限值

已解压缩垂直断层成像

RNFL 环状断层成像

134   110
155 111 90   125 114 156
129   71   64   111
78 RNFL 钟点值 62 54   71
104   67   51   124
177 115 110   80 87 163

RNFL 环状断层成像

注释

医生签名

SW Ver: 6.5.0.772
Copyright 2012
Carl Zeiss Meditec, Inc
All Rights Reserved

第 1 页，共 1 页

图 2-14 双眼 RNFL 和 ONH OCT 视盘扫描报告

能一次获得 pRNFL 厚度、盘沿面积、视盘面积等参数，同时与数据库中正常人群数据进行比较并以不同的颜色显示出来

种原因引起视盘的水肿。因为扫描信号降低,视乳头周围视网膜结构显示欠清,难以定位 Bruch 膜止端,测量的结果会比实际面积大。视杯的边界与视盘有关,视盘识别错误,视杯的识别也是错的。OCT 杯盘比的分析还要关注视盘大小。有些人先天大视盘或视盘较小超出了正常人界限,OCT 会报告为异常。视盘较小者,视盘拥挤使得视盘鼻侧隆起,易误认为视盘水肿。如果 OCT 显示视盘直径较小,而 pRNFL 厚度正常,这提示假性视乳头水肿。OCT 视盘分析为青光眼的随访提供了方便快捷、准确可靠的工具。

正常人的 pRNFL 厚度遵循一定规律:上、下象限最厚,鼻侧象限最薄,颞侧象限位居中,距视乳头越近,RNFL 越厚;RNFL 厚度与同象限的视网膜厚度具有高度相关性,即视网膜厚时,RNFL 亦厚;RNFL 的厚度随年龄的增长而降低。在对 OCT 结果分析时,要依据其规律判定。新一代的 OCT 可自动对视网膜各层进行分割,自动对各层的厚度做出精确的测量,分辨率达 5μm 且可重复性好。使定性的 RNFL 观察变为定量测定,能更早期地发现 RNFL 的损害,结合视野检查能够更早地对青光眼作出正确的诊断和评价,甚至可以先于视野的变化而发现 RNFL 厚度的改变。

自 OCT 开发以来,在以 Zeiss 为代表的系列 OCT 中,往往沿用最初设置的 1.73mm 的扫描半径获取的相关数据来定义 pRNFL 厚度及视盘周围视网膜总厚度(peripapillary total retinal thickness, pTRT)。其他厂商的 OCT 设备大多也参照 1.73mm 半径附近进行设置。当发生视盘炎、葡萄膜炎等局部因素或颅内肿瘤、颅内高压等颅内因素导致视盘水肿时,患者视盘周围区域厚度参数均较正常人明显增厚,这些参数可作为视盘水肿诊断以及病情严重程度、进展情况、疗效评价的参考指标。当视盘水肿用常规的方法诊断困难时,或者对视盘水肿的诊断有所怀疑时,检测视盘周围区域厚度参数就很有临床意义。

在实际临床工作中,早期水肿的视盘以及周围组织改变轻微,无明显特征性改变,与视盘玻璃膜疣、假性视盘水肿的视盘改变相似,即使有经验的临床医师也难以用常规的检查手段如眼底检查、眼底照相鉴别。在这种情况下,用 OCT 检测患者的视盘周围区域厚度参数,例如 pRNFL 厚度及 pTRT,对可疑的视盘水肿进行定期的追踪,观测视盘周围区域厚度变化,可与视盘玻璃膜疣、假性视盘水肿相鉴别。当测量到 pRNFL 厚度及 pTRT 明显升高时,我们可依据升高的程度判断水肿程度,依据追踪到的数值的改变也可推测水肿的进展程度。对于较低度的视乳头水肿,pRNFL 厚度分析是非常有用的辅助方法,可以确定和量化视盘水肿的严重程度。然而,在中度至重度视乳头水肿中,pRNFL 的大量增厚(平均 pRNFL>200μm)将导致软件算法在超过三分之一的情况下失败,产生不准确的 pRNFL 厚度值。因为视网膜内层和外层容易被机器识别而给出 pTRT,所以在视乳头中重度水肿时,OCT 给出的 pTRT 这一参数更加准确,可以更加真实地反映水肿程度。

前段缺血性视神经病变(anterior ischemic optic neuropathy, AION))早期在 OCT 上可表现视盘组织增厚。Contreras 等报道了在非动脉炎性前段缺血性视神经病变(nonarteritic anterior ischemic optic neuropathy, NAION)发病时用 OCT 测量的 pRNFL 平均厚度,患眼相对于对侧眼增加到 96.4%。2 个月后,超过 80% 的患者出现 RNFL 变薄。第 2~4 个月持续变薄,6 个月后达到稳定。视盘小凹 OCT 图像可表现为视盘局部深的陡峭凹陷或局部筛板组织缺失,如果并发视网膜病变,OCT 还能同时发现颞侧视盘周围至黄斑区的视网膜劈裂,伴或不伴视网膜神经上皮层脱离。因此,OCT 在视盘小凹相关视网膜及黄斑病变的发病机制研究、诊断、随访中有重要意义。

OCT 技术自应用于临床以来,得到了迅速的发展,为临床和科研提供了更精确可靠的检测手段。相信随着 OCT 技术的不断完善和开发,其分辨率、扫描速度、扫描深度、扫描范围将进一步提高,人工智能在其中的应用,终将使其在眼科的临床科研工作中发挥巨大作用。

四、相干光断层扫描血流成像

相干光断层扫描(optical coherence tomography, OCT)经历时域 OCT、频域 OCT 和扫频 OCT 等技术演进后推出的 OCT 血流成像(optical coherence tomography angiography, OCTA)技术是视网膜影像检查技术发展的里程碑,是一项无创、快捷的血流检测技术,目前主要用于视网膜脉络膜的血流成像,在眼科血管性疾病的诊断及血流改变相关眼病的发病机制探讨方面具有划时代的意义。与传统的荧光素眼底血管造影(FFA)和吲哚青绿血管造影(ICGA)技术不同,OCTA无须静脉注射造影剂,通过更快的扫描速度、更密集的扫描模式对同一位置进行多次扫描,提取变化的OCT信号,以不同算法去除伪迹并转换成血流信号,安全快速地得到视网膜脉络膜微血管的三维成像,能够对血流信号进行量化分析,且能够分层观察和判断视网膜脉络膜的血流改变情况,因此,OCTA比传统的眼底血管造影技术提供的血流信息更多、更准确。

充分认识OCTA的技术特色,不断提升其临床应用水平,将为眼底疾病临床诊疗提供更多病理生理特征信息,有助于加深对眼底疾病发病机制的认识,为眼底疾病检查诊疗模式改进带来划时代变化。但是,任何新技术的临床应用都有其限制性和局限性,如OCTA观察的眼底范围并不如FFA和ICGA大,自动分层还不完美,且检查和读图过程中也受到一些因素的影响。充分了解OCTA的成像原理和成像特点有助于眼科医师更好地了解视网膜脉络膜疾病、青光眼和神经眼科疾病的血流改变,并加深对这些疾病发病机制的认识,同时利用该技术对相关眼病进行有效监测和随访。

目前,市场有多款商用OCTA系统,如Zeiss AngioPlex(Zeiss Meditec.Inc.,美国),Optovue Angiovue(Optovue Inc.,美国),Spectralis OCT(Heidelberg Engineering,德国),Topcon DRI OCT Triton Swept source OCT(Topcon corporation,日本),Nidek AngioSan(Nidek Co.Ltd,日本)等。其中AngioPlex,AngioVue,AngioScan,Spectralis OCT系统都是基于频域OCT(SD-OCT)的系统,而Topcon DRI OCT则是基于扫频OCT的系统(swept source optical coherence tomography,SS-OCT)。所有这些系统都是利用不同的算法将OCT B-scan扫描图像转换成血管造影图像,每个系统均具有其独特的优点(表2-3)。这一领域发展迅速,不同公司都在努力优化其技术和设备。随着其硬件和软件的改进,我们最终将获得更高分辨率、更广的扫描范围、更少伪影的血管影像。

表2-3　四种常用OCTA机器参数

	Optovue Avanti	Zeiss Cirrus 6 000	Topcon Triton OCT	Heidelberg Spectralis
成像方式	SD-OCT	SD-OCT	SS-OCT	SD-OCT
扫描光源	840nm(SLD)	840nm(SLD)	1 050nm(扫描激光)	880nm(SLD)
扫描速度/(A-scan/s)	70 000	100 000	100 000	85 000
A-scan深度	3.0mm	2.0~2.9mm(组织内)	2.6mm	1.92mm
轴向分辨率	5μm	5μm(组织内)	8μm(光学) 2.6μm(数码)	7μm (3.9μm/像素)
横向分辨率	15μm	15μm(组织内)	20μm	14μm (5.7μm/像素)
标准数据库	442只眼	284只眼	410只眼	368只眼
最大成像范围(不包括拼图)	8mm×8mm	12mm×12mm	12mm×12mm	10°×10°或30°×15°

SLD(superluminescent diode),超辐射发光二极管。
数据来自产品手册及产品网站,由于产品升级,数据可能更新。

(一)OCTA的基本原理

眼底相干光断层血管成像术(optical coherence tomography angiography,OCTA)是一项新的眼底影像检查技术。以OCT为基础成功显示活体视网膜脉络膜血管网的血管成像,可以通过不同的技术来实现。不同OCTA的基本原理都是对同一位置进行多次扫描,每次扫描时OCT信号的变化,表明在该像素位置内有物体移动,如视网膜血管中红细胞的实时流动。通过高密度3D扫描测量连续横断面扫描中OCT信号的变化,通过特殊的计算方法,去除静止组织的信号,获得移动血细胞即血流的信号;再将所有的连续横断面扫描图像信息合并,并据此进行血管结构的三维重建,从而得到完整的视网膜脉络膜三维血管图像。其成像更为准确和清晰,并能通过软件分层观察和判断视网膜脉络膜的血流改变情况,清楚地显示病灶的层次和位置。

(二) OCTA 与传统血管造影检查技术(FFA、IGCA)的比较

与 FFA 和 ICGA 等传统的视网膜脉络膜血管造影技术相比,OCTA 无须静脉注射造影剂,避免了造影剂注射带来的各种不良反应。外源性造影剂静脉注射会造成 4.83% 的患者发生不同程度的不良反应,轻者如恶心、呕吐、皮肤瘙痒,严重者可导致死亡。传统眼底血管造影检查需要观察造影剂注射后眼底血管荧光的动态变化,这一过程需要 10~30 分钟,而 OCTA 对眼底各层血管的成像只需 5~6 秒。此外,FFA 和 ICGA 呈现的是视网膜脉络膜全层荧光的分布情况,而 OCTA 能够分层显示视网膜脉络膜的血流分布情况,清楚地显示病灶的层次与位置,而且每幅 en-face OCTA 图像配有相应的 B 扫描 OCT,可更精确地分析病变的形态和位置。OCTA 的成像过程无造影剂注射,因此也无法显示传统血管造影方法中显示的荧光素渗漏、着染和染料积存等影像特征,但也因此避免了造影剂渗漏对病灶观察的干扰。目前,临床上应用的 OCTA 的最大扫描范围为 12mm×12mm,较传统血管造影显示的观察范围小,无法呈现周边部的血流改变。虽然各公司在努力推出更大范围的扫描,但这些扫描通常会降低分辨率;自动拼图软件是可用的,但需要额外的扫描。这也是目前 OCTA 的主要缺点。另外,OCTA 是检测血管中的红细胞运动,血流速度过快或过慢,可能超过仪器检测范围而成像效果差甚至不能成像。如大脉络膜血管血流过快,成像效果较差。而微动脉瘤、新生血管纤维膜或缺血区毛细血管等血流非常缓慢的血管结构可能成像不佳或根本无法成像。同时,OCTA 检查对受检眼固视、屈光间质清晰度要求较高。OCTA 与 FFA、IGCA 的优缺点见表 2-4。

表 2-4　OCTA 与 FFA 对比

	OCTA	FFA,IGCA
安全性	无创,安全	需要注射造影剂,有过敏,肝肾功能损害可能
速度	速度快,数秒	耗时长(10~30 分钟)
操作难易程度	简单	复杂
成像范围	3mm×3mm,6mm×6mm,8mm×8mm,12mm×12mm,相对小	大于 55°
拍摄时机	可以随时拍摄	注入造影剂后拍摄时机稍纵即逝
患者固视要求	高	相对不高
无灌注区显示	无灌注或极低灌注血管不能显示,但有灌注区与无灌注区分界明确	无灌注血管不能显示,有灌注区与无灌注区分界模糊
新生血管	形态清晰	不一定能捕捉到清晰的形态
微动脉瘤	检出率低	检出率高
黄斑囊样水肿	检出率低 结合 B-Scan 可提高检出率	检出率高
荧光渗漏,积存和着染	不能显示,但能显示积液的空间和视网膜增厚	能够显示,但渗漏染料可能影响细节观察
病变视网膜分层观察	可以分层显示脉络膜视网膜各层的病变及血流信息	不能分层观察,不能显示病变层次
视盘表层血管	清晰显示	不能显示
随访	简单、快捷、重复性好	复杂、有创、不方便

(三) OCTA 的成像解读

OCTA 成像解读过程中,临床医师对视网膜或视盘的组织分层结构必须了然于胸,对机器特性及扫描模式也要有清楚的认识。图像采集后首先需要评估影像质量,确认影像是否可接受。需要考虑的内容包

括镜头伪迹、扫描信号质量、有无血管投射伪影及自动分层误差等。在进行下一步影像分析前,必须对这些内容进行评估。由于不同设备在视网膜分层方面存在细微的差异,软件版本也在不断更新,使用者必须充分了解仪器自动分层对应的实际组织学位置,因此,在阅读 OCTA 影像时必须注意影像拍摄所用设备和软件的版本。

与传统的血管造影借助于造影剂在血管中的流动以及造影剂渗漏、积存、着染等特征动态观察二维的血管平面和异常变化不同,OCTA 是一相对"静态"的显像,但可对视网膜脉络膜血管形态进行分层观察。其影像判读分析的重点在于选择感兴趣的层次和部位分层解读。没有注射造影剂固然不能通过"渗漏"这样的特征表现来判断血管功能状态,但也正是由于没有渗漏的强荧光掩盖血管本身形态,可以更清楚地观察病变区血管。而且 OCTA 分辨率高,对于黄斑区拱环结构、视盘微血管等结构显像都比传统造影更加清晰。OCTA 一般提供多模式图像,即 en-face 视角的血流模式、结构模式以及传统 OCT 断层扫描(B-scan)模式,在判读 OCTA 时,检查者可同时得到位于同一平面的 en-face 血管图像及结构图像,两者对照有助于评估血流及周边组织的情况;同时还可以选择 en-face 层面上异常区域对应的带血流信号的 B 扫描情况,了解病变位置累及视网膜脉络膜的层面。

目前的商用 OCTA 设备均有系统自动默认的视网膜分层,一般分为浅层毛细血管网、深层毛细血管网、外层视网膜(或无血管层)等三层(图 2-15)。正常视网膜浅层视网膜血管呈向心性分布,血管襻朝向中心凹,形成特征性的网状血管结构。深层视网膜血管丛也呈网状围绕在无血管的视网膜中央凹区周围。

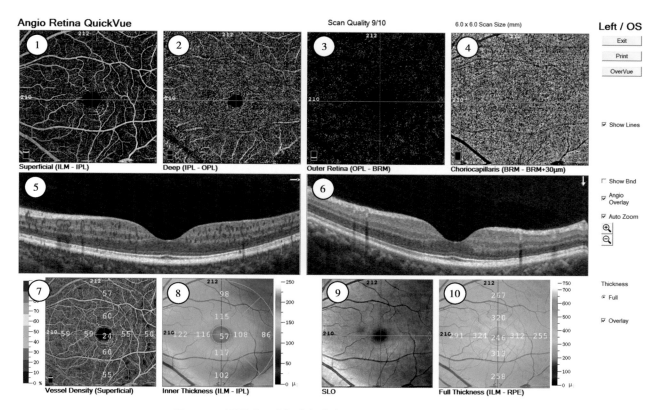

图 2-15　视网膜血流概览报告(使用仪器:AngioVue OCTA)

1~4. 四个默认 OCTA 分层:1. 浅层血管复合体;2. 深层血管复合体;3. 外层视网膜;4. 脉络膜毛细血管层;5. 水平断层扫描(当 Angio Overlay 血流重叠功能被选中时,水平断层将包含红色像素以提示探测到的血流信号);6. 垂直断层扫描;7. 血流密度图:浅层血管复合体分层内 OCTA 探测到的血流结构所占面积百分比,冷色调区域为低密度,暖色调区域为高密度,血流密度值被填写在 ETDRS 分区内;8. 内层视网膜厚度图:从 ILM 到 IPL,冷色调区域为低厚度,暖色调区域为高厚度,厚度值被填写在 ETDRS 分区内;9. 视网膜激光扫描眼底图像;10. 视网膜厚度图:全层厚度(ILM 到 RPE)或 ILM 高度图(ILM 到 BRM),右侧可以选择,冷色调提示低厚度,暖色调提示高厚度,厚度值填写在 ETDRS 分区内

浅层血管丛和深层血管丛外端垂直吻合。OCTA临床应用增多而积累的大量数据证明,视网膜毛细血管网的en-face成像与既往组织学研究高度一致,而且OCTA呈现的视网膜毛细血管网密度远高于FFA。这在黄斑中心凹无血管区附近的终末毛细血管尤其明显。对脉络膜默认分层可显示脉络膜毛细血管层,为分布均匀的蜂窝状结构。目前的技术因RPE及脉络膜毛细血管层的散射,对脉络膜中大血管层显示能力有限。尽管en-face自动分层系统经过多年改进,但对于一些疾病状态下的解剖状态的分层与显示依然无法做到尽善尽美,一旦分层出现误差,结果就会产生很大偏差。因此,手动调节和手动分层对临床医师判读OCTA结果至关重要。商用OCTA设备中,用户自定义修改分层界面设计友好简洁,修改流程简化,可轻松调整成像层次与位置,以更好地显示病变特征。在实际操作过程中,使用自定义分层功能或手动分层调整功能,可以在B扫描影像窗口将两条分层线调整到关注的病灶范围内,以显示该范围内的血管影像。

　　简而言之,正常血流信号的丢失或异常血流信号的出现都是检查者必须重点关注的内容,在判读时必须结合不同扫描部位(B-scan)随时调整深度以进行三维图像的比较,从而进行全面综合的判断。

(四) OCTA在视盘病变中的应用

　　通过OCTA观察正常眼的视盘周围放射状毛细血管网的影像特点,并与FFA检查结果进行比较,表明FFA均不能完全显示视盘周围放射状毛细血管网及深层毛细血管,而OCTA可显示视盘各层毛细血管结构,并能量化分析视盘血流情况(图2-16),这是OCTA与FFA相比,其独特的优势之一。

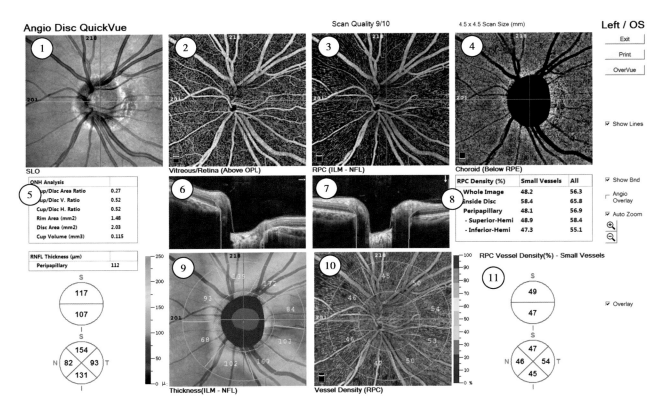

图2-16　视盘血流概览报告(使用仪器:AngioVue OCTA)

1. 视盘的激光扫描眼底图像;2. 玻璃体/视网膜层:OPL以上全部内容;3. RPC层:ILM到NFL;4. 脉络膜层:RPE以下全部内容;5. 结构参数:包括:ONH分析表,平均RNFL厚度,半侧RNFL厚度,四象限RNFL厚度;6. 经过视盘的中心水平OCT断层;7. 经过视盘的中心垂直OCT断层;8. 血流密度参数:整体与RPC毛细血管密度值(整体、盘内、盘周、上半、下半);9. 依据Garway-Heath分区的RNFL厚度图(ILM-NFL),冷色调表示低厚度区,暖色调表示高厚度区,厚度值填写在分区内;10. 依据Garway-Heath分区的Angio Analytics血流密度图:基于放射状盘周毛细血管分层计算的OCTA探测到血流面积的所占百分比,冷色调表示低密度区域,暖色调表示高密度区域,血流密度参数值填写在方格内;11. RPC血流密度参数,包括半侧血流密度和四象限血流密度

　　由于在青光眼前期患者中可以检测到视盘周围和黄斑血管密度的衰减,它被报道为评估青光眼患者视盘灌注的有用工具。因此,OCTA 在青光眼损伤早期检测中的作用备受关注。在青光眼研究中,OCTA 也被证明是一种眼血流研究的有用工具,从而有助于揭示青光眼非眼压相关的发病机制。

　　青光眼和某些神经眼科疾病可导致神经元(视网膜神经节细胞)和轴突(视网膜神经纤维)的损害,OCTA 为我们进一步了解视网膜神经元和轴突的丢失与血流改变之间的关系提供了重要研究手段。OCTA 有助于我们从血流变化的角度深入认识青光眼和神经眼科疾病的发病机制,而不是仅仅作为确诊青光眼或神经眼科疾病的主要影像学检查方法。En-face OCT 联合 OCTA 有助于我们理解青光眼和神经眼科疾病中组织结构(神经纤维和节细胞)和功能改变(血流)之间的对应关系或先后顺序,从而全面了解这些疾病的发病机制。

　　既往已有多项研究结果证实 NAION 患眼视盘血流减少。但 CDFI、激光多普勒血流测速仪只能测量视盘大血管血流状态,不能显示 NAION 特征性象限性血管损伤;传统 FFA 检查可显示急性期 NAION 患眼视盘节段性充盈时间延迟,但不能清晰显示视盘及其周围毛细血管网的细节。而 OCTA 可清晰显示急性期 NAION 患眼视盘血流面积减少,且在部分患眼可发现视盘血流面积呈象限性减少,而视盘周围放射状毛细血管则表现为弥漫性缺损。

　　综上所述,OCTA 可作为评估视盘病变的重要手段之一,随着 OCTA 临床资料的收集和研究的深入,一定会加深对视盘疾病的认识。

五、共焦激光眼底扫描系统

　　共焦激光眼底扫描系统(confocal scanning laser ophthalmoscope,cSLO)是继检眼镜、眼底照相机后的又一眼底检查系统。该系统将共焦技术应用于眼底检查,从而得到清晰度极高的眼底图像。共焦技术的基本原理是:从一个点光源发射的探测光通过透镜聚焦到被观测物体上,如果物体恰在焦点上,那么反射光通过原透镜应当汇聚回到光源,这就是共聚焦,简称共焦。为了获取眼后段的共焦图像,一定波长的激光束聚焦在视网膜,每一点的反射光由光敏探测器来探测,在共焦光学系统中,只有聚焦平面反射回来的光,才能到达探测器被检测到,而聚焦平面外部的反射光则极少接受甚至不能接受,这种激光束以光栅的方式扫过眼底,得到视网膜的二维图像。由于这个原因,二维共焦图像可以认为是焦平面处被检查目标的光学剖面图像。如果能够获得不同位置的一系列光学焦平面剖面图像,就可组合得到一个层状三维图像。这种类型的三维图像获取方式被称为共焦激光断层扫描(cSLO)。

　　现在市面上多种共焦激光眼底扫描系统如:德国海德堡公司生产的视网膜 - 脉络膜血管造影(Heidelberg retina angiograph,HRA),视网膜断层扫描(Heidelberg retina tomography,HRT);尼德克公司 NIDEK F-10 confocal digital ophthalmoscope 系统,OPTOS 公司的“欧宝”,optomap ultra-widefield retinal image 系统等。

　　这些 cSLO 系统能够在不到半秒的时间在小瞳孔下快速形成达 200° 的广角眼底成像。因为使用的是单波长激光,cSLO 的一个固有缺点就是它只能产生单色图像,现在可以通过用多种波长的激光同时扫描获得多种颜色的照片,进而合成“彩色”照片。以海德堡的 HRA 为例,通过红外光(IR,波长 820nm),绿光(GR,波长 515nm),蓝光(BR,波长 488nm)这三种波长激光同时扫描获得的图像合成“炫彩”图像。由于不同波长的激光穿透视网膜表面到达不同深度,这种图像显示了视网膜各层的状况,所以“炫彩”成像可以呈现出更多的病灶细节,提供更多的诊断信息。这种“炫彩”照片的颜色与传统光学眼底彩照上的颜色意义并不相同,对这种图片的解读需要一个学习过程。这些系统还采用其他一些波长激光,完成包括眼底自发荧光、红外成像、荧光造影、吲哚青绿造影等功能,部分还整合了 OCT 和 OCTA 检查功能,真正实现了在一个平台完成所有眼底检查,极大地方便了患者和医师,节省了办公空间。

(一) 视网膜 - 脉络膜血管造影(HRA)

　　该系统采用以下几个波长的激光:488nm 蓝光用于眼底荧光血管造影,795nm 红外光用于脉络膜血管造影,830nm 的激光用于拍摄普通眼底像,514nm 绿光用于拍摄无赤光眼底像。系统可单独进行眼底荧光血管造影或脉络膜血管造影,亦可两者同步进行。与普通血管造影相比,同步血管造影减少了时间消耗,对患者只需要一次注射,对造影结果解释分析更加容易。拍摄的图像由计算机经过数字化处理后,随时贮存在计算机硬盘上。造影完毕后,在计算机上对图像进行处理后,由激光打印机打印结果,无须冲洗胶片。处理打印后,可将资料、图像贮存到磁光盘上进行保存,并随时可调入进行查看(图 2-17)。最新的 HRA+OCT Spectralis 系统集合了 OCT 及 OCTA 功能,可以对在眼底照相及造影中发现的问题立即进行OCT 及 OCTA 的分析,对病变的范围和性质有更深刻的认识。

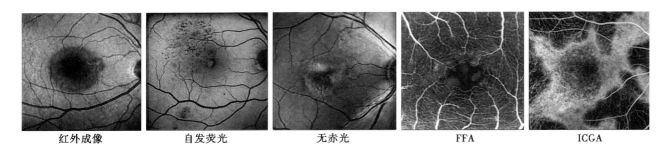

| 红外成像 | 自发荧光 | 无赤光 | FFA | ICGA |

图 2-17　Spectralis HRA2 系统可五模式成像,并可整合 OCT 扫描模式

(二) 视网膜断层扫描(HRT)

视网膜断层扫描(Heidelberg retina tomography,HRT),是用来获取和分析眼后段三维地形图的共焦激光扫描系统。根据三维图像光轴上反射光能量的分布情况,每一点的视网膜表面的高度被计算出来,得到高度值的列表,以地形图的形式显示。地形图包括了视网膜表面空间形状的所有信息,用以对视网膜地形进行定量描述。该仪器能够得到视盘的三维定量描述及其随时间的变化,其最重要的常规临床应用是检查视神经的青光眼损伤以及青光眼的进展。

HRT 的扫描激光源是 670nm 的二极管激光发生器。三维图像是由一系列 16~64 幅的连续等距(1/16mm)的二维光学剖面图构成,每幅二维图像都包括了 384 像素 ×384 像素。扫描区域为 15°×15°,扫描深度为 1~4mm。检查时无须散瞳。由不同深度扫描图像计算出地形图,每点的高度测量值的精度大约是 20μm。HRT 的操作软件提供了对视盘的三维地形图定量描述和评价的功能,并且可用于地形图变化的定量分析。

HRT 有丰富的量化评价手段,可以精确地给出视盘及其周围区域视神经纤维层相关的参数,其中包括视盘面积、视杯面积、盘沿面积、杯盘比、盘沿视盘比、视杯体积、盘沿体积、平均视杯深度、视杯形态学测量、视盘轮廓线高度变化量、平均视神经纤维层厚度、视神经纤维层截面面积、线性杯盘比、最高视盘轮廓线高度、最低视盘轮廓线高度等参数,所有这些参数均有正常人、疑似青光眼患者和青光眼患者数据库相对照,通过 Moorfields 回归分析(Moorfields regression analysis,MRA),让被检者与标准数据库进行比较,以评价被检者盘沿面积正常与否,还可以通过青光眼概率评分程序(glaucoma probability score,gps)给出青光眼可能性评分。

HRT 并非完全自动化的检查,在完成眼底扫描以后需要手动确定视盘的边界,这就产生了主观因素的影响。尽可能准确地描绘视盘边界才能保证结果的准确性。HRT 考虑到了这一点,在随访检查中系统会自动套用第一次的视盘边界,这样就降低了对描绘视盘边界的要求,减少了因为手动描绘视盘边界带来的误差。对青光眼患者或可疑青光眼患者的随诊,HRT 提供了各参数的随访分析(progression analysis),可以清楚地显示各参数的变化趋势。包括地形图变化概率分析(topographic change analysis,TCA)及参数变化随访(trend analysis,TA)(图 2-18),对于开角型青光眼的早期诊断及随访有非常重要的意义。

(三) 眼底自发荧光(FAF)成像

眼底自发荧光(fundus autofluorescence,FAF)成像是近 30 年来开展的一项技术。视网膜内许多物质

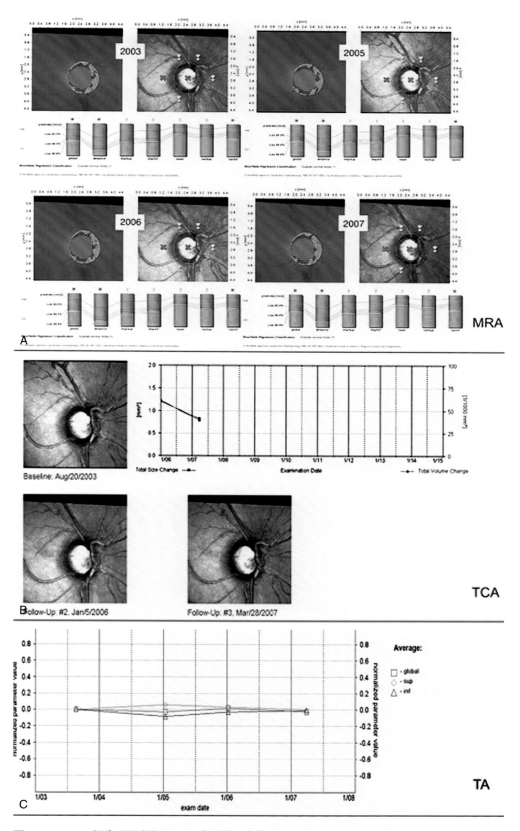

图 2-18　HRT 报告,同时呈现不同时间的视盘检查结果并进行分析,作出 MRA(A)、TCA(B)、TA(C)的图形化报告

如维生素 A、钙盐及脂褐质等均具有荧光特性,经短波长激发光激发后,即便没有注射荧光素也可以发射出荧光,即自发荧光。其检测设备主要有两种,一部分基于共焦激光扫描检查(cSLO),另一部分基于改良型眼底照相机。cSLO 的优势是所产生的图像质量非常高,并可直接聚焦于感兴趣的靶组织上。现在临床大部分是用 cSLO 采集眼底自发荧光图像。

活体 FAF 检查原理为基于 RPE 细胞中的脂褐质含有荧光基团。随着年龄增长,RPE 细胞有丝分裂后,脂褐质在胞质中不断沉积。过量沉积的脂褐质是多因素和变性类黄斑病变的一种标志,如年龄相关性黄斑变性、特发性中心性浆液性脉络膜视网膜病变、Best 卵黄状黄斑变性。通过 FAF 检查,能够了解视网膜色素上皮(RPE)细胞的功能,也可以将其作为临床上 RPE 细胞代谢活力的一个指标。动态观察年龄相关性黄斑变性、视网膜色素变性、遗传学性黄斑变性等疾病眼底自发荧光,可以监测病情的进展,判断疾病预后。正常眼底的自发荧光图像具有以下特征:视盘呈弱荧光(由于脂褐质的缺乏),视网膜血管呈弱荧光(由于位于 RPE 细胞前的血柱遮蔽荧光),而黄斑区呈较弱荧光,这是由于黄斑区的黄色素(叶黄素和玉米黄素)吸收荧光所致。视盘玻璃膜疣显现高荧光,可以与视盘水肿相鉴别。

六、电子计算机断层扫描

电子计算机断层扫描(computer tomography,CT)利用电离射线和计算机的辅助形成多个横断面的影像。可用于观察软组织或骨性结构。每次扫描的层厚通常为 1~2mm。通过静脉注射含碘造影剂,可使病变密度增强,进行增强 CT 扫描。这是因为病变破坏血 - 组织屏障,造影剂渗出较正常组织为多,且血液内也保持一定量的造影剂的缘故。增强扫描使病变与正常组织对比更为清楚,对一些病变更有鉴别诊断作用。CT 扫描适应证包括:①可疑眼内肿瘤;②眼眶病变包括肿瘤、急慢性炎症及血管畸形等;③眼外伤眶骨骨折,眼内、眶内异物,无论金属和非金属异物均可显示和定位;④不明原因的视力障碍,视野缺损等探查视神经和颅内占位性病变。

CT 检查方法:眼眶 CT 检查需要同时进行横断面和冠状面扫描,为避免病变与骨骼重叠,必要时辅以矢状面扫描。对眶壁骨折观察一般选用骨算法重建的骨窗,并在骨折层面重建软组织窗;对软组织结构观察多采用软组织窗扫描,在病变层面重建骨窗。对视神经管检查采用骨窗扫描。多层螺旋 CT 检查采集的多为容积数据,可进行冠状位、矢状位重建,进行多方位观察,但大于 3mm 厚度进行重建则图像会失真。

PET/CT 将 PET 与 CT 完美融为一体,由 PET 提供病灶详尽的功能与代谢等分子信息,而 CT 提供病灶的精确解剖定位,一次显像可获得全身各方位的断层图像,具有灵敏、准确、特异及定位精确等特点,使全身整体状况一目了然,达到早期发现病灶和诊断疾病的目的。

七、磁共振成像

磁共振成像(magnetic resonance image,MRI)是利用人体内氢原子中的质子在强磁场内被相适应频率的射频脉冲激发,质子吸收能量产生共振。射频脉冲终止后质子恢复原态时释放出能量,即 MR 信号,通过接收线圈,接收并经计算机转换成 MRI 图像。图像为灰阶二维图像,亮白色为高信号,暗黑色为低信号。T_1 加权成像(T_1WI)是指这种成像方法重点突出组织纵向弛豫差别,而尽量减少组织其他特性如横向弛豫对图像的影响;T_2 加权成像(T_2WI)重点突出组织的横向弛豫差别。

(一) MRI 基本检查方法

采用颅脑线圈或眼球表面线圈。眼球的病变可使用眼球表面线圈。眼球表面线圈检查野小,信噪比高,图像分辨率高,显示解剖细节更清楚,但对眼球运动敏感,尤其 T_2WI 有较多的移动伪影。眼眶及球后病变使用头颅线圈,头颅线圈视野大,有利于了解病变部位和邻近结构的关系,尤其对颅眶沟通性病变更有独特价值。眼部 MRI 扫描采用横断面、冠状面及斜矢状面,基线同 CT 扫描基线。通常在横断面进行

T_1WI 和 T_2WI 扫描,其余断面进行 T_1WI 扫描。增强扫描及动态增强为眼眶病变的常规检查技术。MRI 增强造影剂采用 Gd-DTPA 0.1mmol/kg。通常选取病变显示最大断面进行动态增强扫描,随后常规采用 SE 序列 T_1WI 对三个断面进行扫描,可根据情况选择病变显示最清晰断面加做脂肪抑制扫描。静脉注射 Gd-DTPA 增强扫描和使用脂肪抑制技术能提高肿瘤与周围组织的对比度而使病变显示清晰。

(二) 适应证

凡需借助影像显示的各种眼球、眼眶病变(金属异物除外)均为 MRI 的适应证:①眼内肿瘤的诊断和鉴别诊断;②眶内肿瘤,尤其是眶尖小肿瘤、视神经肿瘤,显示视神经管内、颅内段肿瘤侵犯,MRI 优于 CT;③眶内急性、慢性炎症;④眶内血管畸形;⑤慢性眶外伤;⑥眶内肿物颅内蔓延及眶周肿物眶内侵犯者;⑦某些神经眼科疾病。

视神经胶质瘤,在 T_1WI 上肿瘤区发出如同玻璃体样的低信号,明显低于眶内脂肪,而 T_2WI 像肿瘤信号增强,接近于眶脂肪信号强度。由于在 MRI 上,骨骼为无信号区,因而特别适用于揭示视神经肿瘤及视神经管内和颅内蔓延。对于恶性肿瘤眶外蔓延的显示,也明显优于 CT。

(三) 禁忌证

临床 MRI 尚未发现对人体的危害,但体内有磁性金属异物,包括眼内异物、起搏器、人工心脏瓣膜、人工关节、内耳植入金属假体、骨钉,以及动脉瘤夹等,应禁用 MRI。因这些磁性物质在强磁场内可以移位,危害人体。另外 MRI 很难显示骨变化,故骨折和钙化斑应选择 CT 而不采用 MRI。

(计江东)

参考文献

[1] 李凤鸣. 中华眼科学[M]. 2 版. 北京:人民卫生出版社,2005.

[2] 赵堪兴,杨培增. 眼科学[M]. 7 版. 北京:人民卫生出版社,2008.

[3] 袁援生,陈晓明. 现代临床视野检测[M]. 北京:人民卫生出版社,1999.

[4] 李岩,汤欣,王兰惠. 短波长自动视野检查与标准自动视野检查的对比分析[J]. 中国实用眼科杂志,2012,30(7):780-783.

[5] FERREMS A,POLO V,LARROSA JM,et al. Can frequeney-doubling technology and short wave length automated perimetries detect visual field defects before standard automated perimetry in patients with preperimetriec glaucoma? [J]. J Glaucoma,2007,16(4):372-383.

[6] WALL M,NEAHRING R K,WOODWARD K R,et al. Sensitivity and specificity of frequency doubling perimetry in neuro-ophthalaie disorders:a comparison with conventional automated perimetry [J]. Invest Ophtlmlmol Vis Sci,2002,43(4):1277-1283.

[7] OKADA K,WATANABE W,KOIKE I,et al. Alternative method of evaluating visual field deterioration in very advanced glaucomatous eye by microperimetry [J]. Jpn J Ophthalm,2003,47:178-181.

[8] GOKDBERG I,GRAHAM S L,KLISTORNER A I. Multifocal objective perimetry in the detection of glaucomatous field loss[J]. Am J Ophthalmol,2002,133:29-39.

[9] WAGBRIGHT E A,SELHORST J B,COMBS J. Anterior ischemic optic neuropathy with internal carotid artery occlusion [J]. Am J ophthalmol,1982,93(1):42-47.

[10] 李晓陵,王节,何守志,等. 应用彩色多普勒血流显像检测眼前部缺血性视神经病变[J]. 中华眼科杂志,1999,35(2):122-124.

[11] 吴德正,刘妍. 罗兰视觉电生理仪测试方法和临床应用图谱学[M]. 北京:北京科学技术出版社,2006.

[12] MARMOR M F,FULTON A B,HOLDER G E,et al. ISCEV Standard for full-field clinical electroretinography (2008 update) [J]. Documenta Ophthalmologica,2009,118:69-77.

[13] ODOM J V,BACH M,BRIGELL M,et al. ISCEV standard for clinical visual evoked potentials (2009 update)[J]. Documenta Ophthalmologica,2010,120:111-119.

[14] BACH M,BRIGELL M G,HAWLINA M,et al. ISCEV standard for clinical pattern electroretinography (PERG):2012 update

　　　　　［J］. Documenta Ophthalmologica,2013,126:1-7.

［15］STAURENGHI G,SADDA S,CHAKRAVARTHY U,et al. International Nomenclature for Optical Coherence Tomography (IN·OCT) Panel. Proposed lexicon for anatomic landmarks in normal posterior segment spectral-domain optical coherence tomography:the IN·OCT consensus［J］. Ophthalmology,2014,121(8):1572-1578.

［16］刘杏. 眼科临床光学相干断层成像学［M］. 广州:广东科技出版社,2006.

［17］SCOTT C J,KARDON R H,LEE A G,et al. Diagnosis and grading of papilledema in patients with raised intracranial pressure using optical coherence tomography vs clinical expert assessment using a clinical staging scale［J］. Arch Ophthalmol,2010,128(6):705-711.

［18］CONTRERAS I,NOVAL S,REBOLLEDA G,et al. Follow-up of nonarteritic anterior ischemic optic neuropathy with optical coherence tomography［J］. Ophthalmology,2007,114:2338-2344.

［19］REBOLLEDA G,DIEZ-ALVAREZ L,CASADO A,et al. OCT:New perspectives in neuro-ophthalmology［J］. Saudi Journal of Ophthalmology,2015,29(1):9-25.

［20］SPAIDE R F,KLANCNIK J M JR,COONEY M J. Retinal vascular layers imaged by fluorescein angiography and optical coherencetomography angiography［J］. JAMA Ophthalmol,2015,133(1):45-50.

［21］JIA Y,WEI E,WANG X,et al. Optical coherence tomography angiography of optic disc perfusion in glaucoma［J］. Ophthalmology,2014,121(7):1322-1332.

［22］ROUGIER M B,DELYFER M N,KOROBELNIK J F. OCT angiography of acute non-arteritic anterior ischemic optic neuropathy［J］. J Fr Ophtalmol,2017,40(2):102-109.

［23］黎晓新,石璇. 认识光相干断层扫描血管成像技术特色,提升光相干断层扫描血管成像技术临床应用水平［J］. 中华眼底病杂志,2017,33(1):3-6.

［24］王敏,周瑶. 正确认识OCT血管成像技术的临床应用价值［J］. 中华实验眼科杂志,2016,34(12):1057-1060.

［25］VIZZERI G,WEINREB R N,MARTINEZ DE LA CASA J M,et al. Clinicians agreement in establishing glaucomatous progression using the Heidelberg Retina Tomograph［J］. Ophthalmology,2009,116(1):14-24.

［26］DE CARLO T E,ROMANO A,WAHEED N K,et al. A review of optical coherence tomography angiography(OCTA)［J］. Int J Retin Vitr 1,5(2015).

［27］MUNK M R,GIANNAKAKI-ZIMMERMANN H,BERGER L,et al. OCT-angiography:A qualitative and quantitativecomparison of 4 OCT-A devices［J］. PLoS ONE,2017,12(5):e0177059.

第三章

视盘发育异常和正常变异

第一节　视盘发育异常

视盘发育由视泡发育起始,视泡前壁向内皱褶形成视杯和胚裂。位于下方的胚裂形成了从神经节细胞层至大脑的通路,可供视神经纤维和视茎通过。视神经的发育来自视茎,而视茎的早期发育则来自视泡的凹陷和间脑脑室。在胚胎6周时,早期的视网膜神经节细胞形成了神经纤维,并通过视茎连接大脑,在其背面则形成髓鞘覆盖,并由大脑组织延伸至筛板。胚裂于胚胎第5周时开始闭合,由中部开始,向前后延展,即形成胚眼。在人类胚胎发育过程中,与视神经发育有关的神经上皮、多能细胞等发生异常和畸变,可导致一系列的视盘发育异常。视盘发育异常的种类繁多,根据其发生部位,大致可分为视神经纤维的发育异常、视神经结构缺损、视盘血管异常及合并其他组织结构异常等。

一、视神经发育不全

【概述】　视神经发育不全(optic nerve hypoplasia)常为位于视神经入口处的缺陷,表现为视乳头部分或全部缺损。若视神经完全未发育,称为无视神经。视神经发育不全的患眼,视网膜神经纤维层变薄或缺如,神经节细胞数目减少或消失。一般认为该病系胚胎发育时视网膜神经节细胞层分化障碍所致。视神经发育不良多因严重程度不同而表现出较大差异。

【病因病理】　视神经发育不全在胎儿期的最初胚芽期、器官发生期至第3个月末的发育过程中,都可能因某种原因出现生长停滞或发育异常。视神经发育不全是一种非进行性的先天性眼底发育异常,系胚胎发育13~17mm时视网膜神经节分化障碍所致。如果在视神经节细胞发育之前,胚裂已经闭合,轴旁中胚叶组织不能进入胚裂,则导致视神经不发育。其临床上分为两型:第一型视乳头缺损合并视网膜和脉络膜缺损,第二型完全位于视神经鞘内,是真性视乳头缺损。合并脉络膜缺损者系同时合并了原始视泡周围的中胚叶组织发育不良。

视神经不发育及发育不全的具体病因不明。有研究认为可能是大脑半球先天性病变的退行性改变,也有人认为是视网膜神经节细胞发育异常所致。而后者可能与母体妊娠早期药物影响或感染性疾病有关,妊娠期应用苯妥英钠、奎宁等或感染梅毒、风疹、巨细胞病毒均可引起;近年来认为母亲患糖尿病可能也是其发病的重要诱因。

【临床表现】 眼底表现呈部分性或完全性视盘发育不全。视神经完全性发育不全的患者,多为单眼受累,患眼视力无光感,瞳孔直接对光反射消失,眼底表现为无视盘,无视网膜血管,常伴有先天性小眼球,或者先天性白内障及视网膜脉络膜缺损等眼底先天异常;荧光眼底血管造影显示无视网膜血管充盈。视神经部分发育不全的患者,常单眼或双眼发病,眼底表现为视盘较正常小,为正常视盘的1/3~1/2 大小,呈灰白或苍白色,周围可有黄色外晕所包绕,即视网膜色素上皮越过巩膜筛板外缘形成“双环征”:黑色的内环起自增厚的视网膜色素上皮,与发育不全的视神经连接,外环则起自巩膜筛板与巩膜连接处,在视乳头周围形成境界不清和不规则的发亮白环,为裸露的巩膜或增生的纤维组织(图 3-1)。临床上常根据眼底照片上视盘中心到黄斑之间的距离(disc-macular distance,DM)与视盘直径(disc diameter,DD)的比值来确定,视盘发育不全者其 DM/DD 比值显著高于正常眼,该比值大于 3 倍则有诊断意义(图 3-2)。患眼视力因病变程度而异,可正常或无光感,出生后视力可长期保持稳定。患眼视野呈局限性缺损并且多伴有周边视野向心性缩小,视野缺损形态多与损害部位有关。主要的视野改变有下方视野缺损、广泛性缩窄、黄斑回避或乳头黄斑束暗点等,还可发生双颞侧或双鼻侧偏盲,但通常为不对称性。约 2/3 的病例视网膜电图正常,其余 1/3 的 b 波幅度有轻度减低,并有暗视和 / 或明视反应,视觉诱发电位检查发现无波形或有较重的影响。如果视神经发育不全单独发生,可伴有小眼球、眼球震颤、葡萄膜缺损、睑球粘连、泪点狭小、斜视、上睑下垂、两眼间距过宽等。全身可伴有内分泌和中枢神经系统异常,如发育迟缓、身材矮小、大脑发育不全、塔颅、癫痫、尿崩症等。伴发于双侧视神经发育不全的神经系统异常(bilateral optic nerve hypoplasia,BONH)包括前脑畸形和内分泌缺陷,约半数 BONH 患者神经影像学检查可见胼胝体或透明隔缺如。有研究发现,视神经发育不全并伴有相关内分泌系统缺陷的患者,眼底常表现为迂曲的视网膜静脉。动物实验则表明,缺乏神经因子 -1 或神经因子 -1 受体可能导致视神经发育不全和下丘脑发育异常。

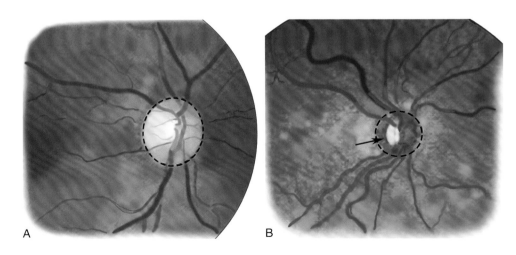

图 3-1　视神经发育不全患者的眼底改变

有时仅部分视盘发育不全,患者可能察觉不到其先天性视野缺损,此即上部视神经发育不全,见于罹患胰岛素依赖型糖尿病的患儿。这一疾病临床表现变化很大,其特征性的临床表现包括:视网膜中央动脉穿出视盘的位置相对偏上,视盘上方颜色苍白,上方视乳头周围可见晕轮,上方神经纤维层变薄。这些视盘改变可伴有下方的视野缺损,但这种视野缺损经常很轻微。这一异常确切的病因尚不清楚,但可能的病因包括低出生体重、较短的妊娠时间、患儿母亲糖尿病控制不佳。先天性大脑半球病变和跨突触逆行性萎缩导致同侧性半侧视神经发育不全。这一异常的特征是损伤半球对侧眼视盘的“领结形”或水平带状苍白和同侧眼视盘的轻度发育不全。这些患者同时伴有先天性偏瘫和偏盲。

【诊断及鉴别诊断】 对于视力降低或有视神经纤维束缺损的患者,根据典型的眼底表现,特别是双眼视盘大小、形态对比、表现一致的视野缺损等可以作出诊断;如有斜视或弱视,应仔细检查眼底;如伴有生长障碍、尿崩症等异常表现时,应进行视交叉以上全面的中枢神经及内分泌检查,特别是 MRI 对于伴有中枢神经系统畸形的视神经发育不全是较佳的辅助检查方法,可以清晰地观察视路前段结构及颅内视交叉部的异常;母亲妊娠期服用苯妥英钠、奎宁酊或可卡因等药物或有糖尿病病史的患儿更应注意检查;必要时,可结合 FFA、视网膜电图、视野等检查结果。

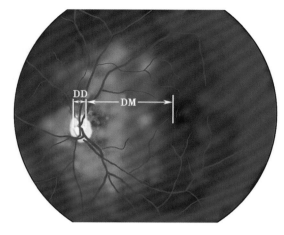

图 3-2 眼底照片上视盘中心到黄斑之间的距离(DM)与视盘直径(DD)

【治疗与预后】 对于视神经发育不全者,建议常规行头颅 MRI 检查及内分泌检测,对本病的早期诊断和治疗有一定意义。伴有生长激素缺乏时,可应用生长激素治疗。单眼视神经发育不良儿童伴有弱视时,可选择弱视治疗,但在这种治疗过程中采用健眼遮盖法,必须经常检查健眼视力,避免导致健眼的剥夺性弱视。对于合并斜视的患儿,早期手术矫正尽可能获得双眼视十分必要。由于视神经发育不良是一种可以合并中枢神经系统、内分泌系统异常的疾病,这些系统的异常不仅会影响儿童健康状况,亦会影响其生长发育,故早期明确病变、早期干预十分重要。即使是头颅 MRI 和相关内分泌检查无明显异常的患者,也应长期随访监测,以及时发现后续可能出现的生长发育迟缓等问题。视神经发育不良虽然是一种多首诊于眼部的疾病,但它可以合并多系统异常,诊治与管理需要眼科、神经科、内分泌科等参与,也需要家长、教育者等多方合作。

二、视盘玻璃疣

【概述】 视盘玻璃疣(optic disc drusen)又称视盘透明体,为视盘部位出现玻璃样物质,常为双眼发病,病因不明确,可能是由视盘未成熟的视神经胶质增生变性所致,或视神经纤维轴浆崩解钙化而成。视盘玻璃疣可以合并其他眼病,如血管性疾病、视盘炎、视神经萎缩、眼底变性类疾病和母斑病等。根据疣体所在位置深浅,可分为浅表性玻璃疣和埋藏性玻璃疣。

【病因病理】 Seitz 等从组织化学角度研究,认为视神经纤维崩解后,轴浆的衍生物是视盘玻璃疣的起源。他们认为视盘玻璃疣的形成是一个慢性变性过程。支持轴突变性(axonal degeneration)理论的还有 Spencer 和 Tso,Spencer 认为视盘玻璃疣的形成是由于轴浆流转输的变化所致。

从解剖方面来看,视盘玻璃疣患者有以下异常:①巩膜管和视盘较正常人小,无视杯,研究者认为是中胚层的异常发育。巩膜管狭窄和视盘小造成局部组织拥挤,影响循环和代谢。②血管异常:表现为视盘上明显的血管迂曲、扩张和不正常的血管分支。Sacks 等对视盘玻璃疣患者眼底血管造影研究发现,与正常人比较,视盘玻璃疣患者有以下异常:①视网膜中央血管在视盘上分支异常;②连接视盘表面和深部血液循环的血管较粗大;③视盘毛细血管增多。

正常人群约 15% 有睫状视网膜动脉,视盘玻璃疣眼中 20%~40% 有睫状视网膜动脉,少数情况下有两条睫状视网膜动脉。视盘玻璃疣患者被发现有视网膜脉络膜血管异常侧支,包括视网膜脉络膜静脉侧支和视网膜脉络膜动脉侧支。视网膜脉络膜侧支形成有先天性的和后天获得的,后天获得性的形成原因主要是中央静脉压升高。4%~6% 视盘玻璃疣患者中发现有视网膜脉络膜侧支,通常发生在浅表性视盘玻璃疣患者。视网膜脉络膜动脉侧支少见,同时伴有视网膜脉络膜静脉侧支和黄斑动脉瘤的有 1 例报道。

关于视盘玻璃疣的病理机制尚不清楚,有多种理论和假说。Sacks 等认为先天血管异常,血液循环障碍,导致血浆蛋白转输受阻,积聚于视盘,形成视盘玻璃疣。所有的视盘细胞和附近组织都被怀疑为这种特有的积聚的根源。

【临床表现】　视盘玻璃疣常无自觉症状,视力可正常,有时因疣体所致血管反射性痉挛可致暂时性缺血,引起一过性的视野缺损。浅表性视盘玻璃疣眼底表现为视盘上粗糙的、边缘凹凸不平的、发亮的不规则结晶样体,桑葚样外观,视盘边缘可不清楚,也可融合成不规则的较大团块,向玻璃体内突出。视网膜血管在视盘上弯曲爬行,表现为假性视盘水肿外观。埋藏性玻璃疣由于玻璃疣位于视盘深部,眼底表现为视盘隆起,可见视盘稍扩大,隆起达 1/2~3D,边界不清呈不规则起伏状。视网膜血管管径正常,有时在玻璃疣表面稍隆起,或被遮蔽,或呈起伏不平。视网膜静脉可充血,视盘邻近可见视网膜出血,偶见渗出斑,甚至新生血管。随年龄增长,玻璃疣体积增大,可见性增加,埋藏性玻璃疣可以变为可见性玻璃疣,可能并发前部缺血性视神经病变。视野可正常或轻度改变,如生理性盲点扩大,弓形暗点或向心性偏窄。位于筛板前的深层玻璃疣,由于疣体直接连通视神经纤维或压迫血管引起前部缺血性视神经改变,视野可出现与生理盲点相连的神经束状暗点。眼部 B 超有时可见视盘扁平隆起,为本病最可靠的诊断方法,CT 检查也可作为视盘玻璃膜疣内钙化诊断的手段。随着眼科诊断技术的发展,OCT 和 FFA 对埋藏性视盘玻璃疣的诊断也起到一定的辅助作用。埋藏性视盘玻璃疣的 OCT 特征:视盘神经纤维层下、神经上皮层间发现类圆形似有囊膜包裹的团状高反射信号,相应处视杯变浅,对于存在视盘水肿者,团状高反射信号会有所减弱,其界限会稍有模糊。埋藏性视盘玻璃疣的 FFA 特征:自发荧光,部分可于早期见到视盘结节状强荧光,晚期大多可以见到结节状强荧光,无染料渗漏,当存在视盘水肿时,会出现染料的渗漏,对结节状强荧光的观察造成影响,但仔细观察仍可以看到该特征。OCTA 的特征性表现为视盘边界扩大、不规整,鼻侧边缘呈结节状中低反射,部分与 FFA 中结节状高荧光位置一致(图 3-3)。更多有关埋藏性视盘玻璃疣 OCTA 的影像特征仍有待更长时间和更多的病例观察。

【诊断及鉴别诊断】　浅表性视盘玻璃疣的诊断并不困难,眼底表现为视盘上粗糙的、边缘凹凸不平的、发亮的不规则结晶样体,通常位于视盘的鼻侧,有些表现为假性视盘水肿。埋藏性玻璃疣眼底表现视盘正常,或仅仅表现为视盘饱满,需要 B 超、CT、OCT 和 FFA 等辅助检查才能诊断。临床上需要与视盘水肿和视神经炎鉴别。OCT 和荧光素眼底血管造影上视盘玻璃疣的特征性改变,是该病诊断和鉴别的要点。

【治疗与预后】　视盘玻璃疣患者大多没有自觉症状,在出现血管并发症之前视力并无明显损害,临床上容易被忽视。视盘玻璃疣虽然仍无有效疗法,但患者需要定期追踪检查。视盘玻璃疣可并发视网膜中央动静脉阻塞、前部缺血性视盘病变、视网膜和脉络膜新生血管等并发症,临床上可对症处理。对于埋藏性视盘玻璃疣的治疗,目前放射状视神经切开和视神经鞘膜切开临床效果均不明显,且尚无明确的治疗方法。另外,视网膜色素变性、假性黄瘤及血管样条纹等患者的视盘玻璃疣的发病率较正常人高。视野和视网膜神经纤维层(retinal nerve fiber layer,RNFL)厚度检查,有助于评估病情严重程度和跟踪病情变化。一旦发生 RNFL 和视野进行性损害,建议降眼压治疗。

三、视网膜有髓神经纤维

【概述】　胚胎发育中视神经髓鞘纤维(myelinated nerve fiber layer,MNFL)从中枢向周围生长,胎龄 7 个月时,在视束和视交叉神经纤维已有髓鞘,出现于中枢端,以后逐渐向前推进。足月出生时,视神经髓鞘达到并止于巩膜筛板后,因此,正常的视网膜内神经纤维不带髓鞘。如果在出生后的 1 个月或几个月内视网膜髓鞘越过筛板继续生长,则形成视网膜有髓鞘神经纤维,因此,视网膜内神经纤维伴有髓鞘的异常多在出生后数月内才出现,也可在任何年龄出现,是一种出生后的发育异常。

【病因病理】　病因不明确,可能与筛板发育异常及生成神经纤维髓鞘的少突细胞从视神经异位于视网膜有关,从而致髓鞘继续延伸至视网膜,出现混浊白色的区域。如果有髓鞘的区域围绕视盘,则视盘边缘显得模糊。遗传倾向不明确,少数表现为常染色体隐性遗传。

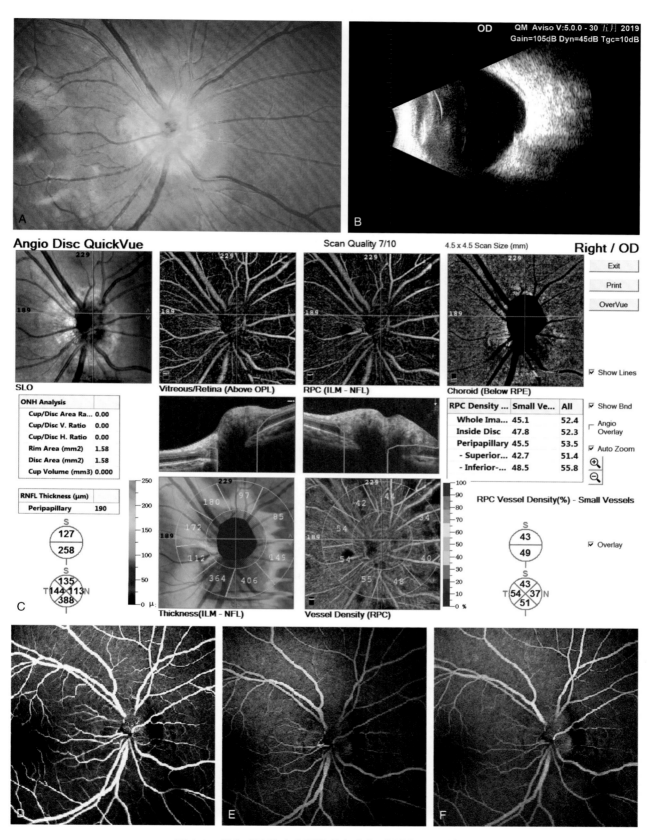

图 3-3 视盘玻璃膜疣患眼的眼底改变、造影和 OCT 结果

【临床表现】　有髓神经纤维多为单眼亦可为双眼(20%),男性较女性多见 1 倍。大多分布于视盘上、下边缘,沿神经纤维的行走方向伸展。由于很少发生于黄斑部,中心视力一般不受影响。眼底表现为围绕视乳头周围可见浓密的白色髓鞘斑,从视乳头边缘向外扩展呈羽毛状,部分视网膜血管隐没于髓斑下(图 3-4)。有髓鞘神经纤维分布的区域,因光线不能透过以刺激视细胞,视野有相应的缺损。本病常伴有屈光不正,尤以近视为多。有时可合并其他先天性眼底异常,如脉络膜缺损、视盘发育不全、永存玻璃体动脉等。用 Weigert-pal 髓鞘染色法检查,巩膜筛板内并未发现髓鞘,然而在视神经乳头及视网膜神经纤维层中可见染成黑色的有髓鞘神经纤维。

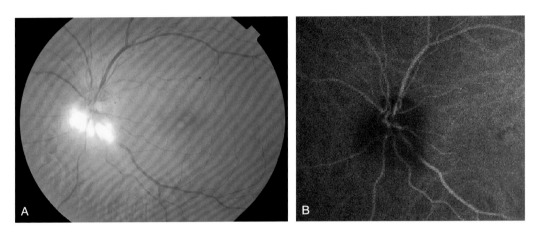

图 3-4　视盘有髓神经纤维的眼底表现和荧光造影结果

【诊断及鉴别诊断】　根据典型的眼底表现,视盘上、下边缘沿神经纤维行走的,白色不透明的,边缘呈羽毛状的髓鞘斑,可作出诊断。临床上应与视盘炎、视盘水肿和其他炎症及变性所致的视网膜白色病灶相鉴别。

【治疗与预后】　本病一般不影响视力,故无须治疗。

四、视盘缺损

【概述】　视盘缺损(optic disc coloboma),多为胚裂过程的异常,是视乳头发育性异常之一。常单眼发病并伴有脉络膜缺损,而仅有视盘缺损则少见,发生率约为 1/2 000。胚胎 6 周左右,胚胎生长 15mm,由于眼裂面侧融合时胚裂上端的部分完全或异常联合造成。通常绝大多数眼组织缺损发生在这个时期。由于胚裂正常走向是沿着眼的下方,所以典型视盘缺损应该包括视盘入口处缺损和牵牛花综合征,不典型视盘缺损表现为视盘小凹。

【病因病理】　本病为胚胎时近侧胚裂闭合不全所致。视盘入口处缺损多是由于胚裂端融合不能,当缺损完全被包含在神经鞘内,常因 Bergmeister 原始上皮性乳头发育不良和胚裂最上端关闭所致。先天性视盘缺损形成机制仍不清楚,说法不一,有的学者认为是常染色体显性遗传,有的学者认为与胚胎发育期的环境因素有关,如营养、感染、中毒等。

【临床表现】　患者多因视觉发育期出现视力不良、斜视、眼球震颤等症状时才得以发现。患者视力明显减退,视野检查生理盲点扩大,或向心性视野缩小。眼底表现为视盘扩大,可为正常视盘的数倍。缺损区呈碗状凹陷,苍白色,边缘锐利,多位于鼻侧,血管仅在缺损边缘处穿出,呈钩状弯曲。大部分病例表现为视盘区不规则的漏斗形凹陷,凹陷大而深,大者深陷可达 7~10mm,小者局限于视神经鞘内,类似大的生理凹陷,或伴有球后囊肿;凹陷最深处常位于下方或稍偏向一侧;凹陷的底部平滑,看不见筛板的灰白色斑点,见图 3-5 左眼视盘缺损。患有视神经缺损的眼球,眼的其余部分可以正常,也可以伴有其他异常。

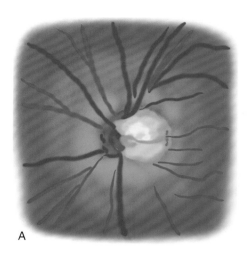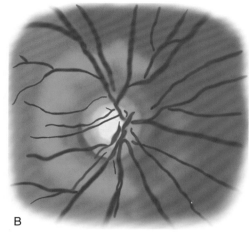

图 3-5 视盘缺损的眼底表现（A）和正常眼（B）的区别

常见于小眼球，可伴有虹膜、睫状体、视网膜及脉络膜缺损，或永存玻璃体动脉，不透明视神经纤维，晶状体混浊，晶状体后圆锥；独眼畸形、无脑畸形或伴有眼眶脑膨出者亦可发生视盘缺损。可伴有多种全身异常，包括心血管系统、神经中枢系统、皮肤、胃肠道、泌尿生殖系统、鼻咽及肌肉骨骼的疾病，如：CHARGE综合征［即眼部缺损（coloboma）、先天性心脏病（heart disease）、后鼻孔闭锁（atresia choanae）、生长发育迟滞（retarded growth）、生殖器发育不全（genital hypoplasia）以及耳部畸形或耳聋等（ear abnormalities）］，肾缺损综合征和大脑半球畸形等。该病发生无性别偏好，但常有家族聚集性。

【诊断及鉴别诊断】 根据典型的视盘改变可作出诊断。根据眼底检查，可见视盘区域扩大，边界清楚，视盘部分或全部呈陷凹状、碗状，下方明显，表面有白色反光，视网膜血管自缺损边缘进出。荧光素眼底血管造影可辅助诊断。有时 CT 扫描可见眼球后部与视神经连接部呈火山口状。单纯视盘缺损大而深的凹陷应与青光眼视神经凹陷和萎缩相鉴别。青光眼凹陷局限在视盘内，多发生在颞侧，常为进行性，其边缘鲜明，壁陡峭，凹陷底部可见筛板，有盘沿的切迹和缺失，视网膜的大血管向鼻侧移位，在凹陷边缘呈屈膝状。眼底其他部位正常，视力和视野有进行性损害。视盘周围脉络膜缺损需要与高度近视的视盘周围后巩膜葡萄肿相鉴别。高度近视中，其后壁向后有明显膨出，但是位于其底部的视盘和视网膜中央血管均为正常，周围萎缩的巩膜环上有色素沉着。本病还应与牵牛花综合征相鉴别（见本节"牵牛花综合征"）。

【治疗与预后】 目前无有效治疗方法。

五、视盘小凹

【概述】 先天性视盘小凹（optic disc pit）是发生在视盘实质内的先天性不典型缺损，是一种很少见的视盘发育性异常，小凹处的神经组织有局部先天性缺损。

【病因病理】 视盘小凹为神经外胚叶的发育缺陷所致。一般认为是与妊娠第 5 周左右胚胎裂闭合缺陷有关，也有人认为是原始视盘内的多能细胞的异常分化所致。组织学发现，发育不良的神经外胚叶组织突出含视网膜色素上皮细胞和神经胶质组织的胶原内衬袋，向后延伸通过筛板进入蛛网膜下腔。多为单眼发病，约 15% 为双眼发病，发生率约为 1∶11 000，无明显遗传倾向。小凹于出生前已经存在，早年被胚胎残留组织充填或遮盖，随着残留物逐渐被吸收，小凹渐渐显露，一般在 18~35 岁时发现，亦有 7 岁被发现者。

【临床表现】 先天性视盘小凹患者视力一般正常，如合并黄斑部浆液性视网膜脱离，则出现视力下降、视物变形。典型的眼底改变是视乳头上有境界清晰的灰白色或黄色凹陷，多在视盘颞侧，也可以见于其他部位。凹陷多呈圆形或卵圆形，也有裂隙样、三角形、多角形或长方形。小凹上常有陡峭的壁，深度可达 1~5D。有小凹存在的视盘常比对侧大。图 3-6 为左眼视盘小凹。小凹表面有灰白色胶质组织覆盖，

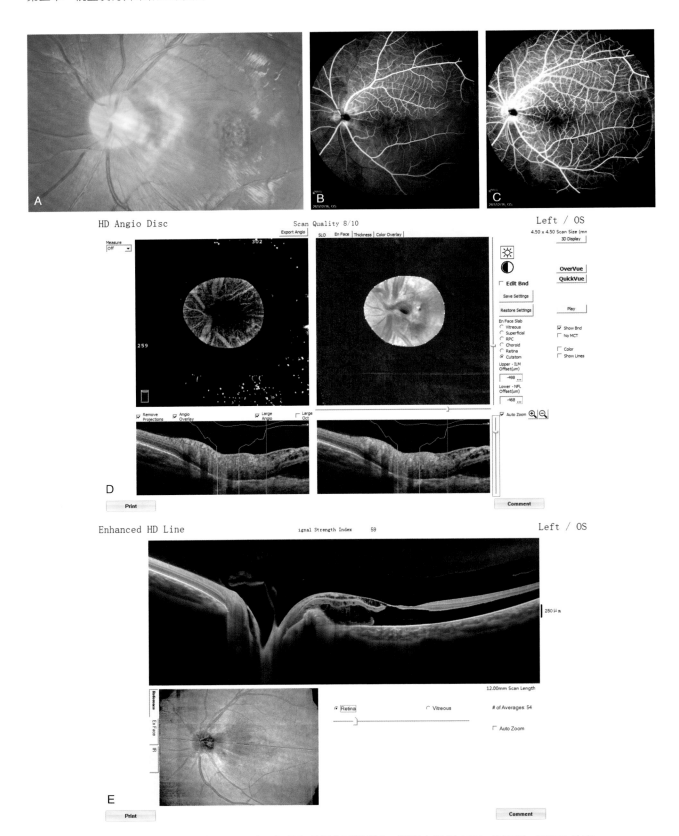

图 3-6　视盘小凹患者,女,38 岁,发现左眼视力下降数年,行眼底照相、FFA、OCT 和 OCTA 检查

A. 左眼视盘颞侧深凹陷,累及黄斑区,可见黄斑区水肿;B. 早期 FFA 造影显示视盘凹陷区呈弱荧光;C. FFA 造影晚期凹陷区荧光染色呈强荧光;D. OCT 显示左眼视盘下方筛板组织缺失,呈无组织反射的暗区;E. OCT 显示缺失的筛板组织暗区与靠近视盘颞侧边缘处视网膜神经上皮劈裂腔暗区之间有连通的光学空腔,黄斑区视网膜层间劈裂

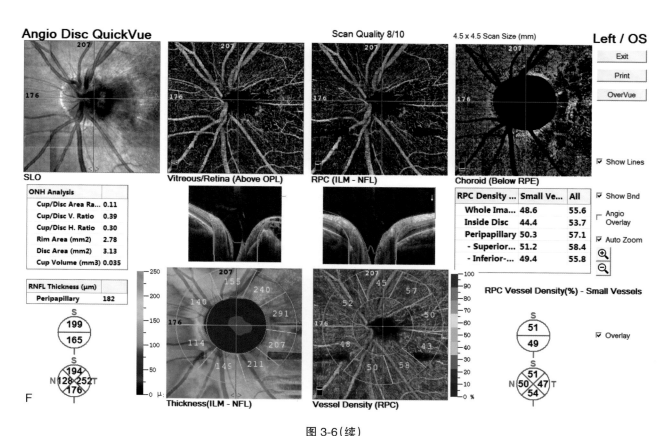

图 3-6（续）

F. OCTA 显示凹陷处血流密度下降

常因此被忽略。约 50% 患眼可见 1~2 根睫状视网膜动脉。荧光素眼底血管造影上，动脉前期及动脉期，视盘小凹部位呈现边缘清楚的无荧光区。静脉期以后小凹部位荧光增强，晚期整个小凹显示高荧光小区。合并黄斑浆液性脱离，脱离区晚期可有斑驳样荧光，无渗漏点。至少约 50% 视盘小凹患者表现各种视野缺损如生理盲点扩大、旁中心暗点、弓形暗点、从视盘伸到周边的扇形缺损，以及鼻侧和颞侧阶梯状视野缺损。伴固视点附近视野缺损的慢性开角型青光眼患者偶尔可出现获得性小凹样改变。可伴有其他先天异常，如视盘部分缺损、视盘下弧形斑、视盘前膜、残留玻璃体动脉等。患视盘小凹的患眼中约 40% 可合并黄斑部浆液性视网膜脱离，多发于小凹位于颞侧的患者。该类患者多先发生视网膜内侧劈裂样分离，后裂缝下方出现黄斑孔，从而导致外层视网膜脱离，其与浆液性黄斑脱离不易鉴别。与全身系统性异常无关，绝大多数患者无中枢神经系统异常。

【**诊断及鉴别诊断**】　根据典型的眼底改变及辅助检查可作出诊断。另外荧光素眼底血管造影、OCT 检查及视野检查也可辅助诊断。伴有视网膜脱离的视盘小凹应注意发现小凹，与中心性浆液性视网膜脉络膜病变相鉴别，后者荧光素眼底血管造影检查可发现不同形态的荧光素渗漏点，而视盘荧光素充盈正常。青光眼性视盘改变也可出现视盘凹陷，但凹陷底部可查见筛板，盘沿变窄，且有眼压、视野的进行性变化。

【**治疗与预后**】　未合并黄斑浆液性视网膜脱离者无特殊治疗，应定期随诊。如视盘小凹伴发视网膜脱离，则可行激光光凝术，必要时可采取玻璃体手术加内部气体填塞术治疗。

六、牵牛花综合征

【**概述**】　牵牛花综合征（morning glory syndrome，MGS）为视乳头的先天性发育异常。Kindler 于 1970 年根据眼底形态犹似一朵盛开的牵牛花而命名。本病少见，我国由严密等首先报道（1985 年）。牵牛花综合征的视乳头有较大的巩膜缺损，视网膜组织向后环绕视神经，神经胶质组织填充在视乳头表面或视杯。

视乳头周围还有视网膜色素细胞。

【病因病理】　发病机制尚不明确,可能与胚裂上端闭合不全、中胚层的异常有关。Pollock 等认为是由于视茎末端发育异常,使生长程序不能终止,从而导致原始视杯凹陷持续扩大直至视茎。Dempster 等人则认为是原始起源的中胚层异常导致,因其同时还存在血管异常、巩膜缺损、中央神经胶质簇生,而组织学研究也发现在视乳头周围巩膜组织中存在脂肪和平滑肌组织。他们还认为本病异常的临床表现主要与中胚层和外胚层的异常生长有关。

【临床表现】　好发于女性,多数为单眼发病,在儿童期即有视力减退或斜视,视力多在指数与 0.05 之间,并伴有一些其他的眼部先天异常,有时这些先天异常系在对侧眼发生,如:视乳头缺损、永存玻璃体动脉、前房分裂综合征、小眼球、永存瞳孔膜等。眼底表现为视盘面积大、深,比正常的扩大 3~5 倍,呈漏斗状,边缘高,有色素环绕,视网膜血管分支可达 10~20 支,从视乳头边缘部呈放射状进出,走行较直,管径细,不易区分动静脉,视乳头中央部被白色增生的胶质组织遮盖,整个视盘外观像一朵牵牛花(图 3-7)。视盘

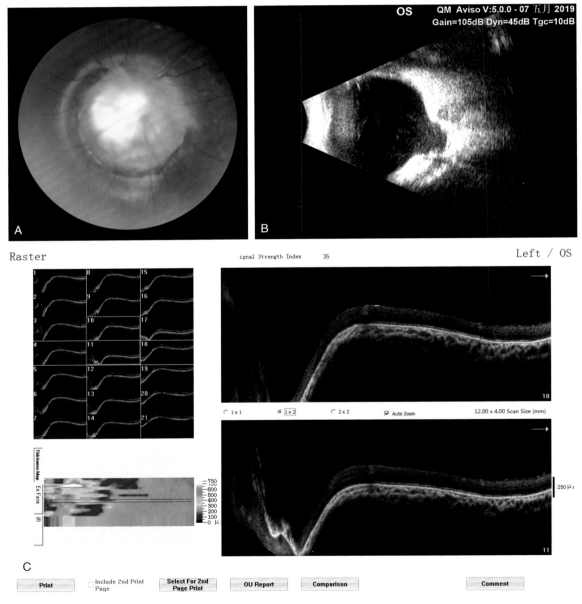

图 3-7　牵牛花综合征患儿,女,5 岁,自幼发现左眼视力差,行眼底检查、眼部 B 超和 OCT 检查

周围有典型的灰白或灰黑色的突起环,并伴有散在的色素沉着,或视网膜脉络膜萎缩区。可伴有其他眼部先天性异常。荧光素眼底血管造影早期视盘中心呈现低荧光,视盘周围萎缩区内窗样缺损,透见高荧光,脉络膜毛细血管无灌注,晚期视盘上增生的组织着染,持续高荧光。常合并浆液性和孔源性视网膜脱离。有报道称,约38%的患者合并浆液性视网膜脱离,多由于视神经蛛网膜下腔和视网膜下腔的异常连接所致。视网膜裂孔多发于视盘附近的网膜,引起玻璃体和视网膜下腔的沟通。视盘周边也可发生视网膜下新生血管。眼部B超显示眼球后极部相当于视盘后方有漏斗样暗区,与玻璃体相连续,内回声少或无,视神经前段增粗,可伴有眼轴缩短。由于胶质组织的存在,有时在暗区内可见弱回声光团,为杯底部胶质物质在超声上的显像,而视盘神经缺损无此表现。相干光断层成像(OCT)检查可见 MGS 患眼可伴有视盘旁或黄斑水肿、黄斑发育不全;但黄斑发育不良与视力并非相关。MGS 患眼视网膜电图表现为 b 波潜伏期显著延长,振幅显著降低;视觉诱发电位潜伏期正常或轻度延迟,但是振幅下降。典型的牵牛花综合征是一种孤立的眼科异常,但可伴随基底部脑垂体性侏儒症和颈内动脉先天性异常(如烟雾病)等疾病。

【诊断及鉴别诊断】 根据眼底特征性牵牛花样改变,可作出诊断。荧光素眼底血管造影、眼部超声及眼眶 CT 特征性改变可辅助诊断。牵牛花综合征应与病理性近视的视盘改变相鉴别(表 3-1)。

表 3-1 牵牛花综合征和病理性近视的鉴别诊断

鉴别	牵牛花综合征	病理性近视
病因	与胚胎发育时胚裂上端闭合不全、中胚层的异常有关	相关易感基因和环境等多个因素相互作用的结果
性别	女性发病多见	无明显性别偏好
眼别	多单眼发病	多双眼发病
临床表现	患眼视力差,矫正不能提高	裸眼视力差,矫正后有提高
视盘大小	视盘面积大、深,比正常的扩大 3~5 倍,呈漏斗状,边缘高	视盘大小基本正常,通常拉伸呈长轴垂直,呈典型的竖椭圆形改变
视盘血管	视网膜血管分支可达 10~20 支,从视乳头边缘部呈放射状进出,走行较直,管径细,不易区分动静脉	视网膜血管变直,出视盘后走行基本正常
视盘倾斜	未见明显视盘倾斜	有视盘倾斜、扭转、鼻侧抬高、颞侧扁平

病理性近视的视盘周围常有脉络膜萎缩环,鉴别在于视盘周围血管不从盘沿直接伸出而从中心血管分出,数目不增多。此外,病理性近视一般表现包括视盘与黄斑在内的巨大萎缩区,萎缩区内常见残留的脉络膜大血管及漆裂纹样损害。需要与眼内肿瘤相鉴别,眼底检查疑有肿物,通过眼部B超可以鉴别,眼眶 CT 上均表现为视神经膨大增粗,呈高密度的软组织影,肿瘤完整,有时可见视盘隆起。B超同样可见视神经增粗,视盘隆起,眼环完整,回声中等。与视盘缺损相鉴别(见本节)。盘周葡萄肿视盘凹陷更深,视盘结构相对正常,可伴有盘周色素改变,但不伴有胶质组织和视网膜血管异常。MGS 是一种先天性疾病,但首诊的时间平均为 11~12 岁,合并眼部并发症时首诊时间可提早为出生后 2 岁。新生儿眼底筛查有助于早期诊断,对发现和治疗并发症极为重要。早期明确诊断后对处于视觉发育期的患眼可进行低视力训练,最大程度、最大限度提高患眼视力。确诊为 MGS 后,可应用 MRI、磁共振血管造影或 CT 血管造影对中枢神经系统及脑血管进行评估。同时还应行内分泌检查以排除合并内分泌异常。

【治疗与预后】 无特殊有效治疗方法。近年来,我们针对牵牛花综合征患儿进行综合视觉训练,以期保存患儿现有视力,并刺激其视觉进一步发育。我们的研究发现,通过对早期发现并诊断明确的牵牛花综合征患者进行持续的针对性低视力训练治疗,患儿的视力部分得到提高,特别是早期视力相对好的患儿,其训练效果更佳,由此,我们认为对此类患儿仍需密切关注其视觉功能,必要时给予相应的视觉训练,进一步提高其视觉质量。

MGS 合并视网膜脱离(retinal detachment,RD)手术难度大,且手术后 RD 复发率较高,并发症多。其原因包括患者年龄小、玻璃体人工后脱离难以形成；手术前及手术中未发现的视网膜裂孔，导致玻璃体填充物移行至视网膜下腔；儿童患者手术后难以保持正确体位。多数手术者采用玻璃体切除手术联合惰性气体或硅油填充以及激光光凝封闭裂孔。强调彻底的玻璃体切割和视盘中央纤维胶质组织的剥除，以解除其对视网膜组织的牵拉。发现视网膜裂孔并对裂孔进行激光光凝封闭，手术前应用 OCT 对凹陷的视盘进行 360° 扫描可提高小裂孔的发现率。但由于异常的视盘内可能存在难以发现的裂孔，手术中可在异常的视盘盘周行视网膜激光光凝封闭视盘。但对存在正常黄斑结构的患眼，应注意避免损伤乳斑束。手术中应谨慎使用重水，以防止重水进入蛛网膜下腔。对于合并永存性原始玻璃体增生症（persistent hyperplastic primary vitreous，PHPV）以及白内障的患眼，晶状体切除联合玻璃体切除手术是有效治疗方式。

七、视盘倾斜综合征

【概述】　视盘倾斜综合征（tilted disc syndrome，TDS）又称为节段性视神经发育不全（segmental optic nerve hypoplasia），主要涉及前部视神经发育不全，为一种先天性视盘发育异常性疾病，伴有不同的眼底异常和视力障碍及并发症。视盘沿长轴倾斜，一侧较低，对侧隆起，呈 D 形或横椭圆形，伴有视盘旁弧形斑及局限性视网膜、脉络膜、视网膜色素上皮（RPE）发育不良，可单眼或双眼同时发病，男女患病比率无显著差异，亦无遗传倾向。文献报道，澳大利亚 49 岁以上人群中患病率为 1.6%~1.7%；新加坡华裔中患病率为 3.5%；北京眼病研究所调查 40 岁以上近视 8.0D 以内人群患病率为 0.4%。

【病因病理】　TDS 发生机制尚不明确，但认为与眼球发育时胚裂闭合不全有关，不同情况的胚裂闭合不全可导致不同形态的视盘倾斜。约 80% 患者双眼发病，患眼弧形斑位于视盘下方、鼻下方和颞下方，与胚裂闭合不全位置一致。Dorrell 等报道最常见为鼻侧和颞下方倾斜。视盘常呈 D 形，似一侧被切割状，并在该处形成弧形斑，认为是由于先天性胚胎发育异常导致弧形斑区域 RPE 和脉络膜缺损，仅有一层神经纤维覆盖巩膜表面。组织学发现，视神经斜行进入视盘，导致上部视盘被抬高，而下方和视盘底端扩张膨胀。

【临床表现】　大部分患者有屈光不正及散光，可伴斜视，视力矫正常不满意。眼底常见特征为视盘向下方或颞下方倾斜，多伴有视网膜血管反向、先天性视盘旁弧形斑、视盘下视网膜色素上皮和脉络膜变薄、后巩膜葡萄肿等，较少见的特征有髓神经纤维、视网膜中央静脉阻塞、视乳头周围或黄斑区视网膜下出血等。TDS 的视盘呈倾斜状，上方隆起，下方或颞下方后移，长轴常倾斜，视盘呈卵圆形。参考文献报道，视盘倾斜的测量方法为测量视盘平均直径（视盘垂直直径和横向直径的平均值）和视盘至黄斑的距离（视盘颞侧至黄斑的距离加上视盘平均直径的一半），计算视盘平均直径 / 视盘中央到黄斑的距离作为视盘的相对大小；再分别测量视盘最长直径和最短直径，计算视盘最短直径 / 最长直径作为视盘倾斜度比值，比值（≤0.75）~0.8 被认为是显著的视盘倾斜。血管反向（situs inversus）指视网膜中央动静脉自视盘颞侧部分出入，首先伸向鼻侧，离开鼻侧边缘后再折回眼底颞侧部分，而正常视网膜血管直接从视盘鼻侧部分出入（图 3-8）。TDS 的视野多表现为不限于垂直中线的双颞侧偏盲，颞上方视野象限缺损，弓形暗点，生理盲点扩大，视野鼻侧向心性缩窄。TDS 与旁中心视网膜新生血管和黄斑区浆液性视网膜脱离相关，多由于鼻下方视网膜退行性改变所致。较少伴有神经系统及内分泌的异常，如下丘脑及垂体功能障碍、中脑畸形、脑水肿和糖尿病等。

【诊断及鉴别诊断】　根据典型的眼底改变及视野、荧光素眼底血管造影、眼部 B 超、OCT 检查等可作出诊断。但应与高度近视相鉴别。高度近视屈光度 >6.0D，后天形成视盘

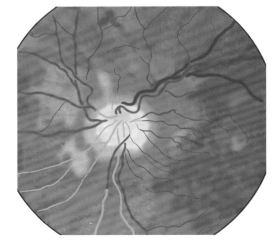

图 3-8　视盘倾斜综合征患者的眼底表现

倾斜。近视性弧形斑多见于颞侧,随着时间发展,视盘周围的脉络膜在巩膜伸张力量的牵引下,从乳头颞侧脱开,使其后面的巩膜暴露,而形成白色的弧形斑;而 TDS 弧形斑多位于视盘下方或颞下方,为静止性,终身不变。高度近视的萎缩弧是指视网膜色素上皮和脉络膜毛细血管层均萎缩,透光量增多,使巩膜光带增强,OCT 图像呈现与病灶区大小一致、均匀、范围较宽的光带。TDS 的 OCT 图像上弧形斑提示其为脉络膜弧,是先天发育异常所造成的。此外,应与蝶鞍部垂体瘤引起的视野缺损相鉴别,后者视野缺损不超越垂直子午线。与青光眼视神经改变及视盘水肿相鉴别,荧光素眼底血管造影可辅助鉴别诊断。

【治疗与预后】　无有效治疗方法。

八、先天性视盘弧形斑

【概述】　在胚胎生长发育过程中,视盘如向任何一个方向倾斜,则沿其倾斜方向的视盘边缘发生一弧形斑,称为先天性视盘弧形斑(congenital crescent of optic disc),占整个视乳头的正下或偏鼻下的 1/4~1/2,其表面一般与视乳头缘相当。除下侧外,亦可见于视乳头的任何一侧,但较少见。

【病因病理】　1900 年,Elschning 提出弧形斑都是先天的,都是由于眼的中胚层形成缺陷,眼泡胚裂闭合不全,从而显示巩膜和脉络膜的发育不全。后来 Von Szily(1921 年)提出弧形斑是由于视杯有异常斜入的理论,这一理论由 Mann(1957 年)加以引申,认为弧形斑不发生色素沉着的原因是视网膜色素上皮分化异常。关于弧形斑的位置,Fuch(1982 年)最早指出先天性弧形斑多位于视乳头的下方,而国内的一些报道则称先天性弧形斑多位于视乳头的下方或鼻下方。

【临床表现】　多为双眼发病,眼底表现为视乳头的下方可见瓷白色弧形斑,提示该处视网膜色素上皮层和脉络膜层缺失,称为巩膜弧;或呈灰蓝色弧形斑,甚至可见脉络膜血管,说明视网膜色素上皮层缺失,脉络膜仍存在,称为脉络弧。视盘弧形斑多位于视盘下方。视盘常呈椭圆形,其长轴与弧形斑平行,常伴有视网膜血管的分布异常,下支血管先向上方及鼻侧走行,到达视盘边缘,然后呈弓形转向下分布,而视盘上方出来的血管仍和正常一样的走向上方。常伴有远视和散光,视力不易矫正。眼底改变常呈静止状态,甚至终身不变。有时下方先天性视盘半月弧与扁圆形视盘在眼底的后极部视盘正常位置组成一个正圆形的圆盘形,易误认为整个视盘,而把下方的先天性半月弧认为视神经乳头的下方纤维萎缩(图 3-9)。

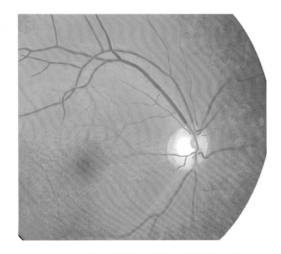

图 3-9　先天性视盘弧形斑的眼底表现

【诊断及鉴别诊断】　根据典型的临床表现可作出诊断。但应与近视性弧形斑相鉴别。近视性弧形斑多位于视盘颞侧,或环绕视盘周围,为进行性病变,随着近视加深而扩大,常合并有近视性的退行性眼底改变。而先天性视盘弧形斑是静止性病变,先天存在,可出现在视盘周围任何部位,一般不合并眼底其他改变。还应与视神经乳头下部分纤维萎缩相鉴别,后者多有诱因。与下方先天性半月弧鉴别点在于观察从视盘生理凹陷进出的血管位置。下方视神经萎缩的出入血管位于圆盘圆心附近,视盘苍白区在圆盘圆心下方,占据圆盘一半;而下方先天性半月弧表现为视盘扁圆形,血管偏上方,位于圆盘的上 1/3 处,其苍白区仅在圆盘的下 1/3 处。

【治疗】　无有效治疗方法,如发生视力损害,可矫正视力及弱视治疗。

九、先天性大视盘

【概述】　先天性大视盘最早是由 Franceschetti 和 Bock 在 1950 年提出。随着后续的研究逐渐增多,人们对该病的认识逐渐加深。人群中正常视盘大小有一定的生理差异,视盘、盘沿、视杯的变异范围较宽。一般视盘为卵圆形,其直径为1.62mm±0.20mm(为竖径和横径的平均数)。大于正常值3个标准差,被认为大视盘,直径为2.1~2.5mm。

【病因病理】 过大的视盘可能是由于侵入视茎的中胚层组织增多或神经支架增多引起。

【临床表现】 单眼发生大视盘常无视力损害或明显改变,少数伴有高度近视改变。眼底除表现为视盘面积异常增大外,没有其他性状改变。大视盘视网膜血管相对纤细,黄斑距视盘颞侧缘较近,还可能有视盘周围的视网膜色素上皮改变(图3-10)。视野检查发现生理盲点扩大,个别有颞上象限缺损。CT扫描及B超检查可见视神经管和巩膜管大小为正常范围的高限。

【诊断及鉴别诊断】 根据典型的临床表现可作出诊断。大视盘属于视盘增大性疾病,应与引起视盘结构形态放大的青光眼视盘扩大、视盘大凹陷等相鉴别。

【治疗与预后】 无有效治疗方法,如合并近视等屈光不正可矫正。

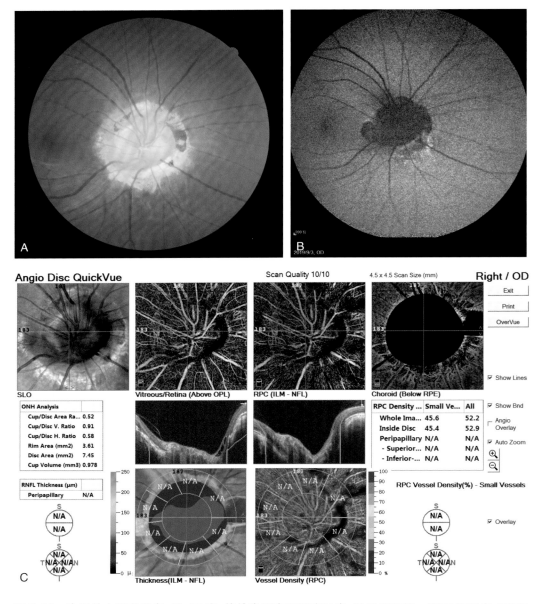

图3-10　先天性大视盘患者,男,25岁,体检发现右眼眼底异常,行眼底照相、OCT和视盘OCTA检查

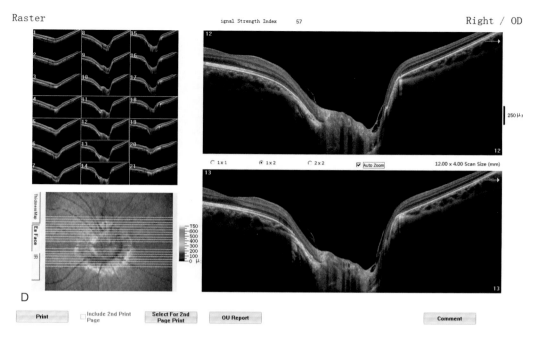

图 3-10(续)

十、视盘大凹陷

【概述】　视盘凹陷是由胚胎发育时 Bergmeister 原始视盘组织萎缩程度和巩膜上神经孔的大小所决定的，一般视神经穿过筛板处，在中央形成小的生理凹陷。如果原始视盘内及其表面有大量的纤维组织，随着发育渐渐被充分吸收，形成较大而深的先天性视盘凹陷，形如视盘缺损，视网膜血管从边缘呈屈膝状穿出。

【临床表现】　可为单眼或双眼发生，有家族性。一般对视力没有影响，视野正常。视盘中心有一个大而深的凹陷，可占据视盘的 2/3，但不达到视盘的边缘。视盘边缘颜色正常，似一个大的生理凹陷，血管从凹陷边缘爬出，可谓假性青光眼凹陷或缺损性凹陷(图 3-11)。

【鉴别诊断】　应与病理性大凹陷和小儿视神经萎缩相鉴别。后者不是一种独立的眼病，可能由于眼部病变、颅内病变或全身其他病变引起。

【治疗】　无特殊治疗。应注意其临床表现特征，避免误诊为病理性视神经损害，给予不必要的治疗。

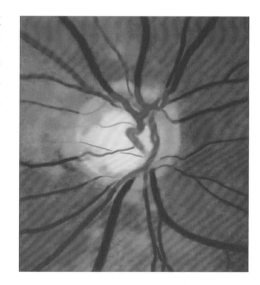

图 3-11　先天性视盘大凹陷的眼底表现

十一、先天性视盘前血管襻

【概述】　先天性视盘前血管襻(prepapillary vascular loop)是一种发生在视盘或其附近视网膜血管系统的先天性畸形。血管襻最初起自中央视网膜动脉的主要分支。临床上比较少见。

【病因病理】　病因不明，推测可能是在玻璃体动脉形成血管芽阶段发生的异常，导致此处组织萎缩残留了血管襻。视盘前血管襻为正常的视网膜血管在视盘前长入 Bergmeister 乳头，一般不超过 5mm，可供给一个以上象限的视网膜。荧光造影显示约 95% 为动脉，5% 为静脉。

【**临床表现**】 一般见于单眼,偶有双眼者。患者视力一般不受影响。大多在出现并发症后就诊或体检时发现。少数病例伴有其他眼部先天异常。视网膜血管系统从视盘凹陷发出进入玻璃体后再返回视盘,因此血管襻的两端均可位于视盘表面,襻头大小、长短、形态极不规则,可为单襻或数个襻纠结在一起的麻花状伸入玻璃体内的长襻。大部分患者可发现睫状视网膜动脉。血管襻可来自视网膜动脉或静脉,或视网膜动静脉均受累,需要荧光素眼底血管造影分辨,且本病荧光素眼底血管造影无渗漏。视网膜前动脉襻的患者,可见异常血管与心率一致的搏动。视盘前血管襻可合并玻璃体积血、视网膜下出血、视网膜分支静脉栓塞、前房积血和黑矇等,但合并分支动脉栓塞报道较少。不伴发全身系统性疾病或先天性疾病,一般也无胚胎期异常病史(图 3-12)。

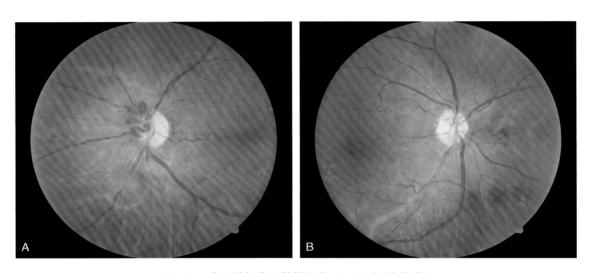

图 3-12 先天性视盘血管襻患者,女,63 岁,体检发现

【**诊断及鉴别诊断**】 根据典型的眼底表现,及荧光素眼底血管造影可作出诊断。

【**治疗与预后**】 无特殊治疗方法。

十二、睫状视网膜血管

1. 睫状视网膜动脉 睫状视网膜动脉是供应脉络膜的睫状血管走行至视网膜上供应部分视网膜的较为常见的一种先天变异。起自 Zinn-Hallar 血管环,从视盘颞侧边缘穿出,可走行于黄斑区上方或下方,供给视盘黄斑纤维束、黄斑或颞上及颞下象限部分视网膜神经上皮层内层营养。视网膜中央动脉主干阻塞时,如果存在睫状视网膜动脉,可以保存部分视力,因为该动脉发自睫状后短动脉分支,属于睫状血管系统。反之,如果睫状视网膜血管发生阻塞则会引起相应的视力损害,导致中心视力严重受损。图 3-13 为睫状视网膜动脉阻塞引起黄斑区小片状出血,视力下降。其阻塞发生率约占视网膜动脉阻塞的 5%。

2. 睫状视网膜静脉 罕见,由视网膜面进入视盘边缘处突然消失,引流血管汇入睫状血管系统。

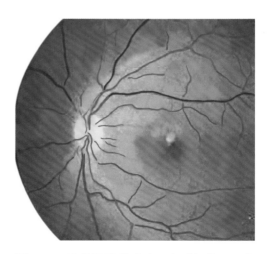

图 3-13 睫状视网膜动脉阻塞引起黄斑区小片状出血,患眼视力下降

十三、睫状视神经静脉

罕见，为视网膜中央静脉与脉络膜静脉之间的交通支，常见于视网膜中央静脉阻塞（central retinal vein occlusion，CRVO），青光眼，视神经脑膜瘤，视盘玻璃疣，高度近视等。在 CRVO 中，将视网膜中央静脉的血流经过脉络膜静脉引流至涡静脉，可代偿血液回流，缓解视网膜的缺血状态。

十四、先天性视盘前膜

【概述】 亦称视盘上膜或视神经乳头上膜。为胚胎期玻璃体动脉吸收不全或 Bergmeister 原始乳头胶质垫的残留所形成。如果覆盖视盘全部，超越视盘范围向周围视网膜前伸展也可称为视盘周围膜。

【病因病理】 在胚胎发育过程中，玻璃体血管系统贯穿玻璃体腔，然后逐渐萎缩。如果部分玻璃体血管系统或 Bergmeister 原始乳头残留，有可能位于视盘表面并引起视乳头明显的模糊。

【临床表现】 视力一般无损害。眼底可见位于视盘面的一层带有光泽的结缔组织样膜，多位于视盘生理凹陷处、视网膜中央静脉的两旁，伴随着血管进出（图 3-14）。根据视盘前膜的位置可分为上膜、前膜和周围膜。膜的大小、形态、厚度差异较大，小者仅遮盖生理凹陷，大者可遮盖视盘全部而向周围视网膜伸展。当前膜为致密的白色斑块时，可能影响视力。

【诊断及鉴别诊断】 根据视力及眼底检查特征性改变可诊断。应与视盘前机化膜鉴别。后者一般有外伤或全身疾病致眼底出血和炎症的病史，视力下降明显，视盘前机化膜上有新生血管，边缘不清，致密不透明，周围视网膜可见其他病变。

【治疗】 无特殊治疗。

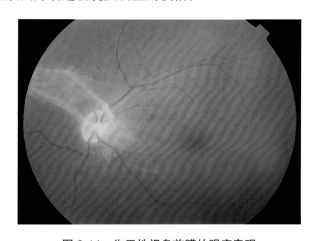

图 3-14　先天性视盘前膜的眼底表现

十五、假性视盘炎

【概述】 假性视盘炎也称假性视盘水肿。属于比较常见的先天异常，由于发育中巩膜管较小，视神经纤维通过时拥挤而隆起，如伴有过多的神经胶质组织则隆起更明显。临床上常需要与其他视神经病变相鉴别。

【病因病理】 具体原因尚不明确，多是由小的巩膜管、相对延迟的筛板胚胎闭合和玻璃体系统退行，从而导致视神经乳头充满或者拥挤而呈现隆起。

【临床表现】 约80% 患者为双眼发病。眼球较小，视力下降，可伴有远视及散光，高度远视多见。眼底检查见视盘隆起，视杯消失，一般隆起度 <3D，个别病例可高达 10D。视盘边界模糊，在视盘中央经常有神经胶质残留，呈现灰色外观，视乳头不充血，表面动脉不模糊，周围神经纤维层无混浊，周围视网膜无水肿、出血及渗出。当视网膜血管经过视盘表面时经常可见异常分支，血管无怒张。视野检查无暗点或生理盲点不扩大。荧光素眼底血管造影正常，自发性静脉搏动的存在强烈提示假性视盘水肿。

【诊断及鉴别诊断】 散瞳验光多可见远视眼，常伴有散光。眼底检查常需要与病理性视盘水肿及视盘炎相鉴别。假性视盘炎为先天性、非进行性、无管径改变和静脉无淤血等。

【治疗】 多伴高度远视，常见于视力不能矫正的远视性弱视儿童。眼底改变终身不变，治疗以提高视力为主。

十六、视盘周围葡萄肿

视盘周围葡萄肿（peripapillary staphyloma）是一种罕见的先天性异常，即在相对正常的视盘周围环绕凹陷样缺损。在凹陷的外周可见视网膜及脉络膜萎缩样改变，视盘凹陷可达 8D 以上，黄斑距离 RPE 萎缩的边缘 1~2D 处。此病的临床表现与牵牛花综合征类似，但无中央神经胶质簇，且视盘凹陷较深，视盘及视网膜血管无异常表现。Pollock 等认为该病是由于在胚胎 5 个月时后部神经嵴细胞不完全分化为巩膜形成的。常单眼发病，患眼视力常下降，伴视野中心暗点，可并发近视等其他屈光不正。与全身或中枢神经系统异常相关，如经蝶骨脑膨出，PHACE 综合征［P 代表颅脑后窝的脑部结构异常及动静脉异常吻合等（posterior fossa vascular malformation），H 代表面部节段性血管瘤（hemangiomas），可累及额部、眶周、上下颌、颈部等，A 代表动脉血管的异常（arterial anomalies），多为颈部或颌面部动静脉血管异常，C 代表主动脉缩窄或心脏结构异常及缺损（coarctation of the aorta and heart defects），E 代表眼部异常（eye abnormalities），可伴眼底及视网膜的动静脉和视神经、动眼神经的异常］，线状皮脂腺痣综合征和 18q-（de Grouchy）综合征等。

十七、视盘逆位

视盘逆位（inversion of the optical papilla）多见于双眼，偶为单侧。视乳头在眼底的位置正常，但视网膜中央动静脉血管转位 180°，偏颞侧穿出视盘面，首先伸向鼻侧，离开鼻侧边缘后再折回眼底颞侧部分。视盘逆位可能因视茎插入视泡的位置不正所致。多伴有屈光不正，多为近视性，而且不能完全矫正。由于临床上特征明显，故容易诊断。可合并其他先天性视神经异常，如眼底萎缩性改变、黄斑异位、睫状视网膜动脉等。

十八、双视盘

十分罕见，多单侧发病，女性多于男性，可能有染色体隐性遗传，常伴有其他部位的先天异常，受累眼视力可能正常或下降。真性双视盘为两个独立的视盘，并有各自分开的血管分布。双视盘有一大一小，大的位于视盘正常位置，为主视盘，小的位于主视盘的下方或其他部位，称为副视盘。两视盘中间有交通动脉。眼 CT 可见球后有两条视神经和视神经骨管。FFA 检查显示动脉期主视盘先于副视盘充盈，两个视盘之间有动脉交通，两个视盘周围均可见放射状毛细血管的存在。视野检查可查到双生理盲点。

该病罕见，根据特征性眼底表现可诊断。通过荧光素眼底血管造影可鉴别假性视盘征。

十九、先天性视盘色素沉着

先天性视盘色素沉着（congenital pigmentation of the optical papilla）不多见，色素来源于外胚层或中胚层，有视网膜和脉络膜色素两种表现。神经胶质细胞或视网膜中央血管周围的中胚层组织可发生组织变形而成为色素。在视盘生理凹陷范围，颜色可多见灰色或黑色，是视网膜色素上皮延伸覆盖所致。通常不影响视力，此病与生俱来，终身不变。临床上需要注意与视盘黑色素细胞瘤相鉴别，必要时行荧光素眼底血管造影，可鉴别之。此病荧光素眼底血管造影检查正常。

第二节　视盘正常变异

一、Leber 遗传性视神经病变

【概述】　Leber 遗传性视神经病（Leber's hereditary optic neuropathy，LHON）是一种急性或亚急性发作的母系遗传病，由 Von Graefe 等于 1858 年首先报道。1871 年，Teodor Leber 首次确认其为独立的遗传性疾病，其临床特征为双眼同时或先后急性或亚急性的中心视力丧失，中心视野缺损，而色觉丧失多在视力下降之前。中心视力快速丧失主要发生在成年初期的男性（80%~90%）。视功能障碍出现的年龄通常在 15~35 岁，也可发生在 2~80 岁。典型者第二只眼在数天至数月内受累。

【病因病理】　线粒体基因突变是 LHON 发病的必要非充分条件，此外还有其他尚未确定的因素影响，如遗传和环境因素。其发病机制为线粒体 DNA（mtDNA）突变，导致线粒体氧化呼吸链复合体Ⅰ功能障碍，三磷腺苷（adenosine triphosphate，ATP）合成减少，从而增加了细胞对氧化反应和凋亡的易感性。由于线粒体在视网膜神经纤维层积聚，尤其是筛板前无髓鞘的部分，此部分能量需求最大。因此，无髓鞘的视网膜神经纤维层（retinal nerve fiber layer，RNFL）成为 LHON 受损的靶组织。LHON 的发病与视网膜神经节细胞的凋亡和轴突的丧失相关，在病理过程的最早期，视盘黄斑束的小纤维最先受累，最终扩展到其他的神经纤维，导致视神经萎缩。

LHON 的遗传方式为非孟德尔式线粒体遗传，因此不会出现男到男的遗传。在 1988 年，Wallace 等在 11 个独立家系中的 9 个中发现了一个引起 LHON 的线粒体突变，线粒体 NAD11778 位点的一个单核苷酸改变使 NADH 脱氢酶第 4 亚单位的 340 密码子由精氨酸转变为组氨酸。NADH 脱氢酶是电子传递通路中的第一个酶，可以下调氧化磷酸化过程中的复合物Ⅰ的功能。这一线粒体 DNA 的突变已被其他研究者证实。1991 年，Huoponen 等在 *ND1* 基因发现 3460 位点突变，是线粒体 *ND1* 在 3460 位点上 G>A 突变，使其编码的蛋白 52 位丙氨酸转换成苏氨酸。1992 年，John 等发现 14484 位点突变，由线粒体 *ND6* 基因编码区 14484 位点 T>C 突变，使得其编码的蛋白 64 位蛋氨酸转换成缬氨酸。线粒体 DNA 的其他几个突变也可以成为 LHON 的病因，目前国外报道了 50 余个 mtDNA 位点突变。95%LHON 患者的突变位于 3460（图 3-15）、11778（图 3-16）和 14484 位点，被认为是 LHON 的原发突变，均改变了呼吸链复合体Ⅰ跨膜区域的疏水多肽区，使复合体Ⅰ部分功能缺失，最终导致 LHON 的发病。已证实的其他几个突变也是编码复合物Ⅰ亚单位的，但这些突变并不发生在 11778 突变所在的基因，也不发生在呼吸链中相同复合物（Ⅰ）的其他亚单位。相同的临床表现可能由呼吸链中不同亚单位的不同突变引起。因此，LHON 的临床表现可能并不是由特定的酶的缺陷所致，而是线粒体能量生成的总体减弱的效果。

线粒体 DNA 突变的频率远高于细胞核 DNA。一个组织所有的线粒体都具有相同的基因组（基因型）被称为同质体（正常同质体或突变同质体）。一个组织中包含两种或更多线粒体基因型（正常基因型或突变基因型）者被称为异质体。虽然研究者最初发现的 LHON 突变基因是同质性的，但随后的研究表明 11778 突变的患者可以是异质性的。一线关于此组患者的研究报道表明，正常和突变的线粒体 DNA 的比例是可变的。这些研究发现，突变和正常线粒体 DNA 的相对比例与临床上发生 LHON 的风险相关。另一项针对一个家族的研究表明，从外祖母至母亲至盲的儿子，突变线粒体 DNA 的比例逐渐增加。然而，并非所有的突变同质体都发生视力丧失。异质体突变在本病病理生理或外显率中的作用仍不清楚。

关于主要的线粒体突变和 LHON 的病因仍有很多方面无法解释。LHON 发病机制的理论必须能够将突然发生的双侧性视神经病变这种共有的临床表现与多种已发现的线粒体突变联系起来。传统的理论推测，环境因素、营养缺乏、系统性疾病或中毒可以影响线粒体代谢，从而引发本病。但是一项病例对照研究显示，吸烟或饮酒并没有促使已知线粒体突变携带者发生 LHON。目前，关于 LHON 发病机制的

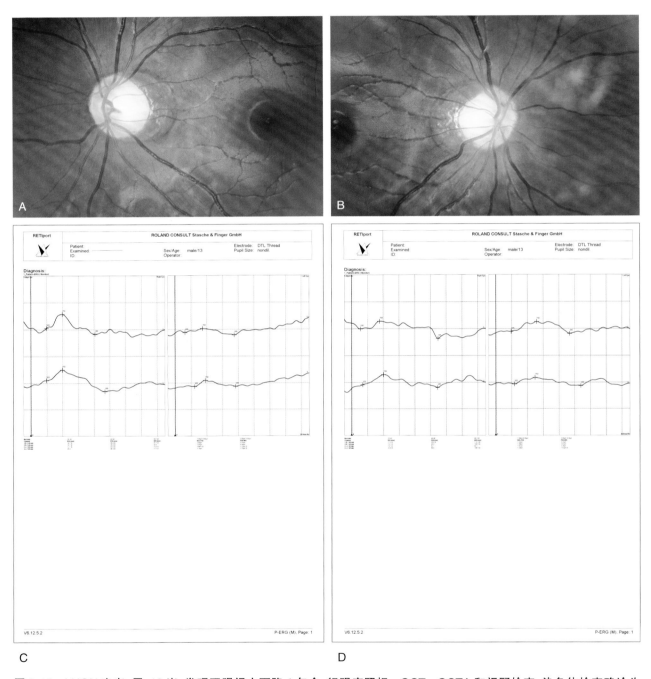

图 3-15　LHON 患者,男,13 岁,发现双眼视力下降 1 年余,行眼底照相、OCT、OCTA 和视野检查,染色体检查确诊为 3460 突变

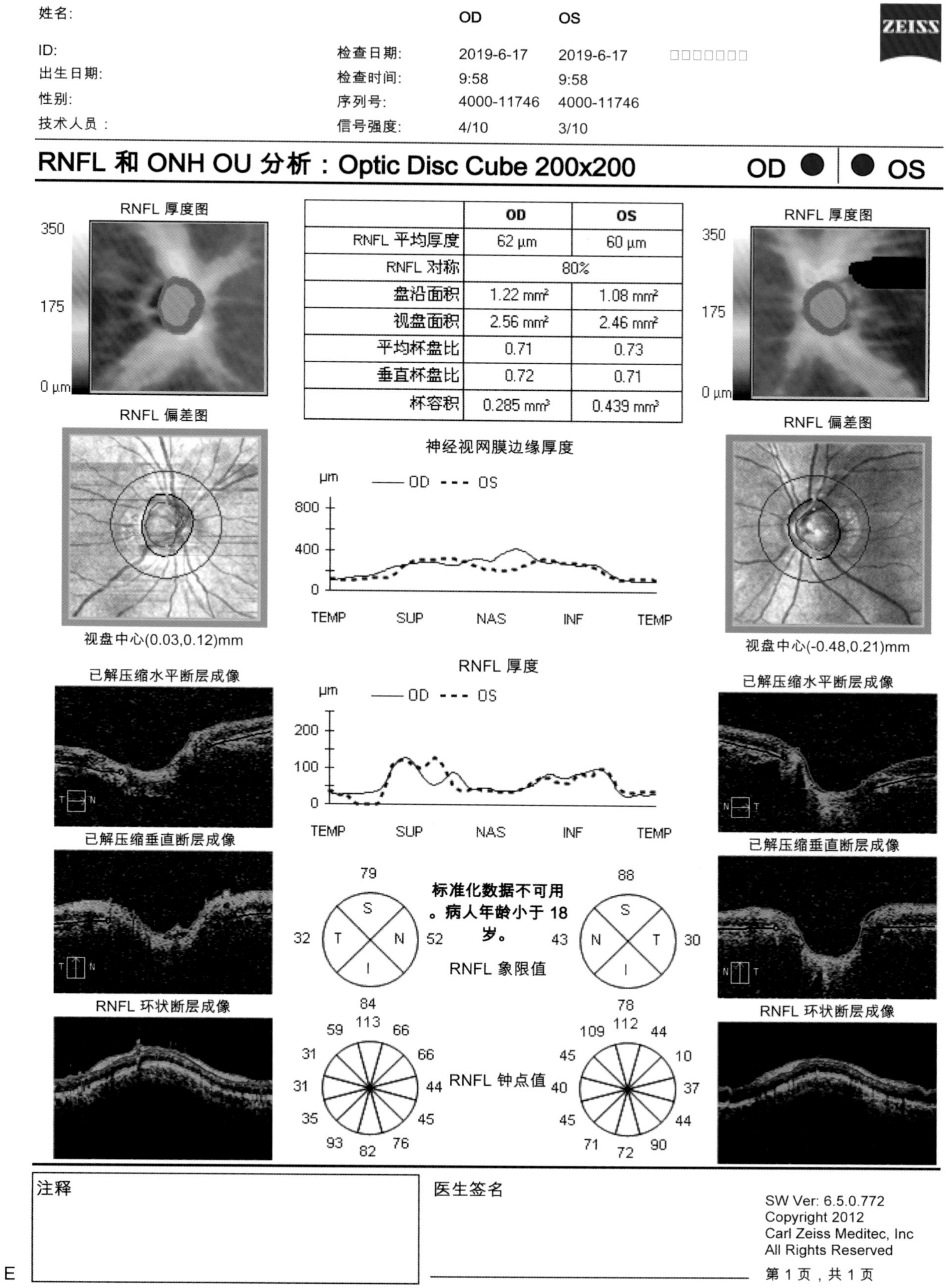

姓名:		**OD**	**OS**			
ID:	检查日期:	2019-6-17	2019-6-17	□□□□□□□		ZEISS
出生日期:	检查时间:	9:58	9:58			
性别:	序列号:	4000-11746	4000-11746			
技术人员:	信号强度:	4/10	3/10			

RNFL 和 ONH OU 分析：Optic Disc Cube 200x200　　　OD ● ｜ ● OS

RNFL 厚度图

RNFL 偏差图

视盘中心(0.03,0.12)mm

	OD	**OS**
RNFL 平均厚度	62 μm	60 μm
RNFL 对称	80%	
盘沿面积	1.22 mm²	1.08 mm²
视盘面积	2.56 mm²	2.46 mm²
平均杯盘比	0.71	0.73
垂直杯盘比	0.72	0.71
杯容积	0.285 mm³	0.439 mm³

神经视网膜边缘厚度

—— OD - - - OS

RNFL 厚度图

RNFL 偏差图

视盘中心(-0.48,0.21)mm

已解压缩水平断层成像

已解压缩垂直断层成像

RNFL 环状断层成像

RNFL 厚度

—— OD - - - OS

标准化数据不可用。病人年龄小于 18 岁。

RNFL 象限值

OD: 79 / 32 T S N 52 / 84 I

OS: 88 / 43 N S T 30 / 78 I

RNFL 钟点值

OD: 59 113 66 / 31 ... 66 / 31 ... 44 / 35 ... 45 / 93 82 76

OS: 109 112 44 / 45 ... 10 / 40 ... 37 / 45 ... 44 / 71 72 90

已解压缩水平断层成像

已解压缩垂直断层成像

RNFL 环状断层成像

注释　　　　　　　　医生签名

第 1 页，共 1 页

E

图 3-15(续)

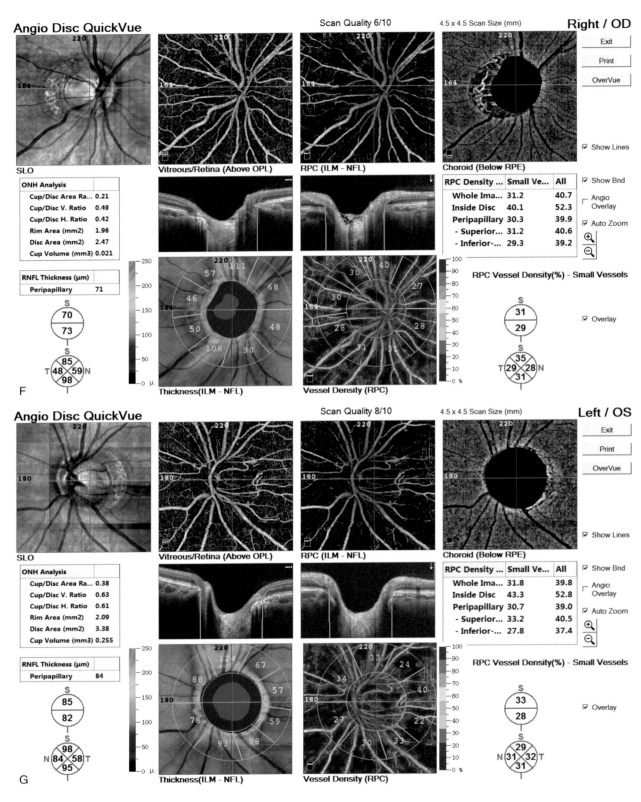

图 3-15（续）

Single Field Analysis   Eye: Right

Name: DOB: 2005-12-07
ID:

Central 30-2 Threshold Test

Fixation Monitor: Gaze/Blind Spot   Stimulus: III, White   Pupil Diameter: 7.5 mm   Date: 2019-06-17
Fixation Target: Central   Background: 31.5 ASB   Visual Acuity: Time: 9:09 AM
Fixation Losses: 12/14 xx   Strategy: SITA-Fast   RX: DS   DC X   Age: 13
False POS Errors: 1 %
False NEG Errors: 8 %
Test Duration: 05:11

Fovea: OFF

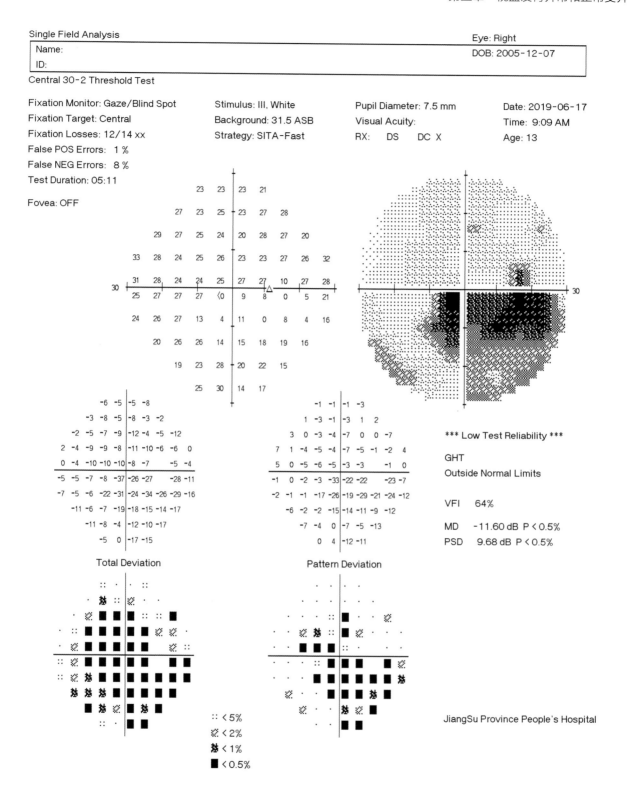

```
              23  23  23  21
          27  23  25  23  27  28
      29  27  25  24  20  28  27  20
  33  28  24  25  26  23  23  27  26  32
30│ 31  28  24  24  25  27  27  10  27  28 │30
  │ 25  27  27  27  ⟨0   9   8   0   5  21 │
      24  26  27  13   4  11   0   8   4  16
          20  26  26  14  15  18  19  16
              19  23  28  20  22  15
                  25  30  14  17
```

```
Total Deviation                         Pattern Deviation
      -6  -5  -5  -8                          -1  -1  -1  -3
  -3  -8  -5  -8  -3  -2                    1  -3  -1  -3   1   2
-2 -5 -7 -9 -12 -4 -5 -12                 3  0  -3  -4  -7   0   0  -7
2 -4 -9 -9 -8 -11 -10 -6 -6  0          7  1  -4  -5  -4  -7  -5  -1  -2   4
0 -4 -10 -10 -10 -8 -7  -5 -4           5  0  -5  -6  -5  -3  -3     -1   0
-5 -5 -7 -8 -37 -26 -27 -28 -11        -1  0  -2  -3 -33 -22 -22 -23 -7
-7 -5 -6 -22 -31 -24 -34 -26 -29 -16   -2 -1 -1 -17 -26 -19 -29 -21 -24 -12
   -11 -6 -7 -19 -18 -15 -14 -17          -6 -2 -2 -15 -14 -11 -9 -12
       -11 -8 -4 -12 -10 -17                  -7 -4  0 -7  -5 -13
           -5  0 -17 -15                          0  4 -12 -11
```

*** Low Test Reliability ***

GHT
Outside Normal Limits

VFI   64%

MD   -11.60 dB P < 0.5%
PSD   9.68 dB P < 0.5%

Total Deviation   Pattern Deviation

:: < 5%
▨ < 2%
▩ < 1%
■ < 0.5%

JiangSu Province People's Hospital

H

图 3-15(续)

Single Field Analysis

Eye: Left

Name:

DOB: 2005-12-07

ID:

Central 30-2 Threshold Test

Fixation Monitor: Blind Spot

Fixation Target: Central

Fixation Losses: 5/15 xx

False POS Errors: 14 %

False NEG Errors: 13 %

Test Duration: 05:05

Fovea: OFF

Stimulus: III, White

Background: 31.5 ASB

Strategy: SITA-Fast

Pupil Diameter:

Visual Acuity:

RX: DS DC X

Date: 2019-06-17

Time: 9:15 AM

Age: 13

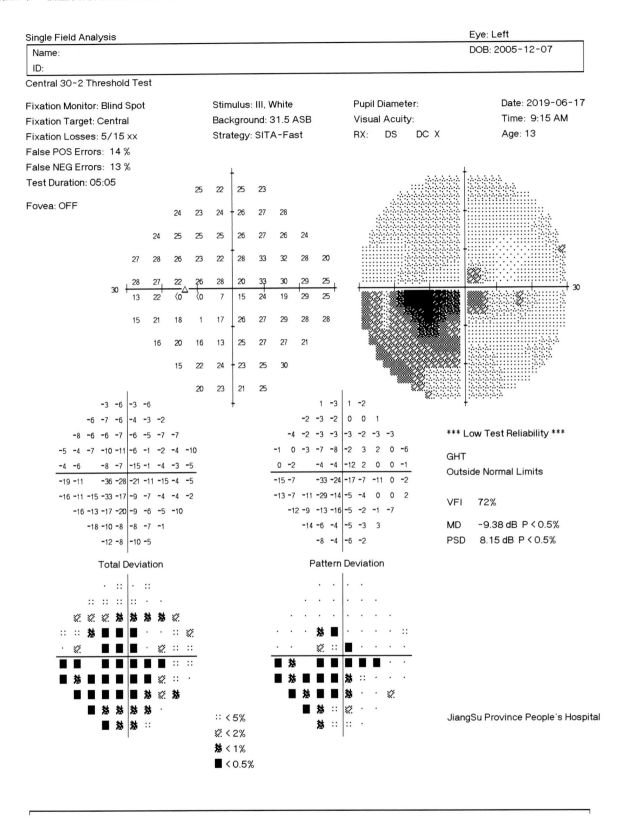

*** Low Test Reliability ***

GHT

Outside Normal Limits

VFI 72%

MD -9.38 dB P < 0.5%

PSD 8.15 dB P < 0.5%

Total Deviation

Pattern Deviation

:: < 5%

▨ < 2%

▩ < 1%

■ < 0.5%

JiangSu Province People's Hospital

© 2010 Carl Zeiss Meditec

HFA II 750-13330-4.2.2/5.0

图 3-15(续)

分析结果:通过对疾病相关基因的测序分析,发现与疾病表型相关的高度可疑交异					

线粒体全基因突变分析结果:

突变位置	核苷酸变化	参考碱基/变异碱基 (突变频率)	突变基因	疾病/表型	文献报道
chrM-3460	G>A	902/2388(72.58%)	*MT-ND1*	LHON	Brown,M.D.et al. Human Mutation. 1995;6(4):311-25.[PMID:8680405]
chrM-12811	T>C	10/2810(99.65%)	*MT-ND5*	candidate LHON mutations	Bi R.et al.Mol Vis. 2012;18:3087-94. Epub 2012 Dec 30.[PMID:23304069]

变异解读:

　　该样本分析到 chrM-3460 有一个热点突变,为致病性变异。

　　该样本分析到 chrM-12811 有一个突变,仅在个别家系或个别患者中检出,致病性有待进一步验证。

J

图 3-15(续)

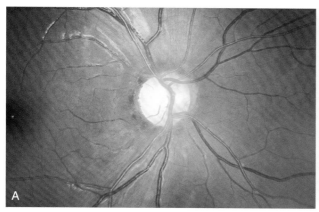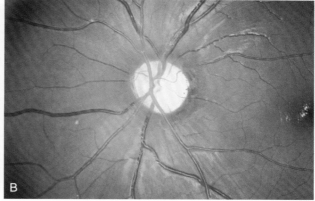

图 3-16　LHON 患者,男,9 岁,发现左眼视力下降半年余,矫正视力无提高,行眼底照相、OCT 和 OCTA 等检测,染色体检查确诊为 11778 突变

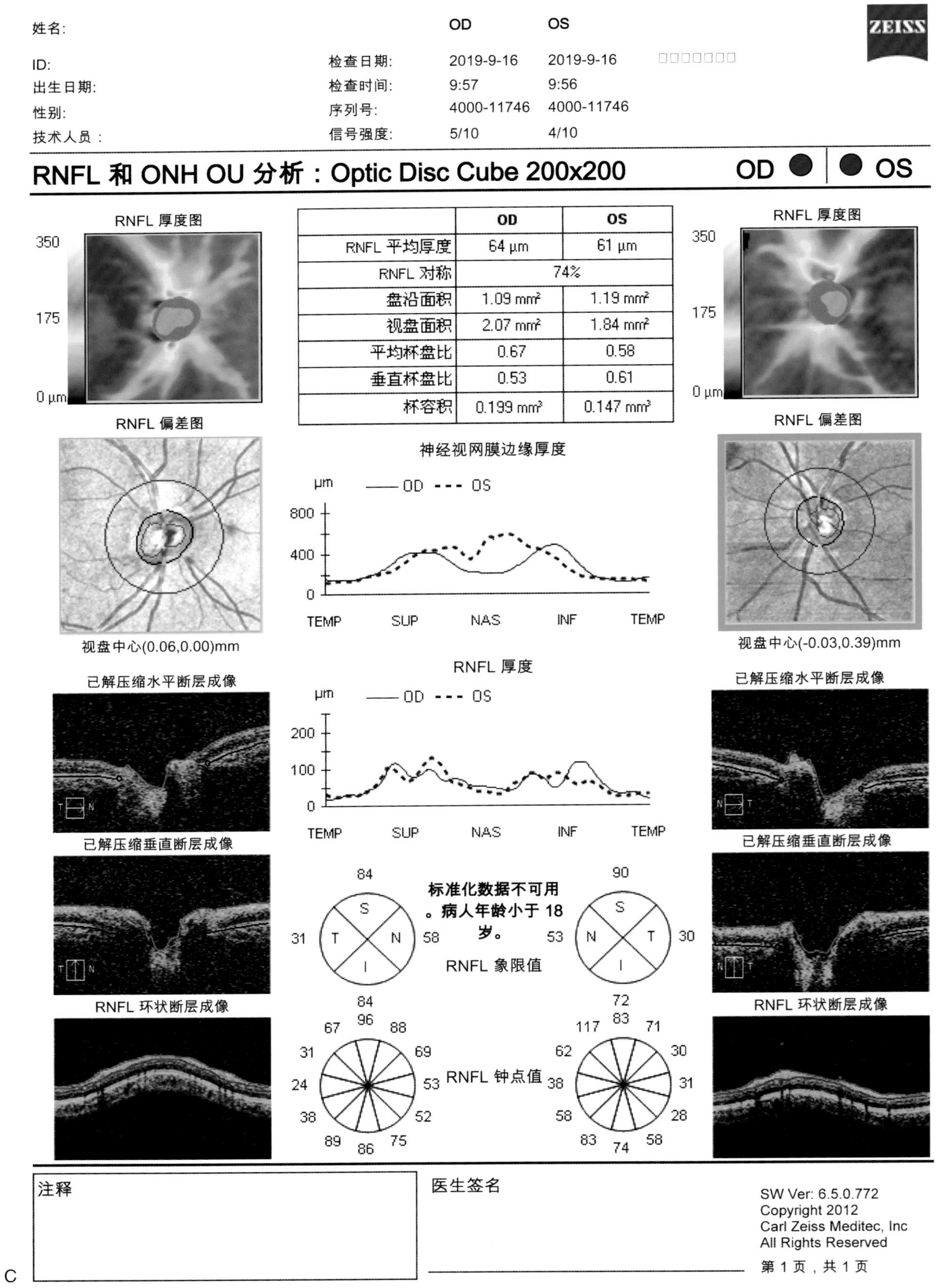

姓名：

		OD	OS	
ID：	检查日期：	2019-9-16	2019-9-16	□□□□□□
出生日期：	检查时间：	9:57	9:56	
性别：	序列号：	4000-11746	4000-11746	
技术人员：	信号强度：	5/10	4/10	

ZEISS

RNFL 和 ONH OU 分析：Optic Disc Cube 200x200　　OD ● ｜ ● OS

RNFL 厚度图

RNFL 偏差图

视盘中心(0.06,0.00)mm

已解压缩水平断层成像

已解压缩垂直断层成像

RNFL 环状断层成像

	OD	OS
RNFL 平均厚度	64 μm	61 μm
RNFL 对称	74%	
盘沿面积	1.09 mm²	1.19 mm²
视盘面积	2.07 mm²	1.84 mm²
平均杯盘比	0.67	0.58
垂直杯盘比	0.53	0.61
杯容积	0.199 mm³	0.147 mm³

神经视网膜边缘厚度

μm ── OD --- OS

RNFL 厚度

μm ── OD --- OS

标准化数据不可用。病人年龄小于18岁。

RNFL 象限值

OD: S 84, T 31, N 58, I 84

OS: S 90, N 53, T 30, I 72

RNFL 钟点值

OD: 96 67 88 / 31 53 69 / 24 52 / 38 89 86 75

OS: 83 117 71 / 62 31 30 / 38 31 / 58 83 74 58 28

RNFL 厚度图

RNFL 偏差图

视盘中心(-0.03,0.39)mm

已解压缩水平断层成像

已解压缩垂直断层成像

RNFL 环状断层成像

注释

医生签名

SW Ver: 6.5.0.772
Copyright 2012
Carl Zeiss Meditec, Inc
All Rights Reserved

第 1 页，共 1 页

C

图 3-16（续）

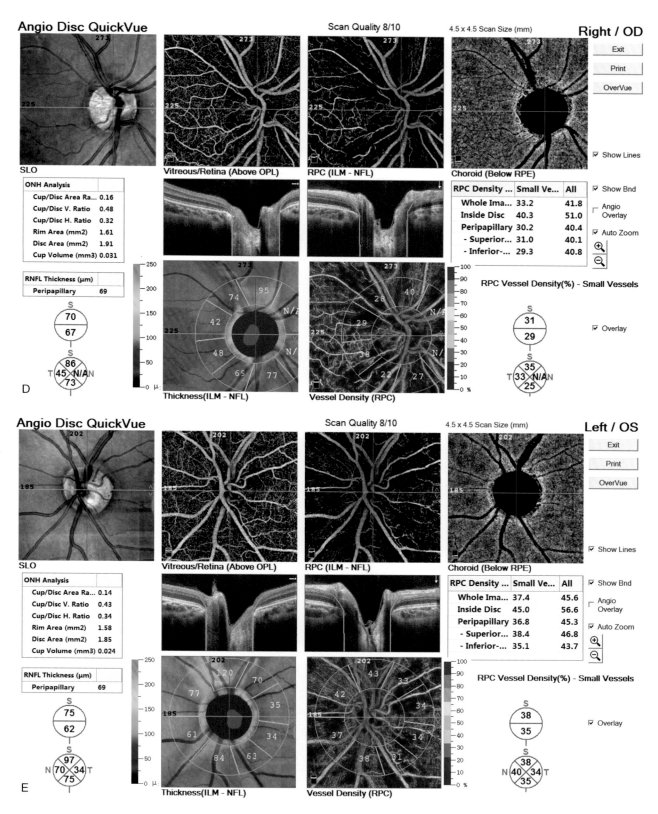

图 3-16（续）

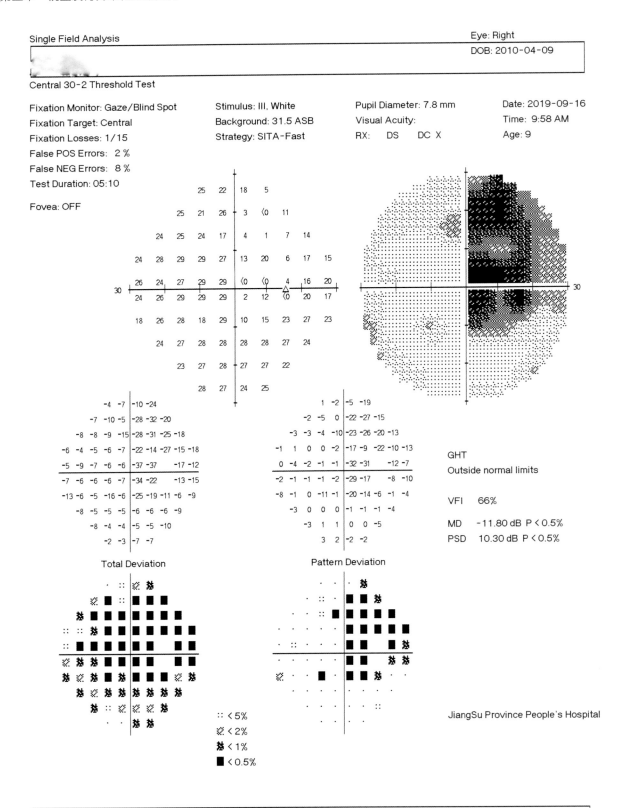

Single Field Analysis

Eye: Right

DOB: 2010-04-09

Central 30-2 Threshold Test

Fixation Monitor: Gaze/Blind Spot

Fixation Target: Central

Fixation Losses: 1/15

False POS Errors: 2 %

False NEG Errors: 8 %

Test Duration: 05:10

Fovea: OFF

Stimulus: III, White

Background: 31.5 ASB

Strategy: SITA-Fast

Pupil Diameter: 7.8 mm

Visual Acuity:

RX: DS   DC X

Date: 2019-09-16

Time: 9:58 AM

Age: 9

GHT

Outside normal limits

VFI   66%

MD   -11.80 dB P < 0.5%

PSD   10.30 dB P < 0.5%

Total Deviation

Pattern Deviation

:: < 5%

⊠ < 2%

▨ < 1%

■ < 0.5%

JiangSu Province People's Hospital

© 2007 Carl Zeiss Meditec

HFA II 750-13330-4.2.2/4.2.2

F

图 3-16(续)

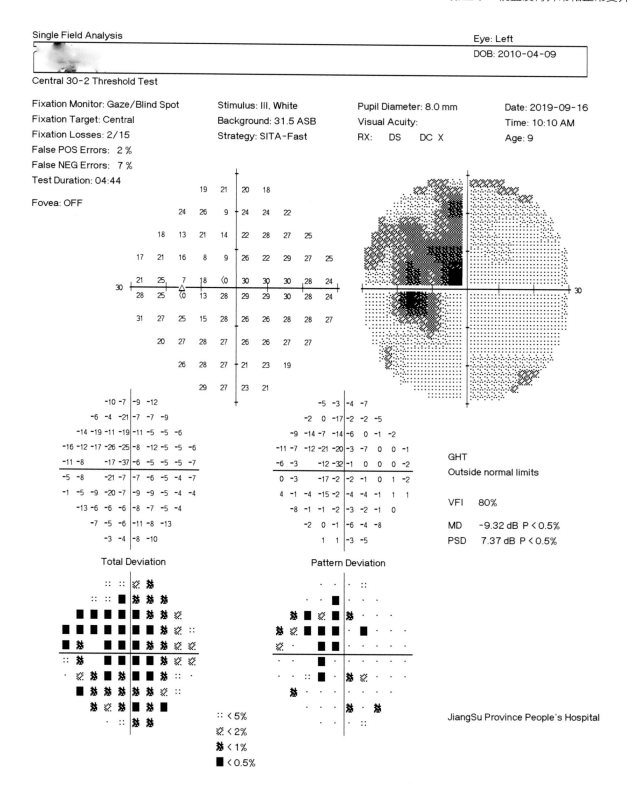

图 3-16(续)

对受检者进行高通量测序检测线粒体 DNA 全部序列,发现受检者 1 个错义变异 m.11778G>A,该变异可导致线粒体遗传的 Leber 遗传性视神经病变(LEBER HEREDITARY OPTIC NEUROPATHY;LHON;OMIM#535000)。

基因	基因组位置 (hg19)	dbSNP ID	变异描述	变异类型	变异频率	变异分类
ND4	chrM:11778	rs199476112	NC_012920.1: m.11778G>A	异质性变异	99.59%	致病性变异

H

一代测序对受检者及其儿子线粒体基因组错义变异 m.11778G>A 进行验证。结果显示二代测序结果真实可靠,受检者在该变异位点几乎均为变异基因型,受检者儿子在该变异位点几乎均为变异基因型。

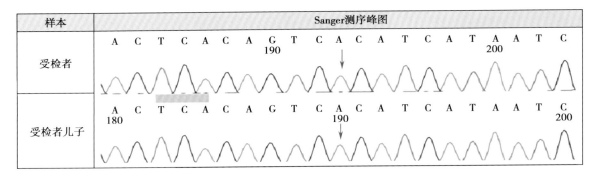

图 3-16(续)

主要理论包括自由基形成引发视网膜神经节细胞凋亡和视神经筛板前无髓鞘部分的易损性增加,这一部分具有很高的线粒体呼吸链活性。

【临床表现】 典型的 LHON 首发症状是视物模糊,随后的几个月之内出现无痛性、完全或接近完全的失明。通常是两眼都受累,或者一只眼睛失明不久,另一只也很快失明。眼底改变典型的表现是视盘周围毛细血管扩张性微血管病变,视盘周围神经纤维层水肿(假性水肿),在荧光素眼底血管造影中无视盘或盘周渗漏三联症,这一点可用于区分 LHON 视盘和真性水肿的视盘。利用 OCT 测量 LHON 携带者视盘周围视网膜神经纤维层厚度可以发现各象限有不同程度的增厚,而晚期明显变薄,黄斑区视网膜厚度显著变薄。普遍存在红绿色觉障碍 / 视野有中心、旁中心或盲中心暗点。1996 年,Nikoskelainen 编写的《眼科学》中将该病大致分为三期:①临床前期:视盘充血水肿,视盘上及邻近区微血管扩张弯曲明显,绕盘周神经纤维层水肿混浊,血管造影示静脉充盈迅速,动静脉分流,但无渗漏;②急性期:微血管扩张更明显,有时可见盘周出血,荧光素眼底血管造影示视盘呈强荧光,血管高度扩张,静脉充盈时间更快,视盘颞侧有丰富的动静脉分流支,部分血管壁可出现荧光直流现象,视盘黄斑束毛细血管充盈、延缓缺损;③萎缩期:视盘颞侧小动脉变细,毛细血管减少,神经纤维的带状或楔形缺失区逐渐加宽,视盘颞侧变淡;随病程进展,上述改变范围更大并累及全视盘及周围神经纤维层。图形或闪光视觉诱发电位检查中,P100 波形异常和视力好坏直接相关,潜伏期延迟比振幅下降更敏感。大多数 LHON 患者视力丧失严重而持久。然而也有一些病例在视力恶化后数年视力又得以恢复。自发恢复的预后似乎与突变类型相关。少于 5% 的 11778 和 3460 突变患者会发生自我恢复,而 14484 突变的患者 60% 会发生自发恢复。自发恢复可以发生在单眼或双眼,可以发生在视力丧失后 10 年。虽然 LHON 有自发恢复的可能,但没有证据证实逆转 LHON 视力丧失的治疗是有效的。大多数 LHON 患者唯一显著的表现是视功能损害。但也有报道同时合并神经系统、心脏及骨骼系统异常。有些 LHON 患者可出现轻微神经系统异常,如反射亢进或病理反射、轻微的小脑性共济失调、震颤、运动失调、肌肉消瘦或末梢感觉神经病变及膀胱无力症等。还有一些 LHON 患者,尤其是女性,在发生视神经病变的同时,表现出与多发性硬化(multiple sclerosis,MS)相符的症状与体征。这些患者的脑脊液及磁共振成像检查均发现多发性硬化的典型表现。人群调查并未显示在多发性硬化患者中 mtDNA 突变发生率增加。这两种疾病之间不一定有联系,但可同时存在,且 MS 患者若合并 LHON 点突变,其视神经炎的预后更差。还有一些合并严重神经系统异常的 LHON 报道,称为"Leber 叠加综合征"。这些综合征包括:①视神经病变、运动失调、痉挛、精神障碍、骨骼异常及急性婴儿脑病发作;②视神经病变、肌张力障碍,神经系统影像学检查发现基底核病灶;③视神经病变与脊髓病;④视神经病变与小儿脑病。

【诊断及鉴别诊断】 LHON 尚无明确的诊断标准,对临床疑诊者,应首选 mtDNA 基因检测。对病因不明的单眼或双眼视神经炎及伴有中心暗点的双眼视神经萎缩,在排除颅内或中枢神经系统疾病后,应常规做基因检查。

【治疗与预后】 目前尚未找到有效的预防和治疗方法,但对于 LHON 发病机制的研究将为以后的遗传咨询和临床诊治奠定坚实的理论基础,也将成为线粒体病研究的范式。一些药物是线粒体代谢中自然存在的辅助因子,具有抗氧化功能,包括艾地苯醌,辅酶 Q10,琥珀酸盐,维生素 K_1、K_3、C、B_2 及 B_1,可用于恢复急性期患者视盘血液循环,对视力自行恢复起辅助作用。由于部分 LHON 患者有自行恢复的可能性,应慎重对待任何无对照研究的药物疗效报道。建议 LHON 患者避免:吸烟、过量饮酒及与环境毒物接触。

基因治疗是将有缺陷的基因替换为正常的野生型基因,从而表达正常的基因蛋白,在线粒体疾病特别是 LHON 中显示出一定的前景。由于 LHON 视力丧失通常以双侧顺序发生,因此在第一只眼视力丧失后、第二只眼受累之前存在一个可能的治疗干预的机会窗口。然而,线粒体的双层膜特性也对基因治疗提出了一系列需要克服的技术挑战。因此,需要一种高效的载体,如腺相关病毒(adeno-associated virus,AAV),穿透相对不渗透的线粒体内膜,从而成功地将正常基因整合到线粒体基因组中。基因治疗方法的潜力首先在 m.11778G 中得到证实。到目前为止,可以在美国临床试验注册网上(www.clinicaltrials.gov)检索到的有关 ND4G11778A 型 LHON 基因治疗临床试验的主要为 AAV 载体,其重组体分别为 rAAV2-ND4、GS010(rAAV2/2-ND4)和 scAAV2-P1ND4v2。rAAV2 是血清型 2 的重组 AAV 载体,rAAV2/2 等同于 rAAV2,一般多用 rAAV2 表示,只有在研究比较假型时,使用 rAAV2/2。scAAV2 是指自身互补双链 AAV,常规 rAAV 均为单链 DNA,在细胞中表达基因时,其首先要合成第二条链,变成双链 DNA。由于单链 DNA 表达 AAV 时,其可直接产生自身互补双链 AAV,从而使其在细胞中的基因表达快且效率高。*ND4* 和 *P1ND4v2* 等是指研究中治疗所用的具体基因。至于采用何种特定的基因,*ND4* 还是 *P1ND4v2* 等,取决于患者的基因突变情况。虽然是同种疾病,但是不同功能的基因发生变化会有不同的发病机制,需要应用不同的特定基因治疗疾病。美国 Bascom 眼科研究所验证了在 LHON 大鼠和灵长类动物眼内注射进行基因治疗的安全性,结果证实重组 *AAV-ND4* 可使 86% 视网膜神经节细胞表达 ND4 蛋白。Feuer 等首次报道了将携带 *ND4* 基因的重组 AAV 载体经玻璃体腔注射至 5 例 LHON 患者眼内,并对其安全性及有效性进行了 3~6 个月初步随访。结果发现,在随访终点,患者注射眼视力有提高,单眼基因治疗后对侧眼的视力也出现了提高,但不能排除是由 LHON 疾病本身的自限性所致,LHON 基因治疗是否有效尚无法明确。国内韦企平等的研究对 152 例 11778 位点突变型 LHON 患者进行长期视力随访,平均随访时间为 53.2 个月。结果显示,视力明显恢复的比例为 8.6%,而国外报道 11778 位点突变者在平均发病 36 个月后仅有 4% 的患者有所恢复。Guy 等人使用低和中剂量同种异体基因治疗 LHON 患者,得到了良好的结果且未发现明显的并发症。Wan 等人进行了一项临床试验,结果显示,在术中或术后 9 个月随访,无并发症发生。

此外,干细胞眼科治疗研究(the Stem Cell Ophthalmology Treatment Study,SCOTS)利用自体骨髓干细胞治疗 LHON 患者,发现治疗后患者的视力提高高达 35 个字母,Snellen 视力从手动提高到 20/200,从指数提高到 20/100,视野也明显得到改善,并没有发生严重并发症。然而,还需要进一步的研究来验证其方法的疗效和安全性。

二、病理性近视眼底改变

【概述】　病理性近视,也被称为高度近视,是指屈光度高于 –6.0D 的屈光不正,常伴有眼轴延长和眼底改变,是致盲的主要眼病之一(见第十二章)。

【病因病理】　现在普遍认为,近视是基因和环境等多个因素相互作用的病因复杂的一种眼部常见疾病,而其发病机制尚不完全清楚。

【临床表现】　眼底表现为颞侧弧形斑、色素上皮变薄、豹纹状眼底、Fuchs 斑、视网膜脉络膜萎缩等,同时伴有视力进行性下降,可并发弱视、青光眼、白内障、玻璃体混浊、视网膜脱离等多种眼科疾病(图 3-17)。

【诊断及鉴别诊断】　根据典型的临床表现可作出诊断。

【治疗与预后】　无有效治疗方法。

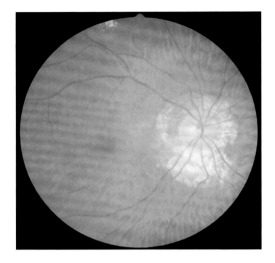

图 3-17　病理性近视的眼底表现可见豹纹状改变、颞侧弧形斑

三、常染色体显性视神经萎缩

【概述】　常染色体显性视神经萎缩(autosomal dominant optic atrophy,ADOA)是一种多发于儿童期的隐匿性发病、缓慢进行性的视神经疾病,目前被认为是最常见的常染色体遗传性视神经病变,一般在 10 岁前发病,常伴有轻至中度的视力损害且缺乏夜盲。

【病因病理】　大多数 ADOA 由位于 3q28~q29 和 18q 的 OPA1 和 OPA4 突变所致。这些基因负责编码在线粒体形成和维持中发挥作用的蛋白质。2000 年,Alexander 等对 7 个独立的 ADOA 家系进行序列分析,第一次确定了该基因的突变。目前发现的该基因的突变已近百个,主要发生在 8~15 号外显子及羧基端,其中多数为 GTPase 基因控制区及效应结构域的突变,而外显子 4、4b 及 5b 突变较少。5' 端突变较少的原因可能是由于剪接的外显子不产生表型,因为其他同分异构体可以代偿该突变。综合各学者报道的 OPA1 突变类型来看,主要为缺失 / 插入突变、错义突变、剪接突变、无义突变等。

【临床表现】　典型表现为双眼大致对称的、缓慢进展的视力下降;眼底可见视盘颞侧苍白,经常伴有三角形的颞侧凹陷区域,若萎缩较严重,可向视盘上方及下方发展,最终累及鼻侧象限。部分患者还可见视乳头周围尤其是颞侧脉络膜萎缩弧或杯盘比增大(图 3-18)。但部分 ADOA 患者视盘萎缩程度轻微,以

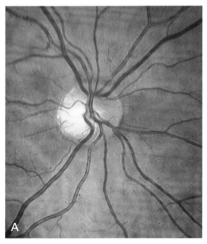 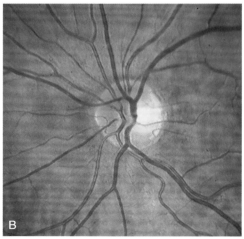

图 3-18　常染色体显性视神经萎缩患者双颞侧视神经萎缩

A. 右眼视盘;B. 左眼视盘

致早期视盘形态色泽大致正常。色觉损害多为蓝色盲,也可表现为红绿色盲或全色盲;视野呈中心、旁中心或盲中心暗点。已有显性视神经萎缩患者眼球和视神经的组织学检查报道,发现所有眼球均表现为视网膜神经节细胞层弥漫性的萎缩,并伴有视神经内髓鞘的萎缩和丢失。这一发现表明,显性视神经萎缩是视网膜神经节细胞的原发性变性。

【诊断及鉴别诊断】 核基因检测为该病重要确诊依据,但不应过分强调对显性视神经萎缩疑似患者的亲属进行检查的重要性。由于存在广泛的家族内和家族间变异,许多无症状的亲属确实可以表现为轻度受累。虽然在表达上存在变异,但外显率约为98%。显性视神经萎缩的患者应行听觉检查,因为感音神经性听觉丧失的发生率在这些患者中有所增加。

【治疗与预后】 该病目前尚无确切有效的预防和治疗措施,一般予以改善循环、营养神经等中西医支持治疗。一般而言,此病的患者视力预后良好,应告知患者可完成学业并从事正常的工作。

四、常染色体隐性视神经萎缩

常染色体隐性视神经萎缩是遗传性视神经病变的少见类型,通常在 3~4 岁时被发现,其特点是严重的视力损害,常伴有眼球震颤,视力一般为 20/40 或更差。弥漫性视盘苍白,有时视网膜血管变细等提示毯层视网膜变性的体征是本病的标志。视网膜电流图有助于隐性视神经萎缩和毯层视网膜变性的鉴别。在大多数隐性视神经萎缩的病例中可以发现家族史。与隐性视神经萎缩相关的两个最常见的综合征是定位于染色体 4p 的 *WFS1* 基因所导致的 Wolfram 综合征(尿崩症、糖尿病、视神经萎缩和耳聋)和定位于染色体 19q 的 *OPA3* 基因所导致的 Behr 综合征(进行性脑病、智力低下、共济失调、眼球震颤和高足弓)。

(袁冬青)

参考文献

[1] 李凤鸣.中华眼科学[M].2 版.北京:人民卫生出版社,2005.

[2] 赵堪兴,杨培增.眼科学[M].7 版.北京:人民卫生出版社,2008.

[3] 李筱荣.眼病学[M].3 版.北京:人民卫生出版社,2017.

[4] 魏文斌,陈积中.眼底病鉴别诊断学[M].北京:人民卫生出版社,2012.

[5] WALL P B,TRABOULSI E I. Congenital abnormalities of the optic nerve:from gene mutation to clinical expression [J]. Curr Neurol Neurosci Rep,2013,13(7):363.

[6] OLIVER S C,BENNETT J L. Genetic disorders and the optic nerve:a clinical survey [J]. Ophthalmol Clin North Am,2004,17(3):435-445,vii.

[7] GARCIA-FILION P,BORCHERT M. Prenatal determinants of optic nerve hypoplasia:review of suggested correlates and future focus [J]. Surv Ophthalmol,2013,58(6):610-619.

[8] GOH Y W,ANDREW D,MCGHEE C,et al. Clinical and demographic associations with optic nerve hypoplasia in New Zealand [J]. Br J Ophthalmol,2014,98(10):1364-1367.

[9] BORCHERT M. Reappraisal of the optic nerve hypoplasia syndrome [J]. J Neuroophthalmol,2012,32(1):58-67.

[10] HOZJAN I. Optic nerve hypoplasia:more than meets the eye [J]. J Pediatr Nurs,2017,34:98-100.

[11] ABEGÃO PINTO L,VANDEWALLE E,MARQUES-NEVES C,et al. Visual field loss in optic disc drusen patients correlates with central retinal artery blood velocity patterns [J]. Acta Ophthalmol,2014,92(4):e286-e291.

[12] SHAH A,SZIRTH B,SHENG I,et al. Optic disc drusen in a child:diagnosis using noninvasive imaging tools [J]. Optom Vis Sci,2013,90(10):e269-e273.

[13] SATO T,MREJEN S,SPAIDE R F. Multimodal imaging of optic disc drusen [J]. Am J Ophthalmol,2013,156(2):275-282.

[14] TAN D K,TOW S L. Acute visual loss in a patient with optic disc drusen [J]. Clin Ophthalmol,2013,7:795-799.

[15] HAMANN S,MALMQVIST L,COSTELLO F. Optic disc drusen:understanding an old problem from a new perspective [J].

Acta Ophthalmol, 2018, 96 (7): 673-684.

[16] MALMQVIST L, BURSZTYN L, Costello F, et al. The Optic Disc Drusen Studies Consortium Recommendations for Diagnosis of Optic Disc Drusen Using Optical Coherence Tomography [J]. J Neuroophthalmol, 2018, 38 (3): 299-307.

[17] CHANG Y, PINELES L. Optic disk drusen in children [J]. Surv Ophthalmol, 2016, 61 (6): 745-758.

[18] NAKAZAWA T, TACHI S, AIKAWA E, et al. Formation of the myelinated nerve fiber layer in the chicken retina [J]. Glia, 1993, 8 (2): 114-121.

[19] TARABISHY A B, ALEXANDROU T J, TRABOULSI E I. Syndrome of myelinated retinal nerve fibers, myopia, and amblyopia: a review [J]. Surv Ophthalmol, 2007, 52 (6): 588-596.

[20] DUTTON G N. Congenital disorders of the optic nerve: excavations and hypoplasia [J]. Eye (Lond), 2004, 18 (11): 1038-1048.

[21] OLSEN T W, SUMMERS C G, KNOBLOCH W H. Predicting visual acuity in children with colobomas involving the optic nerve [J]. J Pediatr Ophthalmol Strabismus, 1996, 33 (1): 47-51.

[22] BEBY F, DES PORTES V, TILL M, et al. Chromosome 6p25 deletion syndrome: report of a case with optic disc colobomaand review of published ophthalmic findings [J]. Ophthalmic Genet, 2012, 33 (4): 240-248.

[23] GEORGALAS I, LADAS I, GEORGOPOULOS G, et al. Optic disc pit: a review [J]. Graefes Arch Clin Exp Ophthalmol, 2011, 249 (8): 1113-1122.

[24] OHNO-MATSUI K, HIRAKATA A, INOUE M, et al. Evaluation of congenital optic disc pits and optic disc colobomas by swept-source optical coherence tomography [J]. Invest Ophthalmol Vis Sci, 2013, 54 (12): 7769-7778.

[25] JAIN N, JOHNSON M W. Pathogenesis and treatment of maculopathy associated with cavitary optic discanomalies [J]. Am J Ophthalmol, 2014, 158 (3): 423-435.

[26] MEYER C H, RODRIGUES E B, SCHMIDT J C. Congenital optic nerve head pit associated with reduced retinal nerve fibre thickness at the papillomacular bundle [J]. Br J Ophthalmol, 2003, 87 (10): 1300-1301.

[27] KINDLER P. Morning glory syndrome: unusual congenital optic disk anomaly [J]. Am J Ophthalmol, 1997, 69: 376.

[28] SHAPIRO M J, CHOW C C, BLAIR M P, et al. Peripheral nonperfusion and tractional retinal detachment associated with congenital optic nerve anomalies [J]. Ophthalmology, 2013, 120 (3): 607-615.

[29] JIANG H, LIANG Y L, LONG K J, et al. Postoperative follow-up of a case of atypical morning glory syndrome associated with persistent fetal vasculature [J]. BMC Ophthalmol, 2019, 19 (1): 150.

[30] EUSTIS H S, SANDERS M R, ZIMMERMAN T. Morning glory syndrome in children. Association with endocrine and central nervous system anomalies [J]. Arch Ophthalmol, 1994, 112 (2): 204-207.

[31] CODENOTTI M, FOGLIATO G, DE BENEDETTO U, et al. Simultaneous vitreous hemorrhage and branch retinal artery occlusion after prepapillary arterial loop rupture [J]. J Fr Ophtalmol, 2013, 36 (4): e63-e65.

[32] MCLEOD D. Central retinal vein occlusion with cilioretinal infarction from branch flow exclusion and choroidal arterial steal [J]. Retina, 2009, 29 (10): 1381-1395.

[33] HEIDARY G, RIZZO J F 3RD. Use of optical coherence tomography to evaluate papilledema and pseudopapilledema [J]. Semin ophthalmol, 2010, 25 (5-6): 198-205.

[34] MARUKO I, IIDA T, SUGANO Y, et al. Morphologic choroidal and scleral changes at the macula in tilted disc syndrome with staphylomausing optical coherence tomography [J]. Invest Ophthalmol Vis Sci, 2011, 52 (12): 8763-8768.

[35] SHINOHARA K, MORIYAMA M, SHIMADA N, et al. Analyses of shape of eyes and structure of optic nerves in eyes with tilted disc syndrome by swept-source optical coherence tomography and three-dimensional magnetic resonance imaging [J]. Eye (Lond), 2013, 27 (11): 1233-1241.

[36] SHIN H Y, PARK H Y, PARK C K. The effect of myopic optic disc tilt on measurement of spectral-domain optical coherence tomography parameters [J]. Br J Ophthalmol, 2015, 99 (1): 69-74.

[37] TAY E, SEAH S K, CHAN S P, et al. Optic disk ovality as an index of tilt and its relationship to myopia and perimetry [J]. Am J Ophthalmol, 2005, 139 (2): 247-252.

[38] YEN M Y, WANG A G, WEI Y H. Leber's hereditary optic neuropathy: a multifactorial disease [J]. Prog Retin Eye Res, 2006, 25 (4): 381-396.

[39] LENAZ G, BARACCA A, CARELLI V, et al. Bioenergetics of mitochondrial diseases associated with mtDNA mutations [J]. Biochim Biophys Acta, 2004, 1658 (1-2): 89-94.

［40］CARELLI V，ROSS-CISNEROS F N，SADUN A A. Optic nerve degeneration and mitochondrial dysfunction：genetic and acquired optic neuropathies［J］. Neurochem Int，2002，40（6）：573-584.

［41］SABET-PEYMAN E J，KHADERI K R，SADUN A A. Is Leber hereditary optic neuropathy treatable？ Encouraging results with idebenone in both prospective and retrospective trials and an illustrative case［J］. J Neuroophthalmol，2012，32（1）：54-57.

［42］NEWMAN N J. Treatment of hereditary optic neuropathies［J］. Nat Rev Neurol，2012，8（10）：545-556.

［43］吴艺君，李文生 . Leber 遗传性视神经病变基因治疗的临床试验研究进展［J］. 中华眼科杂志，2018，54（8）：636-640.

［44］JURKUTE N，YU-WAI-MAN P. Leber Hereditary Optic Neuropathy：Bridging the Translational Gap［J］. Curr Opin Ophthalmol，2017，28（5）：403-409.

［45］KARAARSLAN C. Leber's hereditary optic neuropathy as a promising disease for gene therapy development［J］. Adv Ther，2019，36（12）：3299-3307.

［46］THEODOROU-KANAKARI A，KARAMPITIANIS S，KARAGEORGOU V，et al. Current and emerging treatment modalities for leber's hereditary optic neuropathy：a review of the literature［J］. Adv Ther，2018，35（10）：1510-1518.

［47］ASANAD S，FROUSIAKIS S，WANG M Y，et al. Improving the visual outcome in Leber's hereditary optic neuropathy：Framework for the future［J］. J Curr Ophthalmol，2019，31（3）：251-253.

［48］MORGAN I G，OHNO-MATSUI K，SAW S M. Myopia［J］. Lancet，2012，379（9827）：1739-1748.

［49］SKIDD P M，LESSELL S，CESTARI D M. Autosomal dominant hereditary optic neuropathy（ADOA）：a review of the genetics and clinical manifestations of ADOA and ADOA+［J］. Semin Ophthalmol，2013，28（5-6）：422-426.

［50］LENAERS G，HAMEL C，DELETTRE C，et al. Dominant optic atrophy［J］. Orphanet J Rare Dis，2012，7：46.

［51］HO G，WALTER J H，CHRISTODOULOU J. Costeff optic atrophy syndrome：new clinical case and novel molecular findings［J］. J Inherit Metab Dis，2008，31 Suppl 2：S419-S423.

［52］SITARZ K S，CHINNERY P F，YU-WAI-MAN P. Disorders of the optic nerve in mitochondrial cytopathies：new ideas on pathogenesis and therapeutic targets［J］. Curr Neurol Neurosci Rep，2012，12（3）：308-317.

［53］NEUHANN T，RAUTENSTRAUSS B. Genetic and phenotypic variability of optic neuropathies［J］. Expert Rev Neurother，2013，13（4）：357-367.

［54］FINSTERER J，LÖSCHER W，QUASTHOFF S，et al. Hereditary spastic paraplegias with autosomal dominant，recessive，X-linked，or maternal trait of inheritance［J］. J Neurol Sci，2012，318（1-2）：1-18.

第四章

视盘的炎症性病变

视神经炎（optic neuritis）泛指累及视神经的各种炎性脱髓鞘、感染、非特异性炎症等疾病，而不是单独的一种疾病。以受累部位为标准，可以分为四型：球后视神经炎（retrobulbar neuritis）——仅累及视神经眶内段、管内段和颅内段，视乳头正常；视乳头炎（papillitis）及前部视神经炎（anterior optic neuritis）——累及视乳头，伴视乳头水肿；视神经周围炎（neuroretinitis）——仅累及视神经鞘而不侵及视神经；视神经视网膜炎（optic perineuritis, perioptic neuritis）——同时累及视神经球内段和视乳头周围视网膜。以发病的缓急程度为标准，可分为急性、亚急性和慢性视神经炎。我们认为，视神经炎症累及视盘，表现出视盘的充血、水肿等炎症性改变，而其他继发于视网膜血管及视盘周围的炎性病变也可累及视盘。因此，我们针对可能引起视盘炎症性病变的各类疾病进行归纳。

第一节　视 神 经 炎

视神经炎（optic neuritis, ON）泛指累及视神经的各种炎性病变，是青中年人最易罹患的致盲性视神经疾病。以病因为标准，可以分为五种：①特发性视神经炎，包括特发性脱髓鞘性视神经炎（idiopathic demyelinating optic neuritis, IDON），亦称经典多发性硬化相关性视神经炎（multiple sclerosis related opticneuritis, MS-ON）和视神经脊髓炎相关性视神经炎（neuromyelitis optica related optic neuritis, NMO-ON）；②其他中枢神经系统脱髓鞘疾病相关性视神经炎；③感染性和感染相关性视神经炎；④自身免疫性视神经病；⑤其他类型的视神经炎。

一、特发性视神经炎

（一）特发性脱髓鞘性视神经炎

【概述】　通常所说的视神经炎指的是原发性脱髓鞘性视神经炎，可孤立发生，亦可发生于多发性硬化（multiple sclerosis, MS）患者。15%~20% 的 MS 患者以视神经炎为起病特征，50% 的 MS 患者在病程中会出现视神经炎。当患者缺乏多发性硬化（multiple sclerosis, MS）或者其他系统性疾病的表现而仅有视神经炎表现时，称为孤立性、单症状性或特发性视神经炎。特发性脱髓鞘性视神经炎（IDON）的病理生理机制通常被认为是与多发性硬化发病机制相似的脱髓鞘改变,进展为多发性硬化的风险较大。其包括三种类型:急性、慢性和无症状(亚临床)视神经炎。其中,急性脱髓鞘性视神经炎是全世界范围内最为常见的视神经炎类型。大多数急性脱髓鞘性视神经炎见于女性(2/3),好发年龄为 20~40 岁。视神经炎的发病率在纬度较高地区(美国北部和西欧)的人群中最高,在赤道附近地区最低。在美国,研究估计视神经炎的年发病率高达 6.4/100 000。在美国,白人比黑人更易发生视神经炎。相对于 MS 的发病率,视神经炎的发病率在亚洲成比例地高于美国或西欧。

【病因病理】　视神经炎最常见的病理基础是视神经的炎症性脱髓鞘。其病理特点与脑部急性 MS 斑块类似,表现为血管袖套征、有髓鞘神经的神经鞘水肿和髓磷脂分解。视网膜血管内皮的炎症可先于脱髓鞘出现,有时表现为可见视网膜静脉鞘髓磷脂丢失多于轴突丢失。

有人认为视神经炎的脱髓鞘是免疫介导的,但具体机制和靶抗原未知。人们发现患者在症状发作时有全身性 T 细胞活化,并且这一特点早于脑脊液(cerebrospinal fluid,CSF)改变。全身性改变也比中枢性改变更早恢复正常(2~4 周内)。T 细胞活化会导致细胞因子和其他炎症物质释放。视神经炎患者的外周血中未见抗髓鞘碱性蛋白的 B 细胞活化,但可证明其脑脊液中有这种活化。

正如 MS,有人怀疑视神经炎也有遗传易感性。视神经炎患者会过度表达某些类型的人类白细胞抗原(human leukocyte antigen,HLA),该现象支持了这一观点。

【临床表现】　起病通常累及单眼。大约 10% 的病例双眼均有症状,同时出现或迅速相继出现,双侧视神经炎更常见于 12~15 岁以下的儿童,也更常见于亚洲人及南非黑人患者。

1. 典型表现

(1) 中心视力下降:逾 90% 患者主诉中心视力损害,多数为单眼视力下降,但少部分患者,特别是儿童,双眼可同时受累。通常在数小时至数日内发生,1~2 周内达到高峰。视力损害程度不一,可从轻度下降至完全无光感。多数患者会主诉弥漫性视物模糊,但一些患者可意识到以中心视野模糊为主。有时患者可能描述周边视野部分缺损,如一侧的下半或上半视野缺损。

(2) 眼痛及眶周痛:超过 90% 的部分患者有眼痛或眼球转痛,是区别于其他视神经病变的重要特征,如前部缺血性视神经病变、Leber 遗传性视神经病变多为无痛。一般轻微,但也可能非常剧烈,常随眼动加剧。疼痛发作通常与视力丧失相一致,并随视力一起改善。

2. 其他表现

(1) 色觉障碍及对比敏感度(contrast sensitivity)降低,亮度敏感度降低。色觉丧失与视力丧失不成比例是视神经病变的特有表现。使用假同色图检查发现 88% 的受累眼有色觉异常;采用更敏感的 Farnsworth-Munsell 100 色相检查发现,这一数值上升到 94%,色觉障碍以红、绿障碍为主。对比敏感度下降往往同步于甚至高于视力下降程度。

(2) 视野损害类型多样,视野缺损常以中心暗点为特征,也可为弥漫性或局灶性缺损,表现为各种形式的神经纤维束型视野缺损。视野缺损通常能消退,56% 的患者在 1 年时已恢复正常,73% 在 10 年时已恢复正常,VEP 检查表现为潜伏期延长和 / 或波幅降低。

(3) 可能在运动、热水浴、特定声音等因素刺激下,出现视力模糊加重现象(Uthoff 征)、物体移动感(Pulfrich 现象)和阳性视觉(positive visual phenomena)或称闪光幻觉(photopsias)。

(4) 单侧或两次以上发作后双侧病变程度不对称的视神经炎患者可见相对性传入性瞳孔功能障碍(relative afferent papillary defect,RAPD)即 Marcus-Gunn 瞳孔,其他患者可能仅有瞳孔对光反射迟钝。

(5) 视神经乳头炎伴视盘充血和肿胀、视盘边缘模糊和静脉扩张见于 1/3 的视神经炎患者。剩余 2/3 的患者有球后视神经炎,眼底检查正常。视神经乳头炎更常见于 14 岁以下儿童。视乳头周围出血在视神经炎中罕见,但常伴发于前部缺血性视神经病变引起的视神经乳头炎。

慢性脱髓鞘性视神经炎较为少见,一般无急性视力下降、眼痛等症状,但仍然可能出现相对静止的视力障碍、缓慢进行性或阶梯样单、双眼视力下降、单侧或双侧视神经功能障碍等症状。症状表现一般晚于 MS 其他症状、体征出现,少部分例外。

无症状（亚临床）视神经炎患者尽管自诉视力正常，但通过临床检查、体格检查和神经电生理检查等手段，可能发现轻度色觉障碍、单侧或双侧轻度视野缺损和相对性传入性瞳孔功能障碍或轻度视神经纤维层萎缩等。MRI 检查可提示无症状眼的视神经强化，电生理检查可发现视通路的功能损害，其中视觉诱发电位（VEP）是提示视神经或其他视通路功能障碍相当敏感的工具。

【检查】

视神经炎通常是基于病史和检查结果作出的临床诊断。眼底检查的重要发现有助于鉴别典型和不典型的视神经炎，因此眼科检查应被视为临床评估的一个基本要素。脑部和眼眶的增强 MRI 可在大多数情况下确认诊断，还可评估后续发生 MS 的风险。

目前公认的诊断标准是美国视神经炎研究组在"视神经炎治疗试验"（optic neuritis treatment trial，ONTT）中提出的视神经炎诊断标准：①伴或不伴眼痛的急性视力下降；②神经纤维束损害相关的视野异常；③存在相对性传入性瞳孔障碍和 / 或视觉诱发电位异常；④无压迫性、缺血性、中毒性、遗传性、代谢性和浸润性视神经病的临床和实验室证据；⑤没有会致急性视力下降的视网膜疾病和其他眼部、神经系统疾病的临床和实验室证据。

1. 磁共振成像　脑和眼眶的增强 MRI 可确诊急性脱髓鞘性视神经炎，也可提供关于 MS 发生风险的重要预后信息。

MRI 技术的革新改善了视神经成像，这些革新例如：短时反转恢复序列（short tau inversion recovery，STIR），快速自旋回波（fast spin ech，FSE），液体衰减反转恢复联合脂肪抑制技术（fluid-attenuated inversion recovery with fat suppression techniques，FLAIR），弥散张量成像（diffusion tensor imaging，DTI）。脑和眼眶的增强 MRI 可在约 95% 的视神经炎患者中显示出视神经炎症。MRI 上所示视神经受累的纵向范围与就诊时的视力损害以及视力预后有关。神经中的信号异常在视力恢复后仍可见，也见于多达 60% 无视神经炎临床病史的 MS 患者。

脑 MRI 常显示 MS 特征性的脑白质异常。典型病变呈卵圆形，位于脑室周围，大于 3mm。报道的白质异常率在视神经炎患者中差异很大。

脊髓成像检出率在未经选择的患者中较低。在因视神经炎就诊的 115 例患者中，脑 MRI 正常的患者中只有 4 例脊髓 MRI 异常。

2. 腰椎穿刺　腰椎穿刺虽不是视神经炎必要的诊断性试验，但应考虑用于非典型病例（例如，双眼发病、年龄 <15 岁或有感染提示症状的患者），60%~80% 的急性视神经炎患者有非特异性脑脊液异常，包括淋巴细胞计数增高（10~100）×10^9/L 和蛋白质增多。

视神经炎患者的其他脑脊液表现可以包括：

- 髓鞘碱性蛋白，见于约 20% 的患者。
- IgG 合成，见于 20%~36% 的患者。
- 寡克隆区带（oligoclonal band，OCB），见于 56%~69% 的患者。

OCB 的存在意味着发生 MS 的风险更高。但是，由于 OCB 也与脑 MRI 所示白质病变有关，所以其存在并没有明确的独立预后意义。

其他检查：当有相关线索提示其他诊断时，应进行红细胞沉降率、抗核抗体和血管紧张素转化酶水平检查，以及针对莱姆病和梅毒的血清学和脑脊液检查。

3. 眼底荧光素血管造影　评估视神经炎时并不常规进行眼底荧光素血管造影，其结果往往是正常的。高达 25% 的患者显示有荧光素渗漏或静脉周围鞘。这些发现可能识别出 MS 发生风险稍微更高的患者。

4. 视觉诱发反应　VEP 的 P_{100} 波延迟是轴突脱髓鞘导致视神经传导减慢的一种电生理表现。这项检查通常不能帮助诊断急性视神经炎，除非怀疑视力丧失是功能性的。

视力完全恢复之后 VEP 异常可持续存在。1 年时，80%~90% 的患者存在异常；2 年时，35% 的患者将恢复正常。VEP 常用于发现提示既往无症状性视神经炎发作的证据，但敏感性和特异性欠佳。

多焦 VEP 是一种技术进步,能更敏感且更特异地发现视神经炎。

5. 相干光断层成像(optical coherence tomography,OCT)和相干光断层血管成像(optical coherence tomography angiography,OCTA) 可测量视网膜神经纤维层的厚度,发现大多数(85%)视神经炎患者该厚度变薄。这些异常也常见于没有视神经炎临床病史的 MS 患者。虽然较低的数值与视力结局受损有关,但 OCT 作为预后判断工具的效用有限,因为其直到早期肿胀消失后才会出现异常值。在一项研究中,OCT 检测亚临床视神经炎的敏感性不如 VEP。目前许多研究发现,OCT 所示较严重的视神经损伤提示 NMO,而不是 MS 相关的视神经炎。

除 RNFL 变薄以外,有学者发现 NMO 患者存在视神经血供下降及血 - 脑屏障破坏等血流异常。OCTA 作为新兴的眼底血管成像技术,具有分辨率高、无创、定量等优点,是研究视盘血流改变的理想影像学手段。目前有研究显示 NMO 组视乳头各个分区的血流密度均较对照组明显下降,提示 NMO 患者视盘血供受损,且与视功能损伤之间存在相关性。

6. 抗体检测 人们建议血清 NMO 抗体检测用于复发性视神经炎患者,尤其是当脑 MRI T_2/FLAIR 序列在受累视神经外未见任何异常病变时。

复发性视神经炎患者似乎尤其面临发生 NMO(或称 Devic 病)的风险。在脑 MRI 正常的患者以及视神经炎事件相继迅速发生或有重度视力丧失表现的患者中尤为如此。一项病例系列研究纳入了 51 例重度或复发性视神经炎患者,发现 6 例患者水通道蛋白 -4 特异性血清自身抗体(NMO 的一种敏感性生物标志物)呈血清阳性,而 10 例患者髓鞘少突胶质细胞糖蛋白(myelin-oligodendrocyte glycoprotein,MOG)抗体(也与 NMO 有关)呈血清阳性。在其他研究中,水通道蛋白 -4 特异性血清自身抗体的血清阳性反应预测出了复发性视神经炎患者中的后续 NMO。若复发性视神经炎患者的水通道蛋白 -4 特异性血清自身抗体检测结果呈阴性,推荐进行 MOG 抗体检测。

对于幼儿,除了视神经炎,还应考虑视神经损伤的感染性和感染的原因;而对于年龄较大的患者(>50岁),比起视神经炎,诊断更可能是缺血性视神经病变(例如,由糖尿病或巨细胞动脉炎引起)。对于双眼发病或者有其他神经系统或全身性症状的患者,也应考虑其他诊断。对于不是由视神经脊髓炎(neuromyelitis optica,NMO)或 MS 引起的复发性视神经炎,应全面调查复发性视神经炎的其他原因,例如结节病,狼疮,慢性复发性炎症性视神经病变(chronic relapsing inflammatory optic neuropathy,CRION)或副肿瘤性视神经病变(血清 CRMP-5/CV2 抗体)。

【治疗】

1. 糖皮质激素 我国《视神经炎诊断和治疗专家共识(2014 年)》指出,糖皮质激素是非感染性视神经炎急性期治疗的首选用药。目前国内常用的糖皮质激素有泼尼松、甲泼尼龙、地塞米松和氢化可的松等,给药途径包括经静脉滴注和口服,不推荐以球后或球周注射方式用药。

肾上腺皮质激素是针对 IDON 的主要治疗方法。视神经炎治疗试验(optic neuritis treatment trail,ONTT)研究分三个治疗组,第一组口服泼尼松,1mg/(kg·d),14 天;第二组静脉滴注甲泼尼龙,250mg,每天4 次,共 3 天,后续口服泼尼松,1mg/(kg·d),11 天;第三组安慰剂治疗 14 天。每组最后均将口服药快速减量(第 15 天口服 20mg,第 16 天和 18 天口服 10mg)。经临床观察和长期随访发现,静脉滴甲泼尼龙组患者的视力恢复快于其他两组,尤以最初 15 天恢复最明显。口服泼尼松组患者视功能恢复速度及程度与安慰剂组比较均无明显差异,但三组患者发病 1 年后的平均视力、对比敏感度、色觉和视野均无显著差异,证明激素治疗并不能改善视神经炎患者的视力预后。此外,ONTT 还发现了另外两个十分重要的结论:一是单纯口服泼尼松组患者的视神经炎同侧眼复发或对侧眼再发的概率高于其他两组,二是静脉滴注甲泼尼龙在 2 年内可以显著延迟 MS 发生,但 3 年后的 MS 转化率没有显著差别。

我国《罕见病诊疗指南(2019 年版)》指出,糖皮质激素是任何类型多发性硬化急性期治疗的首选用药,治疗原则为大剂量、短疗程。推荐治疗方案如下:对成人多发性硬化患者,以甲泼尼龙 1g/d(经静脉滴注 3~4 小时)开始治疗,共 3~5 天。如患者神经功能缺损明显恢复,可直接停药;如恢复不明显,则改用口服泼尼松 1 次 /d,每次治疗 60~80mg(通常应根据患者体重按 1mg/kg 计算),每 2 天减量 10mg/d,直至减停。

若在减量过程中患者的病情明显加重,或出现新的疾病体征,或磁共振成像检查发现出现新的病灶,可再次进行甲泼尼龙冲击治疗或改以二线用药治疗。

2. 在高危研究对象中用干扰素 β1a 预防多发性硬化的研究(controlled high MS risk avonex MS prevention study,CHAMPS)是一项随机、双盲、对照研究,对象为发生了临床脱髓鞘病变和在头部 MRI 中发现 2 个及以上 MS 病灶的患者。研究对象首先接收 ONTT 研究中静脉滴注甲泼尼龙组方案的治疗,然后被随机分配到干扰素 β1a(avonex)治疗组和安慰剂组。在 3 年随访时发现,接收干扰素治疗组相比干扰素组,不仅 MS 转化率降低了 44%,而且头部新增病灶和强化病灶也较少。

3. 血浆置换　在美国血液透析学会 2013 年发布的临床治疗指南中,血浆置换治疗视神经炎急性期的推荐级别为 1B,Ⅱ类适应证推荐。总体来说,血浆置换并不是多发性硬化的首选治疗方案,仅为常规治疗效果欠佳时的一种备选治疗方法。我国 2019 年发布的多发性硬化诊疗指南指出,血浆置换可用于多发性硬化二线治疗,对急性重症或糖皮质激素治疗无效的多发性硬化患者,血浆置换或免疫吸附治疗的有效率 >50%,起病 14~20 天内开始治疗效果最佳,一般在 14 天内进行 5~7 次血浆置换。

4. 静脉注射用人免疫球蛋白(intravenous immunoglobulin,IVIG)　如果大剂量糖皮质激素冲击治疗效果欠佳,可改用或再联用(更常用)IVIG 治疗。IVIG 治疗可中和患者血液中的一些抗体、补体和细胞因子,具有免疫调节作用,能减少抗体对神经组织的破坏。IVIG 治疗的一般推荐剂量为 0.4g/(kg·d),以经静脉滴注方式用药,连用 5 天为 1 个疗程。

5. 特立氟胺　特立氟胺(来氟米特的活性代谢物)是一种新型多发性硬化治疗药物,为口服制剂。特立氟胺能可逆性地抑制二氢乳清酸脱氢酶,抑制嘧啶的从头合成,从而阻断 DNA 复制,减少 T、B 淋巴细胞的异常活化和增殖。研究显示,特立氟胺能减少多发性硬化患者的疾病复发,延缓其脑部病变进展,改善临床预后。特立氟胺用药便捷、安全性良好,但用于治疗 MS-ON 还需得到更多临床试验数据的支持。

【预后】　IDON 有自愈性,初期恢复很快,后进入平台期,但进一步的恢复可持续到发病 1 年后。ONTT 研究中,安慰剂组 79% 和 93% 的患者视力分别在发病后 3 周和 5 周内开始恢复,80%~90% 的患者视力恢复至 0.5 以上,对比敏感度、色觉及视野均可同步恢复。但同时,部分患者仍可能遗留 Uhthoff 现象,或者轻度的事物模糊和色觉较淡。有理由认为视神经炎是 MS 的顿挫型,大多数研究提示,至少 1/3~1/2 的 IDON 患者会进一步进展为 MS,女性、年轻、冬季发病和相关病史都可能是转化为 MS 的危险因素,特别是存在多个脱髓鞘病灶的 IDON 患者转化为 MS 的概率可高达 70% 以上,故 IDON 又称为 MS-ON。

【处理建议】　眼科医生在协助判断视神经炎预后中具有相当的重要性。对于具有视神经炎典型临床特征的患者,可以不借助辅助检查即作出临床诊断。孤立性视神经炎患者有转化为 MS 的可能性,特别是头部 MRI 检查异常者风险更高。此类患者应当考虑使用静脉糖皮质激素治疗,激素可以加速视功能恢复并延缓转化为 MS,但不能改善长期预后。对高危患者可以考虑使用干扰素 β1a 进行长期治疗,但应当结合患者的具体情况选择个体化治疗措施。

(二)视神经脊髓炎相关性视神经炎

【概述】　视神经脊髓炎(neuromyelitis optica,NMO)过去称为 Devic 病,是一种不同于 MS 的主要选择性累及视神经和脊髓的中枢神经系统炎性脱髓鞘疾病,是指急性或亚急性的单眼或双眼的视神经病变;视神经炎发生之前或之后数天至数周发生的横贯性或上升性脊髓炎。

近 10 年来,由于视神经脊髓炎抗体(NMO-IgG,也称为 AQP4 自身抗体)的发现,随之提出了复发性 NMO 的概念。视神经脊髓炎相关视神经炎(NMO-ON)各年龄段均可发病,但儿童和青年人更易发,且亚洲国家比欧美更高发。NMO 的患病率为 0.5/100 000~10/100 000,已经发现种族、地域及性别差异。研究报道的女性发病率可高达男性发病率的 10 倍。单相病程型 NMO(1%~10% 的患者)在男性和女性中的患病率一样,但典型的复发型 NMO 患者是以女性为主,男女比例为 1∶10~1∶5。中位发病年龄为 32~41 岁,也有儿童和老年病例报道。相较而言,多发性硬化的中位发病年龄为 24 岁,估计的男女发病率之比为 1∶2.3。

【病因病理】　NMO-ON 与 IDON 和 MS 均存在显著区别。多发性硬化主要是由细胞介导的疾病,而

NMO 被认为主要是由体液免疫系统介导的。与 IDON 不同的是,NMO-ON 患者在视神经和脊髓都可见散在的脱髓鞘改变,部分可能累及大脑,且在累及白质的同时也可累及灰质。与 MS 相比,NMO-ON 几乎不累及大脑皮质下白质内的弓形纤维以及小脑,也鲜见神经胶质增生。研究显示,在 NMO 临床发作最严重时,血清 AQP4 自身抗体滴度与长节段脊髓病变的长度相关。此外,几项研究显示,血清抗 AQP4 抗体滴度与临床疾病活动度相关,在免疫抑制治疗后下降,并在缓解期保持低水平。

【临床表现】　NMO 的标志性特征包括急性发作的双侧或短时间内相继出现的视神经炎(导致严重视力丧失)或横贯性脊髓炎(常引起肢体无力、感觉缺失和膀胱功能障碍),并具有典型的复发病程。多以低热为前驱症状。因前部视觉通路和脊髓病变,主要表现为视力下降和截瘫。

1. 视力下降　双眼同时或相隔数小时至数周内出现迅速而严重的视力下降,甚至完全失明。单眼发病偶见,眼痛偶见。视野缺损形式多样,中心暗点常见。常见轻微视乳头水肿,偶见严重视盘水肿,伴视网膜静脉迂曲扩张和广泛的视盘周围渗出。随病程延长,视盘苍白,部分可伴轻度视网膜血管狭窄。

2. 截瘫　多见于视力下降后,部分发于视力下降前,间隔一般为数天至数月。发病一般突然且严重。可出现因上升型麻痹引发的呼吸麻痹,进而在病程早期导致死亡。

3. NMO 患者可出现视神经和脊髓以外的 CNS 受累。其他提示性症状包括:出现顽固性恶心、呕吐、呃逆、白天过度嗜睡或发作性睡病、可逆性后部脑白质病综合征、神经内分泌失调,以及(儿童)癫痫发作。虽然没有疾病特异性的临床特征,但有一些是极具特征性的。

至少 90% 的 NMO 病例具有复发病程,复发性 NMO 相关的视神经炎多为单眼发病,视功能损害重且恢复差。NMO 的急性脊髓损害可于视力下降之前、之后甚至同时发生,两者可间隔数天、数周、数月甚至数年,表现为截瘫、感觉及括约肌功能障碍,重者可致呼吸肌麻痹。

【相关检查】

患者在急性期时,脑脊液呈现炎性反应,一般有轻度淋巴细胞增多,蛋白含量增高,但 IgG 鞘内合成通常不增高,且寡克隆区带极少呈阳性。与 MS 相比,NMO-ON 某些血清学和影像学表现有一定的特异性,半数患者血清可检出髓鞘特异性抗原(NMO-IgG),除前部通路外的其他颅内病灶少见,但 MRI 检查可显示视神经、视交叉和脊髓的长 T_2 信号及强化病灶。

【诊断和鉴别诊断】

诊断标准:2015 年,国际 NMO 诊断小组对 NMO 的命名及诊断标准作了修订,将诊断建立在有核心临床特征、AQP4 抗体状态及 MRI 神经影像学特征的基础上。

标准确认了 6 个核心临床特征:

(1) 视神经炎。

(2) 急性脊髓炎。

(3) 最后区综合征:其他原因不能解释的呃逆或恶心和呕吐发作。

(4) 急性脑干综合征。

(5) 症状性发作性睡病或急性间脑临床综合征伴 NMO 典型的间脑 MRI 病变。

(6) 症状性脑综合征伴 NMO 典型的脑部病变。

AQP4-IgG 抗体阳性时,NMO 谱系疾病(NMO spectrum disorders,NMOSD)的诊断需具备如下条件:

(1) 至少 1 个核心临床特征。

(2) 使用最佳现有检测方法得出 AQP4-IgG 阳性结果(强烈推荐基于细胞的检测方法)。

(3) 排除其他诊断。

在 AQP4-IgG 抗体状态为阴性或未知时,NMOSD 的诊断标准要求更严格,条件如下:

(1) 1 次或多次临床发作导致出现至少 2 个核心临床特征,且符合以下所有要求:

(2) 至少 1 个核心临床特征必须是视神经炎、存在急性脊髓炎或最后区综合征。

(3) 空间多发性(2 个或以上不同的核心临床特征)。

(4) 满足附加的 MRI 要求。

（5）使用最佳现有检测方法得出 AQP4-IgG 阴性结果，或者无法施行检测。

（6）排除其他诊断。

【治疗】

1. 糖皮质激素　对 NMO-ON 治疗，国内、外均未进行过大样本量的临床试验。我国《视神经炎诊断和治疗专家共识（2014 年）》参考国外关于 NMOSD 治疗的权威性述评，结合国内患者的临床特点，建议采用如下治疗方案治疗：先经静脉滴注甲泼尼龙 1g/d 治疗 3 天，然后改用口服泼尼松 1mg/（kg·d）治疗，逐渐缓慢减量，口服泼尼松维持治疗时间应不少于 4~6 个月。如患者视功能损害严重且其血清水通道蛋白-4 抗体（AQP4-Ab）阳性或疾病反复发作、呈糖皮质激素依赖性，则可先经静脉滴注甲泼尼龙 1g/d 治疗 3~5 天，随后酌情将剂量减半，治疗 2~3 天，再将剂量减半，治疗 2~3 天，如此直至剂量 <120mg/d，然后改用口服泼尼松 1mg/（kg·d）治疗，逐渐缓慢减量，口服泼尼松维持治疗时间应不少于 6~12 个月。

2. 血浆置换　首次和后续急性发作——所有疑诊为 NMO 的患者均应接受急性发作治疗。美国国家卫生研究所的推荐治疗方案为：静脉滴注甲泼尼龙，1g/d，治疗 3~5 天，如症状缓解不明显或持续恶化，则进行血浆置换治疗，1 次/（1~2d），共治疗 5 次；如既往接受过血浆置换治疗且效果明显，再次发作时可首选血浆置换治疗。

3. 静脉注射用人免疫球蛋白（intravenous immunoglobulin，IVIG）　如果大剂量糖皮质激素冲击治疗效果欠佳，可改用或再联用（更常用）IVIG 治疗。IVIG 治疗可中和患者血液中的一些抗体、补体和细胞因子，具有免疫调节作用，能减少抗体对神经组织的破坏。IVIG 治疗的一般推荐剂量为 0.4g/（kg·d），以经静脉滴注方式用药，连用 5 天为 1 个疗程。

4. 预防发作　推荐一旦作出 NMO 的诊断，就应开始使用长期免疫抑制治疗，以预防发作。关于预防性治疗效果的数据来源于观察性研究。治疗的基石是采用药物进行全身性免疫抑制治疗，包括硫唑嘌呤、吗替麦考酚酯、利妥昔单抗、甲氨蝶呤、米托蒽醌，以及口服糖皮质激素。

最佳的药物治疗方案和疗程尚未明确。虽然没有严格的共识，最常被视为 NMO 一线单药治疗的药物是硫唑嘌呤、利妥昔单抗和吗替麦考酚酯。

【预后】　NMO-ON 死亡率一度高达 50%，但得益于支持治疗的发展，现已大幅降低。一般为单病程，偶见视力下降和瘫痪的分别或同时复发。

视功能可有所恢复，但一般较差。视力在下降 1~2 周后，可有所恢复，并在数周至数月内达最大限度。周边视野恢复一般早于中心视野。多数患者会遗留双眼或至少一只眼的严重视力障碍（最终视力低于 0.1）。

运动障碍可有一定恢复，但常遗留下肢轻瘫，甚至持久、完全的瘫痪，完全恢复者鲜见。

二、其他中枢神经系统脱髓鞘病相关的视神经炎

弥漫性硬化

【概述】　弥漫性硬化（encephalitis periaxialis diffusa，又称 Schilder 病），主要见于儿童及青少年，以视力障碍、进行性精神失常、痉挛性瘫痪、惊厥发作等为主要表现，是一种大脑半球白质广泛脱髓鞘疾病，称谓有弥漫性硬化、脱髓鞘性弥漫性硬化、弥漫性轴周性脑炎等，是一种罕见的、散发的脱髓鞘疾病。

【病因病理】　Schilder 于 1912 年首次报道本病。一 14 岁女孩进行性意识障碍和颅内压增高，病后 19 周死亡。尸检病理为大脑双侧半球白质大片脱髓鞘，以及一些小脱髓鞘病灶。病理炎性反应明显而轴索相对保留。其症状类似 MS，同时具有非遗传性脱髓鞘疾病特征，故有学者认为是 MS 的一种变异型。

【临床表现】　一般认为是免疫诱导的中枢神经系统脱髓鞘，以无间歇性的慢性进行性发展为典型，部分为阶梯样进展性病程。患者常以视力减退为首发症状，早期表现为同侧偏盲，以后发展为皮层盲，进行性失明。但对光反射存在，眼底正常。少数病例有视神经炎、球后视神经炎或视乳头水肿。脑干受累

时可有眼肌麻痹、上视麻痹、核间性眼肌麻痹和瞳孔对光反射异常。有的以抽搐、头痛、语言障碍、精神障碍和呕吐发病。如蔓延至脑干和小脑，也可能出现眼球震颤、意向性震颤等症状。

经神经影像学检查，可见患者脱髓鞘病灶散布且巨大，一般边界清晰，且呈非对称、非连续性，与 MS 相当类似，同时伴有严重且高选择性的髓鞘崩解。常可累及整个脑叶或大脑半球，甚至通过胼胝体累及对侧大脑半球，偶见双侧大脑半球对称受累。脑脊液检查可见蛋白含量和淋巴细胞轻微增高，IgG 含量和指数亦可升高。偶见颅内压升高，鲜见视盘水肿。

【诊断和鉴别诊断】　Schilder 病的临床诊断无特异性指标，MRI 只能直观地提供脑白质的损害，因此临床上诊断 Schilder 病时还需排除肾上腺脑白质营养不良、多发性硬化、亚急性硬化性全脑炎、急性播散性脑脊髓炎等。一般认为凡有如下异常可为诊断提供重要线索：①儿童及青少年起病，进行性或间断加重；②视力障碍；③癫痫、精神异常、肢体瘫痪；④脑电地形图广泛异常；⑤影像学提供脑白质弥漫性损害的证据。

【治疗及预后】　本病死亡率高，病程多为数月至数年。糖皮质激素或免疫抑制剂治疗对部分患者有效，可减少或缩小病灶。

三、感染性和感染相关性视神经炎

【概述】　与视神经炎相关的病原体种类繁多，包括细菌感染，如梅毒、结核、莱姆病、猫抓病、布鲁杆菌病等，以及各种病毒，如肝炎病毒、人类免疫缺陷病毒Ⅰ型、水痘带状疱疹病毒等。局部感染如眼内、眶内、鼻窦、乳突、口腔和颅内感染等，以及全身性感染均可能成为视神经炎的病因。

【病因病理】　病原体可以通过直接蔓延、血行播散等途径直接侵犯视神经（感染性视神经炎，如梅毒视神经炎、结核感染性视神经炎），也可通过触发免疫机制导致视神经炎症（感染相关性视神经炎）。值得注意的是，各种病原体感染尤其是病毒感染可以作为特发性视神经炎的诱发因素，因此感染相关性视神经炎在概念和分类上与 IDON 有重叠之处，有待今后大规模病例研究以进一步明确。

【临床表现】　感染性或感染相关性视神经炎可单眼或双眼急性、亚急性起病。临床可表现为视乳头炎、球后视神经炎、视神经网膜炎或者视神经周围炎。

【治疗及预后】　因病原体及感染程度不同，预后差异较大。部分感染性视神经炎有自愈性（如视神经乳头炎、视神经周围炎），或者病情不严重时能早期诊断并给予针对性抗生素治疗，视功能恢复较好；部分病例（如梅毒螺旋体或结核分枝杆菌感染性视神经炎）或重症感染，如治疗不及时，则恢复不佳。感染相关性视神经炎多数视力恢复程度较好。

四、自身免疫性视神经病变

可以是系统性自身免疫性疾病（如系统性红斑狼疮、干燥综合征、白塞病、结节病等，具体见第十五章、第十六章）的一部分，也可作为系统性自身免疫病的首发表现。多见于青中年女性，单眼或双眼均可累及。与 IDON 相比，视力损害程度多较严重，且恢复较差；多数有视乳头水肿，部分伴有少量小片状盘周出血；可合并多个系统和器官损害以及自身免疫抗体阳性；易复发，部分患者有糖皮质激素依赖现象。

自身免疫性视神经病治疗主要以原发病治疗为主。通常应用肾上腺皮质激素和免疫抑制剂等。由于自身免疫性视神经病变在发病机制上属于弥漫性结缔组织病的一部分，应用全身性肾上腺皮质激素治疗时，疗程相对长，在进行大剂量冲击治疗后应逐渐减量，根据患者临床症状，口服中小剂量激素通常需维持 4~6 个月以上。局部治疗如球后注射等治疗疗效待评价。文献报道自身免疫性视神经病变的预后根据原发病的不同而不同，白塞病和结节病导致的视神经炎症性改变经适当治疗后预后较好，而继发于 Wegener 肉芽肿和系统性红斑狼疮的患者则预后较差。

五、其他类型的视神经炎

鉴于目前的检查和研究手段,尚有部分视神经炎患者找不到明确的病因。根据国内不同研究者的统计结果,在所有被检的视神经炎患者中,约有 20% 未发现明确病因或诱因。值得注意的是,一项研究报道中指出,30 例不明原因的视神经炎患者中 12 例发现 11 778 位点突变。因此,对于不明原因的视神经炎,除应进行认真详细的病史采集、体检、必要的辅助检查和长期随访外,进行 mt-DNA 突变筛查对不明原因的神经炎的诊断和鉴别有重要意义。

第二节 视盘血管炎

【概述】

视盘血管炎(optic disc vasculitis)又称视盘静脉炎(papollaphelibitis),是一种原发于视盘血管的非特异性炎症。Hayreh 在 1972 年首先提出"视盘血管炎"这一诊断名称。根据累及筛板前或筛板后的血管可分为两型:Ⅰ型主要为视盘水肿型,Ⅱ型主要为静脉阻塞型。Ⅱ型实质是发生在年轻患者中的非缺血性视网膜中央静脉阻塞。一项流行病学调查中发现,视盘血管炎 16 例中,Ⅰ型占到 13 例,发病率远高于Ⅱ型。患者多为 40 岁以下青年人,男性居多,单眼发病居多。有国外学者认为,此病可能与高血压和吸烟有关。

【病因病理】

视盘内有位于筛板前区睫状系统血管和筛板后视网膜中央静脉,当前者出现炎症时,由于毛细血管渗出增加,使组织液积聚于筛板前区疏松的神经胶质中,引起不伴颅内压升高的视盘水肿、充血称为Ⅰ型视盘血管炎;当炎症累及筛板后视网膜中央静脉并引起静脉阻塞,以视网膜中央静脉阻塞为主要表现,称为Ⅱ型视盘血管炎。Ⅱ型实际上就是炎症性视网膜中央静脉干阻塞。既往认为视盘血管炎是由Ⅲ型和Ⅳ型变态反应介导的非特异性炎症,但是,近年来也有研究显示,除了感染、过敏,高脂血症等因素也可能在疾病的发生和发展过程中起重要作用,并且还有更多的危险因素待进一步探索。也有研究提示,相关蛋白(S 蛋白)的缺乏、年轻人因饥饿或剧烈运动引起脱水状态等因素均是视盘血管炎的危险因素,但其机制还待证实。

【临床表现】

1. Ⅰ型视盘血管炎　视力正常或轻中度下降,一般在 0.5 以上,偶见小于 0.5 者。生理盲点扩大。检眼镜检查可见视盘充血水肿,边界不清,隆起度通常不超过 4D,视盘表面及边缘可见线状、火焰状出血斑,数量、大小不定。视网膜动脉管径正常或略微变细,静脉迂曲扩张。荧光素眼底血管造影(FFA)可见视盘表面毛细血管扩张及微血管瘤,视盘血管管壁着染有白鞘,晚期视盘血管荧光渗漏。OCT 显示不同程度的 RNFL 增厚,部分患者伴有黄斑区囊样水肿。部分患者出现视野缺损,主要表现为生理盲点扩大或与生理盲点相连的视野缺损。

2. Ⅱ型视盘血管炎　依受累视网膜位置不同,可表现出不同程度的视力下降。若累及黄斑部,中心视力突然显著下降。中心暗点或旁中心暗点,周边视野常无影响,或与受累部位相关的不规则向心性缩小。视盘充血肿胀,边界模糊,视网膜动脉细,静脉迂曲、扩张,视网膜水肿,密集或散在线状、火焰状出血,黄斑区视网膜囊样水肿或放射状皱褶。FFA 检查可见视网膜动静脉充盈迟缓,出血灶处荧光遮蔽,视盘表面毛细血管扩张及微血管瘤,晚期近视盘处视网膜中央静脉着染及渗漏,有病例可见小动脉阻塞。OCT 显示不同程度的 RNFL 增厚,部分患者伴有黄斑区囊样水肿。

【诊断与鉴别诊断】

视盘血管炎多发于年轻男性,多为单眼发病,也可双眼发病。起病主要以亚急性视力下降为首发症状,程度多数较轻。颅脑 CT、MR 均无明显异常。其眼底表现主要以视盘水肿为主,伴或不伴视网膜血管迂曲怒张和视网膜出血、水肿等。根据典型临床表现,即可作出临床诊断。视力下降一般较轻,仅有生理盲点扩大,可与视神经炎相鉴别。患者年龄一般较轻,无心脑血管、糖尿病史,无视野缺损,可与前部缺血性视神经病和视网膜中心静脉阻塞病变相鉴别。颅压正常,一般单侧发病,可与颅内占位病变所引起的视盘水肿相鉴别。

【治疗原则与进展】

及时正确的治疗极为必要,可迅速改善病情直至恢复正常。但若治疗不当或延迟,也可能产生视神经萎缩等症状,甚至导致视力出现不可逆损害。

早期大剂量的糖皮质激素治疗对两种类型的视神经血管炎均有较好疗效,一般数周即可基本恢复,一般也可配合神经营养及改善微循环类药物治疗。有报道视盘血管炎与 Epstein-Barr 病毒感染有关,故用糖皮质激素、免疫球蛋白、阿昔洛韦治疗有效。另有报道玻璃体内注射抗 VEGF 药物或玻璃体腔地塞米松缓释剂治疗视盘血管炎引起的黄斑水肿效果较好。少数病例可自愈。

【预后】

视盘血管炎可能为风湿免疫、感染、高脂血症等多因素共同作用的结果。主要眼底表现为视盘水肿,伴或不伴视网膜血管迂曲怒张和视网膜出血、水肿等,容易误诊,需完善全身检查排除有关疾病并制订多学科治疗方案。全身激素使用可缩短病程,促进病情改善。

第三节　视神经视网膜炎

【概述】

视神经视网膜炎是一种视盘水肿伴随黄斑区星芒状渗出为眼底特征的临床少见的视神经病变。多发生于 10~50 岁,男女发病无差异。本病可在感染后发生,与多发性硬化关系不大。而感染性蠕虫作为病原体的视神经视网膜炎称为弥漫性单侧亚急性神经视网膜炎(diffuse unilateral subacute neuroretinitis, DUSN);未找到感染源的视神经视网膜炎,称为 Leber 特发性星芒状视神经视网膜炎。

【病因与病理】

各种感染或非感染性(即免疫介导性)疾病均可能促发视神经视网膜炎。欧美国家文献认为,本病原因包括各种病毒感染、梅毒、猫抓病、螺旋体病、弓形虫病、弓蛔虫病、组织胞浆菌病及类肉瘤病等。

【临床表现】

常表现为单眼视力急剧下降,可降至仅存光感,一般不伴有眼球疼痛。色觉检查常发现严重的色觉障碍,有时自觉色觉异常比视力下降更明显。瞳孔检查发现患眼直接对光反射出现 RAPD。眼底表现为视盘充血水肿,严重者视盘区域有碎片状出血。发病几天或几周后有类脂类沉积物进入黄斑部外丛层及 Henle 纤维层,出现以黄斑中心凹为轴心的放线形分布的星芒状硬性渗出。该渗出灶持久不退,有时在视盘水肿消退后更明显。部分病例视盘周围视网膜水肿,并有黄斑区浆液性神经上皮层脱离。约 90% 的患眼有玻璃体浮游细胞及视网膜静脉伴白鞘。偶见患眼前房浮游细胞及房水闪辉。荧光素血管造影显示在急性期可见视盘内荧光素明显渗漏,但黄斑区血管结构多无异常。视野检查结果多以旁中心暗点居多,但中心暗点、弓形缺损及上下半盲类缺损也可见到。

【诊断及鉴别诊断】

本病结合眼底特征性表现可诊断,但鉴于不同病因导致的视神经视网膜炎,及时针对病因的治疗与预后直接相关。故应全面调查病因,做必要的血清学检查及血、尿、脑脊液生化检查,并应熟悉不同病因视神经视网膜炎的全身体征及症状。

【治疗及预后】

临床上对可查到病因的视神经视网膜炎,采取针对性对因治疗,如对由梅毒导致的病例应用青霉素类抗生素治疗,而对猫抓病导致的病例应尽早使用环丙沙星、磺胺甲氧苄啶、多西环素和利福平等抗生素治疗,对莱姆病螺旋体感染引起的病例应及时予头孢曲松、多西环素等治疗,可达到较好的疗效。

第四节 Leber 特发性星芒状视神经视网膜炎

【概述】

Leber 特发性星芒状视神经视网膜炎(Leber's idiopathic stellate neuroretinitis),多见于青年人,发病年龄为 9~55 岁,平均 23 岁,无性别差异,一半以上的患者起病前有病毒感染前驱症状,多为单眼发病。自 1916 年 Leber 首次报道以来,国内外均陆续有相关病例报道,但较为少见。1969 年,Francois 称之为 Leber 特发性星芒状视网膜病变,1984 年,Dreyer 改称为 Leber 特发性星芒状视神经视网膜炎,更为符合临床和病理实际,因而被广泛采用。本病为自限性疾病,原因不明,可能与病毒等病原微生物的感染有关。发病 2 周后,水肿可自行消退,至 8~12 周可完全消失。发病 1 周后出现黄斑星芒状斑,亦可随水肿消退而消退,残存一般不超过 1 年,消失处有时可见色素紊乱。个别病例可见视盘褪色。视力一般恢复较好甚至完全恢复,最低一般不少于 0.5。

【病因病理】

Gass 推测其发病机制为视盘深层毛细血管的异常渗漏。渗漏液蓄积于视盘并进入包括黄斑在内的视盘周围视网膜下及视网膜神经上皮层外层,引起视盘、视盘周围视网膜黄斑水肿混浊,液体吸收后,蛋白质、脂质残留,形成黄白色硬性渗出斑点,在黄斑沿 Henle 纤维层排列为星芒状斑。

【临床表现】

本病可发生于任何年龄,儿童多见,大多累及单侧眼。发病前常有头痛、发热、咳嗽、流涕等上呼吸道感染症状或类似病史。视力下降迅速且剧烈。眼底检查可见视盘水肿充血,视盘隆起一般不超过 4D。视盘周围及黄斑部视网膜水肿混浊、皱褶、出血斑和星芒状渗出,可伴有局限性神经上皮层浅脱离。视野呈生理盲点扩大,旁中心或中心暗点、弓形缺损或垂直形缺损,周边视野缩小,无特异性。可伴色觉障碍。

【诊断与鉴别诊断】

FFA 检查:动脉期视盘荧光充盈,并逐渐增强,视盘及周围视网膜有荧光素渗漏,视网膜动静脉及黄斑周围小血管充盈迂曲,无荧光渗漏。OCT 检查:显示黄斑区浆液性视网膜脱离,视网膜下和视网膜外层积液。

本病为自限性疾病,预后良好或较好,易与视神经视网膜炎相鉴别。视力下降剧烈,FFA 星芒状斑特征明显,易与 I 型视乳头血管炎相鉴别。结合病史、全身体检、眼底表现、实验室相关检查、FFA 检查等,可与原发性高血压、肾性高血压、糖尿病视网膜病变等全身病引起的黄斑部星芒状斑相鉴别。结合猫接触史、临床表现和血清学检查,可与猫抓病引发的视神经网膜炎相鉴别。

【治疗原则与进展】

本病以非特异性抗炎为主,首选糖皮质激素(如泼尼松龙)。同时应注意低盐饮食,配合维生素 B 族及改善微循环等药物。

第五节 弥漫性单侧亚急性视神经视网膜炎

【概述】

弥漫性单侧亚急性视神经视网膜炎(diffuse unilateral subacute neuroretinitis,DUSN)是一种眼部感染性疾病,可导致视力障碍和失明。Gass 于 1978 年首次描述了这种情况,多发于健康的年轻人,患者早期阶段表现出隐匿性,通常是严重的单侧视力丧失、玻璃体炎、视盘炎、视网膜血管炎、弥漫性和局灶性色素上皮脱位。如果不加以治疗而炎症仍持续,则该疾病可导致视网膜血管狭窄和视神经萎缩,从而导致永久性视力丧失。尽管 DUSN 主要被描述为单侧疾病,但文献中报道了罕见的双侧病例。

【病因病理】

其病因尚未完全阐明,已经发现不同大小和种类的寄生虫作为 DUSN 的病原体,包括犬小圆虫,犬弓形虫等感染性蠕虫,被认为可能是线虫性视网膜病自身免疫和毒性形式的原因,从而造成视网膜神经感觉层和视网膜色素上皮(RPE)炎症和变性。1950 年,Wilder 首次在眼标本中报道了线虫对眼睛的感染,Parsons 在 1952 年首次报道了视网膜下移动蠕虫引起眼部综合征。DUSN 被认为是不同感染性微生物的最终视觉共同结果。

DUSN 的发病机制可能与幼虫在视网膜下间隙中的存在有关,从而促进了视网膜和视网膜色素上皮细胞(RPE)的广泛炎症和变性过程。嗜酸性粒细胞、巨噬细胞聚集体和神经胶质细胞浸润可能影响所有视网膜层,导致神经节细胞的损伤。幼虫在视网膜下间隙释放的有毒产物会局部影响视网膜的外部,而弥漫性的组织炎症反应会导致视网膜的内层和外层损伤。发生血管狭窄和进行性神经节细胞丢失,最终导致视神经萎缩。

【临床表现】

DUSN 最常见于没有明显眼病史的健康儿童或年轻人,疾病的阶段可以描述为早期或晚期。临床表现为外层视网膜脉络膜多灶性淡白黄色病变,视网膜血管狭窄和视神经萎缩不等。

在疾病的急性期,患者通常会出现视力下降,这通常与玻璃体炎和视盘水肿有关。也可以观察到通常在眼底一个节段聚集的外视网膜水平的淡化多灶性灰白色病变。这些病变被认为与视网膜下空间内线虫的可能反应有关,并根据蠕虫的位置特征性地迁移和变化。根据宿主对蠕虫有毒产物的免疫反应程度,可能会残留视网膜病变。蠕虫移动到视网膜其他部位,原来部位病变逐渐消退。视力丧失大多不可逆,在大约一半的患者中视力丧失通常比 20/200 更严重。视野中也可能存在中央或中央暗点。25%~40% 的患者,在眼部检查期间会看到蠕虫。眼内蠕虫被视为活动的白色线虫,长度在 400~2 000μm 之间变化。一些蠕虫具光敏性,因此,检查裂隙灯发出的光可能会引起蠕虫移动。Gass 和 Braunstein 报道说,较长的蠕虫在行进后很可能会留下大量的 RPE 团块,而较短的蠕虫则倾向于留下局灶性脉络膜视网膜萎缩性瘢痕。局灶性色素上皮的变化与蠕虫的传播方式有关,而局灶性脉络膜视网膜白斑是由对蠕虫分泌或排泄的免疫反应引起的。少数患者会出现虹膜睫状体炎、视网膜下出血、静脉渗出液、黄斑囊肿、局部视网膜脱离和视网膜下新生血管。

在疾病晚期,患者可能会出现轻度玻璃体炎,通过相干光断层成像(OCT)出现视网膜隧道的迹象(Garcia 征),RPE 和视网膜的局灶性和弥漫性退行性改变。发生血管狭窄和进行性神经节细胞丢失,直到视盘萎缩为止,导致永久性视力丧失。

视力严重受损,其中 80% 或更多的患者显示 20/200 或更差。在数周或数月内,RPE 发生弥漫性和局灶性脱色,通常乳头周围和周围视网膜最突出,而黄斑中心区域则较不明显。

【辅助检查】

1. 荧光素血管造影 在 FFA 的早期,活动性视网膜炎的局灶性灰白色病变呈现低荧光,晚期染色。视盘毛细血管可见荧光渗漏,且偶尔会出现静脉渗漏。在疾病的晚期,RPE 变性萎缩,表现为背景脉络膜荧光的不规则增加,表现为"窗样缺损"。

2. OCT OCT 对于 DUSN 临床图像的表征非常重要,帮助进行鉴别诊断并监测治疗的解剖反应。

OCT 表现为局部视网膜神经上皮层萎缩,蠕虫感染区域视网膜的局部高反射区,以及内层视网膜的广泛缺损。从视网膜神经纤维层(RNFL)到 RPE 层,病变可累及各层视网膜。

研究发现,有或没有活虫的患者,其 RNFL 厚度之间没有显著差异,RNFL 厚度降低与视力下降相关。

3. 相干光断层血管成像(OCTA) Gass 最初描述,高质量的彩色眼底照片是识别线虫的最佳方法,但是在超过 50% 的 DUSN 疑似病例中,眼底照相未发现蠕虫。研究表明,OCTA 是可以帮助诊断的另一种成像方式。 只要线虫移动,就可以检测到它,因为线虫没有血管系统。但是,可能无法检测不活跃的蠕虫。

【诊断和鉴别诊断】

健康人的眼中发现蠕虫时,即可作出诊断。 线虫在疾病的急性期和慢性期都可以看到,在可以识别的情况下,应将其定义为已确认的 DUSN;具有典型临床特征但未发现蠕虫的应分类为假定 DUSN。

早期无法观察到蠕虫,但单侧隐性视力减退、玻璃体炎、视盘炎、视网膜血管炎,涉及外层视网膜的灰白色多灶性易消退病灶,应怀疑 DUSN。

在疾病的早期阶段,DUSN 通常被误认为其他病原体,包括弓形虫病、组织胞浆菌病、多灶性脉络膜炎、锯齿状脉络膜炎、急性后部多灶性色素上皮病变、多发性白点综合征等。

在后期,重要的是要排除创伤后脉络膜视网膜病变、单侧色素性视网膜炎、闭塞性血管疾病、结节病、梅毒和其他毒性视网膜病。辅助测试既可以帮助进行鉴别诊断,也可以监测疾病的进展。

【治疗】

1. 激光治疗 激光光凝术是唯一推荐的 DUSN 治疗方法。但是,对蠕虫光凝可能是一项非常困难的任务,需要大量经验。激光治疗可以阻止蠕虫的移动,减少眼内炎症和对眼组织的毒性损害。激光处理后,视力和视野可能会有所改善。然而,在疾病的晚期,激光治疗效果欠佳。

2. 药物治疗 Gass 的研究显示,噻苯达唑和皮质类固醇仅在找不到蠕虫且具有中等程度的玻璃体炎症血视网膜屏障破坏的情况下才有效。阿苯达唑能够穿越完整的血 - 脑屏障,是一种有效的广谱抗蠕虫药,目前尚未发现明显全身性副作用。它通过与寄生虫 β 微管蛋白结合,抑制其聚合并损害葡萄糖摄取而发挥作用。研究显示,单剂量的阿苯达唑(400mg)可以达到 90% 的治愈率,可抵抗蠕虫、钩虫、皮肤幼虫和贾第鞭毛虫病。

【预后】

目前,不到 50% 的病例能发现视网膜下蠕虫,并且大多数患者年龄在 20 岁以下,由于已经出现在疾病的晚期,尽管进行了治疗,但改善的可能性仍然很低,已经出现了严重的视力障碍。在早期诊断、及时治疗的情况下,无论是口服抗蠕虫药还是直接进行光凝治疗,患者可能会预后更好。

第六节 视盘周围炎

视神经周围炎指仅累及视神经周围结构的炎症,属于眼眶炎性假瘤的一种类型,可孤立发生,也可合并巩膜炎、肌炎等其他症状。通常与梅毒等感染因素,或者结节病、Wegener 肉芽肿等系统性炎性疾病有关,与 MS 无明显相关性(详见第十五章)。由于视神经本身未受炎症累及,除双侧视盘水肿外,多数病例无其他眼部表现。但若累及双眼,则很难与视盘水肿相鉴别。

(张薇玮)

参考文献

[1] 李凤鸣. 中华眼科学[M]. 2 版. 北京:人民卫生出版社,2005:2903-2924.

[2] 赵堪兴,杨培增. 眼科学[M]. 7 版. 北京:人民卫生出版社,2008:230-235.

[3] 褚仁远. 眼病学[M]. 2 版. 北京:人民卫生出版社,2011:210-224.

[4] 彭晓燕. 眼底病诊断思辨[M]. 北京:人民卫生出版社,2009:110-112.

[5] 童绎,魏世辉,游思维. 视路疾病基础与临床进展[M]. 北京:人民卫生出版社,2010:52-56.

[6] 宋维贤,钟勇. 神经眼科讲座[M]. 北京:人民卫生出版社,2012:34-36.

[7] 安得仲. 实用神经眼科学概论[M]. 北京:人民卫生出版社,1998:78-82.

［8］谢瑞满.实用神经眼科学［M］.上海：上海科学技术文献出版社,2004:156-157.

［9］黄叔仁,张晓峰.眼底病诊断与治疗［M］.2版.北京：人民卫生出版社,2008:112-134.

［10］CHAN J W. Early diagnosis,monitoring,and treatment of optic neuritis［J］. Neurologist,2012,18(1):23-31.

［11］DE SEZE J. Atypical forms of optic neuritis［J］. Rev Neurol(Paris),2012,168(10):697-701.

［12］KALE N. Management of optic neuritis as a clinically first event of multiple sclerosis［J］. Curr Opin Ophthalmol,2012,23(6):472-476.

［13］IYER A,ELSONE L,APPLETON R,et al. A review of the current literature and a guide to the early diagnosis of autoimmune disorders associated with neuromyelitis optica［J］. Autoimmunity,2014,47(3):154-161.

［14］PETZOLD A,PLANT G T. Diagnosis and classification of autoimmune optic neuropathy［J］. Autoimmun Rev,2014,13(4-5):539-545.

［15］TOOSY A T,MASON D F,MILLER D H. Optic neuritis［J］. Lancet Neurol,2014,13(1):83-99.

［16］PFEFFER G,BURKE A,YU-WAI-MAN P,et al. Clinical features of MS associated with Leber hereditary optic neuropathy mtDNA mutations［J］. Neurology,2013,81(24):2073-2081.

［17］COLLINGE J E,SPRUNGER D T. Update in pediatric optic neuritis［J］. Curr Opin Ophthalmol,2013,24(5):448-452.

［18］PETZOLD A,PLANT GT. Chronic relapsing inflammatory optic neuropathy：a systematic review of 122 cases reported［J］. J Neurol,2014,261(1):17-26.

［19］YOU Y,GUPTA V K,LI J C,et al. Optic neuropathies：characteristic features and mechanisms of retinal ganglion cell loss［J］. Rev Neurosci,2013,24(3):301-321.

［20］SCHWARTZ J,WINTERS J L,PADMANABHAN A,et al. Guidelines on the use of therapeutic apheresis in clinical practice-evidence-based approach from the Writing Committee of the American Society for Apheresis：the sixth special issue［J］. J Clin Apher. 2013,28(3):145-284.

［21］中华医学会眼科学分会神经眼科学组.视神经炎诊断和治疗专家共识(2014年)［J］.中华眼科杂志,2014,50(6):459-463.

第五章

视乳头水肿及视盘水肿

【概述】

肿胀隆起的视盘是常见的眼部体征,国际上描述该体征的术语较多,例如视乳头水肿(papilledema)、视盘水肿(optic disc edema)、视盘肿胀(swollen optic disc)、阻塞视盘(choked disc)、视乳头炎(papillitis)等。其中,在各类书籍及文献中最常见的是前两者——视乳头水肿及视盘水肿,它们常被用来宽泛地描述或指代这一体征,但实际上两者分别有特定含义:视乳头水肿,即英文术语 papilledema,特指由颅内压升高引起的视盘肿胀;视盘水肿,即英文术语 optic disc edema,swollen optic disc 等,则是指视神经疾病及其他眼部病变,或少数全身疾病引起的视盘肿胀,抑或被用来描述这一临床征象。肿胀的视盘一般表现为视盘隆起、充血变红、边缘模糊,常伴视网膜水肿、渗出,严重时视盘周围出现片状出血,静脉迂曲扩张,晚期出现视盘萎缩。肿胀的视盘是许多病理过程的最终表现形式,其中有些过程相对良性,而有些过程则会严重影响视力或神经功能。颅高压导致的视乳头水肿较为常见,通常为双侧。而眼部疾病和全身性疾病引起的视盘水肿多数为单侧,也可以是双侧。由于水肿的视盘不仅是眼部疾病的重要体征,并且对于判断有无颅内压增高价值极大,因此临床上对于视乳头水肿和视盘水肿的诊断、鉴别诊断显得尤为重要。

【病因】

(一)视乳头水肿

视乳头水肿特指由颅内压升高引起的视盘肿胀,颅内压升高可能由以下原因引起:

1. 颅内占位性病变　颅内肿瘤、颅内出血或血肿、脑积水等。其中颅内肿瘤最为常见,据统计,其视乳头水肿发生率为 60%~80%。但近年来颅内肿瘤引起视乳头水肿的发生率有逐渐降低的趋势。这主要是因为现代检查技术如 X 线电子计算机断层扫描(CT)、磁共振(MRI)等的使用,使颅内肿瘤在比较早的阶段就可能被诊断出。肿瘤的性质和大小与视乳头水肿无直接关系,但肿瘤所在的位置与之有一定关联。幕上肿瘤引起视乳头水肿者较幕下肿瘤少,其发生率分别为 53% 及 75%。这是由于幕下肿瘤容易引起脑脊液循环的阻滞,致使颅内压升高。一般说来,良性、生长缓慢的颅内肿瘤发生视盘水肿的机会较恶性、生长迅速的颅内肿瘤小,其程度也要轻一些。

2. 其他继发性颅高压　由于脑脊液排出受阻(阻塞性脑积水)或吸收减少(细菌性脑膜炎后蛛网膜颗粒粘连)而导致脑脊液引流减少;脑脊液产生增多(较少见,脉络膜丛乳头状瘤);先天发育异常(颅骨狭窄症,脑动静脉畸形),颅内炎症(脑炎、脑膜炎、脑脓肿、脑结核、脑囊肿、脑寄生虫病、梅毒性脑病、Guillain-Barre 综合征等),颅内静脉窦血栓形成以及铅中毒脑病等。此外,也曾有个别的脊髓肿瘤伴脑脊液蛋白增加发生视乳头水肿的报道。

3. 特发性颅高压　特发性颅内压增高（idiopathic intracranial hypertension, IIH），又称假性脑瘤。IIH临床表现为颅高压所致的症状和体征：头痛、视乳头水肿、短暂性视物模糊甚至视力丧失，但神经影像学检查或其他评估无法找出引起颅内压增高的明显病因。

（二）视盘水肿

视盘水肿特指视神经疾病及其他眼部病变，或少数全身疾病引起的视盘肿胀，主要病因如下：

1. 眼部疾病　遗传性眼底病变如先天性视盘异常、Leber 病等，血管性眼底病变如视网膜中央静脉阻塞、静脉瘀滞性视网膜病变（缺血型）、青少年糖尿病视网膜病变、玻璃体牵引、缺血型视神经病变等，炎症性眼底病变如视盘炎、视神经周围炎、视盘血管炎、葡萄膜炎等，以及视神经的原发或转移性肿瘤等都会发生视盘水肿。此外，眼内压的突然降低也常引起视盘水肿，这是由于眼内压下降，供应筛板前区的脉络膜血管扩张、渗漏造成的。临床上造成眼内压下降常见的原因有眼球破裂或穿孔、角膜瘘、白内障摘除和抗青光眼术后，非破裂性眼球钝挫伤也可造成持续性低眼压。眼内压的突然升高，如急性闭角型青光眼，可引起视盘周围的毛细血管闭塞，视盘缺血缺氧，发生视盘水肿。

2. 眼眶疾病　例如眶部压迫视神经的肿瘤（肉瘤、纤维瘤、骨髓瘤），眼动脉瘤，眼眶内血管瘤及血管畸形，眼眶炎症及脓肿，眶内寄生虫，鼻窦炎，眶内蜂窝织炎等眼眶炎性病变等。视盘水肿尚可见于甲状腺相关眼病。

3. 系统性疾病　恶性高血压、糖尿病，重度贫血、白血病、淋巴瘤、多发性骨髓瘤、类蛋白血症等血液系统疾病，甲状腺功能亢进和甲状旁腺功能减退等内分泌性疾病，以及尿毒症、黏多糖症等代谢性疾病都可能引起视盘水肿。结节性多动脉炎和红斑狼疮等自身免疫性疾病的晚期可发生视盘水肿。其他中毒性改变如铅中毒、甲醇中毒，以及药物性中毒也可发生视盘水肿（见第十一章）。

【病理】

视盘的水肿是神经纤维肿胀和间质液体浸润造成的视神经头部的单纯性水肿。肿胀的视盘与邻近的视网膜界限明显，通常起自视盘边缘外不远处，止于视网膜血管离开视神经的部位（相当于眼球后10~12mm）。视盘筛板前的结构肿胀最明显。筛板低密度的脉络膜部分向前突出，中央的神经纤维肿胀、高起，生理杯变小或消失，视盘组织突向玻璃体；周围纤维肿胀则向侧方弯曲，形成 S 形曲线，使邻近的视网膜向侧方移位，并向内形成小的皱褶，改变了视细胞与色素上皮和脉络膜毛细血管的相对位置。邻近视盘的视网膜可有轻度水肿。不论是静脉或毛细血管，视盘血管总有扩张。视盘表面及周围常有出血，偶尔血液可扩散到玻璃体或邻近的视网膜下腔。筛板后的视神经纤维不参与水肿。视神经鞘腔明显扩张，在终止于巩膜时形成一膨隆的囊腔。

光镜下，肿胀表现为空泡形式，不易确定是细胞内还是细胞间的液体积聚；也不能分辨发生改变的是胶质细胞还是轴突。电镜下显示，尽管在神经纤维的间质中可出现液体，但视盘的体积增大主要还是源于轴突肿胀。肿胀在视神经头部表层最明显，一些轴突的直径可以增加到正常直径的 10~20 倍。轴突肿胀通常还伴有线粒体增多、视神经丝结构破坏，并出现细胞内致密的膜包裹体。当视盘肿胀严重时，神经纤维高度扭曲，常出现细胞样体。神经纤维继而发生 Wallerian 变性。变性的神经成分最终被小胶质细胞吞噬，并被增生的星形细胞取代。在整个病理过程中，炎症性改变几乎可以忽略。偶尔在血管周围可见个别淋巴细胞浸润。由于炎性细胞数目极少，出现机会不多，可能是视神经结构破坏和变性的继发性反应。

【发病机制】

（一）视乳头水肿

关于视乳头水肿的发病机制尚有争议，迄今尚无任何一种学说能够给出完满的解释，但普遍认为是由于视神经的轴浆流运输受到阻滞。正常情况下，视神经筛板后鞘膜间隙与脑蛛网膜下隙相通，视盘前方承受眼球内压力，后方则承受着颅内蛛网膜下腔的压力。正常眼内压为 1.33~2.67kPa（10~20mmHg），正常成人侧卧位颅内压约为 15.68kPa（120mmH$_2$O）（相当于 9~10mmHg）。因此，通常眼内压恒高于颅内压，视盘前方的压力恒高于后方。若眼内压异常增高(例如青光眼),则视盘可以产生明显的凹陷。反之,若颅内压异常增高则将引起视盘向前突出,即视盘发生水肿。如果视神经筛板后鞘膜间隙与脑蛛网膜下隙不相通(例如视神经颅内段受压),即使颅内压力再高,也不会发生视乳头水肿。

正常视网膜神经节细胞的轴突的轴浆应从眼内向视神经方向运行,称为轴浆流(axoplasmic flow)。轴浆流的运输有赖于眼内压和视神经内压两者所形成的生理压力差,颅内压增高时,正常压力差被破坏,导致轴浆运输被阻滞于筛板区,筛板前区视盘内的神经纤维由于这种轴浆流的阻滞而发生肿胀,视盘的体积增大,并将视盘周围的视网膜神经纤维向外推移,形成视乳头水肿。同时,由于轴浆流阻滞致使神经纤维发生的肿胀,增加了组织间隙的压力,从而促使轴浆流的阻滞更为严重,加重了神经纤维的肿胀。而且由于视盘内的组织间隙压力增加,视盘内的小静脉遭受这种压力以及肿胀的轴突压迫,使得毛细血管扩张、渗漏,组织间隙液体的吸收发生障碍,形成组织间隙液体的潴留,进一步增加了组织间隙的压力,形成恶性循环,促使视乳头水肿不断发展。也有观点认为,视神经的轴浆流运输障碍导致轴浆、水分及蛋白质渗入视盘细胞外间隙,这些富含蛋白质的液体增加了细胞外间隙的渗透压,引起视乳头水肿。颅内压持续升高不缓解则会导致视神经萎缩,对于已发生萎缩的患者,由于神经纤维已经变性或被胶质所取代,不会发生轴浆流的阻滞,因此即便颅内压升高也不会出现视乳头水肿。

(二) 视盘水肿

视神经由来自视网膜神经节细胞的超过 100 万个轴突构成,在解剖上分为 4 段:球内段、眶内段、管内段和颅内段。其中球内段又称视盘,是由无髓鞘的视网膜神经节细胞轴突和星形胶质细胞组成。多种致病因素可导致视盘周围神经纤维肿胀及出血,常见的有一些视网膜疾病引起的炎性、毒性反应。另外,局部缺血、中毒代谢及浸润等也能引起视盘水肿。

【临床特征】

视乳头水肿与视盘水肿无论是在病因、发病机制,还是在临床特征、预后及治疗等方面都有所不同。因此,临床上需要对这两者进行区别。首先需要观察症状累及的是单眼还是双眼,其次评价患者的视力、视野、瞳孔对光反射等,具体的鉴别要点如表 5-1 所示。

表 5-1　视盘水肿与视乳头水肿的鉴别要点

	视盘水肿	视乳头水肿
症状累及	单眼 > 双眼	累及双眼或无症状
早期中心视力下降、色觉障碍	常见	少见
自发性静脉搏动(spontaneous retinal venous pulsation,SVP)	可有	无
非对称瞳孔	累及单眼时有	无症状性视力丧失时可有
伴随症状	眼球运动疼痛,其他病因相关症状	头痛,复视、畏光,恶心、呕吐,其他颅内病变相关神经症状;偶无症状
视盘隆起度	轻,<3D	明显,>3D
视盘周围出血、渗出	较少	较多
典型视野缺损	中心性或旁中心性盲点,弧形或垂直视野缺损	生理性盲点扩大,弧形缺损,鼻侧阶梯,颞下方视野缺损,视野向心性缩小
眼底血管荧光造影	可有视盘荧光渗漏	视盘荧光渗漏,且多早期即出现
MRI	可有脱髓鞘病变等	可有颅内占位性病变

(一) 视乳头水肿

大多数视乳头水肿是双侧发病,但当一侧视神经受损时便不会发生肿胀,则可能出现单侧视乳头水肿。例如 Foster-Kennedy 综合征,又称一侧视神经萎缩对侧视乳头水肿综合征,常见于嗅沟脑膜瘤。此征是由于额叶占位性病变导致颅内压增高压迫并损伤一侧的视神经,导致对侧眼视乳头水肿。

视乳头水肿的临床表现主要是颅内压升高的相应症状——头痛、恶心、呕吐,少数患者伴有视力受损。绝大多数视乳头水肿的患者除因颅内原发疾病引起的头痛、呕吐等颅内压增高等症状以外,即使视盘的水肿程度严重,甚至病程相当长,患者也可以完全没有视力方面的自觉症状。因此,视乳头水肿的一个最大特征就是视力症状很少作为主诉。此特征常可帮助鉴别检眼镜下难以区分的视盘炎或视乳头水肿。然而,也有少数视乳头水肿的患者有很明显的视觉症状,甚至有时一些位于大脑"静区"的肿瘤常以这些视觉症状为其首发症状。视乳头水肿的视觉症状特殊,通常是阵发性眼前发黑或阵发性视力模糊,发作时间非常短暂,仅仅数秒。每天发作次数不定,发作以后视功能完全恢复。这种所谓的"阵发性黑矇"(amaurosis fugax)被认为反映了视神经乳头灌注的短暂波动,与颅内压升高的程度有关。多发生于视盘水肿程度较重、病程较久的患者。如果这些症状出现的强度、频率、持续时间逐渐增加,则视功能即可有明显障碍,甚至完全失明。

眼底表现:视乳头水肿的检眼镜观因其发展程度而表现不同而分期,一般分为三个时期:早期、发展完全期、晚期萎缩性视乳头水肿(图 5-1)。

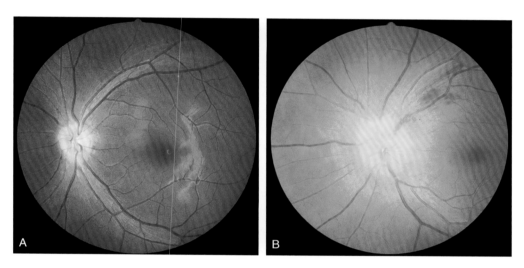

图 5-1 早期视乳头水肿(A)与发展完全的视乳头水肿(B)

1. 早期轻度的视乳头水肿 视乳头水肿在早期程度较轻,临床上常常不易被发现,所以对轻度的水肿改变尤须重视。以下是早期轻度的视乳头水肿常出现的特征,但不是十分可靠的特征。

(1) 视盘变红:视盘变红以致其色调几乎与周围的视网膜颜色一致。然而这一体征有时并不十分可靠,因为有不少远视眼以及假性视盘水肿患者,其视神经乳头颜色也较红,所以视盘颜色变红,并不是视乳头水肿独有的特征。视盘变红的原因是颅内压增高使视网膜中央静脉回流受阻,从而引起视盘中的毛细血管扩张。

(2) 视盘边界模糊:视乳头水肿时,最初阶段也仅限于视盘上方和下方以及鼻侧边界变得模糊,但不久之后,视盘颞侧边界也开始变得模糊。值得注意的是,假性视盘水肿的视盘边界也是各个方向都模糊不清的。

(3) 生理凹陷消失:视乳头水肿的视盘生理凹陷消失是早期视乳头水肿的体征之一。然而这一征象也不是绝对可靠的,因为不少正常人特别是远视眼和假性视盘水肿的视盘也见不到生理凹陷。

(4) 视网膜中央静脉充盈、粗大:视网膜中央动静脉比例从正常的 2:3 增至 2:4,视网膜中央静脉搏动消失,是视盘水肿的重要体征。如果患者有上述的视盘充血、边界模糊、生理凹陷消失、视网膜中央静脉变粗等体征,再加上视网膜中央静脉自发性搏动消失,尤其是在用手指轻压眼球仍见不到搏动时,视盘水肿的可能性就大大增加。

（5）视盘周围灰白色水肿环：这一体征在大多数早期视乳头水肿都可以见到。紧邻视盘周围的视网膜变成青灰色，在充血发红的视盘与暗红色的视网膜之间，围绕视盘周围的一圈视网膜的灰白色水肿环，是一种较为醒目的体征，很容易用检眼镜查出。

　　2. 发展完全的视乳头水肿　早期的视乳头水肿一般经过大约 2 周的时间，即可发展成比较明显的视乳头水肿。此时检眼镜下的改变十分显著，视盘除了边界模糊、颜色变红、生理凹陷消失、静脉充盈及搏动消失和视盘周围的视网膜周围灰白色水肿环等体征变得更加明显外，还有：

　　（1）视盘的直径变大：这是因为视盘由于其本身的肿胀，以及水肿向周围的视网膜延伸，因此使视盘在检眼镜下看起来比正常大得多，但其外形仍维持成圆形。在检眼镜下视盘直径加大的同时，平面视野计的检查，可发现其生理盲点的扩大更加明显（图 5-2）。

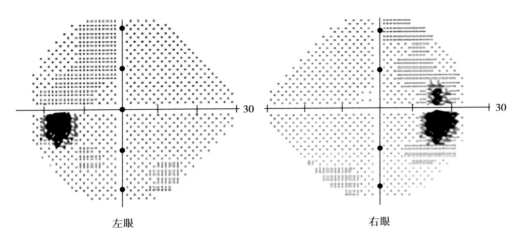

左眼　　　　　　　　　　右眼

图 5-2　示颅高压患者出现右眼视盘水肿，视野检查显示左眼视野正常，右眼生理盲点扩大

　　（2）视盘呈菌形隆起：随着病程的进展，水肿的程度也日益加重，视盘明显向前突起，其中央部分突起最高，而其周边部分则缓缓成斜坡状逐渐变低。因此，检眼镜下的视盘很像一个伸入眼内的小蘑菇。视盘的隆起程度可用检眼镜测定。虽然这是一种比较粗略的方法，但从临床的角度来说，这种方法已经够用，而且简便可行。具体方法是：先拨动检眼镜上的屈光盘，用某一屈光度看清视盘最突起部分的最细小的血管，然后再拨动屈光盘，用另一屈光度看清视网膜平面黄斑区附近最细小的血管，前后两个屈光度之差，即代表视盘隆起的高度，通常每相差 3 个屈光度约合 1mm。一般说来，视乳头水肿的程度与其病程发展相一致，严重者可高达 8、9 个屈光度或更多一点。然而大多数视乳头水肿，多在 5、6 个屈光度以下。早期视乳头水肿，多在 1 个屈光度以下，而 2 个屈光度以上的视乳头水肿，诊断多无太大困难。

　　（3）视盘外观松散：发展完全的视乳头水肿，由于水肿使神经组织彼此发生分离，因而使视盘外形松散，失去正常视盘那种平滑、紧密的外观，而显示出一些细微的条纹或成不规则的网状，甚至整个视盘形成一团绒毛状的外观。视盘的这种松散的外形，是视乳头水肿的一个很特殊的特征。

　　（4）视网膜静脉怒张、迂曲：随着水肿程度的加剧，视网膜静脉的充盈变得更加明显，以致形成静脉怒张，甚至迂曲，但动脉一般无明显改变。因此，动静脉比例有时可达 2 ∶ 5。同时由于视盘的明显前突，致使位于视盘边缘部分的血管从检眼镜下看起来，似乎是从视网膜平面爬上视盘一样。如果视盘隆起程度很高，其边缘上的血管几乎可以成垂直的角度爬上视盘，因而该段血管在检眼镜下，可能看不见血管壁的红色反光而显成黑色。而且由于视盘及其附近的视网膜的水肿，血管的某些节段可被埋于水肿组织中，因此常使血管的一些节段隐匿不见，从检眼镜下观察，好像血管有了间断。视盘边缘上的血管呈爬坡状，是视乳头水肿的特征之一。

　　（5）视盘表面及其邻近视网膜的出血：由于视网膜静脉充血的缘故，视盘表面及其附近的视网膜可发生一些出血。视乳头水肿的出血，通常多呈放射状，分布于视盘的周围靠近视网膜静脉的大分支旁，有时出血也可位于视盘的表面,出血多者甚至视盘可以部分或全部被血块遮盖。然而一般说来,距视盘越远,出血的机会越少,这一点可以作为与视网膜中央静脉阻塞鉴别诊断时最重要的特征之一,后者出血可远达视网膜的周边部。视盘的水肿出血似无明显规律性,有时在很早期的时候就有出血,但是,也有一些发展很完全、病程很久的视乳头水肿完全没有出血。然而一般说来,急骤的颅内压增高发生出血的机会多一些,缓慢的颅内压增高发生的出血机会就少得多。出血的形状也不一定,多数呈火焰状(出血位于视网膜神经纤维层),但也有少数呈小点状(出血位于视网膜深层)。但是,视盘的表面或其邻近区域的出血,并不是视乳头水肿的特殊特征。

(6)视盘表面及其邻近视网膜上的白色棉绒斑:视乳头水肿一般发生渗出物的机会不多,但有时也可见到一些白色棉绒状"渗出物"位于视盘邻近的视网膜上,这种情况多半发生在比较晚期的视乳头水肿。实际上这些白色棉绒状物并不是真正的渗出,而是视网膜毛细血管前小动脉的阻塞,引起小区域的缺血,致使视网膜神经节细胞轴突的轴浆运输阻塞,胞浆碎屑堆积与神经纤维层所形成。另外一些视网膜上的黄白色小点,是出血或渗出液吸收后遗留下的脂肪小体。如果水肿严重,水肿延及视网膜黄斑区,可使小滴滴状的积液累积于视盘与黄斑之间的内界膜下,因此,在检眼镜下就可以见到一些排列成扇形的放射状发亮的小白点。通常这种黄斑区的扇形小白点多在黄斑的鼻侧半,位于视盘与黄斑区之间,而围绕黄斑一周排列成星芒状者较为少见。视盘的水肿消退时,视网膜上的棉绒斑、硬性脂肪渗出及黄斑区的扇形小白点均可完全吸收。

(7)视盘周围的同心性弧形线:由于视乳头水肿,邻近的视网膜向周围移位,从而引起视网膜的皱褶,有时这些视网膜皱褶在检眼镜下可以见到,表现为在视盘旁有3~4条纤细的同心性弧形线纹,这种视盘周围的同心性弧形线也被称为 Paton 线(Paton's lines)。

3. 晚期萎缩性视乳头水肿 如果不及时治疗引起视乳头水肿的病因,视乳头水肿长期发展将导致继发性视神经萎缩。一旦视神经发生萎缩,患者除有进行性的视力减退、视野缩窄,最后引起完全失明等视功能丧失的自觉症状外,检眼镜还可观察到的改变有:

(1)视盘颜色变白:视盘由原来水肿时的充血、发红状态逐渐变成灰白色,最初阶段仅为视盘边缘变成灰白色,晚期其中心也变成白色,视盘变色的原因是长期的水肿引起神经纤维的退行性变,从而使胶质增生。视盘的变白是视神经发生萎缩的早期体征之一。因此,一旦发现患者的视盘由水肿开始变白,应该立即想到该眼视神经已经开始发生萎缩。

(2)视网膜血管变狭窄:视神经开始萎缩时,另外一个重要的体征就是视网膜中央动脉变狭窄,视网膜中央动脉变得非常细,同时视网膜中央静脉的充血也逐渐减少,静脉管径由原来水肿时的充盈、怒张、迂曲,逐渐变细,恢复到原来正常的管径大小,甚至变得更细。

(3)视盘的隆起度逐渐减低:尽管引起视乳头水肿的病因仍然存在(例如颅内压力仍高),视神经一旦发生萎缩,视盘的隆起度将逐渐减低,形成一个边界模糊不清、颜色苍白,同时仍有轻微隆起的晚期萎缩性视乳头水肿。最终视盘完全变平,呈现典型的继发性视神经萎缩改变(见第七章)。

临床上根据视乳头水肿的眼底改变对其进展及严重程度进行分级,称为 Frisén 分级:0级:正常视乳头;1级:极早期视乳头水肿;2级:早期视乳头水肿;3级:中度视乳头水肿;4级:显著视乳头水肿;5级:重度视乳头水肿(表5-2和图5-3)。

(二)视盘水肿

引起视盘水肿的病因很多,具体的临床特征将在各有关疾病章节中讨论。

1. 缺血性视神经病变 大多为单眼发病,典型表现为无痛性视力下降。眼底检查可见视盘水肿和隆起,伴盘周线状出血。动脉炎型的视盘可表现为苍白,而非动脉炎型的表现为充血。

2. 炎症性病变

(1)视盘血管炎:单眼发病居多,Ⅰ型视盘血管炎主要表现为视盘水肿、充血,视盘荧光渗漏。Ⅱ型视盘血管炎,又称视网膜静脉阻塞型,主要表现为视盘水肿、网膜出血、静脉迂曲扩张、静脉荧光充盈迟缓。

表 5-2 视乳头水肿 Frisén 分级

Frisén 分级	眼底特点
0 级 正常视乳头	视盘形态正常 视盘周围神经纤维层（nerve fiber layer，NFL）呈放射状分布，无扭曲 主干血管偶见模糊，通常位于视盘上方
1 级 极早期视乳头水肿	鼻侧视盘边界模糊不清 视盘表面无隆起 NFL 排列紊乱，神经纤维层失去其特有的线样反光，呈灰色，无光泽 视盘颞侧边缘清晰 视盘颞侧边缘开始出现 Paton 线（在视盘颞侧以垂直方向与其同心排列的条纹，由于视盘肿胀视网膜从其颞侧移位，引起内界膜皱褶，产生折光改变的表现），最好间接检眼镜检查 同心圆或放射状脉络膜皱褶
2 级 早期视乳头水肿	视盘边缘灰暗模糊不清 鼻侧边缘隆起 可见完全性视盘旁光晕（Paton 线）
3 级 中度视乳头水肿	视盘边缘灰暗模糊不清 视盘直径扩大 一支或多支离开视盘的主干血管影模糊，视盘旁光晕外边缘不规则呈指样扩大
4 级 显著视乳头水肿	视盘边缘模糊 视盘完全升高 视盘中心主干血管模糊
5 级 重度视乳头水肿	视盘呈现圆形隆起，突向玻璃体腔 完全性视盘旁光晕变细小光滑界线明显 视盘处主干血管模糊或无 视杯结构消失

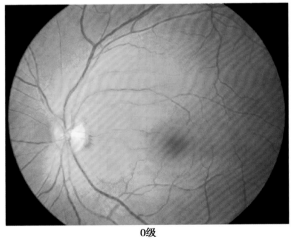 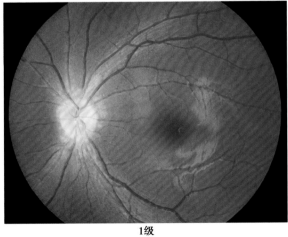

0级   1级

图 5-3 Frisén 分级各级视乳头水肿的眼底特征

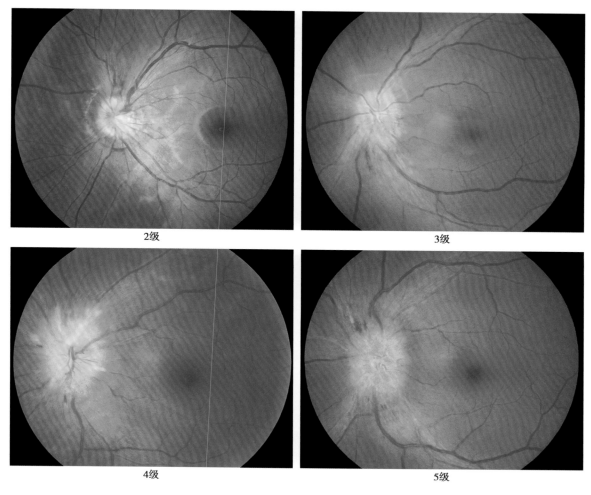

2级　　　　　　　　　　　　3级

4级　　　　　　　　　　　　5级

图 5-3（续）

（2）视神经炎：约 1/3 的视神经炎患者为视神经乳头炎，伴视盘充血水肿，视盘边缘模糊，成人常单侧受累。而视神经乳头炎多见于 14 岁以下的儿童，儿童则多双侧受累，可见双侧视盘水肿。

（3）葡萄膜炎：前葡萄膜炎一般不引起眼底改变，但少数患者可出现反应性视盘水肿和黄斑囊肿。中间和后葡萄膜炎患者常伴视网膜炎的征象，包括视网膜血管鞘、视盘水肿、黄斑水肿，以及视网膜出血。

3. 眼眶病变　眼眶内各种占位引起的视盘水肿多为单侧发病，只有极少数的双侧眼眶疾病才引起双侧视盘水肿。

4. 系统性疾病　恶性高血压可引起恶性高血压视网膜病变，主要表现为视盘水肿，水肿隆起程度明显，伴后极部棉绒斑和黄斑星芒样渗出。少数糖尿病患者也伴有单侧或双侧的视盘水肿。

【诊断及鉴别诊断】

（一）诊断

视乳头水肿及视盘水肿的诊断要点及鉴别已在上文中提到，患者的病史、临床表现以及眼底检查特征是最重要的诊断依据，但仅仅依靠这些仍然是不够的。医师们往往需要完善全面的眼科检查，并依赖其他辅助检查帮助进一步诊断，这些检查有助于视乳头水肿与其他原因导致的视盘水肿的鉴别，并确定潜在的致病因素。引起视盘水肿的病因繁多，临床表现也各不相同，具体的诊断标准在其他相关章节作了详细描述（见第四章、第六章、第十四章）。以下内容主要针对视乳头水肿的诊断，但是涉及的各类检查方法和诊断思路对于临床上发现水肿的视盘而言则是相通的。

1. 详细的病史及临床表现　发展完全的视乳头水肿的诊断困难不大，一般只要看过几次典型的视乳头水肿,都能比较正确地作出诊断,尤其是结合患者视功能完好以及具有特征性"阵发性黑矇"等特点,再结合其他颅内压增高的表现,诊断是较为容易的。然而,早期轻度的视乳头水肿的诊断却常常不那么容易,检眼镜下的改变也常常似是而非、真假难辨。即使很有经验的医师也很难单凭检眼镜下的表现来诊断。对于早期视乳头水肿的诊断,不能单独依靠检眼镜的检查而忽略了系统的临床表现,在诊断早期视乳头水肿时,应该结合患者全部的神经症状以及其他的检验结果。如果不能明确有无早期视乳头水肿,而患者的病情又许可,最好是1~2周以后再复查眼底,那时就可以看到明确的视乳头水肿。应该强调指出,为了对比,在连续观察的过程中,最初检查时的完整详细的记录是极为重要的。如能在不同时期内做立体眼底摄影,则对诊断帮助更大,常可较早期就发现视乳头水肿。

2. 神经影像学检查　临床怀疑视乳头水肿时,应立即行神经影像学检查,通常首选增强 MRI 检查排除颅内占位性病变,若无法及时行 MRI 检查,则可以行增强 CT 检查。一旦神经影像学检查结果排除颅内占位性病变,可进行腰椎穿刺进行脑脊液压力测量和脑脊液分析。应特别注意,盲目进行腰椎穿刺是非常危险的,可引起脑占位性病变患者发生脑疝。

3. 视野检查　视野检查对追踪视乳头水肿的临床进展、监测治疗效果等非常必要。正常人生理盲点位于固视点颞侧13°~18.5°之间,其宽度为5.5°,高为7.5°。生理盲点加大,尤其是水平径线的扩大,常有很重要的诊断价值(垂直径线因有血管暗影,因而不很可靠)。因此,对于疑有早期视乳头水肿的患者,定期复查眼底和生理盲点,有助于视乳头水肿的诊断。另外,视野检查发现扇形视野缺损或者视野缩窄提示可能发生严重的视力丧失,因此,视野检查对疾病的预后有很大意义。

4. 眼底荧光血管造影(FFA)　FFA 对视乳头水肿的诊断有着很重要的价值。动脉期可见视盘表层辐射状毛细血管明显扩张,同时可见很多微动脉瘤。荧光素很快就从这些扩张的毛细血管向外渗漏,使视盘及其周围染色,显现一片强荧光,持续很长时间(约数小时)才逐渐减退。然而,对最早期视乳头水肿病例,血管造影的早期常无明显改变,因此不能因为 FFA 检查阴性而排除最早期的视盘水肿,对这种患者仍需追踪观察,定期再做血管造影。在造影后期,由于视盘的边缘轻微染色,而造成视盘呈一片边界不清的朦胧状强荧光区。所以,Hayreh 等强调立体彩色眼底照相观察最早期的视盘水肿远比荧光血管造影敏感。

5. 相干光断层扫描(OCT)　OCT 检查可以通过检测神经纤维层厚度来量化视乳头水肿的程度,早期视乳头水肿程度与视神经纤维层厚度成正比,晚期则无明显关系。OCT 检查还可以监测视乳头水肿的变化。

6. OCT 血流成像(OCTA)　OCTA 检查可发现视乳头表面的毛细血管发生明显的形态学变化,血管扩张弯曲,缠结如血管球。OCTA 检查还可通过测量盘周毛细血管密度,尤其是鼻侧的盘周毛细血管密度来鉴别视盘的真性水肿和假性水肿。Fard 等的研究表明,假性水肿患者盘周毛细血管密度明显低于轻度的真性视乳头水肿(1~2级),而严重的视乳头水肿(3~4级)盘周血管密度则与假性视乳头水肿没有明显差异。

7. 超声检查　眼部 B 超可帮助诊断眼眶疾病导致的视盘水肿。

8. 眼底自发荧光检查　帮助鉴别诊断假性视乳头水肿及真性视乳头水肿。

(二)鉴别诊断

在进一步诊断是视乳头水肿还是其他原因引起的视盘水肿之前,应首先鉴别视盘的真性水肿与假性视乳头水肿。假性视乳头水肿(pseudopapilledema),或假性水肿(pseudoedema),即远视眼或者视盘的先天性异常,包括视盘玻璃膜疣、有髓神经纤维等引起的视盘肿胀的外观。假性视乳头水肿及任何原因引起的真性视盘水肿之间的鉴别要点如表5-3所示。

在排除了假性水肿的诊断后,应首先明确水肿是单侧或者双侧、有无视力变化,并评估患者全身情况如有无高血压、糖尿病等。比如导致双侧视盘水肿的最常见病因是视乳头水肿,但要注意与双侧的视神经病变相鉴别,其他常见的还有中毒代谢性视神经病变、恶性高血压等。如果是单侧视盘水肿且伴视力受损的患者,常见的病因则是脱髓鞘性视神经炎以及非动脉炎性前部缺血性视神经病变(non-arteritis anterior ischemic optic neuropathy,NA-AION)。表5-4总结了临床常见的引起视盘水肿的病因及特点。

表 5-3　假性视乳头水肿与真性视盘水肿的鉴别要点

假性视乳头水肿 （pseudopapilledema）	真性视盘水肿 （true disc swelling）
1. 通常视杯直径小，似无视杯	1. 视杯多有保留，水肿严重扩大时视杯可消失
2. SVP 常有，也可能消失	2. 视盘毛细血管增多
3. 视盘顶端视网膜中央血管增多、分支异常	3. Paton 线，放射状脉络膜皱褶
4. 深层玻璃膜疣时视盘呈扇形或多块状边界	4. FFA 示视盘渗漏
5. 视盘肉眼可见玻璃膜疣	5. 视盘水肿残端可见微小的假性玻璃膜疣
6. 视网膜出血少见	6. 伴棉绒斑、视网膜出血

表 5-4　视乳头水肿及其他原因引起的视盘水肿的鉴别诊断

疾病	单侧/双侧	视力	主要症状
假性视乳头水肿	单侧或双侧	很少受累	无症状
视乳头水肿	双侧，可不对称	很少受累	头痛、恶心、呕吐
非动脉炎性前部缺血性视神经病变	单侧	视力突然下降	无痛性视力下降
视神经炎	单侧	视力突然下降，程度不一	眼球转动痛，相对性传入性瞳孔障碍
恶性高血压	双侧	视力下降	视网血管损害，火焰状出血

【治疗及预后】

临床实践中，一旦发现患者视力明显下降并有视乳头水肿的征象，应积极治疗原发病以降低颅内压。治疗方法包括视神经鞘减压术、手术减压、CSF 分流、脱水治疗和激素治疗。

如果能及时治疗引起视盘水肿的原发疾病，视乳头水肿的预后十分良好。其视力、视野常可以完全正常，眼底的改变也可在 1~2 个月以内恢复。虽然文献上曾有视乳头水肿持续 14 年之久而视功能完全正常的报道，但是，一般都认为长时间的视乳头水肿，尤其是视乳头水肿发展迅速，水肿程度长期高于 5 个屈光度以上者，可能引起严重的视功能障碍。一般说来，检眼镜下见到的视网膜静脉明显的怒张、迂曲，视网膜上广泛而大片的出血，以及棉绒斑的早期出现，特别是黄斑部扇形白点的出现，常常意味着视功能已受到损害，应立即设法去除病因，以挽救视力。

检眼镜下见到视网膜动脉明显的狭窄、变细，是一个更为危险的信号，多表示视神经已经严重受损，如不立即治疗，终将发生视神经的完全萎缩，并可能伴有其他神经系统后遗症。一旦视盘的颜色开始变白，则表示视神经已经发生了萎缩和不可逆的改变，此时即使立即行手术治疗，解除颅内压增高的因素，患者视力也将不断减退，终将失明，很少有例外者。这一点与仅有视盘苍白而无水肿的患者（如因垂体肿瘤压迫可视交叉引起的原发性视神经萎缩）不同，后者由于视交叉等直接受压，视力发生严重障碍，但只要视神经还没有发生萎缩性凹陷，一经手术切除肿瘤，其视力多于短期内迅速增加，甚至完全恢复到正常。由此可见，长期、严重的视乳头水肿的预后较差，因而必须在视乳头水肿还没有发展到产生萎缩以前，进行积极治疗。

总之，临床上必须强调及时检查视神经萎缩的早期症状。视乳头由水肿向萎缩发展的最早征象之一为周围视野的向心缩窄。所以对于长期视乳头水肿的患者，应该定期检查视力和周围视野，以评估疾病发展及预后。阵发性黑矇的频繁发生，以及视力的逐渐减退，也是视神经开始萎缩的另一个早期征兆。凡是患者叙述有频繁的阵发性黑矇发生，或在观察的过程中发现视力开始减退，都应该提高警惕，及时进行视神经减压等手术治疗，否则视力预后较差。

（解心怡　许译丹）

参考文献

［1］SCOTT C J，KARDON，R H，LEE C J，et al. Diagnosis grading of papilledema in patients with raised intracranial pressure using optical coherence tomography vs clinical expert assessment using a clinical staging scale［J］. Arch Ophthalmol，2010，128（6）：705-711.

［2］FRIEDMAN D I. Papilledema and Idiopathic Intracranial Hypertension［J］. Continuum（Minneap Minn），2014，20（4）：857-876.

［3］FRISÉN L. Swelling of the optic nerve head：a staging scheme［J］. J Neurol，Neurosurg and Psychiatry，1982，45（1）：13-18.

［4］WEBER A L，CARUSO P，SABATES N R. The optic nerve：radiologic，clinical，and pathologic evaluation［J］. Neuroimaging Clin N Am，2005，15（1）：175-201.

［5］ZHANG J，FOROOZAN R. Optic disc edema from papilledema［J］. Int Ophthalmol Clin，2014，54（1）：13-26.

［6］VAN-STAVERN G P. Optic disc edema［J］. Semin Neurol，2007，27（3）：233-243.

［7］MENKE M N，FEKE G T，TREMPE C L. OCT measurements in patients with optic disc edema［J］. Invest Ophthalmol Vis Sci，2005，46（10）：3807-3811.

［8］ARNOLD A C，BADR M A，HEPLER R S. Fluorescein angiography in nonischemic optic disc edema［J］. Arch Ophthalmol，1996，114（3）：293-298.

［9］ROSENBERG M A，SAVINO P J，GLASER J S. A clinical analysis of pseudopapilledema Ⅰ. Population，laterality，acuity，refractive error，ophthalmoscopic characteristics，and coincident disease［J］. Arch Ophthalmol，1979，97（1）：65-70.

［10］SAVINO P J，GLASER J S，ROSENBERG M A. A clinical analysis of pseudopapilledema：Ⅱ. Visual field defects［J］. Arch Ophthalmol，1979，97（1）：71-75.

［11］BIOUSSE V，NEWMAN N J. Neuro-Ophthalmology Illustrated［M］. 2nd ed. New York：Thieme，2016.

［12］WONG S H，WHITE R P. The clinical validity of the spontaneous retinal venous pulsation［J］. J Neuroophthalmol，2013，33（1）：17-20.

［13］FARD M A，SAHRAIYAN A，JALILI J，et al. Optical coherence tomography angiography in papilledema compared with pseudopapilledema［J］. Invest Ophthalmol Vis Sci，2019，60（1）：168-175.

［14］李凤鸣，谢立信. 中华眼科学［M］. 3 版. 北京：人民卫生出版社，2014.

［15］杨景存. 视神经病学［M］. 郑州：河南科学技术出版社，1996.

［16］葛坚. 眼科学［M］. 2 版. 北京：人民卫生出版社，2010.

第六章

缺血性视神经病变

　　缺血性视神经病变（ischemic optic neuropathy，ION）是 50 岁以上患者最常见的视神经疾病。临床上，缺血性视神经病变一般以筛板为界线，可分为：累及视盘的前部缺血性视神经病变（anterior ischemic optic neuropathy，AION）和累及球后的后部缺血性视神经病变（posterior ischemic optic neuropathy，PION）。AION 又根据其有无动脉炎症，分为两种临床类型：非动脉炎性前部缺血性视神经病变（non-arteritis anterior ischemic optic neuropathy，NA-AION）和动脉炎性前部缺血性视神经病变（arteritis anterior ischemic optic neuropathy，A-AION）。PION 也可由动脉炎性或非动脉炎性病因所致。AION 是由于后睫状动脉循环障碍造成的视盘供血不足，引起视盘发生急性缺氧水肿，以视盘苍白水肿、视盘周围毛细血管出血为特征；PION 是筛板后至视交叉间的视神经血管发生急性循环障碍，因缺血导致视神经功能损害，而视盘不出现水肿现象。PION 病因不明，发病率极低，确诊主要通过排除诊断，我国尚无病例。本节主要重点讲述 AION。NA-AION 是缺血性视神经病变最常见的类型，以急性单眼无痛性视力下降伴视盘水肿为特征，而 A-AION 患者多伴有明显的头痛和眼痛。不同类型 AION 治疗不同，因此在临床诊断中对两者的鉴别非常重要。

第一节　非动脉炎性前部缺血性视神经病变

【概述】

　　NA-AION 是最常见的 AION，约占 AION 患者的95%，流行病学调查显示美国 50 岁以上的人群 NA-AION 的年发病率是 2.3/10 万 ~10.2/10 万，中国成年人 NA-AION 的年发病率约为 1∶16 000，多为 55~65 岁人群发病，因此是危害中老年人视力的重要原因。该病没有明显的性别差异，但白人发病率高于其他种族。NA-AION 发病与高血压、糖尿病、动脉粥样硬化、高脂血症及心脑血管疾病有关。典型临床特征是突发无痛性单侧视力减退，双眼常先后发病，常伴有视野缺损、色觉下降、相对性传入性瞳孔障碍、视盘水肿等。

【病因】

（一）心血管危险因素

　　1. 糖尿病　糖尿病被认为是诱发 NA-AION 最危险的因素之一，大约 1/4 的 NA-AION 患者伴有糖尿病。长期的糖代谢紊乱导致组织水肿,引起组织压力增加,造成毛细血管微循环障碍,毛细血管内皮细胞增生,组织缺血缺氧,易发生视神经的缺血性病变。

2. 高血压　高血压可能是年轻人患 NA-AION 的危险因素。长期高血压可导致供应视神经的动脉病理性损害,包括小动脉内皮损害、中膜增厚、管腔狭窄,视神经供血减少;血管内皮损害可引起血管活性因子异常释放,进一步影响视神经的血流状态。但是,有研究认为,NA-AION 组和年龄相匹配的对照组的高血压患病率没有显著差异。甚至,Jacobson 等研究认为,高血压对 NA-AION 有一定的保护性作用。

3. 高脂血症　高脂血症是 NA-AION 发病的危险因素之一。高脂血症患者血液流变学中多项指标异常,黏稠度增加,若存在眼局部循环障碍,更易发生血管调节障碍,导致血管阻塞。临床治疗时,降血脂等对症处理对控制 NA-AION 病程延续和预防对侧眼的发病有重要价值。

4. 高凝状态　各种凝血机制障碍的患者也可能发生 NA-AION,这些血栓危险因素包括同型半胱氨酸血症、狼疮抗凝物、抗心磷脂抗体、凝血因子Ⅴ突变、蛋白 C 缺乏、蛋白 S 缺乏和抗凝血酶Ⅲ等。血液成分改变及血液黏稠度增加,导致血流减慢,促使血栓形成,从而阻塞血管而引起 NA-AION。但目前没有可以预测 NA-AION 的常规血栓检测指标应用于临床。

(二) 颈动脉疾病

由于颈动脉狭窄或阻塞、侧支循环较差以及视神经血液循环的局部改变,视神经血供受到影响,从而发生视神经缺血性梗死,出现眼部症状和疾病。颈动脉壁粥样斑脱落下来的各种栓子如果进入视网膜循环,则可引起急性栓塞而产生视网膜中央动脉阻塞或分支阻塞,也可进入睫状后动脉而引起缺血性视神经病变。虽然颈动脉疾病(主要是动脉粥样硬化)并不是一种普遍的 NA-AION 易感因素,但是颈内动脉发育不全可能是导致患者发生 NA-AION 的因素。

(三) 眼部危险因素

很多学者认为 NA-AION 的发生与视盘结构异常密切相关,其中一个重要危险因素是小视盘。大约有 97% 的 NA-AION 患者视盘较小(小于 1.2mm),杯盘比小于 0.2 或无视杯,与正常人群的视盘结构差异明显。临床上部分 NA-AION 患者视乳头水肿出现较早,单纯用血管性因素较难解释,认为局部的解剖异常可能就是重要的发病因素。Beck 等认为小视盘对 NA-AION 的发生有重要作用。当视乳头出现的亚临床缺血、缺氧,视神经通过拥挤的视盘时,轴浆流淤滞于视神经纤维,继而发生无症状视盘水肿,轴浆阻滞在筛板水平,水肿的轴索压迫视神经束毛细血管,微血管事件进一步加重缺血、缺氧,形成恶性循环,诱发 NA-AION。现研究认为多种因素参与 NA-AION 发生,无视杯或小视杯只是一个促成因素,而不是首要因素。

另据报道,许多 NA-AION 的病例发生在白内障相关手术后的数小时至数周内,但是 NA-AION 与白内障手术的相关性尚未得到证实。NA-AION 的发病还与激光辅助原位角膜磨削术(LASIK)有关。

(四) 睡眠呼吸暂停综合征(sleep apnea syndrome,SAS)

SAS 和 NA-AION 的发生有密切联系。Palombi 等对 27 例新确诊的 NA-AION 患者进行多导睡眠监测,其中 24 例(89%)伴有 SAS,是一般人群伴有 SAS 的 4.9 倍,同时还发现伴有 SAS 比 NA-AION 典型的血管风险因素(如高血压、糖尿病、高脂血症)高 1.5~2.0 倍。SAS 引起 NA-AION 的确切机制还不是很清楚,推测可能的机制是 SAS 患者反复呼吸暂停引起视盘血流的自动调节功能受损,血压升高、颅内压增高与夜间低氧血症等因素导致视乳头的缺血或缺氧,长时间缺氧直接引起视神经损伤。

(五) 长期手术、失血、低血压

急性、严重的失血常引起视力下降,尽管部分患者是继发于视网膜、枕叶梗死和外侧膝状体等视觉系统的多处损害,但大多数病例与 NA-AION 有关。NA-AION 发生多见于两种情况:一些患者视力丧失继发于自发性出血;另一些则发生于术后并发的出血、贫血、低血压,例如脊髓或心脏搭桥手术的患者 0.03%~0.1% 发生 NA-AION。NA-AION 可被视为是在严重失血、低血压情况下发生的创伤。另外,一些证据表明,夜间低血压也在 NA-AION 的发生中起一定的作用,即 24 小时动态血压监测记录发现体循环血压在睡眠期间会出现生理性下降,而在清晨觉醒后恢复正常。一项调查研究发现,NA-AION 的患者夜间血压降低的程度比对照组大。因此迅速、有效、及时地对低血压、贫血进行治疗可能对预防术后 NA-AION 的发生有利。

（六）药物

有些药物也能造成血管的灌注不足，如磷酸二酯酶 -5 抑制剂（西地那非）、干扰素 α 等。

【发病机制】

人们普遍认为 NA-AION 的主要发病机制是由于视盘的循环障碍和急性缺血，但视盘缺血的确切机制尚不清楚。有假说认为视盘缺血是由供应视盘的睫状后动脉一过性灌注不足所致。灌注不足大多是由于血压的暂时性下降、眼压迅速升高等引起。最常见的是睡眠时的夜间低血压或者白天打盹时导致的视盘毛细血管低灌注（全身低灌注），少见的是眼部缺血、睡眠时严重的颈内动脉和 / 或眼动脉狭窄或阻塞（眼局部低灌注）。任何原因所致的休克也可导致血压暂时下降。眼内压的迅速升高（如新生血管性青光眼合并眼缺血等）也可导致灌注压的暂时下降（灌注压 = 平均血压 – 眼内压）。视盘毛细血管的灌注压下降到其自身调节范围的临界值以下，在一些敏感的人群中，将导致视盘的缺血进而导致 NA-AION 的发病。此外，视盘分水岭区的位置和范围在鼻侧视盘周围脉络膜变异很大，研究认为分水岭区位于鼻侧视盘周围脉络膜的视盘结构对缺血易感性更高。目前一致认为，最后的共同通路是结构拥挤的视盘发生轴突水肿、轴突变性、视网膜神经节细胞凋亡等一系列过程，而导致轴突水肿机制仍有争议且未被证实。

【临床特征】

（一）眼部特征

NA-AION 的典型临床特点是突发无痛单侧视力减退，通常在觉醒后或当天第一次需要特别用眼时发现，当视力下降加重时，往往是在清晨觉醒时发现视力进一步下降。患者常双眼先后发病，患者双眼受累时常有畏光，12% 的 NA-AION 患者有眼痛或头痛，难以与视神经炎相鉴别。NA-AION 患者视力下降的程度整体上没有 A-AION 患者严重，罕见无光感。Hayreh 比较 50 岁以上的 NA-AION 和年龄匹配的一般人群，发现视力没有显著差异，特别是当缺血位于视盘鼻侧时，中心视力可不受影响，因此，视力正常也不能排除 NA-AION。患者常主诉鼻侧视野丢失，其次是水平视野丢失。单眼受累者或双眼病变程度不一致者，可出现视力丧失伴有相对瞳孔传入障碍（relative afferent pupillary defect，RAPD）。但是，若损伤不严重或对侧眼既往存在 NA-AION，则患眼 RAPD 可能不明显。几乎所有 NA-AION 患者都伴色觉减退，且色觉下降的程度常与视力下降的程度直接对应。

（二）眼底表现

当视力下降刚出现时，检眼镜观察到受累的一部分视盘水肿（对应于视野缺损的位置），而视盘的其余部分正常或轻微水肿，数天后整个视盘出现典型的扇形肿胀、充血，视盘边缘毛细血管扩张，表面神经纤维层出血。在一临床研究中发现，75% 的患者视盘水肿为弥漫性，25% 的患者为节段性，节段性视盘水肿通常累及视盘上侧。发病 2~3 周后视盘水肿逐渐吸收消退，最先受累的那一部分视盘开始变苍白，而未受累的那一部分视盘（对应于正常视野）变得比缺血部分水肿的更厉害，之后视盘水肿逐渐变消退，出现视盘受累区域苍白或整个视盘苍白，在后来受累区域有可能苍白更明显或不明显（图 6-1）。因此，只有在很早期视盘水肿的部分才和视野缺损的部位相对应。视盘水肿消退后，视盘苍白的分布也并不总是视野和神经纤维丢失的部位和程度对应。患者视盘缩小、结构紊乱，出现生理性凹陷，视盘内部中央静脉血管增多，患者在此情况下常出现明显远视。视盘和黄斑之间有时可出现轻微的浆液性视网膜脱离并扩展到黄斑区产生黄斑水肿。对侧眼也存在小或无生理性视杯的"易感视盘"。晚期视神经萎缩部分病例可呈明显的视神经乳头凹陷、苍白，类似晚期青光眼的视乳头改变。部分患者视盘水肿消退后在视盘周围或黄斑区会出现一些脂质沉积。少数患者的 NA-AION 是由于睫后动脉的栓塞导致，这与上述典型性 NA-AION 不同，视盘水肿常呈白垩样外观，与 A-AION 类似。

（三）视野检查

NA-AION 患者视野缺损普遍存在，因此视野检查是评价视功能受损非常重要也是必需的视功能检查。患者可出现多种视神经相关的视野缺损，最常出现相对的下方水平缺损，合并绝对的鼻下缺损，上方

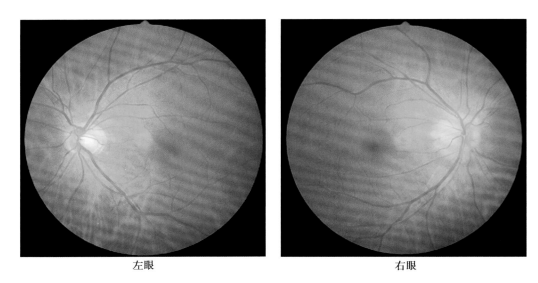

左眼　　　　　　　　　　　　右眼

图 6-1　NA-AION 患者眼底照相示右眼视盘水肿、苍白，边界模糊，动脉变细。左眼小视盘，又称"易感视盘"，动脉比正常稍细

视野缺损也较常见。其他常见的视野缺损包括中心暗点、旁中心暗点、弓形暗点，以及光敏感度弥漫性下降。

（四）荧光素眼底血管造影

眼底血管造影示 NA-AION 有三种特征性图像（图 6-2）：

1. 视盘周围脉络膜延迟或充盈延迟　早期研究发现视盘及周围脉络膜血管充盈延迟。然而，最近研究普遍认为脉络膜充盈延迟仅发生在 A-AION。而 NA-AION 患者仅有病灶区延迟，而充盈时间与对照组相似。Hayreh 曾报道过大量脉络膜无灌注的 A-AION 患者。他认为这种脉络膜改变在 NA-AION 中罕见。同样，在 ICGV 和 FFA 的对比分析研究中发现，NA-AION 没有明显视盘周围脉络膜分水岭区充盈延迟。近年研究发现，NA-AION 只有在血管造影眼底染料充盈动脉期的极早期才可看到特征性的循环受损以及部位，表现为视乳头的局限性或弥漫性充盈迟缓，伴有筛板前区、视乳头周围脉络膜和 / 或脉络膜分水岭区的充盈缺损及迟缓，这种充盈障碍在 NA-AION 发病的早期再起（4 周内）较易见到。在判断视乳头的荧光充盈缺损时，要注意排除眼底拍摄时光线投照不均匀造成的假象。

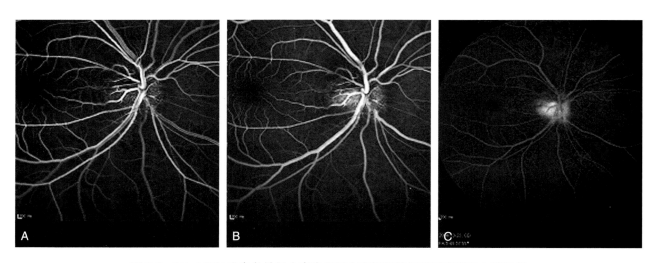

图 6-2　NA-AION 患者急性视力丧失及颞上方视野缺损时眼底荧光血管造影

A. 造影早期视盘动脉血管无明显充盈延迟，但出现颞上方视盘微血管充盈延迟；B. 造影中期视盘不均匀充盈明显，颞上方视盘充盈缺损；C. 血管造影显示视盘缺血所致的颞上方低荧光及环绕缺血区的视盘下方水肿渗漏所致的颞下方高荧光

2. 视盘渗漏　视盘出现弥散或局灶的渗漏时 FFA 示高荧光,而 ICGV 无法显示视盘渗漏。

3. 视盘充盈缺损　FFA 示高荧光区周围环状的低荧光区域,主要反映局部视盘缺血。高荧光反映视盘水肿所致的渗漏。

(五) 光学相干断层扫描(OCT)及 OCT 血流成像(OCTA)检查

OCT 检查可表现为黄斑区神经节细胞复合体及视盘神经纤维层厚度显著下降。OCTA 检查可反映出患者盘周毛细血管密度的下降以及无灌注区面积百分比的增加,有望用于监测 NA-AION 的进展及预后情况。

(六) 视觉电生理检查

视觉诱发电位检查常表现为振幅下降、潜伏期延长,常以振幅下降为主。视网膜电图常无异常。

(七) 其他检验和检查

建议行血沉、C 反应蛋白检查以排除动脉炎的可能。此外,还可以行颈动脉超声检查、球后血管血流超声检查、24 小时动态血压监测、睡眠监测等进行病因学诊断。

【诊断及鉴别诊断】

(一) 诊断标准

1. 凡年龄大于 40 岁,突然出现无痛性视力下降或视野缺失。

2. 视野检查示视野缺损呈与生理盲点相连的象限性视野缺损者,特别是下方水平相对暗点合并鼻下绝对暗点。

3. 存在相对性传入性瞳孔障碍和 / 或视觉诱发电位异常。

4. 眼底改变特别是视盘水肿改变。

5. 有全身或局部的危险因素。

6. 排除压迫性视神经病变、脱髓鞘疾病及遗传性疾患等视神经和视路病变及功能性视力下降。

(二) 鉴别诊断

NA-AION 须与其他疾病相鉴别,例如 A-AION、特发性脱髓鞘性视神经炎、压迫性视神经病变和其他视神经病变;这些疾病大多数都可以根据病史和眼部临床特征与 NA-AION 相鉴别。

1. A-AION　该病较 NA-AION 少见,主要为巨细胞动脉炎(giant cell arteritis,GCA)所致的缺血性视神经病变,70~80 岁的老年人多见。大量证据表明,GCA 与风湿性多肌痛(polymyalgia rheumatica,PMR)相关,且两者应该是同一种疾病过程的不同表现。PMR 和 GCA 在欧美是老年人最常见的风湿病之一,部分 GCA 患者的鉴别特征是 PMR 的前驱症状,包括头痛和乏力、近端肌痛和关节痛等。典型 A-AION 患者的 FFA 见视盘呈“白垩”斑,视神经纤维层出血,大约 21% 可见睫状 - 视网膜动脉阻塞。A-AION 的视力丧失严重程度、病程以及缺血的范围都要超过 NA-AION,视盘水肿较 NA-AION 更明显,可双眼同时发生。A-AION 患者的视盘水肿往往是苍白的而不是充血性,反之,NA-AION 患者的视盘水肿则是充血性为主。若从症状、体征或血沉而怀疑为巨细胞动脉炎时,可做颞动脉活组织检查。

2. 视神经炎　视神经炎也可出现单眼的急性视力下降伴视盘水肿,但视神经炎发病年龄较 NA-AION 相比更低,且常伴有疼痛。病史对于鉴别特发性脱髓鞘性视神经炎和 NA-AION 尤其重要。该病发病急,常在 2 周内出现亚急性进行性视力下降,而 NA-AION 在急性视力下降后通常不再出现连续进行性加重的过程。视乳头红色水肿并有出血及多量的渗出,常波及黄斑部,视野主要是明确的中心暗点,FFA 早期视盘无区域性低荧光等,不难与 NA-AION 鉴别。但年轻的 NA-AION 患者 12% 伴有眼痛,与视神经炎的鉴别困难,MRI 有利于鉴别。视神经炎患者多有 MRI 异常。视觉诱发电位(visual evoked potentials,VEP)可以帮助鉴别 NA-AION 和视神经炎。NA-AION 患者的 VEP 振幅下降、潜伏期正常,而神经炎 VEP 潜伏期延长,视神经炎患者对侧眼多不正常。图形视网膜电图 N_{95} 也有差异。NA-AION 患者的 N_{95} 振幅下降而视神经炎 N_{95} 潜伏期缩短。

3. 压迫性视神经病变　该病变多为眶内或颅内肿瘤或转移癌直接压迫或浸润所致,临床上有时常掩盖原发病症状,应引起警惕。由于颅内肿瘤(特别是额叶底部嗅沟脑膜瘤)可压迫同侧视神经引起视神经萎缩,后期由于颅内压增高,对侧眼视乳头水肿,临床上常称为 Foster Kennedy 综合征,发病缓慢,多有颅内压增高的症状和体征,如头痛、呕吐以及其他神经系统损害体征,而且视盘水肿程度较重,无 NA-AION 的视野改变,伴有嗅觉障碍等特征,易于鉴别。

4. 中毒性或代谢性视神经病变　该病变特征为进行性、无痛性双侧视力丧失,可能继发于酒精、营养不良、贫血,以及各种毒素如乙胺丁醇、异烟肼、氯磺丙脲、胺碘酮、重金属等。

【治疗及预后】

对 NA-AION 的治疗目的在于促进患眼视功能恢复,减少其病程发展,同时降低另眼发生 NA-AION 的危险。但是目前没有找到有效的治疗 NA-AION 的方法。神经组织对缺血缺氧的耐受性差,因此对 NA-AION 的治疗宜早不宜迟,病程越短疗效越好。NA-AION 是一种多因素致病的视神经疾病,尽可能消除或减轻任何引起 NA-AION 的因素,对治疗及预防 NA-AION 的发生具有极其重要的意义。可采取的治疗措施有玻璃体腔注射曲安奈德、抗 VEGF 药物、全身皮质类固醇治疗,经典内科治疗(如皮质类固醇、抗凝血剂、抗血小板药物、苯妥英钠、左旋多巴和高压氧等),视觉康复治疗和中药配合针灸或复方樟柳碱穴位注射治疗。

1. 控制全身病及其他危险因素　特别防控夜间低血压,尤其注意位于正常血压低限的患者,以及不规范用药的高血压患者(如晚上用药、用药过多等)出现医源性低血压。

2. 糖皮质激素治疗　病程在 2 周内的患者,全身使用糖皮质激素治疗可显著改善视力和视野,视盘水肿的吸收也明显变快,建议口服治疗。不建议玻璃体腔内注射曲安奈德等糖皮质激素治疗 NA-AION。由于视盘的循环依赖灌注压,玻璃体腔内注射可增加眼球的体积,导致短暂的眼内压增高。另外,玻璃体腔注射曲安奈德几天或几周后也可能出现眼内压的明显上升。在 NA-AION 的患眼,视盘循环已经处在崩溃的边缘,任何原因导致的即使很小的眼内压的升高都会进一步危害视盘循环,加重病变。而口服类固醇对 NA-AION 进行治疗在短期治疗内对眼内压没有影响。

3. 外科治疗

(1) 视神经鞘减压术:视神经鞘是硬脑膜、蛛网膜、软脑膜三层脑膜的延续。视神经鞘压迫是 NA-AION 的可能病因。该手术可以使脑脊液能够引流,以达到降低视神经周围压力、改善局部血流的目的。但临床试验表明,视神经鞘减压术似乎没有治疗价值,并且可能引起视功能进一步的恶化,且有手术不良反应的发生。

(2) 玻璃体切除术:有研究表明,后玻璃体的牵引可能会破坏微循环和轴浆流,从而引起视盘水肿和视功能障碍。玻璃体切除术可解除玻璃体对视盘的牵引,降低筛板前区和筛板区视盘的压力。从而缓解视盘水肿。有临床试验表明,该手术能够有效提高患者视力,但手术效果仍需进一步验证。

4. 其他辅助治疗

(1) 改善微循环药物:如樟柳碱等,可能对 NA-AION 治疗有一定辅助作用。使用前需明确眼的供血情况,全身低血压、颈动脉低灌注或眼部低灌注的患者不宜使用。

(2) 改善水肿吸收药物:可以使用一些降低毛细血管通透性或者促进水肿吸收的药物辅助治疗。

(3) 营养神经药物:传统观念认为如 B 族维生素(甲钴胺等)、神经生长因子、神经节苷脂等可能对 NA-AION 治疗有一定辅助作用,但最新研究分析指出,神经保护药物在 NA-AION 的治疗中没有效果。

视盘水肿超过 6~12 周后,视盘色苍白、萎缩。如能及时给予治疗,视功能预后较好。假如未能及时治疗,可能将留下不同程度的视神经萎缩。小于 50 岁的患者视力恢复的预后较好,NA-AION 患者没有明显的杯盘比增大。值得注意的是,某些患者视力的明显改善可能是对视野缺损或偏心注视的适应。患眼 3 年复发风险为 3%~8%,对侧眼 5 年发病的风险为 15%~24%。伴有糖尿病或第一个眼睛基线视力低于 6/60 的患者复发及 5 年发病风险增加。

鉴于 NA-AION 双眼先后发病率高,许多学者已关注预防健眼发病的药物治疗。目前还不清楚阿司匹林是否能够降低健眼发病的风险。一项回顾性研究显示,服用阿司匹林 2 年降低对侧眼 37% 发病风险,但 5 年风险率无明显改变。故认为阿司匹林可短期内预防健眼发病,但无长期保护作用。

第二节　动脉炎性前部缺血性视神经病变

【概述】

动脉炎性前部缺血性视神经病变（A-AION）最常见的病因是巨细胞动脉炎（giant cell arthritis，GCA）。虽然 GCA 亦可引起 PION、视网膜动脉阻塞和脉络膜缺血，但 GCA 导致的 AION 是视力丧失的最主要原因。该病几乎都发生于 50 岁以上的老年人，发病年龄在 50~90 岁之间，小于 50 岁者极少。美国一项近 50 年的流行病学调查发现，GCA 平均发病率为 18.8/100 000，女性发病高于男性，民族、地域和种族也是重要的发病因素。该病在我国发病较罕见。

【病理】

A-AION 的炎症反应集中于大、中动脉壁中层与内弹力层。50% 病例的动脉管壁有局灶性或散在的肉芽肿性炎症改变，组织学特点是有典型的巨细胞浸润。其他病例则表现为以大单核细胞浸润为主的混合型炎症，不伴有巨细胞形成。也有极少数病例病变累及颞动脉周围的小血管。病变动脉管壁内炎症反应致弹力层消失，中层可有肉芽组织增殖、阻滞坏死致血栓形成阻塞。

【临床特征】

（一）全身症状

A-AION 发病可能是突发性的，但多数患者确诊之前已有几个月病程和临床症状，如发热（低热或高热）、乏力及体重减轻。发热无一定规律，多数为中等度（38℃左右）发热，偶可高达 40℃左右。根据血管受累部位和程度不同而有不同程度的全身临床表现。头痛最常见，约半数患者为首发症状。头痛表现为新近发生的偏侧或双侧或枕后部剧烈疼痛，呈刀割样或烧灼样或持续性胀痛，并伴有头皮触压痛或可触及的痛性结节，头皮结节如沿颞动脉走向分布，具有诊断价值。头痛可持续性，也可间歇性发作。头痛剧烈程度与血管炎严重程度不一定一致。典型的颞动脉受累表现为动脉屈曲、怒张、搏动增强，也可因血管闭塞而搏动消失。其他常见症状包括风湿性多肌痛、畏食症，以及与受累动脉炎相关的症状。常有血沉（ESR）、C 反应蛋白（CRP）或血小板计数增高。

（二）眼部特征

A-AION 患者常出现眼痛、视物变暗、一过性黑矇，然后在几周内逐渐发生视神经病变，可能导致不可逆性的视力丧失。眼动脉或睫状后动脉受累导致的视力丧失最为严重，视力多低于 20/200。视力丧失可以是初发症状，但一般出现在其他症状之后数周或数月。视觉障碍初始可为波动性，以后变为持续性，可呈单侧或双侧，一侧视力丧失如未积极治疗，对侧可在 1~2 周内被累及。因此，55 岁左右的患者出现单眼短暂的视觉障碍，要考虑到 GCA 的可能。其他症状包括眼肌麻痹、复视、幻视等。

（三）眼底表现

眼底检查示早期常为缺血性视神经炎改变。视盘苍白、水肿，视盘周围脉络膜缺血致苍白、静脉曲张，可见棉絮样斑及小出血点。后期可见视神经萎缩等。

（四）视野

视野缺损常与生理盲点相连，因视神经纤维的缺血损害是从视乳头开始，其缺损大约占视野的 1 个象限或一半范围，多见于下方视野缺损，但不以水平正中线或垂直正中线为界，是一个与生理盲点相连的弧形缺损，有特征性。由于视野缺损绕过注视区，故无中心暗点或偶见。

（五）荧光素眼底血管造影（FFA）

眼底造影示眼底显著的脉络膜延迟相，包括筛板血流延迟和静脉充盈延迟。A-AION 患者 FFA 示疾病的急性早期，睫状后动脉供应的脉络膜因其阻塞而不充盈，静脉期脉络膜逐渐开始从涡静脉逆向充盈。涡静脉内含氧量很高，因此，可以避免脉络膜梗死和视盘周围萎缩的发生。而且发病数天后，被阻塞供应的脉络膜血管开始重建侧支循环，FFA 示脉络膜充盈逐渐正常化。此外，有些 A-AION 患者视盘因睫状后动脉暂时的血栓栓塞而出现视神经头部的完全性梗死,伴随大量神经元和神经头部其他组织的丧失。有时晚期会出现纵隔或筛板后区的纤维化。

【诊断及鉴别诊断】

根据患者临床表现,临床上被怀疑 A-AION 的患者,除注意其颞动脉区有无变粗压痛等外,应进一步检测红细胞沉降率、C 反应蛋白及血小板计数,如增高有一定参考意义。ESR 一项升高对诊断意义不大,但若同时伴有血小板计数增高,则 ESR 特异性增高。血小板增多症也能提高 CRP 对疾病诊断的特异性。ESR 和 CRP 同时增高对 GCA 的诊断特异性达 97%。

该病确诊需要进行颞动脉活检。对怀疑 A-AION 而排除其他可能性疾病的患者,都建议进行颞动脉活检以确诊,因有 5% 结果呈假阴性,故对临床上高度怀疑的患者可再取另侧颞动脉活检以确诊。

【治疗及预后】

A-AION 治疗需早期使用大剂量糖皮质激素。初始剂量为静注甲泼尼龙(1 000mg/d)或者口服泼尼松(>60mg/d)。有研究表明,静注方式更能降低健眼 A-AION 的发病率,且提高患眼视力恢复的发生率。一般治疗方案是先口服高剂量激素数周,然后逐渐减药量至维持剂量以维持 ESR 和 CRP 在正常范围。

对于激素抵抗的患者,肝素和肿瘤坏死因子抑制剂可能具有一定的治疗效果。肝素用于抑制血管内血栓形成,防止缺血损伤发生,而肿瘤坏死因子抑制剂可以直接阻断血管壁内 I 型细胞因子介导的前炎症反应。

A-AION 的治疗目的是控制炎症发展,保护健眼,同时防止其他血管并发症如脑卒中、心肌梗死等的发生。一旦 A-AION 患者出现明显的视力下降,其视力很难恢复,尽管给予高剂量激素治疗,仍有 30% 患者出现不可逆的视力下降,最终导致视神经萎缩。

(解心怡　许译丹)

参考文献

[1] HAYREH S S. Ischemic Optic Neuropathies [M]. Heidelberg:Springer,2011.

[2] BECK R W,SERVAIS G E,HAYREH S S. Anterior ischemic optic neuropathy:IX. Cup-to-disc ratio and its role in pathogenesis [J]. Ophthalmology,1987,94(11):1503-1508.

[3] HAYREH S S,ZIMMERMAN M B,PODHAJSKY P,et al. Nocturnal arterial hypotension and its role in optic nerve head and ocular ischemic disorders [J]. Am J Ophthalmol,1994,117(5):603-624.

[4] EDWARD J A. Nonarteritic anterior ischemic optic neuropathy [J]. Curr Treat Options Neurol,2011,13(1):92-100.

[5] HAYREH S S,ZIMMERMAN M B. Nonarteritic anterior ischemic optic neuropathy:natural history of visual outcome [J]. Ophthalmology,2008,115(2):298-305.

[6] AREVALO J F,GARCIA R A,SANCHEZ J G,et al. Angiography of optic nerve diseases [M]// AREVALO J F. Retinal angiography and optical coherence tomography. New York:Springer,2009.

[7] DICKERSIN K,EVERETT D,FELDON S,et al. Optic nerve decompression surgery for nonarteritic anterior ischemic optic neuropathy(NAION)is not effective and may be harmful [J]. JAMA,1995,273(8):625-632.

[8] SALOMON O,HUNA-BARON R,KURTZ S,et al. Analysis of prothrombotic and vascular risk factors in patients with nonarteritic anterior ischemic optic neuropathy [J]. Ophthalmology,1999,106(4):739-742.

[9] GHANCHI F D,DUTTON G N. Current concepts in giant cell(temporal)arteritis [J]. Surv Ophthalmol,1997,42(2):99-123.

[10] KELTNER J L. Giant-cell arteritis:signs and symptoms [J]. Ophthalmology,1982,89:1101-1110.

[11] NESS T,BLEY T A,SCHMIDT W A,et al. The diagnosis and treatment of giant cell arteritis [J]. Dtsch Arztebl Int,2013(21):376-386.

[12] STRADY C,ARAV E,STRADY A,et al. Diagnostic value of clinical signs in giant cell arteritis:analysis of 415 temporal artery biopsy findings [J]. Ann Med Interne,2002,153(1):3-12.

[13] HAYREH S S,PODHAJSKY P A,RAMAN R,et al. Giant cell arteritis:validity and reliability of various diagnostic criteria[J].

Am J Ophthalmol, 1997, 123(3):285-296.

[14] HAYREH S S. Ischaemic optic neuropathy [J]. Indian J Ophthalmol, 2000, 48(3):171-194.

[15] HAYREH S S. Controversies on neuroprotection therapy in non-arteritic anterior ischaemic optic neuropathy [J]. Br J Ophthalmol, 2020, 104:153-156.

[16] 毛晓婷. 非动脉炎性前部缺血性视神经病变危险因素分析[J]. 当代医学, 2013, 19(11):96-97.

[17] 李凤鸣, 谢立信. 中华眼科学[M]. 3 版. 北京:人民卫生出版社, 2014.

[18] 杨景存. 视神经病学[M]. 郑州:河南科学技术出版社, 1996.

[19] 葛坚. 眼科学[M]. 2 版. 北京:人民卫生出版社, 2010.

第七章

视神经萎缩

【概述】

视神经萎缩(optic atrophy,OA)不是一种独立的疾病,而是指在各种原因导致的从视网膜神经纤维层到外侧膝状体的前视路损害后,视神经纤维轴索发生退行性变,导致的视神经纤维数量减少及体积缩小的一种临床病理状态。临床上按病变的本质和视盘的表现将视神经萎缩分为两大类:原发性视神经萎缩和继发性视神经萎缩(表7-1)。原发性视神经萎缩病变处于球后,为下行性萎缩,形成的原因多是外伤、肿瘤或炎症压迫、球后视神经炎、遗传性疾病、中枢神经系统脱髓鞘性疾病,烟酒、甲醇、铅中毒等因素同样会引起原发性视神经萎缩;继发性视神经萎缩原发病变在眼内,多由视神经炎、视盘水肿、视网膜脉络膜的病变以及视网膜血管疾病转变而来。按病因划分,《现代神经眼科学》将其分为眼球内损害性、球后视神经炎性、高度近视性、遗传性、压迫性、脱髓鞘性、中毒性,以及外伤性8类。《中华眼科学》将其分为视网膜神经节细胞或神经纤维性、视神经脱髓鞘性、炎症性、缺血性、视乳头水肿性、中毒及营养障碍性、压迫性、遗传性、肿瘤性、梅毒性、外伤性、青光眼等12类。第9版《眼科学》将其分为颅内高压或颅内炎症性、视网膜病变、视神经病变、压迫性、外伤性、代谢性、遗传性、营养性8类。单纯性先天性视神经萎缩极少发生,可伴视神经发育不良和产生视神经下行退变的颅内疾病,极可能多数的先天性视神经萎缩为出生后的继发性萎缩。视神经萎缩是视神经变质最终结果,以视神经纤维变性和消失的形式出现,传导功能障碍最终表现为视野改变,视力减退甚至丧失。各类导致视神经萎缩的疾病详述请参见本书相关各章节内容:先天性视神经萎缩参见本书第三章相关内容,视神经炎和视盘水肿引起的视神经萎缩参见本书第四章及第五章相关内容,外伤性视神经病变参见本书第九章相关内容,肿瘤引起的视神经萎缩参见本书第八章及第十五章,遗传代谢性改变相关视神经萎缩参见本书第三章及第十章,中毒性视神经病变引起的视神经萎缩参见第十一章,脱髓鞘性疾病引起的视神经萎缩参见第四章及第十四章,本章不再详细论述。

表 7-1　视神经萎缩分类

原发性	继发性	原发性	继发性
外伤性及压迫性(肿瘤、炎症)	视神经炎	脊髓性(脱髓鞘)	
球后视神经炎	视网膜脉络膜及血管病变	营养性	
遗传性	青光眼性视神经萎缩	中毒性(烟酒、甲醇、铅中毒等)	

【病因病理】

视盘苍白常被用作视神经萎缩的同义词,然而从发生机制上讲,视盘颜色变淡、变白仅提示视盘存在某种程度的神经纤维变性、坏死、胶质增生,不能等同于视神经完全萎缩。

原发性视神经萎缩为视神经纤维退化,神经胶质细胞沿退化纤维排列方向递次填充,一般是由于球后段视神经,视交叉或视束受压、损伤、炎症、变性或血液供给障碍等所引起。颅脑外伤可导致直接或间接的视神经损伤,直接损伤侵犯视神经纤维,间接损伤通常因眶内或颅内产生的加速或减速暴力导致视神经牵拉,绝大多数外伤性视神经病变涉及管内段的损伤,由类似弥漫性轴突剪切性损伤引起,伴有的反应性水肿和外伤性炎症可进一步导致缺血性损伤;肿瘤压迫所致的视神经萎缩在主要病理早期就可表现为原发性视神经萎缩,特别是球后鞍区病变,因其与视神经、视交叉和视束相邻,可压迫视神经,在缺乏全身症状时极易误漏诊。大多数药物、毒物和维生素相关性营养不良引起的视神经病变与药物、毒物和维生素缺乏影响线粒体氧化磷酸化有关,可导致能量缺失和自由基累积。

继发性视神经萎缩为视神经纤维化,神经胶质和结缔组织混合填充视盘所致。任何原因导致的外侧膝状体前的视路损害或者后视路病变的跨突触变性,轴突丢失导致血液供应减少和神经胶质增生均可表现为视盘颜色变淡、变白。有学者提出,轴突的缺失影响了正常的光在毛细血管间的传输和扩散,光被白色胶质组织所反射。

任何破坏视网膜神经节细胞或轴突的物质都会导致视神经萎缩。研究表明,及时发现并尽早处理原发病因可以阻止正在病理损害中的或仍未被侵害的神经纤维病变。如对颅咽管瘤或脑垂体瘤导致的视神经萎缩尽早手术,可以挽救生命,甚至恢复有用视力;对青光眼性视神经病变在视野已明显缺损时进行有效干预,能长期稳定视功能;药物中毒引起的视神经萎缩在及时发现并终止接触毒源后,也可挽救部分视力。

【临床特征】

视神经萎缩通常伴有视力丧失(视敏度和/或周边视力下降),色觉下降及相对性传入性瞳孔障碍。检眼镜下表现为视盘颜色变淡或者苍白(图 7-1),可伴视盘血管数量减少,同时尚可见视网膜动脉细小、狭窄、闭塞等,视乳头周围视网膜的评估可能发现弥漫性或节段性神经纤维层丢失。视盘周围神经纤维层病损时可出现裂隙状或楔形缺损,前者颜色较黑,为视网膜色素层暴露,而后者较红,为脉络膜暴露。如果损害发生于视盘上下缘区,则较易识别,因该区神经纤维层特别厚;如果病损远离视盘区,由于这些区域神经纤维变薄,则不易发现。视盘周围伴有局灶性萎缩常提示神经纤维层有病变,主要由于神经纤维层在该区变薄。视野向心性缩小或呈扇形缺损,部分眼底无暗点,部分相对或者绝对暗点。视神经萎缩患者早期可没有任何症状,直至中心视力下降以及发生色觉障碍时才察觉。色觉异常表现为先发生红色觉障碍后发生绿色觉障碍。

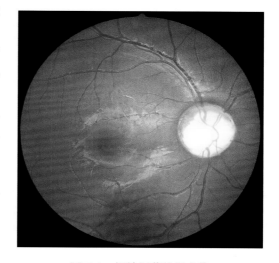

图 7-1　视神经萎缩眼底像

(一)原发性视神经萎缩

由筛板后视神经、视交叉、视束及外侧膝状体前的视路损害病变引起,临床上将其分为全部和部分萎缩,前者整个视盘呈白色或灰白色,边界清楚,生理凹陷轻度下陷,筛板小点清晰可见,周围视网膜正常,视网膜血管无白鞘,常见于不合并有颅内压增高的颅内肿瘤(垂体肿瘤等)、颅脑外伤(颅底骨折等)、奎宁或甲醇中毒及绝对期青光眼等;后者因视神经损害部位不同,可出现视盘颞侧半或鼻侧半苍白,其中以颞侧半苍白最常见,主要是因为从颞侧进入的视神经束最易受损,常见于球后视神经炎和多发性硬化症等。外伤患者可出现视力轻度损伤甚至无视力,色觉障碍,视野缺损,相对传入瞳孔阻滞等症状。眼底见视神经水肿伴或不伴前部视神经出血,而球后损伤可以无异常表现,视神经损伤早期导致局部视神经萎缩,数周后全部萎缩;肿瘤病变可累及眶内、颅内及视交叉前部视神经,典型视觉改变发展缓慢,一般需要数周至数月,早期诊断困难,晚期可发展为视神经萎缩,最早期症状有同侧相对传入瞳孔障碍和视野缺损、短暂性偏盲、中心暗点向周边扩展等,这些都强烈提示压迫性视神经损伤。眼底改变因肿瘤位置不同而表现各异。

(二)继发性视神经萎缩

视神经炎型萎缩多发生于晚期视盘水肿或视盘炎之后,神经胶质增生,视盘被渗出物结缔组织遮盖,呈灰白色或灰红色,边缘不清,生理凹陷模糊甚至消失,筛板小点不见,动脉变细,静脉狭窄弯曲,血管伴有白鞘,视野多呈向心性缩小。病变多局限于视盘及其邻近视网膜。

视网膜型萎缩多继发于广泛性视网膜病变引起视神经节细胞损害,视网膜神经节细胞在视盘的轴突变性,继发神经节细胞死亡。常见于视网膜中央动脉阻塞、视网膜色素变性、严重的视网膜脉络膜病变、晚期青光眼等。视盘呈黄色,边缘不清晰,血管很细,后极部视网膜可残留硬性渗出或未吸收的出血。青光眼性视神经萎缩的标志是视盘视杯大小的变化(图 7-2),视盘呈细长的垂直杯状及边缘苍白,可用于区分青光眼性视神经萎缩和其他原因导致的视神经萎缩。关于青光眼相关的视盘改变,详见本书第十三章内容。

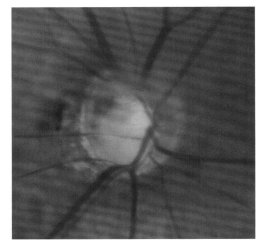

图 7-2　青光眼性视神经萎缩。视盘呈细长垂直杯状,下缘薄,上缘 10 点钟位置可见出血

【诊断及鉴别诊断】

临床上一般认为视盘颜色较正常情况变浅时,视神经萎缩就发生了,因此,视神经萎缩不是一种诊断,而仅仅是一种眼科体征。视盘色调是由多种因素决定的,正常情况下,视盘颞侧颜色大多数较鼻侧淡,而视盘颞侧颜色主要与生理杯的大小有关。特别注意婴儿视盘色常淡,可能是检查时压迫眼球引起视盘缺血所致。轴性近视患者的视盘可能会出现较浅的颜色,白内障等介质混浊可使视盘颜色加深,人工晶状体眼可使视盘外观变白。同一个体双侧视盘通常有相同的颜色,因此对患者双侧视盘进行对比检查是很重要的。然而,关于视神经萎缩,确切的病因并不总是显而易见的,需要通过彻底的病史、体格检查和辅助检查来明确。

(一)病史

视神经萎缩在损伤后几个月出现,患者一般无法明确失明的具体时间,单眼突然视力丧失可混淆病史,因此,出现急性或亚急性视力丧失和视神经萎缩的患者,其病程更长。详细的病史询问可为发现患者视神经萎缩的病因提供许多诊断线索。询问患者的年龄,视力丧失的发生(突然还是缓慢、静态还是渐进性),既往史和其他伴随症状至关重要。视神经病变,前部缺血性视神经病变,视神经炎的常见病因也是视神经萎缩的常见病因。视神经炎常见于年轻人,而前部缺血性视神经病变多见于 45 岁以上成年人;突发性或亚急性视力丧失可考虑为血管病变或炎症,而逐渐丧失视力则可能是压迫性原因;视力的静态丧失更倾向于先前的缺血或创伤,而渐进性视力丧失则可能意味着由于压迫或营养缺乏而造成的持续损害;既往史如多发性硬化症、严重血管疾病、结节病、大脑假瘤或恶性肿瘤也可提示视神经萎缩的原因,全身性疾病,如高血压、糖尿病、既往心肌梗死或卒中,可提示有早期的 AION 发生,最终导致视神经萎缩;局灶性感觉异常和虚弱可提示脱髓鞘疾病或短暂缺血;既往出现过眼痛伴视力损失后恢复,可提示视神经炎;出现气短和 / 或皮疹,考虑结节病;其他家庭成员逐渐的双侧视力丧失提示可能的显性视神经萎缩,而母系家族史提示 Leber 遗传性视神经病变;接触有毒物质(甲醇)、接触动物(猫、蜱)、服用药物(乙胺丁醇)和缺乏维生素可考虑相关病因。

(二)眼前段及眼底检查

眼前段检查可发现既往眼外伤的证据,如虹膜撕裂等,炎性细胞如角膜后沉着物(keratic precipitates,KP)或活跃的玻璃体细胞,可提示感染性或炎性的视神经萎缩,如结节病、梅毒、猫抓病或莱姆病;视神经萎缩借助眼底检查可缩小鉴别诊断范围,视盘外观的特征性改变有助于诊断:蝴蝶样苍白(bow-tie),提示视交叉或视交叉后、膝状体前的病变,如鞍区占位(图7-3);上下节段性或下节段性萎缩多考虑血管原因,如较早期的前部缺血性视神经病变(AION);双颞侧萎缩多与对称性损伤视乳头黄斑束的疾病有关,主要包括遗传性(显性视神经萎缩、Leber遗传性视神经病变),营养性(维生素B_{12}、叶酸缺乏),中毒性(乙胺丁醇、甲醇等)等疾病,当然,一定程度的颞侧相对苍白也可能是双侧的正常表现;当视神经鞘脑膜瘤压迫损害视网膜静脉流出时,视盘可见增大的侧支血管,将血液经脉络膜引流至涡静脉而流出眼外(图7-4);伴视网膜皱襞的视神经萎缩可表明眼球和视神经受到肿瘤或肿块病变的压迫(图7-5)。

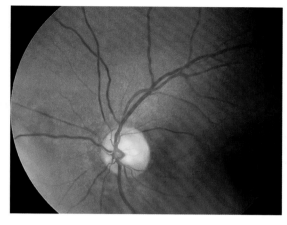

图7-3　蝴蝶样视神经萎缩。鞍区占位患者的左视盘,视盘可见较上下方更为苍白的鼻颞侧部分

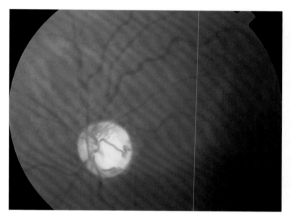

图7-4　睫状体视网膜侧支血管。突出的血管从视盘的中心延伸至周边3点钟位置,继续向下引流至脉络膜。视神经鞘脑膜瘤压迫视神经和视网膜中央静脉,使静脉压升高,侧支血管充盈可见

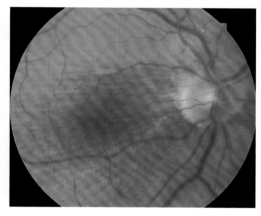

图7-5　放射状视网膜皱襞。眼眶海绵状血管瘤压迫眼球及视神经,产生水平的线性褶皱

(三)实验室检查

病史或检查提示可能有某种疾病时,可考虑行相关实验室检查,包括血管紧张素转换酶、荧光梅毒螺旋体抗体吸附测试,莱姆效价和巴尔通氏体(猫抓)效价检测等。

(四)视野检查

视神经萎缩病因不明,不确定问题是否主要是视神经时,可行视野检查和多焦视网膜电图检查。视野检查可以发现特定的视觉损伤模式,有助于鉴别诊断:双侧中心或旁中心暗点常提示营养、遗传或毒性视神经病变;偏盲视野缺损提示视交叉或视交叉后的损伤,如双颞侧偏盲应排除颅内视交叉占位病变。该检查能用于视功能评估,对视神经萎缩的诊断、病情监测和疗效判定具有重要意义。定期进行视野检查可记录当前视觉功能和随访病情的变化。

(五)视觉诱发电位(VEP)检查

VEP检查是诊断视神经萎缩较为客观的检测方法,能客观评估视功能,对其诊断、病情监测及疗效判定有重要意义。主要表现为P_{100}波峰潜时延迟和/或振幅明显下降。潜伏期和振幅的轻微改变有时对比双眼检测结果对临床有参考价值。VEP P_{100}潜伏期延长提示视神经传导速度减慢,提示可能存在视神经脱髓鞘。

（六）神经影像学检查

视神经萎缩病因不明时，头颅或眼部 CT、MRI 检查能排除或确诊压迫性和浸润性视神经病变、脱髓鞘病变。MRI 可显示视神经萎缩，头颅 CT 或 MRI 对排除颅内占位有协助作用。脂肪抑制序列扫描可鉴别强化病变与眼眶脂肪，排除 MRI 的假阴性结果。压迫性和浸润性视神经病变患者可见颅内或眶内的占位性病变压迫视神经；视神经脊髓炎、多发性硬化等病患者可见中枢神经系统白质脱髓鞘病灶。有长期动脉硬化史的老年人出现不明原因的视野缺损时，头颅 MRI 排除鞍区占位病变后，应考虑是否为颅内动脉硬化导致的视神经损害，可行 DSA、CTA 或 MRI 增强检查排除诊断。神经影像学对诊断肿瘤压迫性视神经病变引起的视神经萎缩有较大意义。鞍区病变压迫视交叉或视神经导致的视神经萎缩，在眼部表现中很常见，包括鞍区病变在内的各种非青光眼性视神经萎缩均可出现"大视杯"（cupping），在临床工作中如不特别关注则可能与青光眼性视神经病变的大视杯混淆，导致治疗的差异，尤其在涉及鞍区病变时，会关系到颅内肿瘤对于患者除视功能以外的神经功能乃至生命的影响。垂体肿瘤较少表现为单侧视神经病变，仅视交叉位置异常者可出现单侧病变（位于脑垂体后方，使其易受压迫损伤）。肿瘤压迫性视神经病变是多种导致视觉神经功能障碍疾病中最容易治愈的疾病，去除视路上的压迫可使症状大幅改善。应特别加强对鞍区病变相关眼部表现的正确认识，重视眼底表现和视野改变以及影像学检查，避免或减少鞍区肿瘤的误诊。脑部 MRI 可用于探测眼球、视神经始端、视神经鞘、眼外肌和眶尖的病变，对管内段和颅内段视神经、垂体窝和海绵窦的影像学评估也优于 CT 检测。患者出现无法解释的视神经病变表现时应怀疑肿瘤压迫，除非有明确病因，均应做影像学检查以确诊。

（七）眼底荧光血管造影（FFA）

FFA 可清晰显示眼底血液循环的过程，明确病变所处位置与范围，对于诊断血管相关性病变有重要价值。当出现视神经萎缩时，造影显示动静脉充盈迟缓，视乳头始终表现为低荧光。临床上行 FFA 检查应排除禁忌证，且为侵入性有创检查，不能发现微小病变，也无法定量测量病灶形态的变化，在追踪病情变化上也不如 OCT 敏感，所以必要的情况下将 FFA 与 OCT 两者联合使用，互为补充。

（八）相干光断层成像（OCT）及 OCT 血流成像（OCTA）

借助 OCT 检查可发现神经纤维退化。前部缺血性视神经病变可致视网膜血管衰减，因此，定期监测视网膜血流有助于诊断。小动脉衰减和血管变化对鉴别缺血性和非缺血性病因有一定的帮助。近期有学者利用 OCTA 比较了视野缺损、视神经束萎缩患眼与正常对照眼的视盘周围及黄斑区血管密度，并验证了血管密度和视网膜乳头周围神经纤维层厚度（RNFL），黄斑区节细胞复合体（macular ganglion cellcomplex，mGCC）厚度及视野缺损的关联性。发现与正常对照相比，视神经萎缩患眼的盘周及黄斑区血管密度明显减小，这种减少与 RNFL 变薄、视野缺损密切相关。OCTA 监测的视网膜及视盘血管密度下降可直接反映视神经损失，有助于压迫性视神经萎缩的诊断和治疗。非动脉炎性前部缺血性视神经病变（NA-AION）和视乳头水肿均能引起视盘肿胀、视野缺损，OCTA 信号叠加可辅助快速鉴别诊断。视乳头水肿与 NA-AION 的主要鉴别点为血管空腔，NA-AION 的视网膜及视盘血流密度值明显较低（图 7-6）。OCTA 提供高分辨率，无创可视化的微血管系统的改变可有助于更好地描述视神经病变，在其他辅助检查发现结构改变及视野缺损前，利用 OCTA 检测可更早发现病变，早期干预。

（九）基因检测技术

通过血液、其他体液或细胞对线粒体 DNA 或核基因进行检测，可见遗传性视神经病变导致的视神经萎缩患者存在相应基因位点的突变，该检查能在视神经萎缩的病因诊断中排除或确诊遗传性视神经病变，如 Leber 遗传性视神经病变或显性视神经萎缩。

综上，临床工作中不能仅凭视力下降、视盘颜色灰白或苍白即诊断视神经萎缩，必须观察视网膜血管和视盘周围神经纤维层有无改变，结合实验室检查、神经影像学检查、视野、视觉电生理等客观检查，综合分析后作出诊断。

【治疗】

视神经萎缩并不意味着丧失治疗价值，多种手段和途径已经为治疗视神经萎缩提供了可能。其治

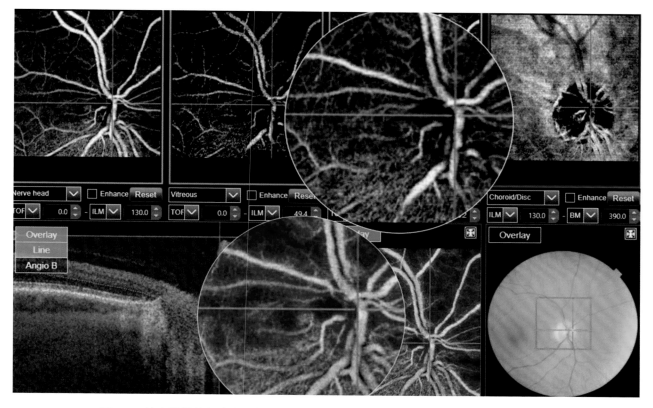

图 7-6　缺血性视神经病变引起的视盘水肿。视盘 SS-OCTA 显示上半部分的血管空腔

疗原则主要是针对病因治疗以及挖掘残余视功能,尽全力挽救或稳定患者残存视功能。早期视盘炎症、水肿可以针对病因积极运用激素治疗,配合神经营养药物(主要包括维生素类如维生素 B_1、维生素 B_{12}、ATP、辅酶 A、辅酶 Q_{10}、胞磷胆碱),活血化瘀扩张血管等。残余视功能的挖掘主要依靠各种低视力康复技术、药物以及适当刺激部分损害的视觉系统(如视觉体验、视觉训练及电流刺激等)。还有一些仍处于试验阶段的方法,如人工视网膜或皮层组织植入物、视网膜或皮层组织移植、神经再生、干细胞移植,以及基因治疗等。这些新技术都为将来攻克视神经萎缩打下了很好的基础。

(丁瑜芝)

参考文献

［1］李凤鸣,谢立信 . 中华眼科学［M］. 3 版 . 北京:人民卫生出版社,2014.

［2］王鸿启 . 现代神经眼科学［M］. 北京:人民卫生出版社,2005.

［3］赵堪兴 . 眼科学［M］. 7 版 . 北京:人民卫生出版社,2008.

［4］杨景存 . 视神经病学［M］. 郑州:河南科学技术出版社,1996.

［5］VAN STAVERN G P. Metabolic,hereditary,traumatic,and neoplastic optic neuropathies［J］. Neuro-ophthalmology,2014, 20(4):877-906.

［6］GOLNIK K. Nonglaucomatous optic atrophy［J］. Neurol Clin,2010,28(3):631-640.

［7］LA MORGIA C,CARBONELLI M,BARBONI P,et al. Medical management of hereditary optic neuropathies［J］. Front Neurol,2014,5:141.

［8］ALAVI M V,FUHRMANN N. Dominant optic atrophy,OPA1,and mitochondrial quality control:understanding mitochondrial network dynamics［J］. Mol Neurodegener,2013,8:32.

［9］NEWMAN N J. Treatment of hereditary optic neuropathies［J］. Nat Rev Neurol,2012,8(10):545-556.

［10］SILVA R A,DOSHI A,LAW S K,et al. Postfiltration hypotony maculopathy in young chinese myopic women with glaucomatous appearing optic neuropathy［J］. J Glaucoma,2010,19(2):105-110.

［11］MIKELBERG F S,DRANCE S M,SCHULZER M,et al. The normal human optic nerve. Axon count and axon diameter distribution［J］. Ophthalmology,1989,96(9):1325-1328.

［12］KERRISON J B,ARNOULD V J,FERRAZ SALLUM J M,et al. Genetic heterogeneity of dominant optic atrophy,Kjer type:Identification of a second locus on chromosome 18q12.2-12.3［J］. Arch Ophthalmol,1999,117(6):805-810.

［13］VOTRUBA M,FITZKE F W,HOLDER G E,et al. Clinical features in affected individuals from 21 pedigrees with dominant optic atrophy［J］. Arch Ophthalmol,1998,116:351-358.

［14］SAWICKA-PIERKO A,OBUCHOWSKA I,MARIAK Z. Nutritional optic neuropathy［J］. Klin Oczna,2014,116(2):104-110.

［15］DIGRE K B,CORBETT J J. Practical viewing of the optic disc［M］. Boston:Butterworth-Heinemann,2003:201-209.

［16］SUZUKI A C F,ZACHARIAS L C,PRETI R C,et al. Circumpapillary and macular vessel density assessment by optical coherence tomography angiography in eyes with temporal hemianopia from chiasmal compression. Correlation with retinal neural and visual field loss［J］. Eye(Lond),2020,34(4):695-703.

［17］GHASEMI FALAVARJANI K,TIAN J J,AKIL H,et al. Swept-source optical coherence tomography angiography of the optic disk in optic neuropathy［J］. Retina,2016,36(Suppl 1):S168-S177.

［18］VILELA M A P,COLOSSI C G. Optical Coherence Tomography Angiography to Detect and Differentiate Ischemic Optic Neuropathy from Papilledema - Systematic Review［J］. International Journal of Ophthalmology & Visual Science,2019,4(4):66-70.

第八章

视 盘 肿 瘤

临床上视盘肿瘤比较少见,以良性居多,且多属错构瘤,常合并视网膜和视神经通路上的肿瘤。视盘肿瘤可以是原发的,也可以是继发的(表 8-1)。原发性肿瘤多见于儿童和青年,女性多于男性,按发病部位不同,主要包括视盘血管瘤、星形细胞错构瘤、黑色素细胞瘤、视神经胶质瘤、视神经脑膜瘤、髓上皮瘤和更罕见的纤维瘤。继发肿瘤包括邻近组织侵犯和远处转移,邻近组织侵犯的肿瘤主要是视网膜母细胞瘤和脉络膜黑色素瘤,远处转移的肿瘤极少发生在视盘上,主要有小细胞肺癌、B 细胞淋巴瘤、子宫肉瘤、鼻咽癌、前列腺癌和肾细胞癌等。本章将根据以上分类,逐个介绍相关肿瘤的遗传性、病因病理、眼部表现、诊断及鉴别诊断,以及治疗手段等。

表 8-1　视盘肿瘤分类

原发性	继发性	
	邻近组织侵犯	远处转移
视盘血管瘤	视网膜母细胞瘤	实体瘤
星形细胞错构瘤	脉络膜黑色素瘤	淋巴瘤、白血病
黑色素细胞瘤		
视神经胶质瘤		
视神经脑膜瘤		
髓上皮瘤		

第一节　视盘血管瘤

视盘血管瘤(vascular tumors)是由血管构成的侵及视盘的错构瘤,主要包括毛细血管瘤、海绵状血管瘤和葡萄状血管瘤(表 8-2)。

表 8-2 几种常见视盘血管瘤的鉴别

	毛细血管瘤	海绵状血管瘤	葡萄状血管瘤
病变部位	视盘缘,累及部分视网膜,单眼或者双眼受累	视盘和全层视网膜,单眼受累	视盘和全层视网膜,单眼受累
良恶性	良性	良性	良性
病理	血管内皮增生,有网眼孔;见大空泡间质细胞,延伸至视乳头旁的视网膜全层	多发性衬有内皮细胞的薄壁血管,大小不等,未见动静脉直接吻合	先天性动静脉畸形,血管中层肌纤维变异,视神经组织受挤压,并由许多血管取代
临床特征	早期无症状,累及黄斑部可影响视力,无痛性视力减退。内生型眼底表现为瘤体向玻璃体内生长,肿瘤呈微红或者橙色,隆起,边界清楚有包膜。外生型位于视网膜深层,边界不清,橘黄色渗出	生理盲点扩大,很少呈进行性。眼底见葡萄样丛生的扩张动脉瘤,呈深红色小囊,部分或全部遮盖视乳头,累及邻近视网膜	侵犯视束时引起偏盲
并发症	继发性视网膜脱离,网膜下出血,玻璃体积血,葡萄膜炎,继发性青光眼	玻璃体积血,少见视网膜下间隙受累	眼部并发症少见,中枢神经系统血管畸形易引起脑血管意外
常见合并症	中枢神经系统肿瘤	其他组织血管畸形	其他组织血管畸形
FFA	早期瘤体迅速高荧光,晚期出现强荧光,毛细血管动脉期团块状充盈	瘤体早期弱荧光,静脉期或晚期完全充盈;"帽状荧光"	明显的直接动静脉交通,早期高荧光,无渗漏
治疗	不发展——定期观察 进展——电凝,光凝,冷凝	生长缓慢,不予处理;影响视力时,早期光凝,冷凝,透热治疗	本病不发展,无须处理
预后	差	较好	佳

一、视盘毛细血管瘤

【概述】

视盘毛细血管瘤（capillary hemangioma）较少见,发生在视盘缘,可沿视神经进展,是先天性发育异常的良性肿瘤。约 25% 与中枢神经系统血管瘤并存,单眼或双眼同时发病。常合并 Von Hippel-Lindau 病的其他表现。

【病因病理】

本病是先天发育异常性血管肿瘤,一般为常染色体显性遗传,主要发生于 15~40 岁之间的青年人,20%~50% 具家族性。视盘毛细血管瘤的组织病理表现为血管内皮细胞增生,其间充满血液,可延伸到视网膜的全层,视网膜内有许多圆形含有类脂质的细胞及大量增生的神经胶质纤维。血管瘤边界不清,由衬以内皮的毛细血管构成,多数肿瘤内出现变形的星形胶质细胞,含大量空泡,邻近的视网膜外丛状层出现囊样变性。超微结构显示内皮细胞有网眼孔。

【临床特征】

视盘毛细血管瘤分内生型和外生型两种。前者也称局限型,较多见,肿瘤位于视盘表面并向玻璃体腔内生长,呈微红或者橙色,隆起,边界清楚有包膜,无蒂,可侵犯部分或者整个视盘,甚至邻近视网膜,与视网膜周边部血管瘤一样,表面可有新生血管以及纤维增殖,引起牵拉性视网膜脱离;后者即弥散型,多位于视盘偏中心部位并遮挡视盘边缘,境界不清,从视盘边缘向外延伸至邻近的视网膜下间隙,病灶处视网膜呈灰白色弥漫性增厚,和视盘周围视网膜下新生血管膜相似。本病早期可无任何症状,累及黄斑时影响视力,出现无痛性视力减退。患眼可因肿瘤增长而致失明,或发生非孔源性视网膜脱离,其他主要并发症有视网膜下出血、玻璃体积血、葡萄膜炎和继发新生血管性青光眼等,导致失明。

【诊断及鉴别诊断】

　　眼底表现及荧光血管造影检查可辅助诊断。眼底荧光血管造影在早期表现为瘤体迅速形成高荧光，血管呈团块状充盈，并有不同程度的渗漏及晚期水肿，呈强荧光(图8-1)。组织病理学检查示瘤体接受视网膜及脉络膜的血液供应，视盘肿瘤呈不对称性。外生型视盘毛细血管瘤在临床上不易辨别，容易与视盘水肿、视盘炎、脉络膜炎、脉络膜新生血管及脉络膜血管瘤等相混淆。应注意与下列疾病鉴别：

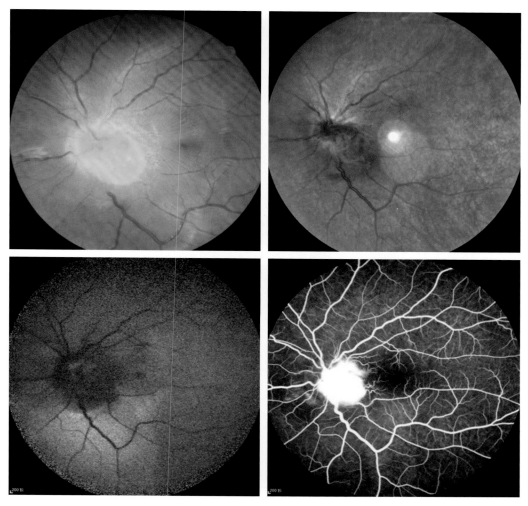

图 8-1　左眼视盘毛细血管瘤。彩色眼底像见视盘红色球形隆起肿物，因受压而出现脉络膜视网膜皱褶。造影可见早期瘤体迅速形成高荧光

　　1. 视盘水肿　患者眼底检查视乳头充血，隆起高度可超过 3D。视野检查发现生理盲点扩大。

　　2. 视盘炎　患者远近视力减退，可有眼前暗点，眼球转动时疼痛。眼底见视乳头充血，伴不同程度水肿，但均不超过 3D。

【治疗】

　　视盘毛细血管瘤为良性肿瘤，一般不发展，可定期观察，无须治疗。如果瘤体发展，或并发视网膜血管瘤出血，可用电凝、光凝或者冷凝视网膜的血管瘤，但效果欠佳。外部粒子放射治疗、放射敷贴治疗以及经瞳孔温热疗法等有一定治疗价值，血管内皮生长因子抑制剂的应用有一定的治疗前景，但有报道称贝伐单抗对于此病治疗效果并不理想。本病视力预后较差。

二、视盘海绵状血管瘤

【概述】

视盘海绵状血管瘤（cavernous hemangioma）较罕见，为常染色体显性遗传，有不同的基因表现度和外显率。单眼发病，青少年多见，病灶增大比较罕见，常伴随其他组织的血管畸形，特别是皮肤及中枢神经系统。约 30% 视网膜海绵状血管瘤可侵犯视盘。

【病因病理】

组织病理学主要表现为视盘及其周边视网膜上多发大小不等的衬有内皮细胞的薄壁囊状血管，由狭窄的管腔互相连接，无动静脉直接吻合。病变占据视盘周围的全层视网膜，视网膜外层有囊性变，但无脂蛋白渗出，通常不侵犯脉络膜，也不向巩膜筛板后方的视神经延伸。

【临床特征】

本病为葡萄样丛生的扩张动脉瘤，无蒂，大小不一，血管瘤可部分或全部遮盖视盘，累及邻近视网膜。血管中充满暗红色的静脉血，有时可见小囊内的血浆血细胞分离平面，白色胶质或纤维组织覆盖其上。肿瘤周围血管形态正常，邻近视网膜无脂质渗出物，少见并发出血并向玻璃体或视网膜下间隙扩散。患者通常没有明显眼部症状，累及黄斑部或引起玻璃体积血时出现视力下降。视野检查发现非进行性生理盲点扩大。与视盘及视网膜毛细血管瘤不同，本病无视网膜内和视网膜下渗出。

【诊断及鉴别诊断】

本病罕见，结合眼底血管瘤的形状、表面白色胶质纤维膜覆盖、瘤体周围视网膜无渗出及眼底荧光血管造影等可以明确诊断。主要辅助检查为眼底荧光血管造影，造影早期呈荧光遮蔽或弱荧光，因血液流过海绵状血管瘤时比较缓慢，荧光素充盈缓慢且不完全；静脉期或晚期荧光完全充盈瘤体，血管瘤呈现特征性的"帽状荧光"（图 8-2）。有些肿瘤囊腔完全被荧光素充盈，另一些在红细胞分层液面上方的血浆层有荧光素蓄积，下方的沉积血细胞层出现遮挡荧光，部分血管瘤在整个造影期间始终表现为弱荧光。造影过程中，瘤体的血管外荧光素渗漏少见，但可出现轻度着色。

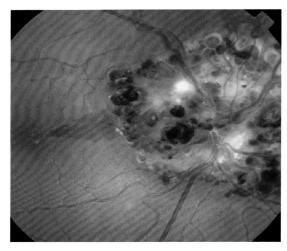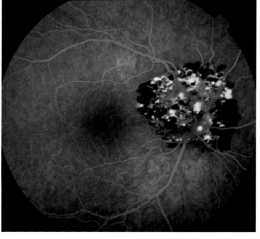

图 8-2 右眼视盘海绵状血管瘤。眼底像示视盘深色囊状动脉瘤，上覆白色纤维胶质组织。晚期眼底荧光造影显示病变部位荧光充盈

【治疗】

本病属良性肿瘤，为静脉畸形，生长缓慢，原则上不予处理。患者视力预后较好，对可能影响视力的海绵状血管瘤，早期做光凝、冷凝或透热治疗，可预防并发的玻璃体积血。本病常伴皮肤血管瘤、中脑或大脑皮质的血管瘤，属于神经皮肤综合征，患者生命预后佳，但若伴有脑内病损，可以发生脑出血甚至死亡。

三、葡萄状血管瘤

【概述】

葡萄状血管瘤（arteriovenous malformations）也称蔓状血管瘤（racemose hemangiomatosis）、动静脉交通、动静脉畸形，是先天性视网膜动静脉吻合，发生于胚胎6周，由于脑血管始基前丛未能分化造成，属于先天性血管瘤样畸形。从视网膜周边部到枕叶皮质均可发生。1943年，Wyburn-Mason描述了中脑的这种类似的动静脉畸形及异常吻合，可有视神经孔明显扩大。因此，有此血管瘤的患者在身体其他部位，如中脑、眼眶有相似血管畸形的，称作Wyburn-Mason综合征。

【病因病理】

本病是一种罕见的先天性动静脉畸形，常单侧发病。组织病理学上，异常血管壁厚度不一，血管的中层肌纤维变异，外膜玻璃样变，因此难以判断血管是动脉还是静脉。瘤体血管可挤压视神经组织，甚至取代部分组织。在视网膜内大的血管瘤可占据视网膜全层，甚至向外附着于Bruch膜上，向内突入玻璃体。

【临床特征】

病眼侧三叉神经分布区皮肤可出现血管痣，皮下有动静脉畸形，使一侧颜面部有明显的血管扩张。伴广泛视网膜动静脉交通者，视盘可见一支或多支动脉扩张，该血管由视盘进入眼内，在周边视网膜上经过一段距离后再经视盘走出眼外，常常伴有视力下降，但无视网膜渗出及视网膜脱离。伴眼眶内血管畸形扩张者，偶尔有同侧眼球突出。极个别可见搏动性眼球突出。伴颅内血管瘤者可侵犯视束而产生偏盲。血管畸形可发生于其他眼外组织如脑、视交叉以及下颌骨、面部和头皮等。约1/3葡萄状血管瘤患者伴发中枢神经系统动静脉畸形，后者可引起脑血管意外。

【诊断及鉴别诊断】

眼底荧光血管造影检查可辅助诊断本病。造影可见明显的直接动静脉交通，荧光素迅速通过葡萄状血管瘤且无渗漏。

【治疗】

本病属动静脉畸形，病情较稳定，一般不会发展，故无须处理。如见视网膜大血管有异常，应与患者沟通行CT检查、血管造影或磁共振检查，以排除颅内血管病变。

第二节　视盘星形细胞错构瘤

【概述】

视盘星形细胞错构瘤（astrocytic hamartoma）又称视盘星形细胞瘤，多为先天性，青少年多见，可单发，也可多发或双眼发病。患者常伴发结节性硬化或神经纤维瘤病。本病无肿瘤特性，预后较好。

【病因病理】

视盘星形细胞错构瘤常位于巩膜筛板前，也可延伸至筛板后视神经，组织学检查示肿瘤由纺锤形的星形细胞纤维组成，其中有些细胞被拉得很长，并含有小的圆核；另一些由大型的多形性星形细胞组成。肿瘤中可有囊状空隙，其中充满浆液及血液，伴钙化区。亦可见由Müller细胞组成的肿瘤。

【临床表现】

患者一般无自觉症状或症状出现较晚，视盘瘤体可为0.5~4PD大小，较大或累及黄斑时出现视力下降。若患者出现黑影遮挡感，为瘤体内血管破裂造成玻璃体积血所致。眼底检查将视盘星形细胞错构瘤分为钙化型和非钙化型两种。前者较多见，由大量闪辉的钙球组成，呈白色混浊、结节状隆起，桑葚样，突向玻璃体腔（图8-3），后者呈半透明胶质状，灰黄色圆形或椭圆形，轻微隆起，边界模糊，表面较光滑（图8-4）。常见的伴随病变有玻璃体积血、新生血管性青光眼、脉络膜萎缩灶、视盘水肿等。两种类型可发生在同一眼内，被一些学者认为是同一种肿瘤的不同发育阶段。

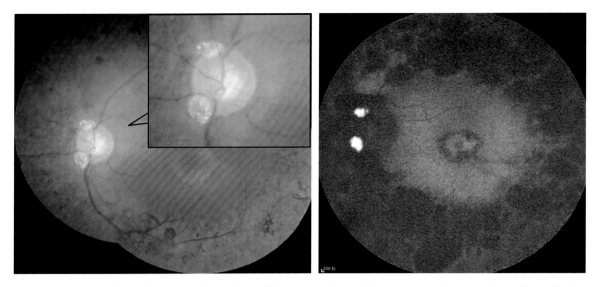

图 8-3 左眼视网膜色素变性合并视盘星形细胞错构瘤。表现为白色结节状肿块,血管上有片状钙化,自发荧光高信号

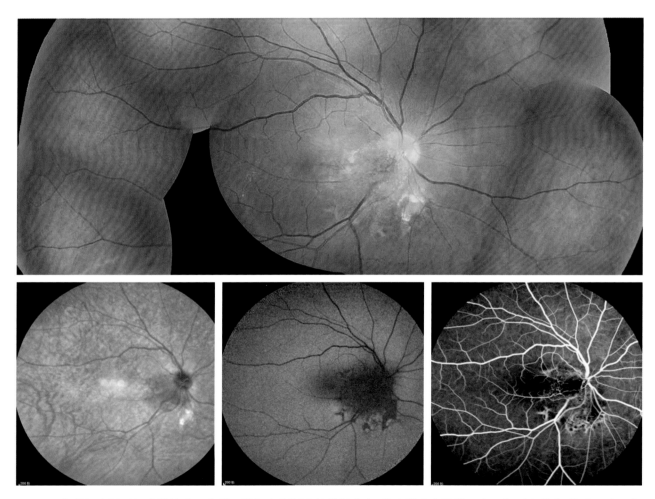

图 8-4 右眼视盘星形细胞错构瘤。造影可见视盘颞侧小片状低荧光,黄斑鼻上方及鼻下方不规则高荧光,视盘下方不规则片状视网膜下低荧光,其下方及颞侧边缘可见点簇样高低相间的混合荧光

【诊断及鉴别诊断】

结合临床表现、眼底检查、荧光血管造影及其他影像检查可对本病作出初步诊断。眼底可见病变部位桑葚状或白色球形结节；荧光血管造影显示瘤体逐渐充盈，静脉期可见瘤体内血管网，晚期表现为强荧光；超声可发现钙化型肿瘤的钙化斑；钙化型肿瘤在 CT 上表现的钙化影像类似于脉络膜骨瘤或视网膜母细胞瘤，伴发结节性硬化者颅内可见结节状钙化灶。本病常伴发癫痫、智力障碍，部分患者面部有皮脂腺瘤，躯干部咖啡色斑块。应详查神经系统，必要时辅助检查排除结节性硬化。

本病需与视盘玻璃膜疣、视盘血管瘤、转移性肿瘤、视盘肉芽肿、视盘水肿等疾病鉴别。B 型超声、眼底自发荧光造影、眼底荧光血管造影、OCT、脑部 CT 等检查可将该病与上述疾病区分。

1. 视盘玻璃膜疣　病变位置较深，不遮挡视盘结构。

2. 视网膜母细胞瘤　两者的检眼镜检查和荧光血管造影表现均相似。视网膜母细胞瘤呈进行性生长，可见暗淡的石灰色钙化灶；星形细胞错构瘤生长缓慢，可在数年中保持稳定，可见黄色闪烁的钙化小体。

【治疗】

本病为良性肿瘤，生长缓慢，较稳定且不影响视力，常不需治疗，但应定期随访观察。严重玻璃体积血患者可行玻璃体手术治疗。对于有进展的病例，如合并黄斑水肿、渗出性视网膜脱离、新生血管性青光眼等，可行激光光凝、光动力疗法、玻璃体腔注药等治疗。检查全身并发症很重要，应详细检查患者面部皮肤有无皮脂腺瘤，询问有无癫痫病史，检查有无智力障碍，做详细的神经系统检查以及头颅 CT 或 MRI 检查。如伴有结节性硬化者在癫痫发作时应予对症治疗。

第三节　视盘黑色素细胞瘤

【概述】

视盘黑色素细胞瘤（meningeal melanocytoma，melanocytoma）是位于视盘内的良性浓密色素痣样的肿瘤，发病年龄在 14~79 岁，黑种人和女性居多。常单眼发病，左右眼发病率无差异。视盘黑色素细胞瘤生长极慢，呈良性改变。

【病因病理】

本病为先天性病变，未见遗传性报道。组织病理学上，瘤体表面呈黑色，可向内突出于玻璃体，色素细胞游离于玻璃体中，向后延伸至巩膜筛板后，可侵犯邻近的视网膜和脉络膜，47% 混有盘周脉络膜成分，77% 的病灶因累及神经纤维层而使边缘呈羽毛状。光镜检查若发现瘤细胞色素浓密，漂白切片见细胞肥大，呈圆形或多角型，胞浆丰富，核小且核仁不显著，无核分裂，则此型细胞具有潜在的低生长趋势；若观察到瘤细胞所含色素较少，呈较小的梭型，伴有细长的核及清楚的核仁，则此型细胞具有较高的潜在生长趋势，同时伴有较高的代谢活性。

【临床特征】

本病患者大多无明显不适，常于体检时意外发现，易与脉络膜黑色素瘤混淆而误摘眼球。部分患者可因瘤体侵犯黄斑中心部分而出现视力下降；部分患者有传入性瞳孔反射障碍但视力可保持正常，偶见神经纤维束状损害。观察数年有 15% 可见病变范围轻度扩大，少数可见色素细胞周围种植，但视网膜无异常表现。眼底检查可见肿瘤位于视盘的任何部位，占据视盘的 1/2 或大部分，实盘直径大于正常视盘，可见黑色或灰黑色肿块，突出于视盘表面，并遮挡部分视网膜血管。晚期患者可出现以下症状和体征：

1. 视力下降，视野缺损　肿瘤较大时可有轻度视物不清，由于肿瘤内组织坏死阻塞供养血管，可出现急性视力丧失。视野改变与病变范围有关，病变若超过视乳头边缘则生理盲点扩大。视野缺损或鼻侧阶梯也可见于肿瘤增大压迫视网膜中央动脉或压迫浸润视神经纤维。

2. 眼前浮动黑影，视物遮挡感　当肿瘤坏死，黑色素脱落于玻璃体，或视乳头附近神经胶质血管破裂致视网膜反复出血时,出现眼前黑影飘动,视物有遮挡感。出现此症状应特别注意与恶性黑色素瘤鉴别。

3. 眼部胀痛 缺血性坏死或视网膜缺氧导致继发新生血管性青光眼,可导致眼部胀痛。

4. 瞳孔改变 有报道显示 30% 病例存在瞳孔改变。

【诊断及鉴别诊断】

眼底检查、眼底荧光血管造影检查及视野检查可辅助诊断本病。眼底可见视盘深黑色或棕色隆起,多位于颞下象限,边界清楚,直径多 <2PD,可隆起 1~4D(图 8-5)。肿瘤质地均匀,表面无血管。较大的肿瘤可伴有视盘水肿及少量视网膜下积液。眼底荧光血管造影过程中瘤体始终呈遮蔽荧光(图8-6),肿瘤以外的视盘组织显影正常,但有时因视神经纤维被挤向一侧而使毛细血管轻度扩张,造成该区染料渗漏而呈现强荧光(图 8-7)。视野检查可见生理盲点扩大。本病应与恶性细胞色素瘤、视网膜色素上皮增生、视盘周围脉络膜痣等鉴别。但最重要的是与脉络膜恶性黑色素瘤侵入视盘鉴别。

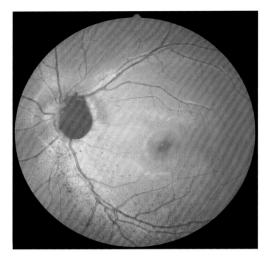

图 8-5 左眼视盘黑色素细胞瘤眼底像。可见突出于视盘表面的占位性改变,棕褐色,表面似有包膜,大小约 80%PD,下方网膜表面见播散性色素样沉着物

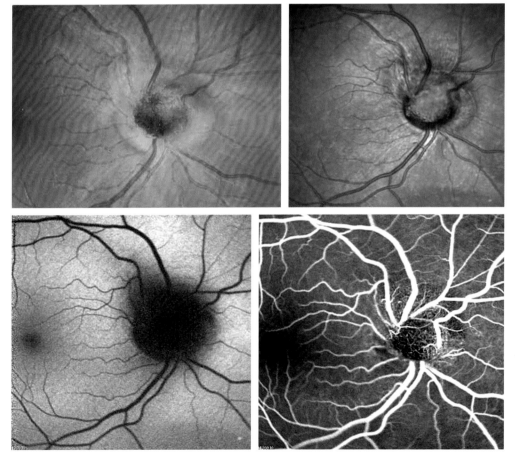

图 8-6 右眼视盘黑色素细胞瘤。眼底见视盘棕黑色隆起,边界清楚,右下造影示视盘肿瘤表面毛细血管扩张,瘤体内呈低荧光

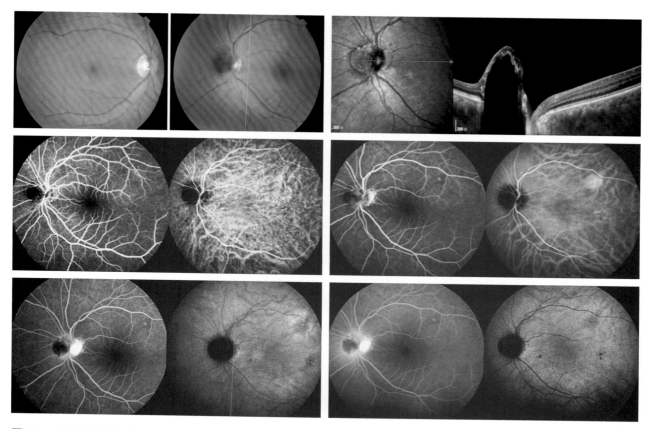

图 8-7 左眼视盘黑色素细胞瘤。左眼眼底见视盘棕黑色隆起,边界清楚,造影示左眼视盘瘤体遮蔽荧光,颞侧毛细血管轻度扩张,晚期呈现强荧光

1. 脉络膜恶性黑色素瘤 原发的视盘恶性黑色素瘤较罕见。多为脉络膜黑色素瘤侵犯视盘,瘤细胞经脉络膜逐渐侵入视神经的纤维中,无纤维增生样边缘。瘤体生长较快,色泽淡,多呈灰斑或黄白色,较视盘黑色素细胞瘤大。视盘附近常见视网膜脱离,有视力减退及视野改变。眼底荧光造影检查较易鉴别,黑色素细胞瘤造影时无渗漏。

2. 视网膜和视网膜色素上皮联合错构瘤 此病为视盘、视网膜和色素上皮内黑色或者灰色轻度隆起的肿块,常见瘤体周围血管明显扭曲和黄斑部皱褶,因肿瘤内面收缩使周围的血管和视网膜被牵拉向中心所致。而视盘黑色素细胞瘤在检眼镜下为境界清晰、色黑的肿物,周围视网膜无改变。

3. 视网膜色素上皮炎性增生 多有炎性历史,眼底呈黑色,先天性患者色素上皮肥厚扁平边缘清楚,不侵及视乳头,病损处有典型的脱色素区域或脱色素晕状边缘。

【治疗】

本病为良性肿瘤,发展缓慢,较少恶变,预后佳。定期行眼底照相及超声检查,不需任何治疗,更不应轻易摘除眼球。随访多年可发现部分肿瘤明显长大。本病有恶性变但未发现转移的病例报道。

第四节 视神经胶质瘤

【概述】

视神经胶质瘤(optic nerve glioma)是视神经胶质细胞增生性肿瘤,属视路胶质瘤,良性或低度恶性,部分可合并神经纤维瘤病 I 型。本病在临床较为少见,多发生于儿童,75% 发生于 10 岁之前。发生于成人较少见,多为恶性视神经胶质瘤。发生于视盘的视神经胶质瘤的组织来源主要是视盘处视神经胶质网,向前发展至视盘;也可来源于视神经本身,但因筛板阻隔,此种情况在临床上较少见;或来源于视盘旁的视网膜神经胶质支持组织,这种情况更罕见。本病发病年龄越小,病程发展越迅速,肿瘤向玻璃体、视盘旁视网膜和筛板扩展,可引起眼压过高甚至失明。本病多为单侧性,发展缓慢,不引起血行和淋巴道的转移。

【病因病理】

良性的视神经胶质瘤主要由实性增生的毛细胞性星形细胞组成,恶性视神经胶质瘤由伴多形核及有丝分裂象的低分化纤维性星形细胞组成,也可有少突胶质细胞及单极或双极成胶质细胞。组织色较灰红,视神经变粗呈梨形、圆柱形或 S 形。

【临床特征】

位于视盘的视神经胶质瘤可导致视力障碍,视野缺损(中心、旁中心暗点,周边视野缩小,双颞侧偏盲等),眼痛,随肿瘤增大,眼球向正前方突出,眼球运动障碍,斜视,复视,眼震等。儿童的单眼视力障碍不易早期发现,故就诊多因眼球前突。眼球突出为非搏动性及不能压回性突眼,眼球向正前方突出,晚期增大的肿瘤也可使眼球向前及颞下方突出。由于肿瘤多在肌圆锥内,眼球运动一般不受影响,眼底可见视盘表面不规则似桑葚(图 8-8);如肿瘤较大影响眼肌,可发生眼球运动障碍,眼底见瘤体完全遮盖视盘,并隆起几个屈光度。如肿瘤压迫眼球,向眼球内突入于玻璃体内,可使眼底出现脉络膜视网膜皱褶或视盘水肿及视神经萎缩。成人的恶性视神经胶质瘤通常表现为单眼视力进行性下降,伴不同程度的眼肌麻痹,视盘受累可发生出血、水肿及视网膜中央静脉阻塞。

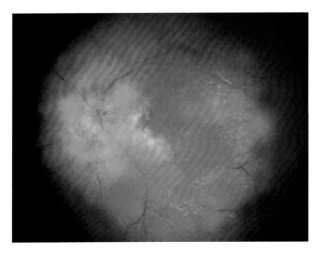

图 8-8　左眼视神经胶质瘤

【诊断及鉴别诊断】

眼眶及头颅 X 线片、B 超及 CT、MRI 检查对诊断视神经胶质瘤有重要临床价值。视野检查既有助于诊断,也可了解肿瘤的范围。儿童视神经胶质瘤 CT 或 MRI 检查可见相应视神经处椭圆形肿块,常可见肿瘤中部特征性的弯曲;成人恶性视神经胶质瘤影像学检查可见肿瘤沿视神经弥漫性生长,偶尔可呈边界不清的圆或椭圆形的眶内肿块。视盘的视神经胶质瘤眼底表现有助于诊断,需与其他疾病鉴别:如视盘结核瘤,其位于视盘边缘,为淡黄色圆形隆起的结核小结节形,境界不清楚,较大的结核瘤常超越视盘。临床较罕见的视盘梅毒性树胶瘤表现为单侧性灰白色渗出,或形似假性肿瘤。结节病神经综合征(Besnier-Boeck-Schaumann 氏病)在视盘表现为视盘肉样瘤病,呈单侧灰白色境界模糊的渗出块质,表面凹凸不平,有新生血管,向前突出可进入玻璃体内。此类疾病需与本病相鉴别。

【治疗】

视神经胶质瘤作为一种少见的肿瘤,应给予积极治疗。手术、放疗及化疗可取得较好疗效,但仍需进一步临床观察。肿瘤连同眼球摘除术后一般很少复发。

第五节 视神经脑膜瘤

【概述】

视神经脑膜瘤(meningioma of optic nerve)又名蛛网膜纤维母细胞瘤或硬脑膜内皮细胞瘤,是起源于蛛网膜纤维母细胞或硬脑膜内皮细胞的一种中胚叶性肿瘤。属良性肿瘤,生长缓慢,也可恶变,恶变后发展迅速。原发于眼眶内视神经蛛网膜上生长缓慢的良性肿瘤,多见于 30 岁后女性,年龄越小,恶性程度越高。肉瘤型脑膜瘤属于恶性,多见于幼儿,发展迅速,短期内可将骨质破坏。本病单眼发病为主,偶见双眼发病。

【病因病理】

肿瘤为淡红色,具有包膜,与周围组织有明显界限,晚期瘤组织常充满眶内空隙,侵犯眶内组织而呈浸润性生长。其组织形态以沙粒型最多见,其次为内皮细胞型、成纤维细胞型、混合型以及合体细胞型等。

【临床特征】

本病原发于眶内的较少见,可由颅内蔓延至眼眶。原发于眼眶内的肿瘤可向前穿过筛板而入眼内;向后可进入颅内;向周围可穿破硬脑膜而侵入眶内,并迅速充满眼眶。眼内肿瘤可先引起眼球突出,随后视力下降,视野缩窄,晚期眼球运动受限。有的病例在眼球突出很久后,尚可保留良好视力。眼底可因视神经受机械性压迫导致视盘水肿、继发性视神经萎缩(图 8-9),还可并发视网膜中央静脉阻塞。有时在萎缩的视盘上可见睫状视神经吻合血管或称视网膜脉络膜吻合血管,以引流受阻的视网膜静脉系统。部分患者眼底可见因受压而出现的脉络膜视网膜皱褶。起源于视神经管内的脑膜瘤常先有视野向心性收缩和视神经孔扩大的 X 线改变。位于眶尖部的脑膜瘤容易侵犯肌锥内的神经组织,使早期产生眼球运动障碍。原发于颅内的脑膜瘤多见于蝶骨嵴,头痛症状比较明显。眼球突出高度者,常并发暴露性角膜炎,以致引起角膜溃疡穿孔。

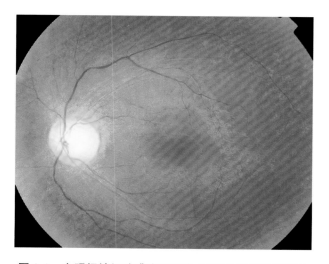

图 8-9 左眼视神经脑膜瘤眼底像,可见典型视神经萎缩

【诊断及鉴别诊断】

临床影像学检查对本病诊断有重要意义。眼底荧光血管造影检查一般表现为视盘瘤体内的低荧光，偶可见视盘前血管襻(图8-10)；眼眶或头颅 X 线照片上可见眼眶扩大、视神经孔扩大；或骨质增生、钙化等阳性表现,CT 及 MRI 检查可见视神经增粗或呈梭型及圆形肿块,在肿瘤中央可见视神经线状阴影(铁轨征),CT 扫描亦可见钙化灶。眼科超声对诊断本病也有重要临床价值。

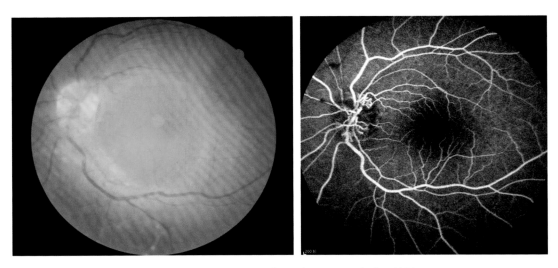

图 8-10　左眼视神经脑膜瘤,造影可见视盘前血管襻

【治疗】

视神经脑膜瘤原发于眶内视神经者可做肿瘤切除,由眶外侧缘切口进行手术,由于眼球血运被切断,术后眼球多萎缩。这种肿瘤也可由前面连同眼球一并切除,保留其他眶内容物及结膜囊,术后可安装义眼。因术中容易误伤视神经而失明,手术治疗仅针对视力丧失、肿瘤进行性增大和严重突眼的患者,对于视力较好、肿瘤不大、突眼不明显者应先保守观察。若肿瘤累及颅内,则需与神经外科医师协同手术。若肿瘤有恶性改变,则应做眶内容物剜除术。放射治疗在控制肿瘤增长和保存视力方面有良好的效果。

第六节　髓上皮瘤

髓上皮瘤(medulloepitheliomas)又称神经上皮瘤(neuroepitheliomas),来自胚胎神经上皮的原基,由前脑和视泡的胚胎神经上皮发生,是极罕见的侵犯视神经的恶性肿瘤,多发生于中枢神经系统和睫状体。原发于视神经的髓上皮瘤没有包膜,有未分化的间充质细胞,呈侵袭性生长。其管状和乳头状结构是由立方上皮细胞和柱状上皮细胞构成的,类似于原始的髓板和神经管。累及视盘的病变在眼底表现为白色球状肿块,与星形细胞瘤相似,但其生长较快,不伴结节性硬化或神经纤维瘤病,可因正常神经组织被肿瘤替代而失明。广泛累及球后段视神经的病变可致眼球突出。肿瘤恶变时有眼眶转移。

第七节　视网膜母细胞瘤

视网膜母细胞瘤(retinoblastomas)具有亲视神经性,是主要发生在视网膜核层的可累及视盘的肿瘤,其也易发生颅内及远处转移,危及患儿生命。原发于视网膜的肿瘤可侵犯视盘及其周围的视网膜,眼底表现为单个或数个类圆形、边界清楚的白色或黄色结节状隆起,大小不一,有新生血管及出血点(图8-11)。裂隙灯下可见前房内的瘤细胞集落,出现假性前房积脓、角膜后沉着物、虹膜表面灰白色肿瘤结节。视盘肿瘤生长缓慢,通过巩膜筛板后可迅速扩散至筛板后视神经,沿视神经向颅内蔓延,此为肿瘤的直接转移。也可见肿瘤沿血液及淋巴向全身转移。

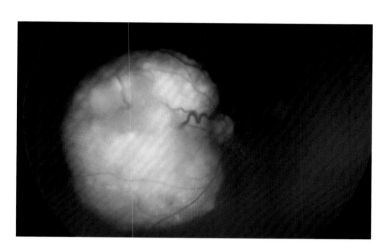

图 8-11　右眼视网膜母细胞瘤 RetCam,瘤体紧靠视盘

本病早期发现、早期诊断及早期治疗是提高治愈率、降低死亡率的关键,因此,全面细微的询问与检查是必要的。本病多为婴幼儿,多有瞳孔内黄光反射病史。眼底检查在视网膜上见到很多特殊黄白色或灰白色隆起肿块,表面布以怒张血管或出血,玻璃体内有大小不等的颗粒状混浊;眼底荧光血管造影发现动脉期肿瘤即显荧光,静脉期增强,且可渗入瘤组织内;超声检查探测到实质性肿块;转移的肿瘤若在眼眶 MRI 检查显示细碎的钙质阴影,则诊断基本可以肯定。前房细胞学检查已作为光化学治疗前明确诊断及治疗后疗效的观察指标。

本病是性质最严重、危害性最大的一种恶性肿瘤,手术疗法仍是目前较好的治疗手段。术后病理检查如发现肿瘤已侵及视神经残端,则应进行放疗,如眶内容亦受累还应进行眶内容剜除术,术后放疗加化疗。其他辅助治疗手段包括化学疗法、光动力疗法、免疫疗法等,常与放疗、光凝、冷凝等疗法合并应用,以提高疗效。也可用特异性 Rb 转移因子、基因工程 Rb 单克隆抗体及其生物导弹、细胞因子(rIL-2、rIFN、rTNF)、TIL、LAK 细胞等联合治疗,可获较好效果。

第八节　脉络膜黑色素瘤

【概述】

大多数累及视盘的脉络膜黑色素瘤(choroidal melanomas)由邻近的脉络膜组织转移而来,原发于视盘的黑色素瘤极为罕见,可通过连续组织切片证实。

【病因病理】

组织病理学上,肿瘤在脉络膜层挤压视盘,但并不大量侵入视盘,对视神经的挤压可引起视盘水肿。肿瘤的细胞学特征和其他葡萄膜黑色素瘤相同。

【临床特征】

局限的或弥散的脉络膜黑色素瘤均可侵犯视盘。前者逐渐挤压神经组织,但通常不侵犯神经和蛛网膜下腔;相反,后者则往往侵犯视盘及蛛网膜下腔,并且有高度恶性。

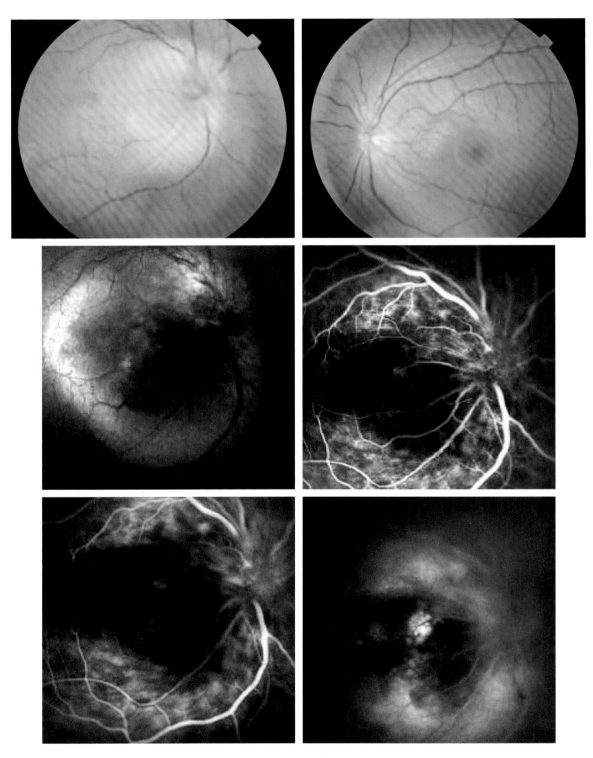

图 8-12 右眼脉络膜黑色素瘤。眼底像显示右眼后极部圆形隆起肿物;眼底荧光血管造影示视盘边界不清,早期视盘表面血管扩张,颞上明显,随后增强;动静脉期肿物中部低荧光,其间混杂几处浅淡斑驳荧光,肿物周围环绕片状高荧光;晚期肿物中部低荧光区内多结节状高荧光,境界清楚,肿物周围高荧光扩大融合

【诊断及鉴别诊断】

检眼镜检查可见弥散性脉络膜黑色素瘤表现为视盘旁视网膜下有棕色或黄色病变,其表面有数量不等的色素沉着,视盘常呈水肿并随肿瘤的进展而加重(图8-12)。视神经萎缩可引起视力丧失。眼底荧光血管造影可见圆顶状黑色素瘤因内部色素含量的不同而使荧光显影表现不同:肿瘤色较淡或无色素者呈强荧光,侵犯视盘的肿瘤由于充血常呈强荧光或强、弱荧光相间。

【治疗】

累及视盘的脉络膜黑色素瘤应做眼球摘除。

第九节　转移性视盘和视神经肿瘤

目前公认的从身体其他部位转移至视盘的肿瘤极少,有实体癌和白血病两大类,主要原发灶包括小细胞肺癌、B细胞淋巴瘤、子宫肉瘤、鼻咽癌、前列腺癌和肾细胞癌等。男性多由肺癌转移,偶发胰腺转移;女性多由乳癌转移,以带蒂肿瘤的形式附着于视神经。累及视盘的肿瘤在眼底表现为视盘灰黄色改变,表面不规则,微细新生血管和出血,及扩张的视网膜静脉,可合并脉络膜转移及视网膜脱离。转移病灶的病程多迅速,患者视力减退,预后较严重。原发肿瘤的治疗可稳定甚至提高视力。免疫抑制剂治疗也有一定疗效。

一、癌

眼的转移性癌可见于视盘、视神经及眼眶,但最多见于脉络膜。视盘转移癌患者常有视力减退病史,眼底检查显示视盘黄白色肿块,伴水肿。玻璃体细胞学检查可发现肿瘤细胞。若肿瘤压迫视网膜静脉可出现视网膜中央静脉充血或阻塞,甚至引起虹膜红变和新生血管性青光眼;偶尔有视网膜中央动脉阻塞;肿瘤坏死可继发视神经内出血。伴脉络膜转移时眼底表现为视网膜下黄色鳞片状病变,视网膜浆液性脱离。眼底荧光血管造影的视乳头肿瘤组织在造影早期表现为弱荧光,肿瘤血管可有荧光渗漏,充血的视盘荧光渗漏更明显。视网膜静脉回流障碍时表现为静脉充盈延迟。据报道,发现视盘转移性癌后患者平均存活时间短于1年。转移性视盘和视神经肿瘤早期可采用化疗,为预防视力永久性损害可合并放疗。

二、白血病

急性白血病患者眼部转移机会较慢性白血病患者更大,其中最常侵犯的组织为脉络膜,其次为视盘视神经。白血病细胞浸润视盘时可替代正常视神经组织,最终破坏视盘的正常形态,出现出血性坏死,并在水肿的视盘内以及巩膜筛板后神经元间隙中发现肿瘤细胞。浸润视盘并不表明白血病已弥散至中枢神经系统。白血病性视盘浸润开始为视盘水肿,颜色苍白,可伴出血。当视盘浸润进行性加重,破坏视网膜色素上皮时,黄色沉着物明显,出血加剧,视网膜下可有积液。视神经组织的损害可引起视力减退。

(丁瑜芝)

参考文献

[1] 李凤鸣,谢立信.中华眼科学[M].3版.北京:人民卫生出版社,2014.

[2] 王鸿启.现代神经眼科学[M].北京:人民卫生出版社,2005.

[3] SHIELDS J A. Tumors and pseudotumors of the optic disc [J]. Acta Ophthalmol Scand,2000,78(2):156-163.

［4］HEIMANN H,JMOR F,DAMATO B. Imaging of retinal and choroidal vascular tumours ［J］. Eye,2013,27（2）:208-216.

［5］PUSATERI A,MARGO C E. Intraocular astrocytoma and its differential diagnosis ［J］. Arch Pathol Lab Med,2014,138（9）: 1250-1254.

［6］ZOGRAFOS L,GONVERS M. Ocular melanocytosis and cavernous haemangioma of the optic disc ［J］. Br J Ophthalmol,1994, 78（1）:73-74.

［7］NAIR A G,PATHAK R S,IYER V R,et al. Optic nerve glioma:an update ［J］. Int Ophthalmol,2014,34（4）:999-1005.

［8］SHIELDS C L,SHIELDS J A. Clinical features of small choroidal melanoma ［J］. Curr Opin Ophthalmol,2002,13（3）:135-141.

［9］PANDEY A N. Retinoblastoma:An overview ［J］. Saudi J Ophthalmol,2014,28（4）:310-315.

［10］BECCARI S,CIMA L,POSENATO I,et al. Pediatric optic nerve sheath meningioma ［J］. J Neuroophthalmol,2014,34（3）: 315-316.

［11］CHAVEZ M,MAFEE M F,CASTILLO B,et al. Medulloepithelioma of the optic nerve ［J］. J Pediatr Ophthalmol Strabismus, 2004,41（1）:48-52.

［12］DIGRE K B,CORBETT J J. Practical viewing of the optic disc ［M］. Boston:Butterworth-Heinemann,2003:221-226.

第九章

外伤性视盘改变

第一节　外伤性视神经病变

【概述】

由于眼球在头面部的位置暴露,因而极易受到外力的损伤,不同原因的眼球外伤可导致不同程度的视力丧失,给患者的正常生活带来严重影响。眼外伤(ocular trauma)是指眼球及其附属器受到外来物理或化学性因素的侵蚀,造成的眼组织器质性及功能性损害。眼外伤是视力损害的主要原因之一,尤其是单眼失明的首要原因。临床上将外伤所导致的视神经损伤称为外伤性视神经病变(traumatic optic neuropathy,TON),是指视神经的任何部位受到直接或间接外力的侵袭而发生损伤,从而造成视力的下降甚至丧失。TON 最常发生在视神经管的薄弱处,因其活动度差易出现视神经挫伤或离断、视神经鞘内出血等多种临床表现。近年来,随着工伤、交通事故的增加,TON 的发病率逐年增高。头部外伤,尤其是眉弓或额部撞伤,是造成间接性视神经损伤的主要原因。TON 的主要表现为视力下降,色觉障碍,相对性传入性瞳孔阻滞(relative afferent papillary defect,RAPD)和眼底改变。视野、视觉诱发电位(visual evoked potential,VEP)以及影像学检查有助于辅助诊断。而对 TON 迄今尚无公认的"金标准"治疗方案,关于治疗方式的选择及手术时间仍有争议。

【病因病理】

TON 的发病机制主要分为原发性和继发性。

原发性损伤,又称直接损伤,是指外力通过骨骼变形及传导作用于视神经,使其受到牵拉及剪切,引起视神经微循环缺血,从而导致视网膜神经节细胞(retinal ganglion cell,RGC)的不可逆性变性坏死(图 9-1)。由于管内段视神经同骨膜紧密相连,外力可以直接损伤视神经轴突和/或影响视神经的血液循环而造成视神经挫伤性坏死。

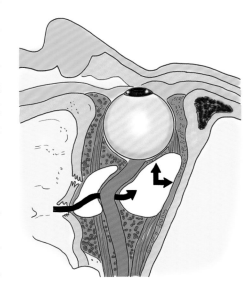

图 9-1　眼外伤眶壁骨折后眼眶气肿导致视神经损伤示意图

　　继发性损伤,又称间接损伤,是指机械性外伤作用于面部骨骼的力量瞬间减弱,引起蝶骨弹性变形,这一改变直接把力量传向视神经管,引起视神经及其血管损伤后,继发性视神经水肿、挤压造成 RGC 血流灌注减少或不足而发生凋亡。间接外伤性视神经病变(indirect traumatic optic neuropathy,ITON)是一种常与外伤性颅脑损伤相关的疾病,由于受伤时或受伤后几周内发生 RGC 轴突变性而可能导致严重的视力丧失。Alexandra Bernardo-Colón 等人使用眼部直接暴露于气爆的小鼠模型来模拟 ITON 的组织病理学改变。这种损伤与整个视神经发生的病理改变相似,即导致眼内压短暂升高,继而发生 RGC 的死亡以及轴突变性。活跃顺行轴突的缺乏导致上丘伴随的轴突发生变性,并首先在视网膜的外围出现病理改变。视神经中的神经胶质区在损伤早期会增大,并在随后发生额外的扩展。神经胶质区的增大涉及独立于轴突变性的星形胶质细胞组织的瞬时变化。尽管许多细胞因子和趋化因子的水平没有改变,但视神经和视网膜中的白细胞介素 1(IL-1α、IL-1β)表现出升高的趋势。此外,直接外伤性视神经病变具有明显的损伤部位,具有快速、进行性的轴突变性和细胞死亡。这都表明了 ITON 是一种不同于其他视神经病变的神经病理改变。

　　视神经全长 42~47mm,按其部位可分为四段:眼内段、眶内段、管内段和颅内段。眼内段视神经损伤较少见,通常表现为视神经撕脱。长 20~30mm 的眶内段视神经呈 S 形,具有一定活动度,同时周围有海绵样的眶脂肪及肌锥包裹,除非外伤骨折时骨片直接插入,否则间接损伤少见。颅内段视神经上方为大脑的额叶覆盖,下方为蝶窦,仅在发生严重脑外伤时,可损伤此段。长 4~10mm 的管内段视神经位于蝶骨的骨性视神经管内,视神经走行于狭窄的视神经管内,且该段视神经硬鞘膜分为两层,外层为视神经管内衬骨膜的延续,硬膜与骨膜融合,视神经固定于视神经鞘内,活动受限,可动性差,该解剖特征使得任何外力或冲击力很容易通过骨质传导到视神经或其营养血管,最易造成视神经的间接损伤。

　　视神经损伤导致眼动脉、睫状后动脉血流动力学改变,眼底供血大幅度减少,造成营养血管功能的障碍,引起视神经功能的部分或全部丧失。原发性损伤是因头面部创伤使轴浆流运输阻滞,部分轴突电传导功能障碍导致。继发性损伤在原发性损伤的基础上发生,其病理基础包括:视神经缺血导致的水肿进一步加重缺血,使病变范围逐渐扩大,病变程度逐渐加重;局部血管受压或循环障碍引起炎性因子释放以及与血管阻塞(痉挛、血栓形成)相关的视神经梗死。因此,早期轻度的原发性损伤随着病程发展,神经元损伤数量增加,临床症状会逐渐加重,导致明显的继发性损伤,晚期甚至可能出现视神经萎缩。

　　TON 的细胞损伤机制:视神经损伤后,神经结构和周边微环境遭到破坏,细胞轴突发生离断、水肿以及凋亡;自由基产生增多,RGC 轴索及细胞膜受自由基攻击而发生脂质过氧化反应,使得 RGC 内超氧化物增加,同时,自由基还可介导 Ca^{2+} 超载、蛋白质损伤等途径导致细胞凋亡;损伤的 RGC 及邻近细胞释放谷氨酸,其与谷氨酸受体结合后可促进细胞外 Ca^{2+} 内流,激活诱导细胞凋亡的物质,引起细胞凋亡;天冬氨酸特异性半胱氨酸蛋白酶(Caspase)是 RGC 继发性死亡的主要介质,视神经损伤后 caspase-6 及 caspase-8 上调、caspase-2 激活,从而加速了 RGC 凋亡的过程,由于破坏后不能再生,防止伤后 RGC 继发性凋亡是挽救 TON 患者视力的唯一途径。此外,神经营养因子缺失、一氧化氮毒性作用、过氧化物阴离子增加、K^+ 门控通道 Kv1 家族出现、JNK 信号通路激活、轴突残端有毒物质渗漏、硫苷脂增加等影响因素的出现,均不利于视神经的修复。视神经损伤后因存在自身固有的修复能力,会产生一些有助于视神经修复的调节活动,如自噬功能上调以保护神经元存活,再生 RGC 中上调的晶状体蛋白 β2 通过增强睫状神经营养因子的产生而促进轴突再生,睫状神经营养因子在星型胶质细胞的显著表达和胸腺素 -β4 上调等,均可增强 RGC 的存活能力并促进轴突再生。此外,TON 尚有许多未知影响因素有待发现。

【临床特征】

(一)视神经挫伤

　　视神经挫伤(optic nerve contusion)是指眼部受伤直接波及视神经,或是头部、眶部受伤间接引起的视神经受伤。多为间接损伤,可发生于头颅外伤,以前额部外伤最为常见,尤其是眉弓外侧的挫伤。视神经挫伤的临床特征是外伤后早期检眼镜下可以没有眼球或视神经损伤的表现,而有严重的视力丧失。典型表现为患者视力即刻严重丧失,就诊时可无光感;外部很少有损伤的表现,但普遍存在相对性传入性瞳孔障碍(RAPD)。通常在发病时视盘正常,4~8 周内会出现视神经萎缩(图 9-2)。

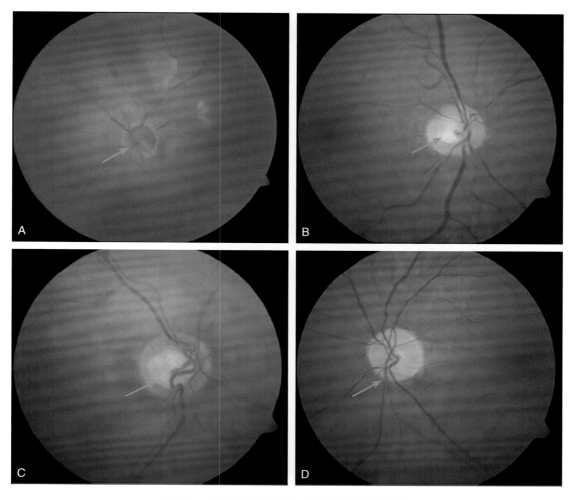

图 9-2　不同程度视神经外伤性病变的眼底照片

A. 新鲜的视神经损伤,伴有视乳头内出血(箭头)及视网膜下出血;B. 颞侧视神经部分萎缩(箭头),可见筛板;
C. 视神经管损伤所致的视神经乳头大部分逆行性萎缩(箭头);D. 视交叉前端切断伤所致的视神经乳头完全
苍白萎缩(箭头)

　　眼内段视神经挫伤主要是视盘的挫伤,多见于眶周外伤,眼球与视神经间发生急剧的挫伤,或是视网膜裂伤直接累及视神经。伤后视力下降,眼底可见视盘水肿,可伴周围弓状或深层出血。

　　眶内段视神经挫伤多为眼球挤压伤造成的球后视神经扭转等。伤后视力急剧下降或丧失,瞳孔散大,对光反射消失。

　　管内段视神经挫伤最为常见。主要发生于头颅的额叶或颞叶外伤,尤其是眉弓外侧的撞击伤导致骨管部管壁骨折、管腔变形,继而伤及视神经。伤后大多视力立即丧失,少数伤后数小时视力迅速下降,预后不良。

　　(二) 视神经鞘膜下出血

　　见于颅骨骨折或视神经管附近眶壁骨折,有时也可因颅内压突然升高,压迫视神经鞘膜的血管致血液漏出或破裂出血。可分为硬脑膜下出血和蛛网膜下腔出血两种。视神经鞘膜硬脑膜下出血,见于较轻的头部外伤,视野改变多不规则,可有向心性缩小、象限性缺损、中心暗点,甚至全盲。视野缺损的边缘一般很陡。视神经鞘膜蛛网膜下腔出血多由颅底骨折引起,轻者表现为阵发性头痛,重者表现为突然昏迷、剧烈头痛、呕吐、烦躁不安、谵妄,伴有脑膜刺激征及动眼神经和展神经麻痹等体征。眼底检查表现为视盘水肿、视网膜下出血及玻璃体积血,同时可伴有眼球突出、眼球运动障碍、复视及视力减退等临床表现。

　　(三) 视神经萎缩

　　TON 的晚期改变。主要表现为视力减退和视盘呈灰白色或苍白色。详见第七章。

（四）外伤性球后出血

外伤导致的眼球后方出血（图 9-3）。主要表现为视力减退、眼球突出、眼球运动障碍等。可行眼眶减压术切开引流（图 9-4）。

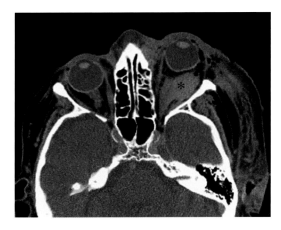

图 9-3　CT 所示典型的球后出血影像学表现（星号）

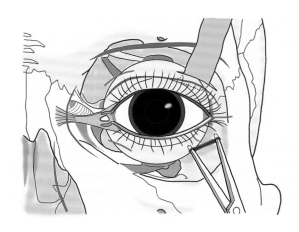

图 9-4　眼眶减压术手术切口示意图

（五）隐匿型间接视神经损伤

隐匿型间接视神经损伤为一种特殊类型的视神经损伤，因原发视神经损伤较轻，患者视力下降不明显。受伤早期由于参与兴奋的神经元轴索数目减少，导致通过视觉通路传入冲动所激发的视觉皮质神经元兴奋降低，继而出现视觉诱发电位波幅的降低，但因为残存的轴索仍然能以正常速度进行传导，所以早期潜伏期的改变不明显。随着病情的进展，出现视神经脱髓鞘改变后，P_{100} 潜伏期可以出现延长的表现。视觉诱发电位检查是早期诊断敏感的可靠指标之一，其主要表现为波幅下降或 P_{100} 潜伏期延长，P_{100} 波幅的降低。患者普遍出现光敏感度下降及中心暗点或旁中心暗点或视野缺损。

【诊断及鉴别诊断】

（一）有明确外伤史

有明确的头部外伤或全身创伤史，尤其是外伤位于眉弓颞上方或额部者。

（二）视力减退或丧失

多数患者视力损伤严重。延迟出现的视力丧失是继发性视神经损伤的典型表现。

（三）瞳孔反射异常

对于单侧 TON，或双眼损伤但病情相对严重的一侧眼，瞳孔对光反射异常是诊断的必要条件，临床表现为直接对光反射迟钝或消失，间接对光反射存在，即 RAPD。视力正常的 TON 患者也可有 RAPD。伤眼有 TON 但无 RAPD 体征，表明可能是双眼 TON，或未受伤眼曾有过视神经疾病。

（四）眼底检查

间接性 TON 早期眼底视盘视网膜均正常，眼底检查早期可无改变，视乳头色泽正常，在 1~2 周视乳头颜色开始发生变化，2~8 周后视盘变为灰白色。

（五）辅助检查

视觉诱发电位（VEP）是临床上唯一可以客观检查视神经节细胞以上视神经功能的方法，能敏感地反映视神经各区神经元的轴索和髓鞘的完整性及功能状态，对视神经疾病的诊断十分必要。VEP 应作为头部外伤后伴视力下降的常规检查项目。TON 患者的 VEP 表现一般为振幅下降或 P_{100} 潜伏期延长（图 9-5）。

视野检查可见视野缺损及视觉对比敏感度下降。

眼底荧光血管造影及眼底照相可见视神经损伤表现。

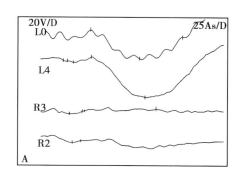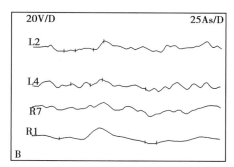

图 9-5　患者,男,26 岁,车祸致右眼视力下降 5 天,右眼仅见手动

A. 双侧 FVEP 见右侧 P_2 波后置,振幅降低;B. 治疗后右侧 P_2 波后置,振幅降低明显好转,两侧基本对称

视神经孔 X 线片对于视神经间接损伤患者的诊断十分必要。在临床治疗上,影像检查对于判定有无视神经管骨折很重要,但一般 X 线平片不易发现其骨折情况。平片未发现有骨折征象者并不能排除没有骨折可能。如采用立体断层 X 线摄影,则骨折发现率大大提高。

电子计算机断层扫描(computed tomography,CT)有助于 TON 的诊断。视神经损伤的 CT 表现为:直接征象有视神经增粗、断裂,视神经管骨质不连续;间接征象主要由于骨折后局部出血或软组织水肿所致,表现为软组织阴影形成或蝶窦筛窦内积血(图 9-6~ 图 9-10)。

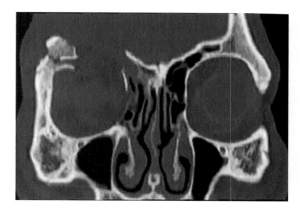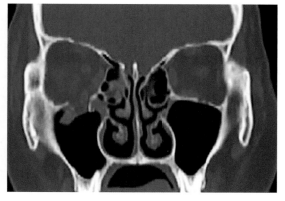

图 9-6　冠状位多排 CT 扫描示右侧眼眶上壁骨折　　图 9-7　冠状位多排 CT 扫描示右侧眼眶下壁骨折

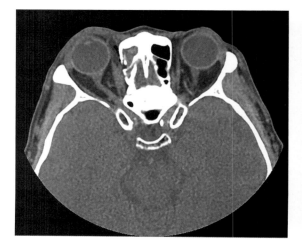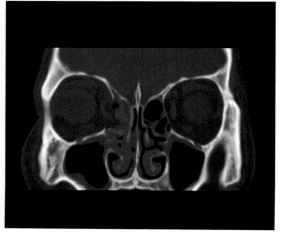

图 9-8　水平位多排 CT 扫描示右侧眼眶内壁骨折。右侧眼眶内少许积气,视神经走行迂曲

图 9-9　图 9-8 中同一患者冠状位多排 CT 扫描示右侧眼眶内壁骨折

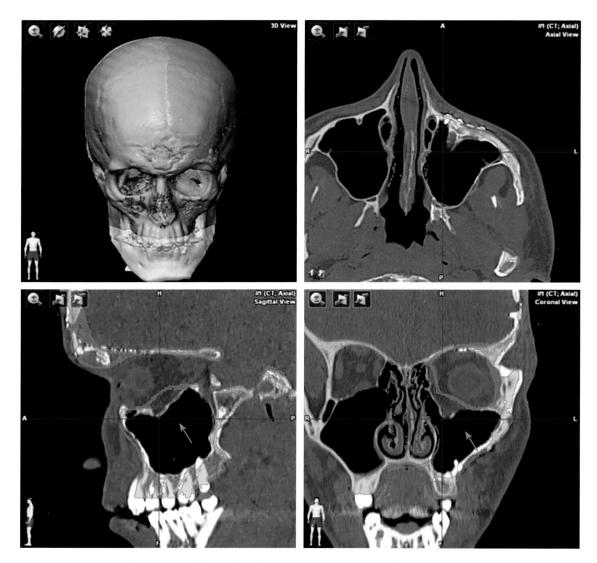

图 9-10 左侧眼眶创伤后 CT 二次重建图像。绿色箭头示眶底骨折

磁共振成像(magnetic resonance imaging,MRI)可用于诊断眼内非磁性异物、外伤性眶内血肿及外伤性海绵窦动静脉瘘等。近期有研究表明,一些特定的磁共振成像序列(如 CUBE3D T_2WI 脂肪抑制序列、T_2-IDEAL 水脂分离序列等)可以在较短的扫描时间内获得眼眶三维容积图像,帮助对视神经各段的损伤情况进行全面、准确的判断,在 TON 的诊断方面具有明显优势(图 9-11)。

(六)隐匿型间接视神经损伤诊断要点

隐匿型间接视神经损伤的患者有以下特点:①头部明确的外伤史。受伤部位通常是前额或面部,典型的着力部位是眉弓外侧。②受伤早期检查视力无改变,或有 2~3 行的视力下降,但无视力下降的主诉,部分患者会主诉伤眼亮度觉或颜色觉异常。③病程中患者视力进一步下降。④初诊时伤眼前段和眼底可无异常表现,影像学检查无视神经管骨折,无视神经受压、增粗征。颅脑 CT 检查无异常。⑤伤侧瞳孔表现为 RAPD 阳性,视觉诱发电位检查可见 P_{100} 波振幅或时间的延迟,视野可以出现异常改变,视觉对比敏感度下降。

【治疗及预后】

本病早期以急救为主,若有明确的手术适应证且具备手术条件,应及时行视神经管减压术。早期足量应用激素和脱水剂更有益于减轻视神经的病理损害。脑苷肌肽类神经营养和促神经再生药,理论上应在视神经纤维完全萎缩前应用才能起效。伤情重、视力严重受损者,可采用综合治疗;待病情稳定或病程后期,可以中药调理配合针灸治疗。具体治疗应遵循以下原则:

1. 及时 外伤性视神经病变是急症,治疗要争分夺秒,伤后数小时是手术和药物治疗的最好时机。延误时间越长预后越差。

2. 充分 如用糖皮质激素治疗,用量要足;若行视神经减压术,则尽量保证开放范围充分。

3. 综合治疗 手术和药物相结合。对于 TON 的神经保护,需要的条件是:①原发损伤必须终止,只有在挤压解除后,神经保护的治疗才能起效;②受损的神经元必须仍保持存活状态;③受损神经元的树突、轴突和相关的神经元突触连接仍存在;④必须维持神经元的功能活性。

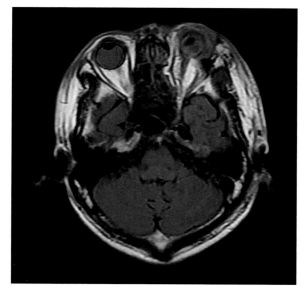

图 9-11 水平位 MRI 扫描示左眼外伤后眼球形态失常,玻璃体腔内见多发片状等稍短 T_1 短 T_2 低信号影,左侧眼眶外侧壁内缘见片状长 T_2 信号影,左侧视神经明显增粗

（一）药物治疗

TON 早期宜采取高压氧联合大剂量激素冲击治疗,配合视神经营养保护、高渗脱水剂脱水及改善循环疗法,以增加组织氧含量,调整血管运动功能,缓解眼血管痉挛,增加眼的血流量,延迟或减少视网膜神经节细胞凋亡及促进再生,有效改善视神经供血,提高视功能。

眼内科治疗的适应证为:①外伤后即刻失明者;②伤后意识不清或合并颅脑损伤但无手术指征者;③CT 扫描视神经骨管无明显骨折、无视神经压迫征象者;④因其他疾病不能耐受手术者。

2011 年 2 月,原卫生部出台了《糖皮质激素类药物临床应用指导原则》,其中对于视神经挫伤的激素治疗给予的指导方案为:

1. 静脉大剂量糖皮质激素 ①于伤后 3 天内启用治疗的患者:首次甲泼尼龙 30mg/kg,静脉滴注 8 小时,以后 5.4mg/（kg·h）,静脉滴注,用药至 23 小时;24~48 小时内用 250mg/6h 静脉滴注,第 3 天起改口服 50mg/d,逐渐减量至 14 天;②伤后 3 天以后开始治疗的患者:首次甲泼尼龙 1g 静脉滴注,然后改为 500mg 静脉滴注,2 次/d,滴注 2 天,后改为口服 50mg/d,逐渐减量至 14 天。

2. 口服泼尼松 1mg/（kg·d）,分 2 次口服,共 3 天,继续口服 7.5mg/d,逐渐减量,用药 14 天。

应用如此大剂量的激素应时刻保持谨慎,不能忽视其可能带来的不良反应,如骨质疏松、消化道出血、心律失常、肺部及泌尿系感染、休克,甚至死亡等。

（二）手术治疗

视神经管骨折可引起视神经缺血、水肿、变性以致视神经纤维萎缩甚至失明,因此及时手术治疗至关重要。手术治疗的目的在于去除视神经管及其附近的骨折碎片,解除对视神经的压迫或刺伤,开放视神经管,缓解视神经管内压力,改善局部血液循环。研究表明,视神经一旦受损,若不及时治疗,视力最终会完全丧失。伤后短时间内药物治疗无效或者有效后很快又出现视力下降者,应及时手术探查行视神经管减压。但手术时机的选择尚无统一的标准。视神经损伤的动物模型研究表明,伤后手术时间与手术效果间存在明显相关性,伤后越早,手术效果越佳。有研究发现,视神经在受到撞击和挤压造成不完全损伤 48 小时后,尽管未见视神经的明显变性和视网膜神经节细胞的坏死,但是却存在视网膜神经节细胞的凋亡。伤后 7 天,部分视网膜神经节细胞出现不可逆转的改变甚至丧失。伤后 3 天内及时手术者其手术效果最佳,而 7 天以上手术者有效率明显下降。Habal 指出,如果在伤后 24 小时内应用大剂量皮质类固醇治疗无效,则应行手术治疗,并得出结论:视神经管减压手术可以将视力提高机会增加 12%~79%。

手术方式主要有经颅视神经管开放减压术、经鼻外眶筛蝶径路视神经管减压术、经上颌窦筛蝶窦径路视神经管减压术、经鼻内镜筛蝶窦径路视神经减压术等。内镜下经鼻视神经管减压术（endoscopic transethmosphenoid optic canal decompression，ETOCD）是治疗 TON 的一种重要手段，其通过开放视神经管和切开视神经鞘膜以解除视神经管腔隙综合征，从而改善局部微环境，提高患者视力预后。但是，临床上关于视神经管减压术的疗效仍然充满争议，有研究表明，TON 患者患眼球后血流速度较正常眼下降，ETOCD 术后患眼球后血流速度较术前改善，对于患者视力预后可能具有保护性作用。

《我国外伤性视神经病变内镜下经鼻视神经管减压术专家共识（2016 年）》指出，原则上，在条件与技术成熟的医疗机构中，在排除全身禁忌证的情况下，对确诊为 TON 的患者伤后即可积极施行 ETOCD：

1. 适应证　①外伤后视力严重下降，甚至无光感，一般认为伤后尽早手术为佳；②外伤后视力严重下降，甚至无光感，眼眶 HRCT 检查显示有明确的视神经管骨折和视神经压迫。

2. 禁忌证　①伴随严重颅脑损伤导致意识丧失；②眼眶 HRCT 和 / 或 MRI 显示有明显视神经断裂；③存在颈内动脉破裂可能或颈内动脉假性动脉瘤，手术入路或视神经邻近部位严重感染，或因其他全身原因不能耐受手术；④存在颅底骨折致脑脊液鼻漏，须在准备好术中补救措施、保证安全的情况下实施手术。

3. ETOCD 手术操作基本原则　①全程、充分解除压迫因素；②尽可能避免对视神经造成医源性创伤；③尽可能避免并发症。ETOCD 手术前后中心视力（矫正视力）和 / 或视野改善为评价 TON 患者疗效的主要指标。视力评判标准分为五个级别，即无光感、光感、眼前手动、眼前指数和 logMAR 视力表 0.02 及以上。术后视力较术前提高 1 个级别及以上，或较术前 logMAR 视力表提高 2 行及以上定义为有效。对视力高于 0.05 者，采用大光标测量中心视野，术后视野缺损范围减少≥15% 或平均阈值增加≥10%，亦定义为有效。有条件的机构亦可在此基础上，采用色觉、对比敏感度、OCT 测量视乳头神经纤维厚度、VEP 改善等指标，进行综合分析和判断。

（三）TON 神经再生研究

近年来，随着中枢神经系统再生研究的进展，对视神经损伤和再生机制的基础研究也在逐步深入。视神经损伤的病理基础是神经节细胞（RGC）的进行性死亡和视神经纤维的丢失。研究 TON 损伤后 RGC 的存活、修复和再生是现今神经眼科研究的热点。

研究表明，视神经损伤后促进 RGC 存活和再生的主要影响因素是 RGC 轴突再生的内在潜力和微环境。视神经损伤后，中断的轴突不仅断开了 RGC 与中枢神经的内在联系，而且改变了受损神经元 RGC、靶细胞及微环境中细胞及非细胞成分。视神经损伤后周边微环境变得不稳定使 RGC 逐渐死亡。成年哺乳动物视神经损伤存在延时现象，即视神经损伤后 3 天才能发现 RGC 死亡，RGC 程序性死亡相关改变可能在伤后 6 小时已经开始，RGC 死亡高峰在视神经损伤后 5~9 天，在损伤 2 周后有 10%~15% 的 RGC 存活。由此可见，视神经损伤后及时增强 RGC 生存能力和促进其轴突再生是 TON 治疗的关键。研究认为，缺乏再生能力可能与中枢神经微环境不能提供充足的神经营养因子，且存在大量的神经生长抑制因子有关。Schwann 细胞作为周围神经系统的神经胶质细胞，能产生多种细胞黏附分子，被认为与 RGC 的再生密切相关。巨噬细胞能够解除髓鞘及其产物对轴突再生的抑制作用，并能提供再生所需的神经营养因子，促进轴突生长。有研究显示，苯妥英钠可以通过阻止谷氨酸引起的细胞内 Ca^{2+} 的增加，从而减少视神经损伤后 RGC 的凋亡。Caspases 抑制剂可以直接抑制凋亡并减少来自免疫系统的继发性损害，减轻缺血对神经元的损害。褪黑素是由哺乳动物松果体产生的一种胺类激素，有研究表明，褪黑素疗法可通过降低 caspase-3 蛋白水平的升高程度来影响 TON 所致 RGC 凋亡的水平。其机制可能是褪黑素进一步上调了 TON 后 RGC 的自噬水平，最终抑制 RGC 的凋亡并发挥神经保护作用。胰岛素样生长因子（IGF-I）在视神经损伤及修复中起着重要作用，IGF-I 的减少导致 RGC 凋亡加速，而人工给予 IGF-I 则能使 RGC 轴突生长加速，促进视神经的修复。此外，多种营养因子如睫状神经营养因子、脑源性神经营养因子、血管内皮生长因子、血小板源性生长因子 CC 及成纤维细胞生长因子等对体外培养 RGC 的存活、修复具有显著促进作用，为视神经的再生提供了先决条件，也为 TON 的治疗提供了更多可能。

基因治疗是近年来 TON 治疗的热门研究方向之一。基因治疗是指将正确的外源性基因转导入基因缺陷细胞,从而改变其基因表达的治疗手段,包括基因添加、基因修正/改变、基因敲除/沉默。病毒载体具有通过假病毒而改变其细胞趋向性和通过细胞特异性启动子而将转导基因限制于靶细胞的特点。不同血清型的腺相关病毒(adeno-associated virus,AAV)在 TON 轴突再生的基因治疗中得到应用。针对不同的靶细胞和不同的病理改变选择不同的 AAV 血清型并转导不同的治疗基因。以 AAV2 为基因载体沉默 RhoA/ROCK 信号通路,使轴突切断后的 RGC 一定程度恢复轴突再生功能。以 AAV2 为载体携带睫状神经营养因子(ciliary neurotrophic factor,CNTF)基因向玻璃体腔内注射转染 RGC,促进 RGC 持续表达 *CNTF* 以刺激轴突再生,获得了一定距离的轴突再生。以 AAV2 为载体转基因表达 *CNTF* 的同时介导 shRNA 干扰 RhoA,能使 RGC 轴突再生更长的距离。此外,以 *Y444F* 突变的 AAV2 为载体介导 shRNA 沉默 *PTEN* 基因、上调 mTOR 复合物 -1 的活性能刺激视神经纤维再生至视交叉。以上研究结果表明,基因治疗在促进 TON 视神经再生中具有重要的应用价值。

第二节　视神经异物及异物伤

【概述】

眼内异物(intraocular foreign body)是指致伤物穿破眼球壁存留于眼内的损害,是严重危害视力的一类眼外伤。对任何开放性眼部或眼眶外伤,都应怀疑并排除异物。敲击金属是最常见的受伤方式。异物的损伤因素包括机械性破坏、化学及毒性反应、继发感染等。除穿通伤之外,另可表现为异物的特殊损害。视神经部位的异物对视力的损害尤为严重。

【临床特征】

(一)不活泼异物

包括石子、玻璃、瓷器、塑料等。一般可以耐受。金属物体如铝、锌等属反应性异物,可引起轻微炎症。较大的异物可刺激炎症发展,引起牵拉性视网膜脱离等并发症。由于眼内异物多为双眼注视某物体劳作时,突发强大的冲击力使物体飞溅入眼内所致,因此异物易停留在眼球后极部,而位于视神经部位的异物可损伤视神经,造成严重的视力损害(图 9-12)。

(二)铁质沉着症

铁质沉着症(ophthalmic siderosis)为铁特有的毒性反应。眼内铁离子的损害机制为,铁片与玻璃体或眼内组织接触后,铁离子迅速氧化、扩散,激发 Haber-Weiss 反应,产生强力氧化剂,如羟自由基、超氧自由基和过氧化氢,继发脂质过氧化、细胞膜损伤以及酶失活,造成严重的结构与功能损害。铁可以沉着在视

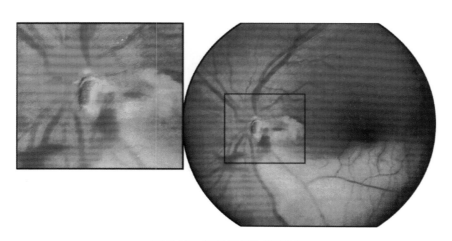

图 9-12　视神经异物示意图

网膜上,光感受器和色素上皮细胞对铁质沉着较为敏感。视神经被铁质损害后的症状为夜盲、向心性视野缺损或失明。早期眼底可见周边视网膜色素沉着,晚期眼底色素呈弥漫性分布,视网膜血管变窄,视盘色淡、萎缩。ERG 改变包括极早期 a 波升高,b 波正常,以后 b 波降低,最终消失。

(三)铜质沉着症

铜质沉着症(ocular chalcosis)为铜的毒性反应。纯铜有特别的毒性,可引起急性铜质沉着症和严重炎症,必须立即摘除。若异物为铜含量少于 85% 的铜合金,可引起慢性铜质沉着症。铜离子特殊的亲和膜性结构,会在视网膜血管和黄斑区形成金属斑,金属弥散后,摘除异物不能减轻损害。

【诊断】

主要依据病史及临床表现,需详细询问外伤史,并有针对性地进行影像学检查。发现伤口是重要的诊断依据,表明有异物进入眼内。若屈光介质尚透明可在裂隙灯或检眼镜下直接观察到异物。影像学检查是眼内异物定位的重要手段,尤其是对屈光介质不透明的患者而言。常用检查方法有 X 线片、超声、CT 扫描等。其各有优缺点。MRI 可用于非磁性异物的检查。

【治疗】

眼内异物一般应及早手术取出,根据情况采用玻璃体手术取出视神经异物。如异物大、包裹、粘连、非磁性,需玻璃体手术摘除,同时处理眼内并发症,如玻璃体积血或视网膜脱离;较大的异物可通过角巩膜切口或原入口取出,以减少周边视网膜组织的损伤。

第三节 视神经撕脱

视神经撕脱(avulsion of the optic nerve)是指视神经受到强力牵引后从巩膜管向后脱位。其原因有:①钝力作用于眼球,球内发生爆破力,使球壁最薄处的巩膜筛板破裂;②冲击力作用于眼球侧面,使眼球极度转动或移向前方,这种突然又强烈的牵拉,导致视乳头边缘撕裂。撕裂大多发生于视乳头边缘,可能与该处视神经节细胞轴突裸露,缺乏外膜保护有关;撕裂后,神经纤维在视神经鞘内退缩,而视神经鞘因有弹性,仍保持连续。

检眼镜下表现因撕裂伤程度不同而有不同改变,完全撕脱均伴有玻璃体积血。早期眼底情况无法看清。待能够透见时,已属后期改变,视乳头呈灰黑色孔穴状,视网膜混浊与大片出血,视网膜血管全部或部分隐匿,最后穴孔处为灰白色机化物充填(图 9-13),周围脉络膜视网膜萎缩,色素增生,玻璃体

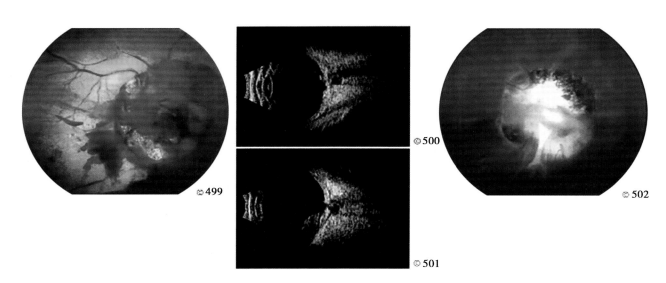

图 9-13 严重钝挫伤导致的视神经撕脱。纤维化和色素性瘢痕增殖逐渐填充撕脱缺损区

内有大片机化膜团块,视网膜血管,尤其是动脉,表现为白化线。部分撕脱眼底尚未被出血完全遮盖者,可见视乳头一部分呈灰黑色凹陷,边缘有色素增生,附近视网膜混浊、出血,视网膜血管细窄,呈屈膝状消失于凹陷边缘,晚期所见如同完全撕脱,仅范围局限在撕脱一侧而已。通常视力完全丧失。无有效疗法。

（宋清露）

参考文献

［1］李凤鸣.眼科全书［M］.北京:人民卫生出版社,1996.

［2］杨培增,范先群.眼科学［M］.9版.北京:人民卫生出版社,2018.

［3］杨景存.视神经病学［M］.郑州:河南科学技术出版社,1996.

［4］亚努兹.视网膜图谱［M］.赵明威,主译.天津:天津科技翻译出版有限公司,2013.

［5］张兴彩.隐匿外伤性视神经损伤10例［J］.中国眼耳鼻喉科杂志,2011,11(6):390-391.

［6］杨靖,朱越,周军,等.磁共振3D CUBE T2WI脂肪抑制序列对视神经病变的诊断价值［J］.中国实用神经疾病杂志,2014(11):116-117.

［7］沈桂萍,宋战强,江远亮,等.基于T2-IDEAL序列的视路病变磁共振诊断［J］.华南国防医学杂志,2018(7):473-476.

［8］钱振彬,魏丽清,涂云海,等.内镜下视神经管减压术治疗外伤性视神经病变手术前后球后血流的改变及分析［J］.中国内镜杂志,2018,24(8):58-64.

［9］陈海英.外伤性视神经病变的神经再生研究进展［J］.中华实验眼科杂志,2018,36(1):75-80.

［10］中华医学会眼科学分会神经眼科学组.我国外伤性视神经病变内镜下经鼻视神经管减压术专家共识(2016年)［J］.中华眼科杂志,2016,52(12):889-893.

［11］BODANAPALLY U K,BYL G V D,SHANMUGANATHAN K,et al. Traumatic optic neuropathy prediction after blunt facial trauma:derivation of a risk score based on facial CT findings at admission［J］. Radiology,2014,272(3):824-831.

［12］SCHUMANN P,KOKEMÜLLER H,TAVASSOL F,et al. Optic nerve monitoring［J］. Craniomaxillofacial trauma and reconstruction,2013(2):75-86.

［13］MORGANWARREN P J,BERRY M,AHMED Z,et al. Exploiting mTOR signaling:a novel translatable treatment strategy for traumatic optic neuropathy？［J］. Investigative ophthalmology & visual science,2013,54(10):6903-6916.

［14］JACOBS S M,VAN STAVERN G P. Neuro-ophthalmic deficits after head trauma［J］. Curr neurol neurosci rep,2013,13(11):389.

［15］HAGGERTY C J,ROMAN P. Repositioning of a traumatically displaced globe with maxillary antrostomy:review of the literature and treatment recommendations［J］. Journal of oral and maxillofacial surgery,2013(11):1915-1922.

［16］ALFORD E L,SOPARKAR C N. Management of the 'tight orbit' and associated visual loss［J］. Current opinion in otolaryngology & head & neck surgery,2013,21(4):417-422.

［17］YU-WAI-MAN P,GRIFFITHS P G. Steroids for traumatic optic neuropathy［J］. Cochrane database of systematic reviews(Online),2011,13(6):1021-1026.

［18］MILIARAS G,FOTAKOPOULOS G,ASPROUDIS I,et al. Indirect traumatic optic neuropathy following head injury:report of five patients and review of the literature［J］. J Neurol Surg A Cent Eur Neurosurg,2013,74(3):168-174.

［19］THANOS S,BÖHM MR,SCHALLENBERG M,et al. Traumatology of the optic nerve and contribution of crystallins to axonal regeneration［J］. Cell Tissue Res,2012,349(1):49-69.

［20］STEINSAPIR K D,GOLDBERG R A,STEINSAPIR K D,et al. Traumatic optic neuropathy:an evolving understanding［J］. American journal of ophthalmology,2011,151(6):928-933. e2.

［21］MCCLENAGHAN F,EZRA D,HOLMES S. Mechanisms and management of vision loss following orbital and facial trauma［J］. Current opinion in ophthalmology,2011,22(5):426-431.

［22］OTT I,SCHWAGER K,HAGEN R,et al. Traumatic optic neuropathy:a review of the literature in the light of personal experiences［J］. Laryngo-rhino-otologie,2010,89(11):647-652.

［23］WARNER N,EGGENBERGER E. Traumatic optic neuropathy:a review of the current literature［J］. Current opinion in ophthalmology,2010,21:459-462.

[24] BERNARDO-COLÓN A,VEST V,COOPER ML,et al. Progression and pathology of traumatic optic neuropathy from repeated primary blast exposure [J]. Front Neurosci,2019,Jul 11;13:719.

[25] WEI J,MA L S,LIU D J,et al. Melatonin regulates traumatic optic neuropathy via targeting autophagy [J]. Eur Rev Med Pharmacol Sci,2017,Nov;21(21):4946-4951.

第十章

视神经遗传代谢性改变

第一节　视神经遗传性疾病概述

　　眼科遗传学是医学遗传学的一个重要组成部分,随着医学遗传学与眼科学的发展而逐渐形成。眼遗传病及全身性遗传病有眼部表现者均属眼科遗传病范畴。早在西方医学史伊始,人们就认识到某些眼病的发生与遗传有关。19世纪以来,尤其是1850年,Helmholtz发明检眼镜使得眼科学诊断有了更为全面的手段,眼科学作为医学的一个年轻分支逐渐发展起来,随之眼科遗传学也得到了进一步的发展。进入20世纪,随着医学遗传学及其他相关学科的不断发展,眼科遗传学作为一门边缘学科已逐步形成。

　　我国眼科遗传学的发展历史较短,直至20世纪80年代才逐渐步入正轨,当时我国发现的眼遗传病与有眼部表现的全身性遗传病达600余种。近年来,随着染色体检查技术的发展,尤其是生化遗传学和分子遗传学的发展,极大地促进了眼科遗传学的发展。

　　遗传性视神经病变(hereditary optic neuropathy,HON)作为眼科遗传病中的一类,包括多种不同的遗传异常疾病,给患者的视力带来极大的损害,严重影响患者的生活质量。视神经遗传性疾病的发病机制复杂,包括常染色体显性遗传、常染色体隐性遗传、性染色体连锁遗传及线粒体遗传等(图10-1)。常染色体隐性遗传多与婴幼儿期的严重视力丧失有关,而显性遗传模式的特征表现为疾病较轻且延迟发生,有时与中毒性或营养性视神经病变难以鉴别。遗传性视神经病变目前尚无有效治疗方法。

　　虽然遗传性神经病变尚无有效治疗方法,但是可以通过基因检测早期发现和诊断疾病。基因检测有很多不同的方法,比如芯片技术、荧光定量PCR,但现阶段最准确、最常用的是基因测序法。基因测序的发展简单来说经历了从第一代Sanger测序到第二代NGS(high-throughput sequencing or next generation sequencing)测序,到目前在研究中的第三、四代测序技术。第一代Sanger奠定了测序理论的基础,是人类基因组计划的测序工具,但测序通量低,耗时太长。第二代NGS测序技术使得测序的效率有很大提升,但结果处理难度较大,是目前临床应用最广泛的测序技术。第三代单分子测序则仍处于研发阶段。NGS测序具有高通量、高效率的特点,目前在眼遗传病领域应用最为广泛,在研究单基因眼底遗传病中发挥着重要作用。NGS又分为靶向基因测序、全基因组外显子测序、全基因组测序。第一种靶向基因测序因为其成本低、周期短,可以视为一种廉价而快速的测序方法。第二种全外显子测序为高深度测序,可以检测到一些低频突变。最后一种全基因组除了检测编码区,还可以检测非编码区,但测序深度相对低一些。这

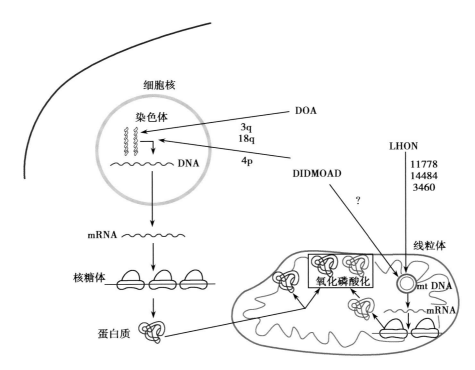

图 10-1　线粒体功能障碍致遗传性视神经病变的病理生理学机制。DNA，脱氧核糖核酸；mRNA，信使核糖核酸；DOA，遗传性视神经萎缩；DIDMOAD，视神经萎缩糖尿病综合征；LHON，Leber 遗传性视神经病变；mtDNA，线粒体脱氧核糖核酸

几种技术价格悬殊也比较大，一般与测序长度及深度有关。

　　除了对现症患者的基因测序诊断，产前诊断也是帮助预防某些视神经遗传性疾病的有效方法。产前诊断对象的选择指征：①夫妻一方有染色体数目或是结构异常者，或曾生育过染色体病患儿的妊娠妇女；②夫妻一方是常染色体显性遗传病患者或携带致病基因者，或曾生育过遗传性疾病患儿的妊娠妇女；③夫妻双方均为某一常染色体隐性遗传病的携带者或女方为 X 连锁隐性遗传病的携带者；④有原因不明的自然流产史、畸胎史、死产或新生儿死亡史的妊娠妇女；⑤羊水过多的妊娠妇女；⑥35 岁以上的高龄妊娠妇女；⑦夫妻一方有明确致畸因素接触史的妊娠妇女。产前诊断的方法包括：胎儿形态学特征、羊膜穿刺术、绒毛吸取术、染色体分析、基因及其产物分析，以及母体血、尿指标测定等。

　　为了进一步预防视神经遗传性疾病，我们需要做好视神经遗传性疾病的登记工作，定期随访并给予遗传咨询及生育指导。及时检出人群中的致病基因携带者并在检出后进行积极的婚姻和生育指导。合理限制生育年龄，对于患有遗传性疾病而不宜生育者可行人工授精。

第二节　不伴有神经系统及全身性疾病的单纯视神经病变

一、视网膜色素变性

【概述】

　　视网膜色素变性（retinitis pigmentosa，RP）是一组因视网膜感光细胞和色素上皮细胞变性导致的以夜盲、进行性向心性视野缺损和视网膜色素沉着为主要临床特征，最终导致视力丧失的遗传性视网膜疾病。RP 是眼底病致盲的重要原因之一，其发病机制尚未完全明确。该病通常起于儿童或少年早期，至青春期加重，通常为双眼发病。RP 发病率较高，眼科遗传病门诊中以 RP 最为多见，在由单一基因所致盲目的遗传性眼病中,发病率也居首位。RP 在世界范围内,不同种族中发病率从 1∶1 878 到 1∶7 000 不等,平均发病率为 1∶4 000。国内报道的发病率为 1∶3 784。目前,全世界约有 300 万人患此病,其中我国占 1/4 左右。受累家庭的直系成员为 1 200 万人,基因携带者在 9 900 万人以上。RP 常于 10 余岁开始发病,至 40~50 岁视力严重受损,也有少量小于 10 岁发病的早发病例和 20~30 岁发病的晚发病例。

【病因病理】

RP 是累及视网膜感光细胞和色素上皮细胞的单基因疾病,通常青少年起病,首先是视杆细胞逐渐丢失,然后累及视锥细胞,视网膜色素上皮细胞死亡。RP 的遗传方式比较复杂,具有典型的遗传异质性,包括常染色体显性遗传(autosomal dominant RP,ADRP),常染色体隐性遗传(autosomal recessive RP,ARRP)和 X- 染色体连锁遗传(X-lined RP,XLRP),少数也可表现为双基因突变遗传及线粒体遗传。在各遗传类型中,常染色体显性遗传占 15%~25%,常染色体隐性遗传占 5%~20%,X 染色体连锁遗传占 10%~15%,此外还有 40%~50% 为散发。迄今通过连锁分析和候选基因筛查,已发现超过 81 个基因位点与 RP 有关,其中 26 个与 ADRP 有关,52 个与 ARRP 有关,3 个与 XLRP 有关。这些基因中没有任何一个基因的突变可以单独解释超过 10% 的 RP 病例,同时有 40% 的 RP 患者尚未找到确切的分子发病机制,说明还有很多未知的致病基因及位点未被发现。通过遗传连锁分析,DNA 直接测序技术,变性高效液相色谱分析(denaturing high performance liquid chromatography,DHPLC),高分辨率熔解曲线(high resolution melt,HRM),DNA 芯片技术及新一代测序技术等基因诊断方法明确 RP 的致病基因后,可以筛查家系中其他成员以诊断高危患者。而家系中致病突变的确定可以用于进行产前基因诊断,如利用产前抽宫内羊水诊断或试管婴儿体外排除致病胚胎,达到优生优育的目的。

【临床特征与诊断】

RP 患者主诉进行性夜盲,晚期中心视力障碍,最终致盲,而且夜盲出现得越早,病程进展越迅速。虽然周边视野缺损发生也较早,但是患者一般意识不到,直到病情逐步发展到中心视力下降,视野进一步缩窄。RP 典型的眼底表现主要为早期网膜赤道部可见色素斑点,之后形成骨细胞样黑色素沿网膜血管分布,逐渐向周边及后极部扩张。晚期视乳头呈蜡黄色萎缩,血管狭窄和视网膜青灰色(图 10-2)。RP 常见的并发症有黄斑囊样变性、玻璃体尘样颗粒、视盘玻璃体膜疣等,少见的并发症有 Coat 样视网膜病变。而绝大多数 RP 患者视网膜电流图(ERG)在病变早期即显著异常,可表现为不同程度的视锥、视杆细胞反应下降,尤其是视杆细胞反应下降且潜伏期延长,在疾病晚期甚至出现熄灭型。RP 患者 OCT 检查通常显示出椭圆体带消失、RPE 层变薄,但中心凹下的椭圆体带往往能保存到疾病晚期。眼底荧光血管造影检查的图像特征为视网膜色素上皮细胞病变所致的斑驳状透见荧光和荧光遮蔽,视网膜大量骨细胞样色素析出以及视网膜血管病变所致的视网膜血管一致性变细、脉络

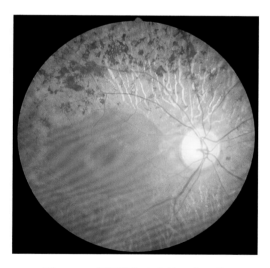

图 10-2　视网膜色素变性眼底照片

膜血管狭窄等。视野检查可表现为生理盲点扩大、中周部视野缺损以及全周视野缺损。最新文献报道了 RP 患者的血管 OCT(OCTA)检查结果:RP 患者的中央浅层毛细血管丛(superficial capillary plexus,SCP),深层毛细血管丛(deep capillary plexus,DCP)以及绒毛毛细血管丛(choriocapillaris,CC)血管密度下降,深层中心凹无血管区明显扩大。这些血流特征的减少可能与黄斑功能相关,即出现累及中心的严重 RP 时,OCTA 显示 DCP 和 CC 中弥漫性血管系统丢失;在轻度未累及中心的 RP 患者中,OCTA 显示 SCP、DCP 和 CC 中的脉管系统可大体保存。然而视盘区 OCTA 检查未提示明显改变(图 10-3)。

因此,RP 的参考诊断标准为:①有家族史或者散发病例;②患者出现视力下降前有典型的夜盲症状;③眼底:网膜中周部变化为主,出现视盘颜色蜡黄,视网膜血管狭窄和骨细胞样色素散布三联症或者其中

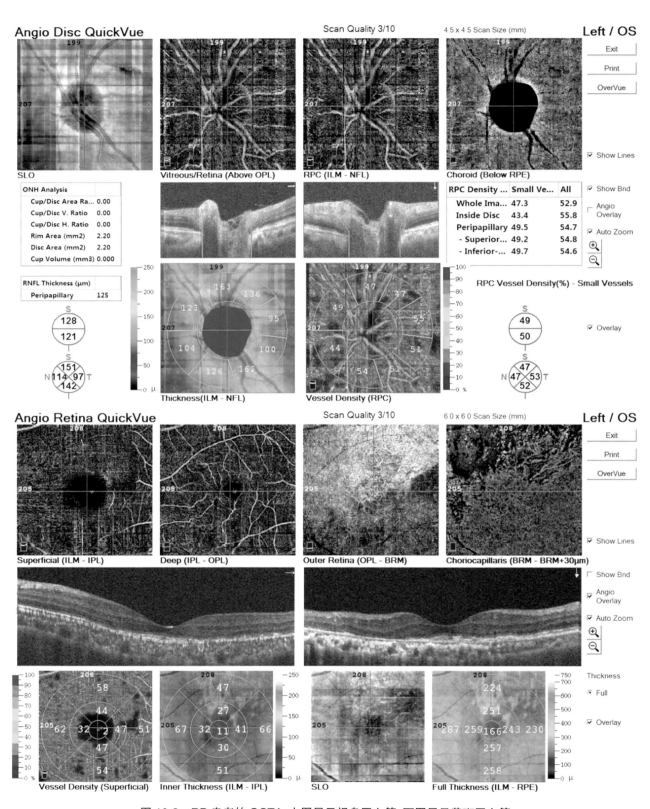

图 10-3 RP 患者的 OCTA,上图显示视盘区血管,下图显示黄斑区血管

某项体征;④视野改变:早期有环形暗点,以后缩小呈管状视野;⑤ERG:暗适应反应显著降低,较明适应反应更严重,晚期患者波形记录不到。值得注意的是:不同阶段RP的眼底改变可有不同的表现。极早期:小动脉变细,视网膜内可见细小的尘状色素沉着。中晚期:血管周围"骨细胞样"色素沉着。色素改变始于中周部视网膜,向周边部和后极部发展,从而引起环形暗点。在RP三联症中,蜡黄色视盘最不可靠。晚期:脉络膜大血管暴露、动脉显著变细及视盘苍白。RP主要与一些伴发RP的综合征以及继发RP的疾病相鉴别,比如Usher综合征:常伴有耳聋或前庭功能障碍;锥杆细胞营养不良:主要损害视锥细胞,早期ERG中明适应损害比暗适应损害重,晚期明暗适应均减低,较难与RP相鉴别;Leber先天黑矇:发病早,患儿常伴有眼球震颤、瞳孔对光反射迟钝或消失等;无脉络膜症:X连锁隐性遗传,脉络膜萎缩由周边向后极部发展,脉络膜毛细血管层和RPE层萎缩逐渐扩大,可见暴露的脉络膜大血管。

编者所在眼科就接诊了一位伴有Coat样视网膜病变的RP患者,该患者为12岁女性,因双眼视力下降1年余前来就诊。该患者前来就诊时双眼已各行眼底激光治疗一次,视力:右眼:手动/眼前;左眼:0.8。该患者眼底照显示:双眼周边网膜可见骨细胞样色素散布,右眼眼底出现大块黄白色渗出和胆固醇结晶以及异常血管扩张、扭曲、微血管瘤或血管呈串珠样改变(图10-4)。该患者眼底荧光血管造影显示:双眼全网膜呈弥漫样高荧光,可见散在骨细胞样色素沉着及大量颗粒样强荧光;右眼颞侧及下方周边、左眼鼻下及颞上周边可见粟粒样高荧光,血管呈渔网状;右眼下方周边可见新生血管,右眼颞侧周边、左眼下方、颞侧、颞上周边可见无灌注区(图10-5)。该患者ERG显示:双眼暗视、明视反应均波形低平,振幅下降(图10-6)。对该患者及其家族进行基因检测,结果显示:该患者及其母亲和其弟弟都为RP患者,该患者携带*IMPDH1*杂合变异,其母亲和其弟弟都携带*IMPDH1*和*RP1*杂合变异。

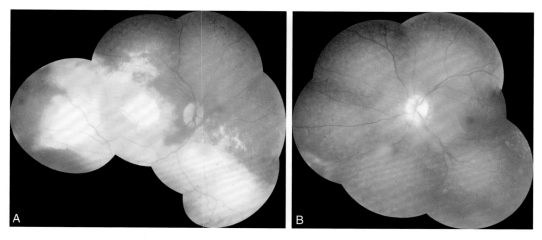

图10-4 A,B. 伴有Coat样视网膜病变的RP患者的眼底照片(左侧为右眼,右侧为左眼)

【治疗及预后】

在无治疗干预的情况下,患者的视功能预后与遗传方式相关,通常认为常染色体显性遗传的RP患者视力预后较好,大部分患者在30岁前视力优于0.6;X连锁遗传的男性RP患者视力预后最差,几乎所有的患者在50岁后视力均低于0.1;而常染色体隐性遗传RP患者和散发RP患者的预后介于这两者之间。

RP目前尚无有效疗法。其治疗进展是国内外研究的一个热点问题,主要包括药物治疗、基因治疗、移植治疗和人工视网膜假体等。保守药物治疗,比如维生素A棕榈酸酯等,仅限于延迟视力损害的发病或减缓其进展,因此基因疗法被寄予厚望。RHO的第一个致病突变P23H与美国12%的常染色体显性遗传RP患者相关,因此,研究人员使用AAV5载体将编码野生型RHO的基因转移到P23H RHO转基因小鼠上,发现其能保护光感受体细胞并维持其功能。针对其他致病基因的基因疗法也在不断的探索过程中。然而,对于晚期疾病,基因治疗沉默或取代突变的基因无法挽回退化过重的光感受器细胞,因此,一部分人开始研究植入生物电子假体,对视网膜内剩余的神经元或RGC进行外部电刺激,从而恢复视网膜

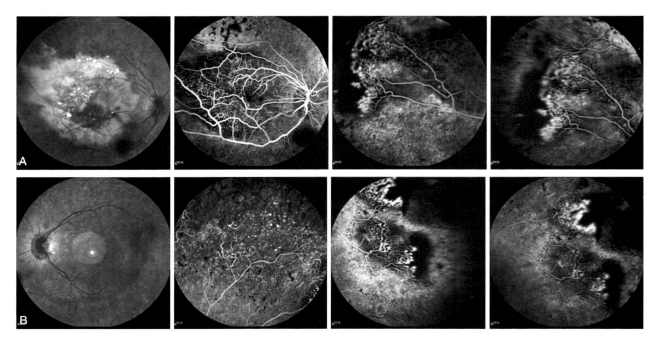

图 10-5　A,B. 伴有 Coat 样视网膜病变的 RP 患者的眼底荧光造影（上方为右眼,下方为左眼）

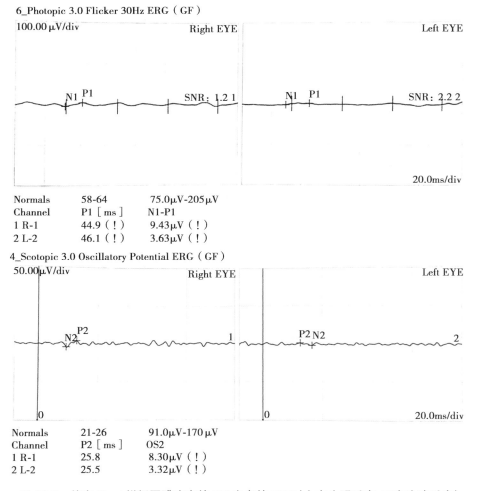

图 10-6　伴有 Coat 样视网膜病变的 RP 患者的 ERG（上方为明适应,下方为暗适应）

的光敏性。与光遗传学和视网膜假体不同,细胞移植疗法试图通过用新细胞取代退化的细胞来重建已存在的视网膜功能系统。先前的动物模型研究表明,当供体细胞在移植时处于正确的个体发生阶段,光感受器细胞移植是可行的。

详见第十八章内容。

二、Leber 遗传性视神经病变

Leber 遗传性视神经病变(Leber's hereditary optic neuropathy,LHON)是一种主要累及视网膜、巩膜筛板前部视乳头黄斑束纤维,导致视网膜神经节细胞退行性病变的母系遗传性疾病。1871 年,德国眼科医师 Leber 首先描述其临床特征:该病好发于青壮年男性,表现为双眼同时或先后急性或亚急性无痛性视力减退,可同时伴有中心视野缺失及色觉障碍。线粒体 DNA(mtDNA)突变是 LHON 发病的分子基础,自 1988 年 Wallace 等发现 LHON 家系中 MT-ND4 基因的 m.11778G>A 突变以来,目前已发现 60 多个 mtDNA 突变与 LHON 发病密切相关。眼底改变特征为视盘周围毛细血管扩张性微血管病变,视盘周围神经纤维层水肿(假性水肿)(图 10-7,图 10-8),而在荧光素眼底血管造影

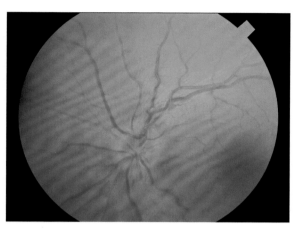

图 10-7 LHON 眼底表现为视盘充血,视盘周围神经纤维层水肿以及视网膜血管迂曲

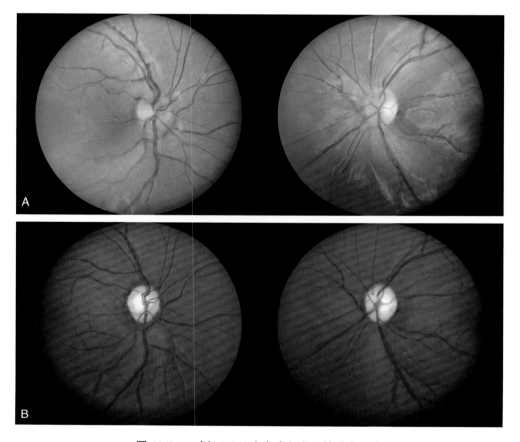

图 10-8 一例 LHON 患者病程进展的眼底照片

A. 急性改变:视盘充血,假性水肿及毛细血管扩张;B. 慢性改变:3 年后,弥散性视盘萎缩,尤其是颞侧

中无视盘或盘周渗漏三联症,这一点可用于区分 LHON 视盘和真性水肿的视盘。该病尚无有效的治疗手段。
详见第三章和第七章内容。

三、常染色体显性视神经萎缩

常染色体显性视神经萎缩(autosomal dominant optic atrophy,ADOA)属常染色体显性遗传。本病于儿童期起病,多在 4~10 岁之间发病,可以发展至青春期早期。本病多双眼对称性发病,病程缓慢,表现为视乳头颞侧苍白(图 10-9,图 10-10),视神经乳头黄斑束可有神经纤维层缺失,双眼视力损害轻至中度,有中

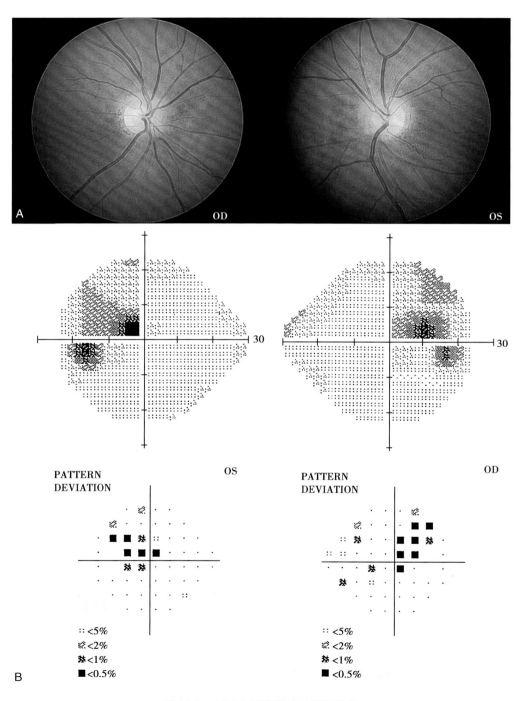

图 10-9　ADOA 眼底照片及视野改变

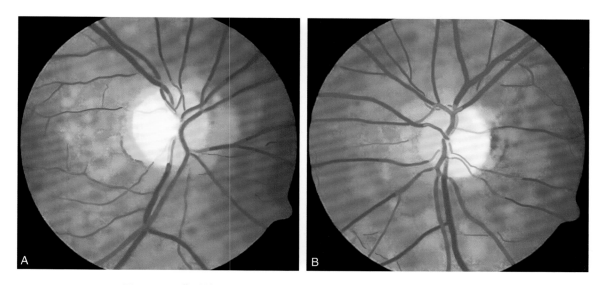

图 10-10　典型的 ADOA 眼底表现为双眼对称性的颞侧象限视盘苍白

心或哑铃状暗点,蓝色觉障碍;VEP 表现有潜伏期延长与振幅降低。

详见第三章和第七章内容。

四、隐性视神经萎缩

隐性视神经萎缩(recessive optic atrophy)属常染色体隐性遗传。本病为先天性或幼儿期发生的视神经萎缩,视力损害较重,常伴有眼球震颤。

详见第三章和第七章内容。

五、眼白化病

【概述】

白化病(albinism)是一种较为罕见的遗传性代谢性疾病,患者由于黑色素合成相关基因的突变导致黑色素合成、转运受阻,从而导致皮肤、毛发以及眼睛的部分或完全性着色缺失。根据白化病累及的组织、器官、系统的程度,可将其分为综合征型白化病和非综合征型白化病两大类。眼白化病(ocular albinism,OA)属非综合征型白化病,白化症状通常仅发生在眼部,分为 X 隐性连锁遗传的眼白化病(X-linked ocular albinism,XLOA)和常染色体隐性遗传的常染色体隐性眼白化病(autosomal recessive ocular albinism,AROA)型。

【病因病理】

XLOA 是最常见的眼白化病类型,源于 *GPR143*(*OA1*)基因的突变,其产物 OA1 是一种 G 蛋白受体,介导细胞间的物质运输和信号转导,其功能障碍引起黑色素小体生长失控诱发病变。在 90% 的男性 XLOA 患者中都可以检测到 *GPR143* 的致病变异。AROA 根据突变基因的不同通常可以分为四种,即 OCA1、OCA2、OCA3 和 OCA4。OCA1 是由编码蛋白酪氨酸酶的基因 *TYR* 上的致病性变异引起;OCA2 是由 *OCA2*(以前称为 *P*)的致病性变异引起的;OCA3 是由编码酪氨酸酶相关蛋白 1 的基因 *TYRP1* 上的致病性变异引起的。OCA4 由 *SLC45A2*(以前称为 *MATP* 或 *AIM1*)上的致病性变异引起。

【临床特征与诊断】

OA 眼部表现为视力低下,通常在法定"盲"的范围之内(20/200~20/400),异常的视力不能通过配戴眼镜得到有效的矫正,斜视,眼球震颤,光过敏,虹膜苍白可透光,眼底视网膜色素缺失,黄斑中心凹发育不良,以及视神经通路异常改变等(图 10-11)。光过敏,通常称为"厌光""恐光"或更恰当地说是"畏光",

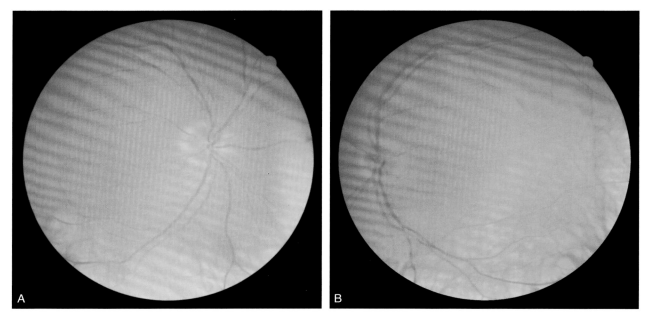

图 10-11 眼白化病。视神经中央小凹发育不全,视网膜色素缺失

在大多数患者中表现出来,但是个体间的强度和严重程度不同,在一些患者中,畏光是最不能忍受的症状。严重的屈光不正是常见的,最常见的为远视伴斜轴散光,在一些患者中可能出现高度近视或复性近视散光。大多数患者双眼视功能减弱或缺乏,是由于视觉通路投射异常和眼位偏斜(斜视)。白化病患者视觉神经纤维在视交叉处会发生错误投射,一部分来自颞侧的神经纤维也会交叉投射到对侧大脑半球。基于这一病理机制,视觉诱发电位(visual evoked potentials,VEP)成为除基因检测外白化病最重要的诊断依据,VEP 检查诊断白化病依据的是单眼 VEP 在两侧大脑半球间的不对称性,观测指标是主波的不对称性。不对称性包括潜伏期的不对称性、振幅的不对称性,以及振幅的不对称指数(amplitude asymmetry index,AAI)。根据典型的眼底改变和基因检测可以诊断 OA,但是仍需与其他类型的眼球震颤、先天性静止性夜盲等疾病相鉴别。

【治疗及预后】

目前对眼白化病尚无有效治疗方法,通过遗传咨询和产前基因诊断避免或减少患儿出生是最根本的应对策略。眼白化病产前基因诊断应在分析我国白化病的分子流行病学特征的基础上,筛选出我国常见的白化病基因及突变类型,优化出快速、准确的白化病产前基因诊断方法。妊娠 20 周后可行胎儿镜检查,以提高白化病产前检出率,降低白化病患儿的出生率以及群体白化病基因频率,最终建立一套安全、有效、经济、规范的产前诊断流程。

第三节 伴有神经系统或全身性疾病的视神经病变

一、Alberts-Schonberg 综合征

又称广泛性脆性骨质硬化症 / 骨石化症 / 大理石骨病。属常染色体遗传性疾病。可致视乳头水肿、视神经萎缩、面神经麻痹和动眼神经麻痹。

二、Apert 综合征

又称尖头并指综合征。属常染色体显性遗传。视神经因在视神经孔处受压,出现视盘水肿,常继发

视神经萎缩。

三、Behr 并发性视神经萎缩

属常染色体隐性遗传。本病临床特点是视神经萎缩,伴有共济失调等神经系统症状。

四、Bloch-Sulzberger 综合征

又称色素失禁症。属 X 染色体显性遗传。可见视神经萎缩,视盘炎。

五、Cockayne 综合征

属常染色体隐性遗传。可见视网膜变性,视盘呈灰色或蜡黄色改变,视神经萎缩。

六、Crouzon 综合征

又称遗传性家族性颅面骨发育不全。可见视神经孔变窄、变扁,可能与视神经萎缩有关。

七、Papillo-renal 综合征

视乳头 - 肾综合征。表现为视盘发育异常,伴有肾病。

八、Patau 综合征

13 染色体三体综合征。可见视网膜发育不良,视神经发育不良。
本节内容详见第十六章。

第四节　继发于其他遗传代谢性疾病的视神经病变

一、黏多糖贮积症

【概述】
　　黏多糖贮积症(mucopolysaccharidosis,MPS)是由于人体细胞的溶酶体内降解糖胺聚糖(又称为酸性黏多糖,glycosaminoglycan,GAG)的水解酶发生突变导致其活性丧失,GAG 不能被降解代谢,最终贮积在体内而发生的一组遗传性疾病。

【病因病理】
　　MPS 是溶酶体贮积病中非常重要的一类,可分为Ⅰ、Ⅱ、Ⅲ、Ⅳ、Ⅵ、Ⅶ、Ⅸ型等七型,其中Ⅲ又分为ⅢA,ⅢB,ⅢC,ⅢD 四个亚型,Ⅳ型分为Ⅳ A 和Ⅳ B 亚型,虽然各型致病基因和临床表现有差异,但由于贮积的底物都是黏多糖而被统称为黏多糖贮积症。除了Ⅱ型为 X 连锁隐性遗传,其他类型黏多糖贮积症均为常染色体隐性遗传方式。

【临床特征及诊断】
　　MPS 临床表现多种多样,常见有发育迟缓、智力障碍、头面部形态发育异常、骨骼发育不全、运动失

调、行为反常、肝脾大等。眼科临床特征可见角膜混浊、视网膜色素变性、视神经萎缩。

【治疗及预后】

本病无特效疗法,多采取对症治疗,但疗效并不理想,酶替代和基因疗法等治疗手段仍在研究中。

二、鞘磷脂沉积病

【概述】

鞘磷脂沉积病(sphingomyelin lipidosis),又称尼曼 - 匹克氏病(Niemann-Pick disease,NPD),是一种先天性糖脂代谢异常性疾病,为常染色体隐性遗传,以犹太人发病较多,其发病率高达 1/25 000。目前至少有五种类型。多见于 2 岁以内婴幼儿,亦有在新生儿期发病的。其特点是全单核巨噬细胞和神经系统有大量的含有神经鞘磷脂的泡沫细胞。

【病因病理】

本病是常染色体隐性遗传性疾病,本病为神经鞘磷脂酶缺乏致神经鞘磷脂代谢障碍,导致后者蓄积在单核巨噬细胞系统内,出现肝脾肿大中枢神经系统退行性变。神经鞘磷脂是神经髓鞘和其他细胞膜的组成成分之一,在神经鞘磷脂酶的作用下水解为神经酰胺和磷酰胆碱,由于此酶的缺乏或活性降低,神经鞘磷脂水解不全而沉积在组织内,致使细胞肿胀、变性和泡沫细胞形成,即产生神经鞘磷脂沉积病,细胞侵及之处即可引起内脏肿大、神经细胞死亡、髓鞘脱失等。

【临床特征及诊断】

NPD 主要临床表现有肝脾大、血象改变、由间质性肺病引起的呼吸功能不全及少数神经系统症状等。眼科临床特征可见眼底黄斑部樱桃红斑、视神经萎缩。

【治疗及预后】

本病无特效疗法,以对症治疗为主,低脂饮食,加强营养。

(邱奥望)

参考文献

[1] 李凤鸣. 眼科全书[M]. 北京:人民卫生出版社,1996.

[2] 赵堪兴,杨培增. 眼科学[M]. 7 版. 北京:人民卫生出版社,2008.

[3] 杨景存. 视神经病学[M]. 郑州:河南科学技术出版社,1996.

[4] KHANAKOVA N A,SHEREMET N L,LOGINOVA A N,et al. Hereditary optic neuropathies:clinical and molecular genetic characteristics [J]. Vestn Oftalmol,2013,129(6):82-87.

[5] PFEFFER G,BURKE A,YU-WAI-MAN P,et al. Clinical features of MS associated with Leber hereditary optic neuropathy mtDNA mutations [J]. Neurology,2013(24):2073-2081.

[6] HILO W,JABALY-HABIB H,MODI N,et al. Leber's hereditary optic neuropathy [J]. Harefuah,2013,152(8):486-489,498,497.

[7] SKIDD P M,LESSELL S,CESTARI D M. Autosomal dominant hereditary optic neuropathy(ADOA):A review of the genetics and clinical manifestations of ADOA and ADOA [J]. Seminars in Ophthalmology,2013,28(5-6):422-426.

[8] BRON A J,BURGESS S E,AWDRY P N,et al. Papillo-renal syndrome. An inherited association of optic disc dysplasia and renal disease. Report and review of the literature [J]. Ophthalmic paediatrics and genetics,1989,10(3):185-198.

[9] IYER S. Novel therapeutic approaches for Leber's hereditary optic neuropathy [J]. Discov Med,2013,15(82):141-149.

[10] NEWMAN N J. Hereditary optic neuropathies:from the mitochondria to the optic nerve [J]. American Journal of Ophthalmology,2005,140(3):517-523.

[11] MILEA D,VERNY C. Hereditary optic neuropathies [J]. Revue Neurologique,2012,168(10):706-709.

[12] NEWMAN N J. Treatment of hereditary optic neuropathies [J]. Nat Rev Neurol,2012,8(10):545-556.

［13］O'NEILL E C,MACKEY D A,CONNELL P P,et al. The optic nerve head in hereditary optic neuropathies［J］. Nat Rev Neurol,2009,5(5):277-287.

［14］LENAERS G,HAMEL C,DELETTRE C,et al. Dominant optic atrophy［J］. Orphanet J Rare Dis,2012,7:46(2):168-171.

［15］SABET-PEYMAN E J,KHADERI K R,SADUN A A. Is Leber hereditary optic neuropathy treatable ? Encouraging results with idebenone in both prospective and retrospective trials and an illustrative case［J］. Journal of Neuro-Ophthalmology, 2012,32(1):54-57.

［16］MCCLELL C M,VAN STAVERN G P,TSELIS A C. Leber hereditary optic neuropathy mimicking neuromyelitis optica［J］. Journal of Neuro-Ophthalmology,2011,31(3):265-268.

［17］GAGLIARDI G,BEN M'BAREK K,GOUREAU O. Photoreceptor cell replacement in macular degeneration and retinitis pigmentosa:A pluripotent stem cell-based approach［J］. Prog Retin Eye Res,2019,71:1-25.

［18］TAKAHASHI V K L,TAKIUTI J T,JAUREGUI R,et al. Gene therapy in inherited retinal degenerative diseases,a review［J］. Ophthalmic Genet,2018,39(5):560-568.

［19］JURKUTE N,HARVEY J,YU-WAI-MAN P. Treatment strategies for Leber hereditary optic neuropathy［J］. Curr Opin Neurol,2019,32(1):99-104.

［20］THEODOROU-KANAKARI A,KARAMPITIANIS S,KARAGEORGOU V,et al. Current and Emerging Treatment Modalities for Leber's Hereditary Optic Neuropathy:A Review of the Literature［J］. Adv Ther,2018,35(10):1510-1518.

［21］GUY J,FEUER W J,DAVIS J L,et al. Gene therapy for leber hereditary optic neuropathy:low-and medium-dose visual results ［J］. Ophthalmology,2017,124(11):1621-1634.

［22］MASTROPASQUA R,D'ALOISIO R,DE NICOLA C,et al. Widefield swept source OCTA in retinitis pigmentosa［J］. Diagnostics(Basel),2020,10(1):50.

［23］LING L,GAO F,ZHANG Q,et al. Optical coherence tomography angiography assessed retinal and choroidal microvasculature features in patients with retinitis pigmentosa:a meta-analysis［J］. Biomed Res Int,2019,2019:6723917.

［24］ONG S S,PATEL T P,SINGH M S. Optical coherence tomography angiography imaging in inherited retinal diseases. J Clin Med,2019,8(12):2078.

第十一章
中毒性视盘改变

随着人类社会的进步与发展,人类在生产生活中可能接触到的外源性化学物种类繁多且日益更新,现今估计,进入人类社会的外源化学物就有 6 万 ~7 万种。这些外源性化学物包括工业品及工业使用的原材料、化妆品、农药、食品及添加剂、医用药物等。现代毒理学认为,进入人体的外源性化学物只要达到一定剂量,几乎都将会造成机体相应的功能性或器质性损害症状。由于其自身组织特点,视网膜视神经是系统中毒症状中最常见的毒性靶器官之一,甚至某些外源性毒物只特异性地作用于视网膜视神经。视盘作为视网膜上视觉神经纤维的汇集点和视神经眼球内段的起始部,使得诸多眼部神经性中毒症状在视盘上有所改变,如视盘水肿、充血及萎缩等。此外,视盘所包含的血管、神经胶质及细胞外基质等在眼部中毒机制中也可能直接受累。本章根据药物中毒性视盘病变的毒理机制和组织定位,分为神经性中毒、血管性中毒、药物性中毒和放射性中毒进行讨论,并针对临床上常见的毒物,具体阐述毒物属性、中毒剂量、毒理机制、全身及眼部表现、视盘改变、诊断及治疗等。

第一节　神经性中毒

一、甲醇中毒

甲醇(CH$_3$OH)为无色、易燃、高挥发性液体。广泛用于染料、树脂、橡胶、喷漆工业,用于制造甲醛、塑料、摄影胶片等,在有机合成中作为一种中间体和提纯介质。甲醇主要经皮肤和消化道吸收,工业上甲醇中毒主要因吸入大量甲醇蒸汽所致,生活中急性甲醇中毒则多因误服。甲醇对不同动物的毒性差异不同,其中猴最为明显,摄入 2g/kg 后视网膜视神经产生毒性反应,而摄入 3g/kg 则在 20~30 小时内死亡。纯甲醇致死剂量为 1~2ml/kg;0.1ml/kg(成人 6~10ml)将会导致视力永久损害。甲醇中毒者一般不表现为“醉酒”症状,轻者头痛、头晕、失眠、乏力、咽干、胸闷、腹痛、恶心、呕吐,重者剧烈头痛、头昏,甚至意识模糊、抽搐、昏迷,最终因呼吸衰竭死亡。而甲醇对眼的毒性损伤尤为突出,据报道,25% 的患者视力不可恢复。

【病因病理】

目前尚不完全清楚。临床观察及动物实验研究发现,甲醇在体内分布含量与组织含水量成正比,而眼房水和玻璃体含水量达 99% 以上,故中毒后眼部受损突出。在醇脱氢酶的作用下,甲醇被氧化为甲醛,再经甲醛脱氢酶作用,甲醛被氧化为甲酸,甲酸能够抑制线粒体细胞色素 C 氧化酶活性,进而干扰氧化磷酸化过程,ATP 合成受限,进而细胞膜 Na^+-K^+-ATP 酶活动受抑制,细胞轴浆流淤滞,加之筛板后区视神经髓鞘、胶质细胞肿胀,导致轴突肿胀,视盘水肿。此外,甲醇代谢物影响细胞电传导而致细胞退行性改变,最终视神经萎缩,严重者可致失明(图 11-1)。

【临床特征】

甲醇急性暴露会对眼有刺激性作用,会导致结膜炎、球结膜水肿、虹膜炎以及角膜混浊。患者诉视物模糊、畏光、中心暗点或黑影,重者视力急剧下降,甚至完全失明,多数患者经积极治疗在数天至 1 个月内会有短暂的恢复期,并且视力稳定至 1~9 个月,之后视力逐步下降直至失明;眼科检查可见瞳孔对光反射迟钝,视网膜血管分布区出现白色条纹状水肿改变,可持续10~60 天,同时可见静脉充盈。视盘早期充血或水肿,视盘边界模糊;晚期视神经萎缩,有报道杯盘比增大(图 11-2)。

【诊断】

根据接触史、精神状态改变、腹痛、视物模糊,加之阴离子间隙增大和代谢性酸中毒可作初步判断,对于中毒症状不典型者,血细胞计数、血生化、电解质、血气分析、尿常规、粪常规,以及血液中甲醇、甲酸浓度检测有利于判断。由于甲醇毒性主要与代谢性产物甲酸有关,故应以血液中甲酸浓度作为判断预后的可靠指标,正常人血液中甲醇不超过 0.05mg/dl,当甲酸浓度超过 20~30mg/dl 时,多出现眼损害;当甲酸浓度超过 50mg/dl、pH 低于 7.0 时,提示预后不良。

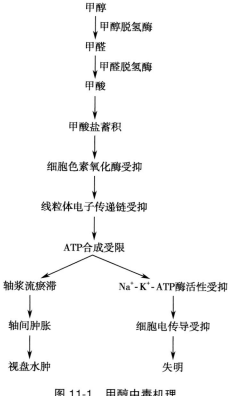

图 11-1　甲醇中毒机理

【治疗】

治疗以抑制甲醇代谢及其代谢物,促进甲醇排出及纠正酸中毒为主。

1. 急性处理　甲醇蒸汽中毒者,迅速脱离现场,脱去污染的衣物;口服中毒者,视病情采用催吐或立即用盐水或碳酸氢钠洗胃。

2. 纠正酸中毒　凡 pH<7.3 者,静脉滴注碳酸氢钠直至血清酸碱平衡。

3. 促进甲酸盐代谢　亚叶酸静脉注射,可以叶酸辅助代替治疗,其可以促进甲酸氧化为二氧化碳,减少体内甲酸蓄积。亚叶酸用 5% 葡萄糖稀释,成人 1mg/kg,最大剂量 50mg,每 4 小时 1 次,每次 30~60 分钟滴注完毕。

4. 抑制甲醇代谢

(1) 乙醇:乙醇结合醇脱氢酶的活性是甲醇的 10 倍,尽管其疗效在 20 世纪 40 年代就已被公认,但美国食品药品管理局(Food and Drug Administration,FDA)至今未批准推荐其应用。

(2) 甲吡唑:实验及临床研究已证实其可抑制甲醇代谢及减轻眼毒性。美国临床毒理学学会甲醇中毒治疗指南特设委员会(American Academy of Clinical Toxicology Ad Hoc Committee on the Treatment Guidelines for Methanol Poisoning)治疗指南推荐,存在以下情况应尽早使用乙醇或甲吡唑:

1) 血清乙醇 >20mg/dl。

2) 可疑甲醇吸入且渗透压间隙 >10mOsm/kg H_2O。

3) 有甲醇中毒临床特征且至少以下两种表现者:①血清 pH<7.3;②血清碳酸盐浓度 <20mmol/L;③渗透压间隙 >10mOsm/kg H_2O。

甲吡唑血清含量应超过 0.8mg/L 才发挥作用,为维持此浓度,Brent 建议 15mg/kg 静脉滴注,此后每 12 小时 10mg/kg 补充静脉滴注,共计 4 次,以后每 12 小时,15mg/kg 维持治疗。

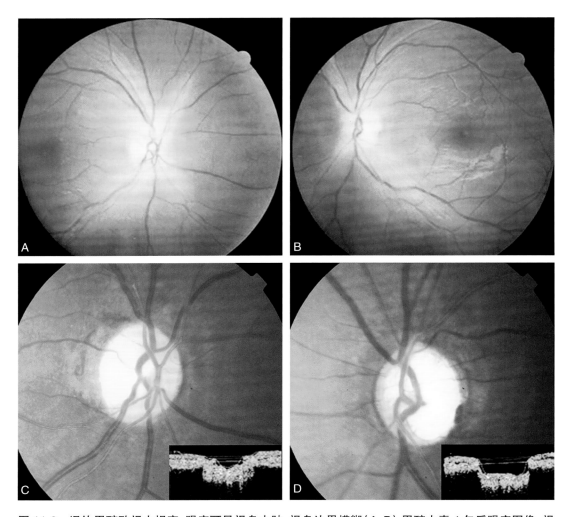

图 11-2　误饮甲醇致视力损害,眼底可见视盘水肿,视盘边界模糊(A,B);甲醇中毒 4 年后眼底图像,视神经萎缩(C,D),杯盘比明显扩大(D)

5. 透析　透析可纠正酸中毒,加速体内毒性甲醇、甲酸、甲酸盐的排出,缩短住院天数。

6. 支持和对症治疗　监测心肺功能,保证呼吸道畅通,维持体液平衡;遮盖双眼,避免强光刺激;静滴维生素 B_1 100mg,口服维生素补充剂等。

二、铅中毒

铅在工业中有广泛用途。铅矿工人、铅制品工人、油漆工人是铅中毒易受累人群。铅主要以粉尘、烟雾或蒸汽的形式经呼吸道进入人体,急性中毒少见,慢性中毒多见。长期在 $0.05mg/m^3$ 的铅尘环境中,可出现慢性铅中毒表现,铅对人的最小经口急性中毒剂量约为 5mg/kg,对于成年人的致死量约为 50g。铅中毒主要累及神经系统,患者出现神经衰弱、认知障碍,严重时中毒性脑病;消化系统出现食欲缺乏、恶心、呕吐,甚至腹绞痛;血液系统因卟啉代谢异常出血贫血;视觉器官也是铅中毒重要的靶器官。

【病因病理】

铅中毒在视盘视神经病理病因方面研究较少。目前认为铅进入人体循环系统,除了部分经肾脏清除,余者结合红细胞后分布于全身软组织和骨骼。实验研究表明,铅对生物体的毒理机制在于影响胶质细胞分化,减少节细胞数量和分布范围;拮抗钙、锌离子,激活细胞凋亡机制;激活蛋白酶 C,抑制细胞 ATP 产生等。

【临床特征】

急性中毒者眼部表现主要为中毒脑病相关症状,患者可出现皮质性黑矇,突然双目失明。眼科检查见瞳孔对光反射正常、眼肌麻痹,有病例报道部分患者眼底呈现视网膜炎,视网膜动脉周围炎,视网膜出血、渗出,半数患者出现视盘炎表现、视盘水肿。慢性中毒者,尤其是儿童人群多有报道,长期低剂量的铅蓄积导致眼部损害多发生在中毒后数月至数年,主要表现为视物逐渐模糊、瞳孔散大麻痹。眼底见视网膜彩点,Soukin 等发现其为视盘及周边出现灰色带金属光泽的细点状沉着物。

【诊断】

根据我国《职业性慢性铅中毒诊断标准》(GBZ37-2002),如下:

诊断原则:根据确切的职业史及以神经、消化、造血系统为主的临床特征与有关实验室检查,参考作业环境调查,进行综合分析,排除其他原因引起的类似疾病,方可诊断。

慢性铅中毒可以分为轻、中、重度三级:

轻度中毒

1. 血铅≥2.9μmol/L(0.6mg/L、600μg/L) 或尿铅≥0.58μmol/L(0.12mg/L、120μg/L);且具有下列一项表现者,可诊断为轻度中毒:

(1) 尿 δ- 氨基 -r- 酮戊酸≥61.0μmol/L(8mg/L、8 000μg/L)。

(2) 血红细胞游离原卟啉≥3.56μmol/L(2mg/L、2 000μg/L)。

(3) 红细胞锌原卟啉≥2.91μmol/L(13.0μg/gHb)。

(4) 有腹部隐痛、腹胀、便秘等症状。

诊断性驱铅试验,尿铅≥3.86μmol/L(0.8mg/L、800μg/L) 或 4.82μmol/24h(1mg/24h、1 000μg/24h) 者,可诊断为轻度铅中毒。

2. 在轻度中毒的基础上,具有下列一项表现者,可诊断为中度中毒:

(1) 腹绞痛。

(2) 贫血。

(3) 轻度中毒性周围神经病。

3. 在中度中毒的基础上,具有下列一项表现者,可诊断为重度中毒:

(1) 铅麻痹。

(2) 中毒性脑病。

眼部受损诊断,除视网膜、视盘出现铅中毒症状外,铅中毒者 Goldmann 视野计通常表现为双侧中心暗点,周边视野无影响;OCT 表现为视神经纤维层厚度、黄斑厚度及脉络膜厚度变薄;FFA(荧光血管造影) 示黄斑区边界清楚的高荧光,晚期着染,再循环期神经上皮层紊乱,视盘高荧光。

【治疗】

1. 调离铅作业　尤其是慢性重度中毒者,急性中毒时按有关急救原则处理。

2. 驱铅治疗　使用金属络合剂如依地酸二钠钙,每日 1~2g,静脉滴注、肌注或静脉注射,3 天为一疗程,间隔 3~4 天后重复使用,视治疗中铅排出情况决定是否终止治疗。也可注射二巯丁二酸钠等或口服二巯丁二酸,辅以对症治疗。观察对象也可酌情进行驱铅治疗。

3. 对症治疗　注意休息,给予合理营养,以富含钙质及维生素的食谱为主。

三、二硫化碳中毒

二硫化碳(CS_2)是一种易挥发、无色的脂溶性液体,其工业品含有其他无机硫化物而有坏萝卜样气味。主要用于制造黏胶纤维、橡胶、树脂、玻璃纸及农药杀虫剂等。CS_2 主要经呼吸道吸入中毒,吸入量的 80% 可滞留在体内,分布于周围组织、脑和肝等组织,以结合或游离的形式存在。既体外试验表明小鼠半数致死量(LC_{50}) 为 28.4g/m³,经口 LD_{50} 为 2.5g/kg。成人经口最小致死量为 10ml,人接触 CS_2 浓度大于 200mg/m³

时,最早者在 2 个月即出现重度症状,普遍在 4 年后发生重度症状。急性中毒者一般表现为麻醉状态,慢性中毒者以中枢、外周神经系统,视网膜,肾以及心血管系统受损症状为主。

【病因病理】

二硫化碳既是亲神经又是亲血管性毒物,对全身各系统均有毒性作用,眼的组织结构既有精细神经,又有丰富的血液循环。因此,CS_2 最容易损害眼器官。当 CS_2 抑制多巴胺 -β- 羟化酶和相关辅酶后引起脂肪代谢障碍时,可引起血管内皮细胞改变,致血管通透性增加,血管壁弹性纤维断裂,血管粗细不均,狭窄或阻塞,视神经继发缺血、缺氧改变。Thomas 在 20 世纪 80 年代开展的 CS_2 致灵长动物视觉系统中毒研究显示,CS_2 主要引起猴眼视后极部区域神经节细胞变性和细胞数目减少,神经纤维层紊乱,视神经(尤其是视神经远端)髓鞘脱失,筛板处出现空泡样变性,远端视束外侧轴突肿胀明显。

【临床特征】

长期接触低浓度 CS_2 的作业人员的眼慢性损害主要表现为不同程度的视力减退、角膜知觉减退、周边视野缩小、中心暗点异常、眼底动脉硬化与微动脉瘤。眼底表现为视网膜动脉痉挛、硬化,视网膜出现微动脉瘤及出血、渗出等。随着 CS_2 接触时间不断增长,可出现视神经乳头苍白,显示部分或完全视神经萎缩征象。少数病例仅有球后视神经段受损,形成球后视神经炎时,则眼底检查可以不发现异常。

【诊断】

患者有职业接触史、结合中枢神经系统、肾脏血管、动脉粥样硬化、眼部眼外肌麻痹、角膜知觉减退以及眼底视盘、血管病变可以初步诊断。辅助检查如视野计检查可以出现中心暗点或周边视野向心缩小,红、蓝色视标检查时视野缩小更明显;眼底荧光血管造影出现视网膜微血管瘤或毛细血管渗漏;视网膜电图(ERG)检查出现 a 波、b 波振幅下降。视野和 ERG 检查改变比视网膜血管的器质性改变出现得早,可作为慢性二硫化碳中毒早期诊断的参考指标。

【治疗】

应避免继续接触或吸入,补充大量维生素 B_1、维生素 B_{12} 及维生素 C,血管扩张剂及神经营养兴奋剂。

四、烟中毒

烟草中含有约 4 000 种化学物,其中许多成分通过缺血或者氧化机制加剧了多种眼科疾病的进程,如白内障、年龄相关性黄斑变性、前部缺血性视神经病变等。烟中毒性视神经病变,又称烟中毒性弱视,是长期吸烟引起的中毒性视网膜、视神经病变,多发于老年、男性、有长期吸烟史者,发病与烟草的类型、吸烟史长短有关,国内相关统计表明:吸用旱烟、烤烟和纸烟中,旱烟组发病率最高,纸烟组发病率最低,烟龄 25~40 年组的发病率最高,15~20 年组最低。

【病因病理】

烟中毒性视神经病变属于慢性中毒,烟中毒性视神经病变患者血中氰化物含量较正常人明显高,氰化物中毒及解毒系统失调是烟草中毒性视神经病变发生的重要因素,氰化物的毒性作用为直接抑制细胞色素C氧化酶,使细胞生物氧化发生障碍,导致细胞能量缺乏,同时,烟中毒患者往往合并维生素 B_{12} 缺乏,其直接参与氰化物的解毒途径。此外,动物实验表明尼古丁和一氧化碳也会对视功能和视神经组织产生影响,病理表现为各种程度的胶质增生、核固缩,个别出现大量神经纤维消失,电镜下无髓鞘神经纤维增多。其特征性的视野盲点提示视盘黄斑束的损害最为可能。

【临床特征】

烟中毒性视神经病变常表现为双眼中心视力进行性下降,红、绿色弱或色盲,而视野变化最为典型,早期为圆形或椭圆形的中心暗点,随病情进展,逐渐出现连接生理盲点的蒂,呈哑铃形,继而出现暗点核,后出现白色绝对性盲点(图 11-3)。眼底检查大部分正常,有报道见部分患者视盘颞侧略浅,视盘边缘模糊,视盘周边血管扩张或出血,晚期视乳头颜色变淡(图 11-4)。

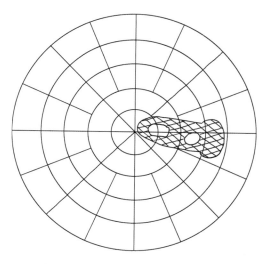

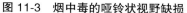

图 11-3　烟中毒的哑铃状视野缺损

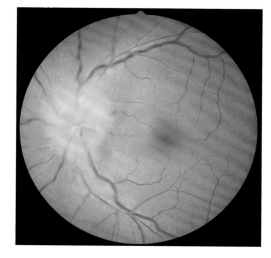

图 11-4　烟中毒性弱视:视盘水肿,视网膜血管扩张

【诊断】

此病主要为排除诊断,长期吸烟史患者出现进行性的视力下降并且伴随特征性的视野缺损时,应在排除视神经炎、其他中毒性视神经病变、Leber 遗传性眼病等前提下才可以考虑此病。除了视野检查,VEP峰时延长,mERG 振幅降低,对比敏感度下降有助于辅助诊断。在排除上述眼底疾病时,视神经炎常有眼球转动疼痛;24 小时尿液分析和头发鉴定来排除重金属中毒;Leber 遗传性眼病是线粒体 DNA(mtDNA)核苷酸位点突变,可通过 mtDNA 分析鉴别;此外,计算机断层扫描(CT)或磁共振成像(MRI)检查可以排除眶内或者颅内占位性病变。

【治疗】

1. 戒烟、戒酒、改善饮食　大多数患者戒烟后,视力、视野得到改善,甚至恢复。

2. 饮酒嗜好者戒酒可减少肠胃对维生素 B_{12} 的吸收不良,促进疾病转归;饮食富含维生素膳食。

3. 解毒剂　维生素 B_{12} 250~500mg,肌注,每日 1 次,7~10 天后改为 2~3 天 1 次,持续 10 次后改为每周 1~2 次,持续数月;5%~10% 硫代硫酸钠 2~4g 静脉注射,每日 1 次,持续 20~30 次。

4. 血管扩张剂　可给予地巴唑、烟酸、山莨菪碱、复方丹参等。

5. 中医治疗　早期醒酒化痰,清利湿热,晚期以补益肝肾、平肝明目为主。

第二节　血管性中毒

一氧化碳中毒

在工业生产中,一氧化碳(CO)可作为丙酮、甲醇的原材料,在炼钢、炼焦、烧窑或生活中凡含碳物质的不完全燃烧皆会产生 CO。CO 中毒主要取决于空气中的浓度和患者解除时间,还与个体健康状况(如贫血)等因素有关,血液中碳氧血红蛋白浓度可作为评估 CO 中毒的指标,一般碳氧血红蛋白浓度达10%~20% 时,为轻度中度;浓度达 20%~50% 时,表现为中度中毒;浓度达 50% 以上时,重度中毒。轻者中毒通常表现为头痛、晕眩、恶心、呕吐、皮肤和黏膜樱桃红色,重者表现为神经精神障碍、深度昏迷,皮肤苍白或青紫,并发肺水肿和严重的心肌损伤等症状;急性 CO 中毒者经过 2~60 天后表现为一氧化碳迟发脑病。

【病因病理】

CO 经呼吸道进入肺泡,然后被吸收入血,与血液中血红蛋白及其他含铁蛋白质形成可逆性结合,其中 85%CO 与红细胞血红蛋白结合成稳定的碳氧血红蛋白,且其结合力比氧的结合力大 240 倍,因此导致系统低氧血症。此外,CO 亦可进入细胞,与细胞内线粒体的细胞色素 a3 结合使其灭活,影响 ATP 产生。组织缺氧后发生血管痉挛,继而扩张,组织水肿,脑组织表现为颅内压升高;视网膜中央静脉回流受阻,视盘出现被动型充血、水肿,缺氧致视网膜水肿,表现为球后视神经炎特征,晚期视神经萎缩。

【临床特征】

患者清醒状态下眼科检查见视力下降。眼球可有转动痛,眼压正常,发生核性眼肌麻痹时可出现瞳孔大小不均,对光反射迟钝,眼底见视盘水肿、颜色变淡或苍白,颞侧尤为明显,视网膜动脉痉挛、变细,视网膜颜色浅。

【诊断】

根据 CO 中毒病史和全身中毒表现,结合血液中碳氧血红蛋白浓度诊断不难。眼科辅助见视野向心性缩小,或成扇形缺损,有的见相对或绝对暗点;可有色觉障碍,表现为先红后绿;图形电生理监测(pattern-ERG)见 N95 振幅下降或趋于平坦,VEP 见波形延时,振幅下降。

【治疗】

1. 急性处理　CO 中毒抢救需分秒必争,立即脱离中毒现场,保持呼吸道畅通,吸氧。
2. 解除水肿　高渗脱水剂,皮质激素解除脑、肺及视网膜组织水肿。
3. 对症处理　血管扩张剂改善血液循环;维生素 B(羟钴胺素)、肌苷等能量合剂营养神经。在抢救的同时,要监测双眼睛底的改变,即使开始时无眼底改变,也要给予营养视网膜的治疗,如果发现有视神经的轻度改变,及时球后注射改善眼视网膜做循环的药。

第三节　药物性中毒

一、乙胺丁醇

随着近年来耐药结核病及合并结核病患者明显增多,乙胺丁醇作为治疗结核病的一线药物而越来越受重视。但随着乙胺丁醇的广泛应用,不良反应的发生率也日趋增加,主要包括视神经病变(ethambutol-induced optic neuropathy,EON),关节痛,高尿酸血症,周围神经病变,胃肠道不适,肝功能损害,精神症状,皮肤病变,血小板减少等,其中以 EON 最为常见。相关文献报道,服用乙胺丁醇患者中 1%~5% 伴发视神经病变,且其发生率与剂量相关,服用乙胺丁醇 35mg/(kg·d)、25mg/(kg·d)、15mg/(kg·d)2 个月后,分别有 18%、5%~6% 和小于 1% 的患者发生球后视神经病变。

【病因病理】

其发病机制尚未完全阐明,目前认为眼部中毒的部位一般在视神经和视网膜,并可沿着视神经向中枢神经发展。以往研究表明,视神经轴索中金属铜和亚铁离子被螯合,电子传递链中断,ATP 合成受抑;亦有体外试验提示乙胺丁醇可导致 SD 大鼠视网膜神经节细胞囊泡形成,神经元丧失。病理上主要表现为视神经和视交叉的神经纤维脱髓鞘、轴突囊泡形成以及轴突断裂。当发生轴型视神经病变时,表现为视力下降,有中心暗点、色觉异常;当发生轴旁型视神经病变,主要表现为周边视野缩小或有象限缺损,视力尚好,色觉正常。

【临床特征】

EON 与患者年龄、服药持续时间、药物剂量、肾功能、联合用药等成正相关。患者通常双眼受累,表现为视力下降、色觉异常、视野变窄等。最早期的症状多是色觉异常,多数文献报道红绿视觉改变最为常见。眼底检查早期多无异常发现,少部分可见视乳头充血、边界模糊、视盘周边血管旁碎片状出血、黄斑区中心凹光反射弥散;视神经受损害后 1~3 个月可进展为视神经萎缩,视觉功能严重下降以致完全丧失,眼底检查可见视乳头苍白、弯月形凹陷,视乳头周围纤维层形成,视网膜血管变细及狭窄(图 11-5)。

【诊断】

EON 的早期诊断至关重要,一旦 EON 进展为视神经萎缩,多导致永久性失明。乙胺丁醇治疗前及治疗过程中应评估视力和色觉功能；视野缺损因潜在损害部位不同而呈现出不同类型的表现，如中心暗点、外周视野缩小等，为最有诊断价值的检查。视觉诱发电位（VEP）在EON形态学异常之前即可发现潜伏期延长、波幅下降，提示诊断亚临床EON；当EON患者出现中心暗点时，多焦视网膜电图（mfERG）可检测出异常，OCT对视神经纤维层（retinal nerve fiber layer，RNFL）厚度的检测可以帮助诊断EON及随访中监测病情进展。

【治疗】

诊断已经确立，应立即停服。目前用血管扩张剂、神经营养剂、B族维生素、糖皮质激素等，患者视力、色觉和视野异常有不同程度改善；抑制溶酶体中各种酶如组织蛋白D延缓囊泡形成和神经元的丧失，可能对防治EON有所疗效；补充体内二价金属离子锌进行预防是否可行，亦有待探讨。

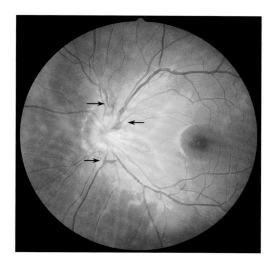

图 11-5 乙胺丁醇中毒性视盘改变：抗结核治疗4个月，视力由初始20/30下降至20/200，红绿色觉异常，左眼视盘颞侧中度水肿，周边散在碎片状出血（箭头）

二、胺碘酮中毒

胺碘酮为Ⅲ类抗心律失常药，阻断Na^+通道，同时其也是甲状腺激素类似物，与甲状腺激素受体作用后发挥抗心律失常和毒性作用。其毒性作用呈剂量相关性，全身不良反应包括低血压、甲状腺功能亢进、恶心、便秘、周围神经病、纤维性肺炎、皮肤色素沉着等。多数服用胺碘酮的患者不出现眼部症状，研究报道，发生眼部毒性反应为0~11.4%不等，引起视力下降前平均服用时间为9个月左右。

【病因病理】

胺碘酮致视神经毒性机制目前尚未完全阐明，有研究推测胺碘酮为双性药物，可结合极性脂质形成层片状的包涵体，Garrett等认为脉络膜血管的通透性使血管周围富集胺碘酮及包涵体，这些包涵体选择性沉积于星状细胞或者大直径神经轴突，进而阻断轴浆流运输，视盘水肿。由于胺碘酮的半衰期为100天左右，所以胺碘酮所致的视盘水肿一般持续数月。此外，包涵体亦发现于眼睑、泪液、角膜上皮、晶状体等组织中；如果合并甲状腺功能紊乱会出现甲状腺眼病。

【临床特征】

一般毒性反应隐匿，患者无明显不适感。有的患者主诉眼干、视力下降、闪光感、注视光源会出现彩色圆环等。胺碘酮眼部毒性体征最常见为角膜上皮下微小点状沉着（microdeposits）、晶状体混浊，而双侧或单侧视盘水肿被认为是胺碘酮毒性反应中最典型症状，这种视盘水肿表现和非动脉炎性视神经缺血引起的视盘水肿很相似，但是这种水肿合并视盘周边神经纤维层出血持续时间长，可达数月。

【诊断】

通过胺碘酮服用史及典型的眼部病变特征可以诊断，需要鉴别的疾病为非动脉炎性缺血性视神经病变，见表11-1。

表 11-1 胺碘酮致视神经中毒与非动脉炎性前部缺血性视神经病变鉴别诊断

	胺碘酮致视神经中毒	非动脉炎性前部缺血性视神经病变
发病	隐匿（数月）	迅速（数天到数周）
视力受损程度	20/20~20/200	20/20~ 光感
视盘水肿	数月	数周
对侧眼受累情况	通常同时发生	极少累及对侧眼

【治疗】

尽管无有效治疗方法,视盘的水肿一般在停药后逐渐缓解,对于不能停药者,建议减量以缓解视盘水肿。

三、利奈唑胺中毒

利奈唑胺是第一个应用于临床的新型噁唑烷酮类抗生素,主要用于治疗多重耐药革兰阳性球菌如肺炎球菌、耐甲氧西林的金黄色葡萄球菌、耐万古霉素肠球菌、广泛耐药结核菌及耐药的皮肤和皮肤软组织感染。美国食品药品管理局(FDA)批准利奈唑胺的用药以口服和静滴为主,一般600mg/d,2次/d,时间最长为28天,然而在临床实践中由于部分患者病情危重,常常超过用药期限,随着用量加大和疗程延长(一般3个月~1年),全身不良反应逐渐出现,如血小板减少、乳酸酸中毒、白细胞减少、周围神经系统症状,视神经毒性也散在报道,多数报道利奈唑胺致视力下降,在停药后几近恢复,但是其他周围神经病变却很难恢复。

【病因病理】

具体毒理机制少有研究,有学者推测利奈唑胺致细胞内线粒体功能障碍而致利奈唑胺眼毒性。利奈唑胺通过结合菌体内23S核糖体核糖核酸(rRNA)和50S小核糖体,抑制蛋白合成,从而发挥抗菌作用。哺乳动物细胞内没有50S小核糖体,但是细胞内线粒体中的脱氧核糖核酸(DNA)和核糖体与菌体中的相似,所以利奈唑胺可能通过抑制线粒体内蛋白合成,从而影响氧化呼吸链,ATP合成受限,活性氧簇聚集,进而影响细胞功能,促进凋亡。这与Laber遗传性视神经病变(LHON)的病理机制相似,都涉及线粒体功能障碍,有报道利奈唑胺引起的视盘水肿、充血,尤其是视盘黄斑束神经纤维层的水肿和LHON极为相像。

【临床特征】

眼部毒性表现与用药累积剂量及疗程长短有关,典型的临床特征为双侧视力无痛性下降,视野变化有报道中心暗点,也有报道为弓形缺损,多数报道存在视盘颞侧苍白,也有报道视盘水肿,视盘颞侧视神经纤维层缺损。

【诊断】

根据患者用药剂量和时间,典型的视盘及视神经纤维层改变可以诊断。Humphrey视野计检查通常有视野异常,OCT测量神经纤维层厚度尤其视盘黄斑束厚度变化,FFA造影无异常。

【治疗】

停止利奈唑胺治疗后视力迅速提高,视盘水肿和视神经纤维层肿胀都会逐渐缓解。对于长时间(超过28天)服用利奈唑胺患者应警惕眼中毒症状,尤其当患者出现视力下降时应及时就诊,改变抗生素治疗方案。

四、奎宁中毒

奎宁又名金鸡纳,为经典的抗疟药,也可用于治疗多动腿综合征。中毒者一般为误服或者具有自杀倾向者。成年人一次服用4g以上者即可出现中毒症状,服用8g以上即可致死。奎宁经胃肠道吸收后1~3小时血清中浓度达到峰值,中毒表现一般为头痛、耳鸣、腹痛、恶心、血压升高,急性严重中毒者可至失明、心律失常、急性肾衰竭以及死亡。

【病因病理】

至今未明确,有学者认为奎宁导致视网膜动脉内膜炎和视网膜动脉外膜炎,血管收缩,从而影响视网膜和视神经血供。也有认为奎宁直接导致视网膜神经节细胞和外层细胞毒性作用。还有学者提出奎宁视网膜色素上皮细胞毒性作用占主导作用。少部分奎宁服用过量死亡患者尸检显示神经节细胞及视神经纤维层退化,视锥细胞和视杆细胞萎缩。

【临床特征】

急性中毒者有的昏迷,清醒后出现视物模糊,色觉异常,未昏迷者一般在9小时左右出现视物模糊,重者完全失明,但是通常中心视力会逐渐提升,有的完全恢复,周边视野仍然受损。眼科检查早期可无异常,也可见瞳孔散大,眼底视盘水肿或视网膜水肿,黄斑区相对呈红色,即樱桃红点(图11-6),视网膜血管皱缩;慢性期视盘苍白,视盘周边区域神经纤维萎缩,视网膜血管变细,血管周围白鞘。

【诊断】

急性中毒者根据患者大量服用或误服奎宁病史,突发的视力下降,眼底樱桃红点,早期 ERG 检查一般无异常,OCT 内层视网膜高荧光,视网膜厚度增加;恢复期诊断应详细询问病史,视盘萎缩,周边视野缺损,ERG 出现 b 波振幅下降。

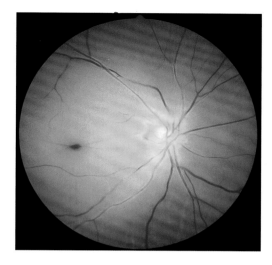

图 11-6 奎宁急性中毒患者:72 小时后眼底彩色照相示视网膜泛白,樱桃红点

【鉴别诊断】

急性期视网膜樱桃红样改变需鉴别的疾病:视网膜中央动脉阻塞(central retinal artery occlusion, CRAO),CRAO 患者视网膜节细胞层缺血而致樱桃红点,患者通常有动脉硬化、高血压、手术等病史,动脉变细且管径不均匀,偶见栓子在视盘表面及动脉内呈白色斑块,可通过颈部、眼部血管彩超及眼底荧光血管造影鉴别;一些先天性眼底病如先天性神经节细胞脂质沉积症、葡糖脑苷脂沉积病或营养代谢性疾病,眼底亦可有樱桃红点,这类疾病病史长,视力下降非突发性。慢性期需与慢性开角型青光眼鉴别,两者皆残余中心视力,视神经萎缩,奎宁中毒者眼压一般不高,正常高值者应该详细询问中毒病史以鉴别。

【治疗】

1. 阻止奎宁继续吸收 如活性炭。

2. 促进排泄 如利尿剂、血液透析、血浆置换等。

3. 缓解视网膜动脉收缩 如静脉注射亚硝酸钠,吸入二氧化碳,球后血管扩张剂,前房穿刺降低眼内压力等。

五、氯碘羟喹中毒

氯碘羟喹又名消虫痢,系肠道内杀阿米巴药物,也有抗细菌和霉菌的作用,外用有消毒收敛作用。主要用于治疗慢性阿米巴痢疾,也用于湿疹、牛皮癣、阴道滴虫,还可以用于阿尔茨海默病的治疗。加大剂量或延长疗程有出现神经中毒的危险性,每天服用 1 800mg,5 天即可出现神经系统症状。日本等国发现,部分患者服正常剂量也会出现急性中毒症状,即亚急性脊髓视神经病(subacute myeloptico neuropathy, SMON),其主要表现为脊髓后索、侧索、脊神经根和周围神经亚急性发病症状,具体先发生腹痛、腹泻等消化道症状,绿色舌苔,后出现下肢自下向上的感觉和运动障碍,眼毒性主要体现在视神经障碍。

【病因病理】

动物实验表明,氯碘羟喹可以引起同乙胺丁醇、异烟肼和喹啉等类似的病理改变和临床症状。氯碘羟喹吸收后,在视网膜及视神经组织中都有相当多的分布,该药可通过络合神经组织中的金属离子发挥毒性作用,也可能通过络合 Mg^{2+} 影响线粒体膜的功能,造成膜内外离子浓度改变,进而影响线粒体氧化磷酸化,细胞功能受损,产生毒性作用。病理表现为视神经轴突崩解,脱髓鞘改变。

【临床特征】

眼科神经症状一般出现较晚,表现为双侧视力下降,Masaaki 报道的一项针对 1 000 人临床研究表明,约 1/3 患者出现视力损伤。双侧中心暗点与视野向心性缩小,视神经萎缩,视盘苍白。

【诊断】

根据患者前期感染史及服用氯碘羟喹药史,结合典型的脊髓后索、侧索、脊神经根和周围神经亚急性发病症状,停药后中毒症状不再恶化且有改善,可诊断本病。检眼镜检查,共焦激光眼底断层扫描仪(Heidelberg retina tomography, HRT)可判断视神经受损程度。

【鉴别诊断】

视神经脊髓炎(neuromyelitis optica, NMO),自身免疫性炎性脱髓鞘性疾病,亦是视神经和脊髓受累,临床特点是急性或亚急性起病的单眼或双眼失明,在其前后数日或数周出现横惯性或上升性脊髓炎,血液中特异性指标 NMO-IgG 通常阳性;多发性硬化(multiple sclerosis, MS),西方人多见,中青年人多发,脊髓磁共振成像(MRI)检查、脑 MRI 及增强检查从受累组织可以鉴别。

【治疗】

停用氯碘羟喹类药物,早期皮质激素治疗有效,联合使用 B 族维生素及腺苷类药物。

六、去铁胺中毒

去铁胺(desferrioxamine, DFO)是金属螯合解毒剂,用于治疗慢性血浆铁负荷过重,地中海贫血、铁粒幼细胞性贫血、自身免疫性贫血等患者输血后,引起含铁血黄素沉着等因长期输血引起的血清过剩铁离子的排泄。去铁胺通常皮下注射,常规剂量(50mg/kg)即可致视神经毒性反应,去铁胺中毒者一般表现为神经系统症状,如视力和听力损伤,注射部位皮肤潮红、荨麻疹、血压升高、肾毒性、休克等,白内障、视网膜色素变性以及球后视神经炎是眼部主要毒性表现。

【病因病理】

可能的病理机制为去铁胺阻断了重要的铁离子依赖性酶,也可能螯合了体内重要的金属离子,如 Fe^{2+}、Zn^{2+}、Cu^{2+}、Mg^{2+} 等,如地中海贫血患者体内 Zn^{2+} 本身就经泌尿系统排除增加,服用去铁胺后,进一步促进了 Zn^{2+} 的排泄。金属离子的减少导致细胞膜氧化损伤和损伤抗氧化酶促反应。有研究发现,铁离子可以蓄积于周边视网膜、脉络膜以及巩膜组织,而 RPE 层功能受损,Bruch 膜增厚。

【临床特征】

患者视力下降,相对性瞳孔传导阻滞,晶状体可轻微混浊,眼底可见牛眼样黄斑变性,或视网膜弥漫性色素变性,或黄斑区高荧光或色素上皮萎缩(图 11-7)。

【诊断】

根据明确的服用去铁胺药物病史,加之视力损伤,眼底黄斑区典型病变特征可以初步诊断。色觉检查异常,视野检查环形缺损或中心暗点,明适应、暗适应 ERG 以及30-Hz 闪光 ERG 检查波幅降低,EOG 也可见异常,眼底荧光造影通常有弥漫性的高荧光和视盘周边、黄斑区或赤道部荧光遮蔽现象。年长者需要与干性年龄相关性黄斑变性鉴别,干性年龄相关性黄斑变性患者黄斑区也会萎缩,但是去铁胺中毒患者有明确的用药史,且黄斑区没有玻璃膜疣。

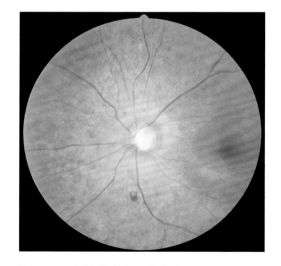

图 11-7 去铁胺中毒眼底彩色照相:视盘周围中周区弥漫性视网膜色素变性,斑点状阴影,杯盘比扩大

【治疗】

早期发现即停止去铁胺治疗,视网膜视神经毒性反应可逆,口服锌剂联合二乙三胺五乙酸(Ca-DTPA)对于治疗去铁胺引起的视神经毒性有效。对于长期服用去铁胺患者,应检测血清铁浓度,治疗指标[去铁胺剂量(mg/kg)/ 血清铁(μg/L)]控制在 0.025 以下相对安全。

第四节　放射性视神经病变

放射性视神经病变(radiation-induced optic neuropathy, RION)常发生于鼻腔或鼻窦肿瘤患者接受放疗后,也可在颅底肿瘤、眶内肿瘤、视神经鞘瘤、脉络膜黑色素瘤、年龄相关性黄斑变性等接受放疗后发生。RION 首发视力损伤时间在 3 个月到 8 年不等,大部分在 3 年发生。RION 的发生率与靶器官位置、放射野的设置、个体身体状况、不同的放射方法和照射剂量等相关,大部分的研究表明,靶器官越接近视神经或视盘,RION 发生率越高。对于立体定向放射手术(SRS)而言,单次放射剂量 >8Gy 对视神经即可能产生损伤;对于分割放疗,分次剂量 >2Gy 是发生 RION 的一个危险因素。尽管早期视力的损伤程度不同,但 85.0% 的患者最后视力仅为 20/200 或更差。45.0% 的患者视力最终发展为无光感。

【病因病理】

发病机制至今尚未完全阐明。研究表明,RION 只是迟发性中枢神经损伤的一个重要组成部分。RION 的发生可能与血管和神经共同损伤有关。放疗损伤神经胶质细胞的前体细胞,引起胶质细胞突变成为有代谢缺陷的细胞,随着放射时间和剂量累积,突变细胞增多,引起视神经脱髓鞘和神经元的退行性病变。同时,放疗引起血管壁增厚、血管堵塞,引起阻塞性血管炎,导致神经进一步缺血性损伤。RION 的病理改变有病变区的缺血性脱髓鞘、星形细胞增生、内皮细胞病态增生、闭塞性动脉内膜炎和纤维素样坏死。

【临床特征】

视力:患者接受放疗后 3 年,特别是 1~1.5 年内,发生视力损害,这种视力损害特征是突发性、无痛性、进行性单眼视力下降,对侧眼可同时或在数月内发生。

视野:不同部位的视神经损伤可出现不同形式的视野缺损。黄斑或者球后视神经损伤时可有中心暗点或旁中心暗点;损伤发生在视网膜或球后视神经时可表现为向心性视野缩小;视交叉损伤时可出现双侧颞侧偏盲;远端视神经损伤时可表现为一侧视神经病变同时对侧眼颞侧偏盲。但多数患者以中心暗点或旁中心暗点为主。

眼底改变:损伤前部视神经者,视盘水肿伴视盘周围出血,视盘旁硬性渗出,棉絮状斑及视网膜下液,视盘水肿持续数周至数月后变白(图 11-8)。后部视神经病变的眼底表现为急性期视盘色调正常或稍微

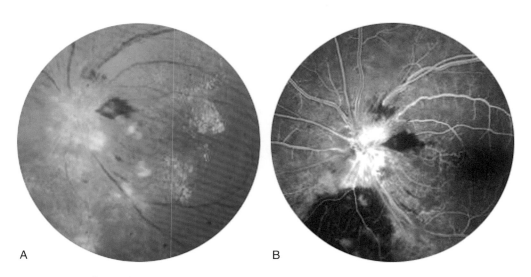

图 11-8　脉络膜黑色素瘤患者接受放射疗法 33 个月:视盘水肿,视神经纤维梗死,视盘周边出血,黄斑区硬性渗出(A);眼底荧光血管造影示视盘及视盘周边缺血性改变,毛细血管扩张,视盘下高荧光为退行的黑色素瘤(B)

变淡,但 6~8 周视盘变苍白。

【诊断】

RION 的诊断依据参考国内魏世辉等人,根据临床特征及辅助检查:①头部放射治疗史;②单眼或双眼先后出现视力无痛性急剧下降至失明;③眼底视盘正常或出现水肿伴出血,渗出;④视野缺损多为中心暗点,旁中心暗点,象限性或颞侧偏盲。眼底荧光造影为视盘上或视网膜内毛细血管无灌注区;⑤眼电生理 VEP 振幅降低,潜伏期延长,甚至呈熄灭型;⑥CT、MRI 排除肿瘤复发。

【鉴别诊断】

1. 视神经炎性病变　多见于青少年或中年,起病急骤,视力常于数天内急剧下降,常伴头痛和眼眶痛,尤其是眼球转动时疼痛,视野变化多为中心暗点及生理盲点相连呈哑铃状的暗点。

2. 继发性空蝶鞍综合征　多由于蝶鞍肿瘤手术和 / 或放疗后,视交叉粘连疝入蝶鞍腔内引起视交叉移位,或视交叉周边形成致密的蛛网膜粘连所致,常表现双眼视力同时渐进性下降伴双颞侧视野缺损。

3. 放射所致的蝶鞍旁肿瘤　最常见的是垂体肉瘤,肿瘤常形成于放疗后 3~20 年之间,CT、MRI 有助于鉴别。

4. 缺血性视神经病变　多见于老年人,常伴脑血管疾病高危因素,临床常表现为单眼或者双眼先后发病,视力无痛性急剧下降。必要时,颈动脉造影和视网膜动脉压测定有助于诊断。

【治疗】

1. 高压氧　多数学者认为高压氧为首选治疗方法,高压氧可以增加视神经的氧含量,从而使视神经的功能得到改善。治疗时机:必须在一眼视力下降 2 周以前开始,且必须连续治疗至少 14 次以上,才有提高视力的可能。

2. 高压氧联合光量子照射自体血回输　其可提高患者氧化血红蛋白的含量,改善视神经病变区域的氧供给,加强缺血组织对氧的利用,增强葡萄糖和乳酸的氧化还原作用,提高血中超氧化物歧化酶(superoxide dismutase,SOD)的活性,减少自由基(Oi)的产生。高压氧每日 40~60 分钟,10~12 次为一疗程,进舱前服血管扩张剂,压力 1.5 个大气压。静脉血 150~200ml,体外抗凝,特定波长紫外线充氧磁化再回输,每周 2 次,6~10 次为一疗程。

3. 复方樟柳碱　通过注射部位的自主神经末梢反射性地调整血管膜的血管运动功能,改善微循环,促进侧支循环的建立。双侧颞浅皮下注射,1ml/ 次,1 次 /d,注射时针头与面部成 45° 角,10 天为一疗程。

4. 其他　全身糖皮质激素可通过抗氧化作用减轻自由基的损伤,缓解血管源性的水肿;肝素、华法林等抗凝药物可以增加遭受放射组织的血流,改善视神经、大脑迟发性放射性坏死;也有报道球内注射曲安奈德、抗血管生长因子(如 Avastin 等)有效。

参考文献

［1］顾学箕 . 中国医学百科全书毒理学［M］. 上海:上海科学技术出版社,1982.

［2］赵超英,姜允申 . 神经系统毒理学［M］. 北京:北京大学医学出版社,2009.

［3］李凤鸣 . 中华眼科学［M］. 2 版 . 北京:人民卫生出版社,2005.

［4］MARTIN-AMAT G,TEPHLY T R,MCMARTIN K E,et al. Methyl alcohol poisoning:II. Development of a model for ocular toxicity in methyl alcohol poisoning using the rhesus monkey［J］. Archives of ophthalmology,1997,95:1847-1850.

［5］JAMMALAMADAKA,D,SINA R. Ethylene glycol,methanol and isopropyl alcohol intoxication［J］. The American journal of the medical sciences,2010,339:276-281.

［6］SANAEI-ZADEH H,ZAMANI N,SHADNIA S. Outcomes of visual disturbances after methanol poisoning［J］. Clin Toxicol,2011,49:102-107.

［7］BARCELOUX D G,BOND G R,KRENZELOK E P,et al. American Academy of Clinical Toxicology practice guidelines on the treatment of methanol poisoning［J］. J Toxicol Clin Toxicol,2002,40:415-446.

［8］GANT W M. Toxicology of the eye［M］. Springfield:Charles C. Thomas,1974:620-629.

［9］MASON L H,HARP J P,HAN D Y. Pb neurotoxicity:neuropsychological effects of lead toxicity［J］. Biomed Res Int,2014,2014:840547.

［10］王涤新,张薇. 铅中毒致视神经损害二例［J］. 中华劳动卫生职业病杂志. 2006,24(10):621-622.

［11］SCHUBERT H D,LUCIER A C,BOSLEY T M. Pigmentary epitheliopathy,disc edema,and lead intoxication［J］. Retina,1988,8(2):154-157.

［12］王涤新. 职业病［M］. 北京:化学工业出版社,2006.

［13］ESKIN T A,MERIGAN W H,WOOD R W. Carbon disulfide effects on the visual system. Ⅱ. Retinogeniculate degeneration［J］. Invest Ophthalmol Vis Sci,1988,29(4):519-527.

［14］曹雪枫,薛晓波,常美莲,等. 二硫化碳对作业工人的眼部损害［J］. 中国工业医学杂志. 2002,15:45-46.

［15］王淑芬,王世俊. 职业病症状诊断［M］. 北京:人民卫生出版社,1987.

［16］骆知俭,毛晓全,周红宝. 537例二硫化碳接触者周边视野变化及其临床意义探讨［J］. 职业医学,1989(4):5-6.

［17］龚明珠,吴斌,王利云. 慢性二硫化碳中毒实验动物视网膜电流图变化［J］. 中华眼科杂志,1983(2):65-68.

［18］刘开太. 烟中毒性弱视的调查报告［J］. 中华眼科杂志,1985,21(3):170.

［19］胡天圣. 烟中毒弱视及慢性氰化物中毒性视神经病变［J］. 国际眼科纵览,1979(2):1.

［20］OKU H,FUKUSHIMA K,MIYATA M,et al. Cyanide with vitamin B12 deficiency as the cause of experimental tobacco amblyopia［J］. Nippon Ganka Gakkai Zasshi,1991,95(2):158-164.

［21］SAMPLES J R,YOUNGE B R. Tobacco-alcohol amblyopia［J］. Journal of Neuro-Ophthalmology,1981(3):213-218.

［22］BEHBEHANI R,SERGOTT R C,SAVINO P J. Tobacco-alcohol amblyopia:a maculopathy?［J］. Br J Ophthalmol,2005,89(11):1543-1544.

［23］杨景存. 视神经病学［M］. 郑州:河南科学技术出版社,1996.

［24］张笑吟,王志敏. 中药治疗烟草中毒性弱视18例［J］. 现代中西医结合杂志,2009,18(6):664-665.

［25］孔令敏,王星,郑长林. 职业病·中毒与急救［M］. 天津:天津科学技术出版社,2007.

［26］BILCHIK R C,MULLER-BERGH H A,FRESHMAN M E. Ischemic retinopathy due to carbon monoxide poisoning［J］. Arch Ophthalmol,1971,86(2):142-144.

［27］孙萱,桑育红. 一氧化碳中毒致视神经萎缩临床观察［J］. 中国社区医师:医学专业,2008,10(2):73.

［28］SIMMONS I G,GOOD P A. Carbon monoxide poisoning causes optic neuropathy［J］. Eye,1998,12(5):809-814.

［29］王伟,杨晖,张秀兰,等. 乙胺丁醇中毒性神经病变的研究现状［J］. 中华眼科杂志,2012,48(2):184-188.

［30］POLAK B C,LEYS M,VAN LITH G H. Blue-yellow colour vision changes as early symptoms of ethambutol oculotoxicity［J］. Ophthalmologica,1985,191:223-226.

［31］LEIBOLD J E. The ocular toxicity of ethambutol and its relation to dose［J］. Ann N Y Acad Sci,1966,135(2):904-909.

［32］LIM S A. Ethambutol-associated optic neuropathy［J］. Ann Acad Med Singapore,2006,35(4):274-278.

［33］LAI T Y,CHAN W M,LAM D S,et al. Multifocal electroretinogram demonstrated macular toxicity associated with ethambutol related optic neuropathy［J］. Br J Ophthalmol,2005,89(6):774-775.

［34］CHEN D,HEDGES T R. Amiodarone optic neuropathy‐review［J］. Semin Ophthalmol,2003,18(4):169-173.

［35］MACALUSO D C,SHULTS W T,FRAUNFELDER F T. Features of amiodarone-induced optic neuropathy［J］. Am J Ophthalmol,1999,127(5):610-612.

［36］MÄNTYJÄRVI M,TUPPURAINEN K,IKÄHEIMO K. Ocular side effects of amiodarone［J］. Surv Ophthalmol,1998,42(4):360-366.

［37］PASSMAN R S,BENNETT C L,PURPURA J M,et al. Amiodarone-associated optic neuropathy:a critical review［J］. Am J Med,2012,125(5):447-453.

［38］RUCKER J C,HAMILTON S R,BARDENSTEIN D,et al. Linezolid-associated toxic optic neuropathy［J］. Neurology,2006,66(4):595-598.

［39］陆奇志,曾嵘,李俊,等. 利奈唑胺不良反应文献分析［J］. 内科,2013,8(3):297-299.

［40］JAVAHERI M,KHURANA R N,O'HEARN T M,et al. Linezolid-induced optic neuropathy:a mitochondrial disorder?［J］. Br J Ophthalmol,2007,91(1):111-115.

［41］KULKARNI K,DEL PRIORE L V. Linezolid induced toxic optic neuropathy［J］. Br J Ophthalmol,2005,89(12):1664-1665.

［42］HALL A P,WILLIAMS S C,RAJKUMAR K N,et al. Quinine induced blindness［J］. Br J Ophthalmol,1997,81（12）:1029.

［43］DANIAS J,BRODIE S. Delayed quinine toxicity mimicking open angle glaucoma［J］. Br J Ophthalmol,2001,85（2）:245-246.

［44］VERDON W. Clinical electrophysiology in quinine induced retinal toxicity［J］. Optom Vis Sci,2008,85（1）:17-26.

［45］CHRISTOFORIDIS J,RICKETTS R,LOIZOS T,et al. Optical coherence tomography findings of quinine poisoning［J］. Clin Ophthalmol,2011,5:75-80.

［46］CARR W G,BOWEN R A,HORNER F A. Iodochlorhydroxyquin and optic nerve damage［J］. Can Med Assoc J,1977,116(3):251.

［47］何仮. 神经精神科综合征学［M］. 海口:南海出版公司,2005.

［48］HOOVER D M,CARLTON W W. (5-Chloro-7-Iodo-8-Hydroxyquinoline) in Beagle Dogs. Ⅱ. Pathology the subacute neurotoxicity of excess pyridoxine hcl and clioquinol［J］. Vet Pathol,1981,18（6）:757-768.

［49］KONNO H,TAKASE S,FUKUI T. Neuropathology of longstanding sub-acute myelo-optico-neuropathy（SMON）:an autopsy case of SMON with duration of 28 years［J］. Brain Nerve,2001,53:875-880.

［50］KONAGAYA M,MATSUMOTO A,TAKASE S. Clinical analysis of longstanding subacute myelo-optico-neuropathy:sequelae of clioquinol at 32 years after its ban［J］. J Neurol Sci,2004,218(1-2):85-90.

［51］PINNA A,CORDA L,CARTA F. Rapid recovery with oral zinc sulphate in deferoxamine-induced presumed optic neuropathy and hearing loss［J］. J Neuroophthalmol,2001,21（1）:32-33.

［52］ARORA A,WREN S,GREGORY EVANS K. Desferrioxamine related maculopathy:a case report［J］. Am J Hematol,2004,76（4）:386-388.

［53］LAI T Y,LEE G K,CHAN W M,et al. Rapid development of severe toxic retinopathy associated with continuous intravenous deferoxamine infusion［J］. Br J Ophthalmol,2006,90（2）:243-244.

第十二章

近视眼的视盘改变

近视眼眼底病变的基础主要是眼后节的扩张引起的眼轴不断延长,逐步引发一系列眼底病变。按照发生部位可以包括三个部分:①后极部整体的改变,如,形成豹纹状眼底、局部萎缩斑或广泛萎缩灶、形成后巩膜葡萄肿,以及视网膜脉络膜退行性改变;②视盘改变;③视网膜周边改变,如视网膜裂孔、格子样变性、囊性视网膜突起、铺路石样变性、蜗牛迹样变性等。按照病变发生机制可以包括三个部分:牵拉性改变、萎缩性改变、新生血管性改变。

由于眼球扩张、后巩膜葡萄肿形成,晚期的病理性近视眼底改变很容易诊断,但是高度近视或病理性近视早期并无"凹形"特征性改变,经过几十年的缓慢发展,在 40 岁、50 岁才逐步显现出标志性的病理性改变。如抓住初期的一般性、容易被忽略的常见近视眼眼底改变与晚期的不可逆病变的关系,有可能揭示病理性近视眼的自然病程和转归规律,进而为医源性干预提供切入点。

少有人将近视性视盘改变与病理性近视眼初期的后巩膜葡萄肿形成联系在一起,从而忽视了真正意义上的"单纯性"或"生理性"近视眼与"中间性"近视眼的区别,也就忽略了部分"中间性"近视眼的病理性成分,最终导致早期近视与病理性近视之间的断代,形成了"单纯性"近视眼与"病理性"近视眼间的空白阶段。

病理性近视眼早期视盘改变有三种:脉络膜视网膜萎缩、倾斜、鼻侧牵引,与豹纹状眼底改变一起被公认为普通近视的共同改变。

本章主要从近视眼的视盘形态学改变、盘周萎缩性改变、盘周其他改变三部分进行阐述。

第一节　近视眼的视盘形态学改变

一、视盘鼻侧牵引

病理性近视眼时眼轴延长、眼球扩张,在视盘鼻侧,由于巩膜扩张延伸的牵扯,使视网膜和 / 或脉络膜组织向后极部移动,视盘鼻侧的视网膜和 / 或脉络膜被扯拉到视盘上,掩盖鼻侧的视盘称为视盘鼻侧牵引。

视盘鼻侧牵引主要发生在Ⅱ型黄斑型后巩膜葡萄肿和Ⅴ型视盘下型后巩膜葡萄肿(见本章)。在Ⅱ型黄斑型后巩膜葡萄肿表现为颞侧弧形斑,随着后巩膜葡萄肿的扩张,视盘在其垂直轴上看起来是向颞侧倾斜的,鼻侧过度牵引随之发生;在 V 型视盘下型后巩膜葡萄肿常可见到水平轴位上的视盘倾斜,伴随下方弧形斑形成或偶发上方过度牵引。

【发生机制】

视盘鼻侧牵引最初由 von Jaeger 描述,鼻侧牵引是视网膜和脉络膜组织向视盘表面颞侧的明显牵拉。眼球颞侧扩大膨胀,巩膜产生的非对称性扩张,使视盘鼻侧缘球壁被迫牵拉向颞侧移位。由于受视神经阻碍、形成的直接剪切力,只能引起视网膜 - 脉络膜复合物向颞侧的剪切移位,相对应的视网膜和脉络膜组织在鼻侧视盘表面产生堆积,在鼻侧形成了凹面向视盘的弧形隆起,弧形视网膜和脉络膜组织颞侧面通常重叠于鼻侧面。甚至可能涉及巩膜,其内层纤维部分形成视盘上的楔形突起。视盘鼻侧牵引的常见表现为出现视盘旁新月形改变,特别是在颞侧。

在病理性近视眼中,由于视神经纤维穿过巩膜时不能像正常眼一样垂直地通过,而是倾斜地穿过视盘筛板,在筛板颞侧形成一个突起。

不同程度的视盘上方牵引可以看到。上方牵引提示组织朝向后极部的活动性牵拉,是一个生物力学牵拉过程。牵拉所发生的视盘旁新月形改变形成与视盘周围组织萎缩有关。

【临床特征】

后巩膜葡萄肿的扩张对黄斑鼻侧过度牵引,可以引起光线反射,直接检眼镜检查可以发现,出现在视盘鼻侧边缘的细小条纹,其凹面朝向视盘(图 12-1~ 图 12-3)。首次详细报道这种现象者,将其命名为"Weiss 纹"。Goldmann 将其归结为玻璃体视网膜表面反射,也就是过度牵引起始的部位。偶然可见双反射的患眼,第二种反射位于较大的 Weiss 反射的鼻侧,并且常常垂直跨过视盘表面,这种反射似乎起源于过度牵引的凸面。这些表现在年轻人比较常见。在 OCT 上,常被误诊为"视盘水肿"。

随着近视眼发展,眼底后极部逐步扩张的患眼,视盘鼻侧过度牵引明显变平,光反射消失。有的可出现一过性的鼻侧红色透明环改变(图 12-4)。

低度近视眼中鼻侧牵引是很重要的眼底表现,尤其是在儿童和青少年时期。

中间性近视眼中,偶尔在没有弧形斑的眼底可以观察到过度牵拉,或在其独特的弧形斑形成中伴或不伴过度牵拉。

病理性近视和具有后极部眼底扩张的患眼,其过度牵引明显变平,光反射消失。在我们的临床观察中发现,有些进行性近视眼只在鼻侧形成红色的透明环。所以,观察到鼻侧透明环时,应注意近视的进行性,连续严密观察。

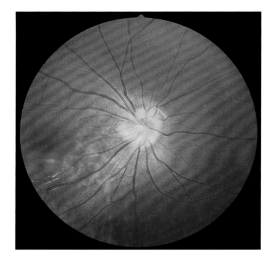

图 12-1　视盘鼻侧牵引(合并弧形斑、Ⅱ型 1 级黄斑型后巩膜葡萄肿)

女性,6 岁,−7D,眼轴 24mm。鼻侧牵引出现在视盘鼻侧偏上方,视盘向对应的颞下方倾斜,1PD 脉络膜颞下弧形斑,并伴有脉络膜血管暴露,呈中度豹纹状改变,形成初期的Ⅱ型 1 级黄斑型后巩膜葡萄肿

二、视盘大小改变

(一)测量方法

反映视盘大小的参数主要是视盘直径和视盘面积,无论是视盘直径还是视盘面积的测算,其前提是需要准确界定视盘的边界。在相干光断层成像(optic coherence tomography,OCT)广泛应用之前,视盘边界的界定主要参考彩色眼底照片上视盘与视网膜之间颜色的差异(图 12-5)。

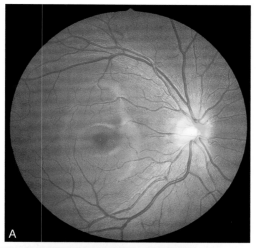

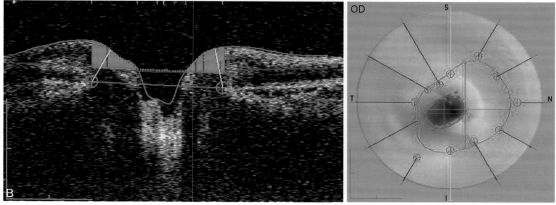

图 12-2　视盘鼻侧牵引

女性,11 岁,-3D,眼轴 24mm。A. 彩图示脉络膜血管隐见,视盘颞侧倾斜,形成鼻侧充血状隆起的鼻侧牵引;
B. OCT 显示视盘"水肿状"

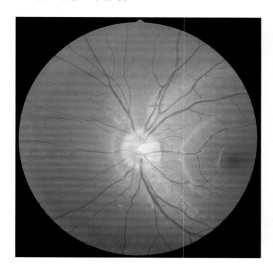

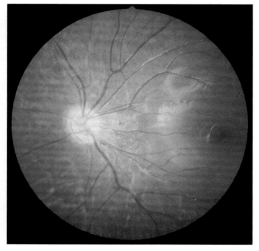

图 12-3　视盘鼻侧牵引(合并脉络膜弧形斑)

男性,13 岁,-2.5D,眼轴 25.5mm。眼底隐见脉络膜血管,视盘倾斜,1/4 颞侧脉络膜弧形斑,鼻侧视盘边界不清,隆起,充血改变,呈现"鼻侧牵引"

图 12-4　视盘鼻侧牵引(一过性的鼻侧红色透明环改变,合并Ⅰ型 1 级后巩膜葡萄肿)

男性,8 岁,-6D,24mm。眼底呈以后极部的视盘-黄斑为中心的脉络膜血管暴露的中度豹纹状改变,即Ⅰ型 1 级后巩膜葡萄肿,视盘颞侧倾斜,鼻侧无明显充血,鼻侧缘外可见淡粉红色透明环

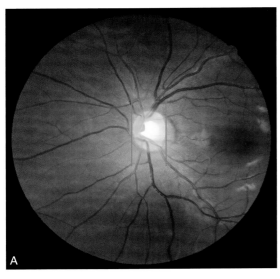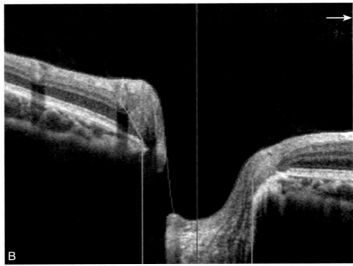

图 12-5　视盘大小测量

A. 眼底彩照(视盘与视网膜颜色区分,绿色边界);B. OCT(巩膜边界,绿色边界)

OCT 测量视盘边界主要参考其纵向扫描(B-scan)图像上视盘周围巩膜环之间的区域(见图 12-5)。由于 OCT 具有更高精度,相较于眼底彩照,OCT 对于视盘大小的测量更为精确。

需要说明的是,不论何种测量方法,视盘的测量数值需要经过相机、眼前节屈光参数的校准,可参考 Littmann 校准方法。

(二) 高度近视视盘大小

正常视盘形态上为一竖椭圆形结构,垂直直径比水平直径长 7%~10%,其平均直径约(1.62 ± 0.20)mm,平均面积约为(2.65 ± 0.57)mm²。视盘增大的定义通常为其大小大于正常值的 2 倍标准差,在视盘直径上为 2.1~2.5mm,在视盘面积上大于 3.79mm²。

单眼发生的大视盘较少见,且通常无视力损伤,而发生大视盘的眼睛中少数伴有高度近视改变。统计学上,高度近视眼的视盘的面积通常较正视眼大。据文献报道,国人的视盘较欧美人的视盘面积要大。近视眼的视盘增大程度主要与屈光度、轴长相关。Jonas 等人研究发现,只有在近视度数高于 −8D 的时候,视盘大小才取决于近视度数。

三、视盘倾斜改变

(一) 视盘倾斜相关参数

视盘倾斜,又称视盘椭圆度。在眼底彩照上,视盘倾斜度通过倾斜指数(oblique index,OI)定量,OI 值为视盘的最短轴与最长轴的比值(图 12-6)。当 OI 小于 0.75 时,表示视盘倾斜。视盘倾斜角是指视盘最长径与垂直径之间的夹角,当该夹角大于 15°时,认为视盘有扭转(torted)(图 12-7)。在眼底彩照上,OI 其实反映的是视盘倾斜的二维参数,而 OCT 可以显示出视盘倾斜的三维改变。在 OCT 上,视盘倾斜通过盘周倾斜指数(peripapillary tilting index,PTI)来计算,PTI 主要反映的是视盘全周 24 个扫描径上的 RPE 高度。将 24 个扫描径上的 RPE 高度做平均,当某一区域 RPE 位置高于平均时,记作正值,反之为负值(见图 12-6)。

(二) 近视眼视盘倾斜

高度近视的 PTI 研究发现,部分高度近视眼的视盘的鼻上方区域 RPE 的高度值较大,而颞下方区域的 RPE 的高度值较小,这种改变反映在视盘形态上为视盘的鼻上方区域向前(玻璃体方向)凸,而视盘的颞下方区域向后(视神经方向)延伸,导致视盘呈纵椭圆形(见图 12-6)。部分高度近视眼的视盘的上方区域向前(玻璃体方向)凸,而视盘的下方区域向后(视神经方向)延伸,导致视盘呈横椭圆形。

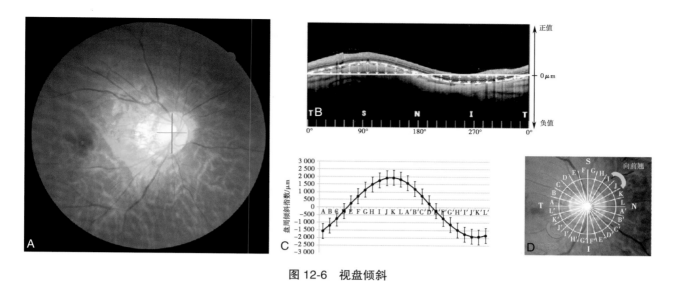

图 12-6 视盘倾斜

男性,32 岁,−7.5D,A. 眼底彩照,视盘倾斜指数 = 视盘最短轴(红)/ 视盘最长轴(率)= 0.6;B. 盘周倾斜指数(PTI)计算方法;
C,D. 高度近视眼鼻上方区域向前(玻璃体方向)凸,而视盘的颞下方区域向后(视神经方向)延伸,导致视盘呈纵椭圆形

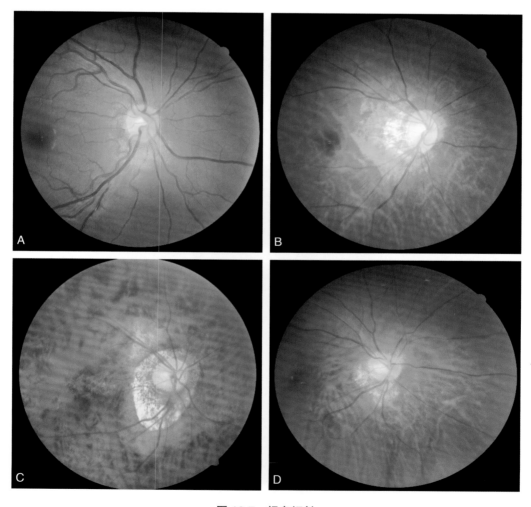

图 12-7 视盘倾斜

A. 倾斜指数 OI 0.9(不倾斜),倾斜角 5°（不扭转);B. 倾斜指数 OI 0.6(倾斜),倾斜角 0°（不扭转);

C. 倾斜指数 OI 0.9(不倾斜),倾斜角 65°（扭转);D. 倾斜指数 OI 0.6(倾斜),倾斜角 45°（扭转)

（三）临床意义

视盘倾斜在人群中发生率不高，白人中其发生率为 1.6%~1.7%，国人中视盘倾斜的发生率约为 3.5%。视盘倾斜主要与高度近视相关，而与青光眼相关性不大。

在高度近视中，超过半数人群有视盘倾斜改变。但是视盘倾斜程度与近视度数、眼轴长度的相关性尚无定论。Jonas JB 认为随着度数加深、眼轴变长、角膜散光，整个眼球的形态发生变化，带来视盘的倾斜；但 Tomoko 等人认为视盘倾斜只是眼球局部的形态改变，与近视度数、眼轴等关系不大。

四、视盘旋转改变

（一）视盘旋转定义

视盘旋转（rotation），分为视盘垂直旋转、视盘水平旋转和视盘斜向旋转。视盘垂直旋转指视盘围绕垂直轴旋转，在通过视盘的 OCT 横扫描上，视盘垂直旋转的角度定义为 OCT 上视盘两侧 Bruch 膜的夹角（图 12-8）。视盘水平旋转角度定义为在通过视盘的 OCT 纵扫描上，视盘两侧 Bruch 膜的夹角（见图 12-8）。视盘斜向旋转为前两者的综合结果。

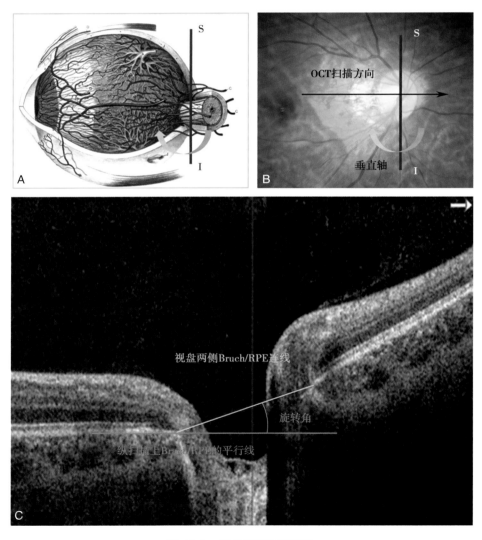

图 12-8 视盘垂直旋转测量

A. 眼球模型；B. 眼底彩照上视盘垂直轴、OCT 扫描方向、视盘旋转方向示意；C. OCT 上视盘垂直旋转角度测量

（二）近视眼视盘旋转规律

高度近视眼中，垂直视盘旋转的角度（1.8°）与水平视盘旋转的角度（1.75°）差别不大。视盘垂直旋转使得视盘颞侧向后、鼻侧向前，视盘水平径缩短，视盘成纵椭圆形（竖视盘）（图 12-9）；视盘水平旋转使得视盘下侧向后、上侧向前，视盘垂直径缩短，视盘成横椭圆形（横视盘）（图 12-10）；当视盘旋转非严格的纵向或横向时，或两者兼备时，视盘则斜向旋转（斜视盘）（图 12-11）。

五、视杯改变

正常视乳头直径（papilla diameter，PD）或视盘直径（disc diameter，DD）平均为 1.62mm。它受巩膜后孔直径的大小和视神经入眼球的角度以及眼球屈光状态的影响。检眼镜下近视眼的视盘显大，生理凹陷较正常人大，视盘鼻侧缘较模糊。

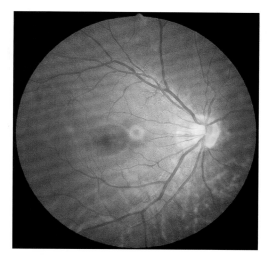

图 12-9　竖视盘

女性，21 岁，−8D，眼轴 25mm。约 2/3PD 颞侧脉络膜弧形斑，隐见脉络膜血管

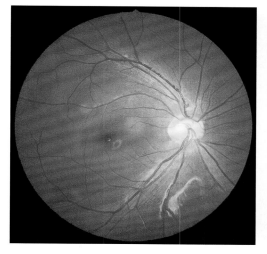

图 12-10　横视盘

女性，13 岁，−4D，眼轴 26.5mm。视盘横轴位，1/4PD 下方弧形斑，下方隐见脉络膜血管

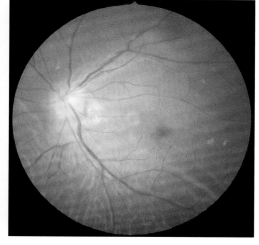

图 12-11　斜视盘

女性，41 岁，−11D。视盘轴斜，1PD 颞下脉络膜弧形斑，下方视网膜可见清晰脉络膜血管

在视神经前表面筛板通常是直的，病理性近视眼时，不同程度的筛板向前移位可部分造成巩膜鞘的变短和翻转。这一变化最初由 von Jaeger 报道，Goldmann 将对此现象进一步认识，在眼压增加时，这一现象更加明显。这种改变的临床重要性在于减少了高度近视眼伴随青光眼的杯深（cupping）。

（一）视杯改变的意义

近视眼视盘的解剖结构使它容易发生青光眼的损害。在中度近视眼，杯盘比（C/D）要比正常人明显变大。在高度近视眼中可见到不同程度的视盘扭曲变形，尤其是在发生明显牵拉时。

正常人视乳头周围的循环容易受高眼压的影响。近视眼常伴发有异常的、血流缓慢的脉络膜循环及发生脉络膜终末动脉闭塞，如果同时出现高眼压，极易发生视盘的血液循环紊乱，导致视乳头周围区域广泛的损害。

在近视眼中，尤其是近视眼青光眼中，筛板到视网膜表面距离平均减少到 0.24mm（正常的眼睛此距离 0.72mm），向眼球内位移的巩膜筛板在很大程度上限制了视杯的扩大。近视的视盘不会随眼压的升高演变为平板锅样的典型青光眼杯样凹陷。鼻侧牵引的同时也限制了视盘的凹陷，其中常常包括巩膜成分在内。随着鼻侧牵引，视网膜脉络膜，甚至巩膜叠加和压缩鼻侧的视盘视神经组织，可发生视杯倾斜等变化,掩盖青光眼杯样凹陷,造成青光眼误诊。

（二）视杯分型及意义

近视眼的视盘形态中,视杯被描述为五型（图 12-12）:

1. 1 型视杯 颞侧倾斜的生理性中心杯（图 12-13）。

2. 2 型视杯 偏颞侧视盘边缘倾斜的杯（图 12-14）。

3. 3 型视杯 缓慢倾斜边缘的浅视杯,似青光眼杯（图 12-15）。

4. 4 型视杯 边缘锐利的浅视杯,最常见（图 12-16）。

5. 5 型视杯 青光眼相似的深凹（图 12-17）。

五种类型的视盘中,3 型、4 型、5 型,特别是 4 型、5 型,多伴有青光眼,3 型的视盘多位于较大的后巩膜葡萄肿,在这种状况下,筛板的外翻和前移很明显,限制了青光眼视杯的形成,不容易出现典型的青光眼视杯,临床上容易漏诊。

高度近视的眼球扩张后,球壁变薄,若不校正球壁硬度,常规压陷式眼压测量时,眼压值偏低,可能多位于平均值 16mmHg 以上水平。

视盘的形态有可能对近视眼的发展变化进行预测。同时,提示存在特殊类型青光眼的可能性。

六、高度近视视盘小凹

视盘小凹（optical disc pit）和弧形斑小凹（conus pit）的发生率在病理性近视眼患者中较高。病理性近视眼中视盘小凹不同于先天性视盘小凹,是获得性的。利用 SS-OCT（swept-source OCT,扫频光源OCT）可较好地观察病理性近视眼后极部视盘周围细微组织的形态学变化。

【发生机制】

关于病理性近视小凹陷状结构的成因,Ohno-Matsui 认为,随眼轴的延长发生机械性牵拉使视神经乳头段扩张,出现获得性大视盘,继而巩膜筛板部分断裂,加之病理性近视这些组织结构本身较薄,尤其是

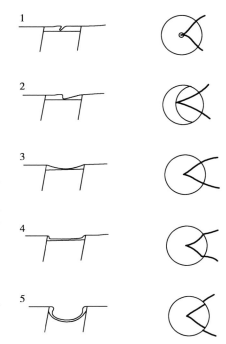

图 12-12 近视眼视杯分型示意图

1 型,倾斜的生理视杯;2 型,颞侧视盘边缘倾斜视杯;3 型,缓慢倾斜边缘浅视杯,似青光眼杯;4 型,边缘锐利浅视杯,高度近视眼最常见青光眼杯;5 型,深视杯,典型青光眼杯

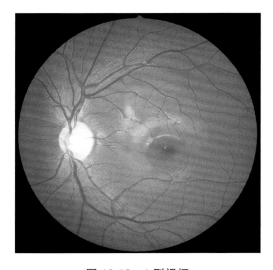

图 12-13 1 型视杯

男性,16 岁,-0.5D,眼轴 22.5mm。正常生理视杯

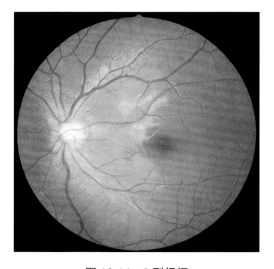

图 12-14 2 型视杯

男性,14 岁,-1D,眼轴 23.4mm。颞侧 1/10PD 弧形斑

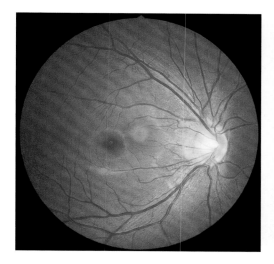 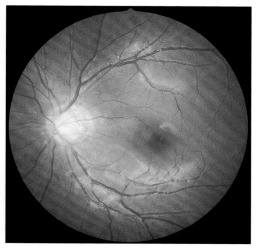

图 12-15　3 型视杯

男性,16 岁,-1D,眼轴 23.3mm。1/2PD 颞侧脉络膜弧形斑,眼底轻度豹纹状改变,视盘颞侧倾斜,呈 3 型视杯,C/D=0.4

图 12-16　4 型视杯

男性,16 岁,-6D,眼轴 25.8mm,视盘倾斜,2/3PD 脉络膜弧形斑,隐见深层脉络膜血管,C/D=0.6,视网膜血管从杯缘爬出,呈 4 型视杯

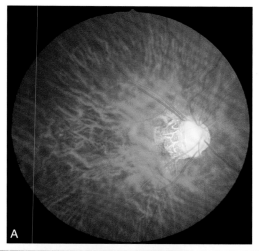

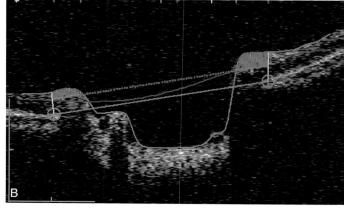 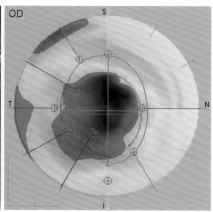

图 12-17　5 型视杯

男性,37 岁,-7D,眼轴 28mm。A. 彩图示眼底呈脉络膜大血管暴露的重度豹纹状改变;视盘颞侧倾斜、苍白,伴 2/3PD 脉络膜弧形斑,C/D=0.7,视网膜血管从视杯边缘屈膝爬出。B. OCT 扫描呈大而深的视杯。眼压 18mmHg,为 5 型视杯

在视盘上下方,因而产生视盘小凹陷结构。随着年龄的增长,病理性近视的后巩膜葡萄肿由Ⅰ型或Ⅱ型转变为Ⅸ型,这是由于视盘颞侧脊状突起的形成所致。脊状突起的形成对脊鼻侧视盘周围的巩膜产生机械性牵拉,其上方的视网膜组织连续性中断,促使近视弧形斑小凹陷结构形成(图 12-18)。

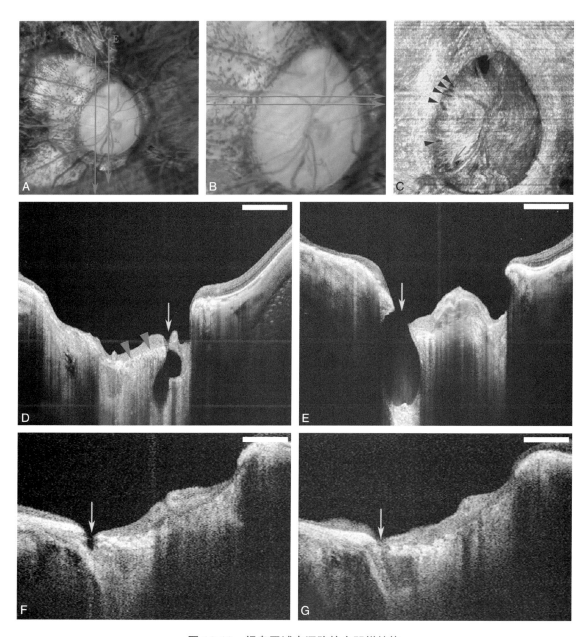

图 12-18　视盘区域内深陷的小凹样结构

45 岁,女性,−18D,眼轴长度为 29.4mm。A. 右眼椭圆形视盘及颞侧弧形斑。绿线是图 D 和图 E 中显示的 SS-OCT 图像的扫描线。B. 放大的图片显示了巨大的视盘和碟状视杯。绿线是图 F 和图 G 中显示的 SS-OCT 图像的扫描线。C. 从 SS-OCT 扫描三维图像重建的视盘面观,显示了视盘上下极的两个大的小凹样改变(箭所示)。表现为三角形的外形,其基底部朝向视盘边缘。沿着视盘颞侧边缘也观察到了多个小凹样的结构(箭头所示)。D. SS-OCT 图像显示的图 A 中的扫描线展示了位于视盘下极的一个深在小凹(箭所示),向后延伸超出筛板。箭头指示筛板的内表面。小凹上覆盖的神经纤维被破坏。E. SS-OCT 图像显示的图 A 中的扫描线显示了位于视盘上极的一个有着宽大开口的椭圆形深陷的小凹(箭所示)。筛板从小凹处视乳头周围的巩膜撕脱,覆盖小凹的神经纤维在该处不连续。从开口处测量,该小凹的深度是 1 142μm。F. SS-OCT 图像显示的图 B 中的扫描线显示了沿着视盘颞侧边缘的一个较浅的小凹(箭所示)。G. 图 F 中所显示部位的相邻部分扫描显示筛板和视盘周围巩膜交界处的不连续(箭所示)。从后到交界处可以看到一个低反射空间

【临床特征】

病理性近视中视盘小凹的形成多位于视盘上下缘,且常同时存在于同一眼,偶见于视盘颞侧,常同时伴有巩膜筛板连续性中断的现象。近视弧形斑小凹常发生于视盘颞侧,检眼镜下可见一暗黄色圆点,凹陷区域仅残留内界膜,视网膜色素上皮层和脉络膜均缺损。近视弧形斑小凹陷仅发生于病理性近视患者中,尤其是病理性近视伴Ⅸ型后巩膜葡萄肿者,且几乎均位于后巩膜葡萄肿脊状突起的鼻侧、视盘颞侧。随着近视度数的增加、眼轴更长、视盘明显扩大,病理性近视眼伴视盘小凹及弧形斑小凹形态改变者更多。

【高度近视视盘小凹与先天性视盘小凹的区别】

高度近视视盘小凹与先天性视盘小凹在病因、流行病学、发生部位、形态等方面有诸多鉴别点,见表12-1。

表 12-1　高度近视性视盘小凹与先天性视盘小凹的区别

	高度近视视盘小凹	先天性视盘小凹
病因	后极扩张,牵拉力破坏了筛板和巩膜翼之间的连接	先天视神经外胚叶发育缺损
发病率	高度近视中 16.2%	1 : 11 000
部位	视盘上方或下方,视盘周也会发生(视网膜小凹)	视盘颞侧
形态	圆锥形	圆形或卵圆形
并发症	盘周萎缩等视盘病变	视盘小凹黄斑脱离(40%)

第二节　近视眼的盘周萎缩

近视性盘周萎缩主要涉及的组织有各层视网膜、脉络膜、视网膜血管、脉络膜血管等。根据国际上对于病理性近视黄斑病变(pathologic myopia,PM)的分级(META-PM classification),PM 可以分为无近视损伤(0 级)、豹纹状眼底(1 级)、弥漫性脉络膜视网膜萎缩(2 级)、地图样脉络膜视网膜萎缩(3 级)、黄斑萎缩(4 级)。通常认为近视眼眼底 2 级以上的萎缩才为有意义的 PM,弥漫性脉络膜视网膜萎缩定义为眼底后极部的黄白色改变。2 级弥漫性脉络膜视网膜萎缩的发生部位通常开始于视盘周边或部分黄斑区,随着年龄增长、眼轴变长,逐渐蔓延至整个后巩膜葡萄肿区域或整个后极部。儿童期的 2 级弥漫性脉络膜视网膜萎缩提示其成年后很大风险发生病理性近视。

SS-OCT 的研究提示,在 PM 患者中,视网膜各层组织的变薄并非对称。相较于视网膜、巩膜而言,脉络膜厚度变薄更显著,提示脉络膜的变薄可能是 PM 基本病理改变。

一、盘周脉络膜视网膜萎缩

【发生机制】

盘周脉络膜视网膜萎缩(peripapillary Atrophy,PPA),指视盘周围的脉络膜视网膜变薄合并 RPE 层结构紊乱甚至萎缩的病理改变。在 OCT 普及之前,PPA 的概念在近视性眼底病变中并不常用,既往学者们(包括本书第 1 版)常用"视盘弧形斑"来描述盘周视网膜脉络膜萎缩。需要说明的是,PPA 并非高度近视相关的特征性视盘改变,老年人、青光眼患者眼底视盘皆可出现 PPA。

正常情况下,视网膜神经纤维层穿过筛板离开眼球,形成视盘(视乳头)。视盘四周与脉络膜和视网膜相连接。病理性近视眼时,由于受到巩膜的扩张伸长,视网膜色素上皮细胞和 Bruch 膜或脉络膜均可与颞侧视盘或整个视盘脱开,与视盘保持一段距离,形成多种多样的 PPA(或弧形斑)。随着年龄增长,眼轴变长,眼球扩张,视盘周边视网膜、RPE、脉络膜组织可能原发性出现变薄、萎缩,盘周血供的减少也参与了 PPA 的发展。

通常在高度近视眼中可以见到新月形改变的 PPA,并且与视盘周围扩张部位相关。早期 PPA 位置的出现由后巩膜葡萄肿顶端的位置决定,当视盘位于或是靠近后巩膜葡萄肿顶端时,表现为环形 PPA,当后巩膜葡萄肿顶端位于后极部,则可看到颞侧 PPA。

在大多数病理性近视眼中,脉络膜基底膜复合体改变发生于颞侧,朝向后极部。由于连接着相邻的边缘神经纤维的视神经的组织与脉络膜基底膜相接触,当脉络膜向颞侧移位时,形成了颞侧半神经纤维随着脉络膜移位。视神经纤维的颞侧移位发生在脉络膜基底膜水平,局限在视网膜和脉络膜之间。

PPA 改变形成的特征性变化为脉络膜基底膜及其相关的脉络膜毛细血管和视网膜色素上皮层在视盘边缘的萎缩。通常脉络膜基底膜、视网膜素色上皮层以及脉络膜毛细血管层间具有紧密的相互联系,三种组织作为单一结构单位发挥作用。最初,改变可能发生在脉络膜基底膜,也可能发生于视网膜色素上皮层,甚至脉络膜毛细血管层。由于后极部扩张初期,脉络膜含大血管的外层并不参与这一过程,所以在脉络膜基底膜边缘和视盘之间的区域可以看到大的脉络膜血管和不同程度的脉络膜色素以及视网膜的内层。随着后巩膜组织的逐步扩张,脉络膜全层与视盘分离,或 RPE- 脉络膜完全萎缩,暴露巩膜组织。

PPA 改变的边缘是近视眼退行性改变的重要区域。退行性改变通常发生在 PPA 的边缘区,可同时发生在脉络膜和外层视网膜;随着退行性改变程度的加重,整个视盘周围均可受累。

对近视眼视盘改变的特异性已经达成共识,如鞘间空间增大、巩膜鞘内层翻转皱褶、筛板前移和显著的鼻侧牵引。这些都是高度近视眼的特异性改变。轻度的视盘鼻侧牵引有时可以在非近视眼中发现,如有报道老年人非近视眼中伴有颞侧 PPA 和视盘周围脉络膜视网膜退行性变发生。

早期 PPA 的发生多伴有一定程度的超过正常发展的眼球轴向伸长,它标志着眼球壁两层之间的分离:一个是巩膜壳,另一个是视网膜色素上皮细胞 - 玻璃膜 - 脉络膜毛细血管复合体(RPE-Bruch membrane-choriocapillaris complex)。由于眼球,尤其是位于视盘颞侧的眼球后极,在出生后的过度扩张,导致这一复合体从视盘颞侧脱离。

【临床特征】

高度近视眼及病理性近视眼时,由于眼球向后伸长,巩膜发生扩张牵扯,视网膜色素上皮细胞和 Bruch 膜与颞侧视盘旁脱开,终止于离开视盘一定距离处。后期 RPE 细胞、脉络膜、视网膜进一步萎缩。PPA 的核心为 RPE 的结构断裂,PPA 的分级则在 RPE 层断裂的基础上根据病变程度进一步划分为 PPA-α、PPA-β、PPA-γ(图 12-19):

1. 早期视盘边缘或者 PPA-β 外缘,RPE 结构紊乱,但尚未完全萎缩消失,眼底彩照上表现为相应区域的低色素或高色素,在 OCT 上可见 RPE 层不连贯,该区域称为 PPA-α。

2. 在 PPA-α 的基础上,盘缘 RPE- 玻璃膜 - 脉络膜毛细血管复合体进一步被拉伸,RPE 完全萎缩或被拉开,其下暴露了下方的脉络膜,在检眼镜下表现为豹纹状的新月形区域,既往称"脉络膜弧形斑",在 OCT 上表现为 RPE 的缺失,称 PPA-β。

3. 在前一点基础上,如果牵扯更重,脉络膜也被扯离视盘,或脉络膜萎缩进一步加重,则盘缘 RPE 层与脉络膜均缺失,相应处巩膜暴露,检眼镜下表现为特有的白色弧形斑,既往称"巩膜弧形斑",OCT 上 RPE 层、脉络膜均不可见,该区域称 PPA-β。

4. 在 PPA-β 的基础上,如果 Bruch 膜消失,则称为 PPA-γ。

PPA 发生率随屈光度的加深而增高,其面积也随屈光度的加深而增大,近视超过 -4D、眼轴 24.5mm 时,眼底出现 PPA 者占 97% 以上,男女无差别。

低度近视的 PPA 主要位于视盘颞侧,并且随着屈光不正的进展明显变大。低度近视的弧形斑很少大于视盘直径的 1/3,位于颞侧,为视盘周围区域最小程度的扩张。尽管鼻侧牵引可能给人暂时倾斜的印象,但视盘表面通常是平坦的。在生理性近视眼(即低度、非进行性近视眼),眼底没有明显的 PPA、过度牵拉或广泛豹纹状眼底改变(图 12-20)。

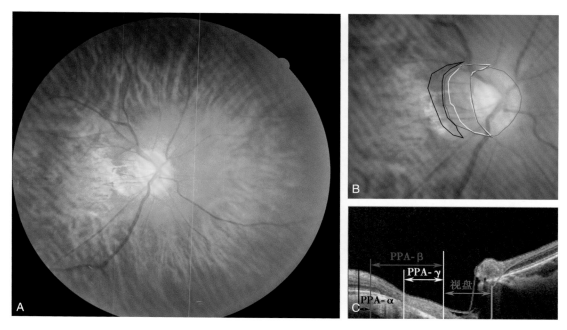

图 12-19　同一高度近视眼的各型 PPA

女性,35 岁,−12D,眼轴 28mm。A. 眼底彩照;B. 视盘放大图;C. 经视盘的横向 OCT 扫描图。绿色:视盘边界,OCT 上为巩膜边界;白色:PPA-γ 区域,OCT 上 Bruch 膜消失;蓝色:PPA-β 区域,OCT 上为 RPE 层完全萎缩;黑色:PPA-α 区域,OCT 上为 RPE 不规则凋亡

中度近视眼 OOA 的形成是中度近视眼(−3~−5D)的标志,但大多数伴 PPA 的中度近视眼可以保持正常的视觉功能(图 12-21,图 12-22)。

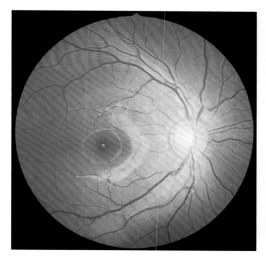

图 12-20　低度近视 PPA

男性,8 岁,−1D,眼轴 23.5mm。1/8PD 颞侧单纯 PPA,无视盘倾斜,无豹纹状改变

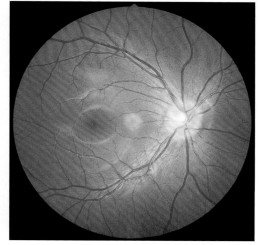

图 12-21　中度近视眼 PPA

女性,11 岁,−4D,眼轴 25mm。颞侧 1/10PD 单纯 PPA,有鼻侧牵引、无豹纹状改变

高度近视的 PPA 大小不一,大多可超过 1 个视盘直径,延及黄斑区,并与后极部萎缩区连成一片。PPA 下方暴露部分脉络膜色素或大血管,晚期者暴露巩膜(图 12-23)。

Harman 早期对儿童时期的高度近视做了大量的研究,这项研究提示 PPA 常伴有视神经的萎缩以及视敏度的降低。

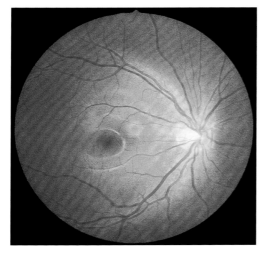 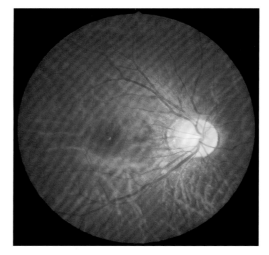

图 12-22　中度近视眼 PPA

男性，11 岁，−5D，眼轴 25mm。1/4 颞侧 PPA，有鼻侧牵引、无豹纹状改变

图 12-23　高度近视眼 PPA

男性，16 岁，−10D，眼轴 26.4mm。眼底脉络膜血管清晰暴露的中度豹纹状改变，1/3PD 颞侧 PPA

【分型】

（一）按部位分型

PPA 多居视盘颞侧。若眼球继续向后生长，则可扩展到视盘四周，单纯居鼻侧者罕见，有统计，69% 为颞侧弧形斑，9.6% 是环状的，5% 出现在视盘下方，3.5% 位于视盘上方或者颞上方。

PPA 部位也与视盘旋转方向有关，如竖视盘多为颞侧 PPA、环视盘 PPA，横视盘多为颞下方 PPA、上方 PPA，斜视盘多为鼻下侧 PPA。后两种视盘形态较为少见，但其在较低度数时即可伴发较严重的病理性改变。

低中度近视眼的 PPA 较窄，大多限于颞侧，病理性近视眼的 PPA 较大，可达视盘直径的 1/2 或更多，也可环绕整个视盘，成为环形 PPA。

到晚期的病理性近视眼，PPA 则难于界定，有学者认为"弧形斑消失"。原因是视网膜脉络膜广泛萎缩的结果。

1. 颞侧 PPA　可以表现为无明显豹纹状眼底的良性改变，多小于 1/2PD；当呈现中度或重度豹纹状眼底，伴视盘苍白、倾斜，特别是 PPA 大于 1PD 时，随年龄增加，将会呈现逐步加重的病理性近视改变，多发生在 30 岁以后（图 12-24）。所以，20 岁以后，弧形斑如何从小于 1PD 和中度豹纹状眼底演变为病理性的，尚缺少系统观察。

2. 环视盘 PPA　随年龄的增加，逐步与后巩膜葡萄肿融合（图 12-25~ 图 12-27）。

3. 鼻下侧 PPA（图 12-28，图 12-29）。

4. 颞下方 PPA（图 12-30）。

5. 上方 PPA（图 12-31）。

（二）按 PPA 大小分型

弧形斑的大小与后极部的扩张程度、后巩膜葡萄肿形成密切相关，因此，与病理性近视眼的预后有关。

1. ≤1/2PD 弧形斑　属于良性的弧形斑，以脉络膜型为主。

2. ±1PD 弧形斑　表明进行性改变，ICGA 晚期可发现沿视盘发出的早期漆裂纹，以脉络膜弧形斑、混合型弧形斑多见（图 12-32）。

3. >1PD 弧形斑　提示后巩膜葡萄肿的形成，多伴发视网膜脉络膜弥漫性退行性萎缩，以巩膜弧形斑、混合型弧形斑多见（图 12-33）。

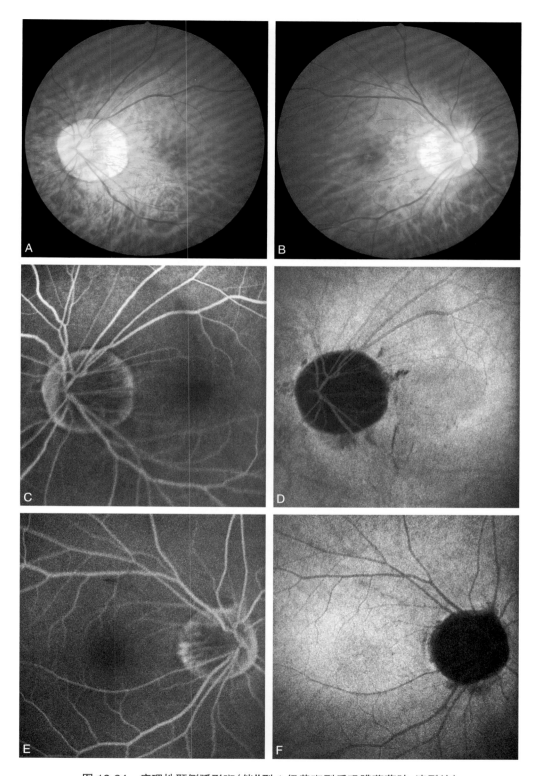

图 12-24　病理性颞侧弧形斑（伴Ⅱ型 1 级黄斑型后巩膜葡萄肿、漆裂纹）

女性,33 岁,双眼均 –16D。A,C,D. 双眼后极部眼底可见明显的脉络膜大血管,即重度豹纹状改变,呈现Ⅱ型 1 级黄斑型后巩膜葡萄肿;视盘倾斜、苍白;颞侧伴 1PD PPA-β,边缘锐利。B,E,F. ICGA 见左眼沿 PPA 颞侧缘漆裂纹形成初期,右眼尚未出现

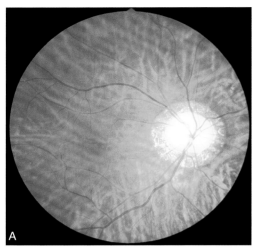
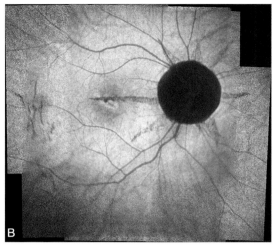

图 12-25　环视盘 PPA-β 初期（伴重度豹纹状改变、放射状漆裂纹）

男性，22 岁，–9D，眼轴 28mm。A. 后极部眼底可见明显的脉络膜大血管，即重度豹纹状改变，视盘苍白、无倾斜，1/4PD 环形 PPA-β，下方脉络膜血管暴露，PPA-β 边缘锐利。呈现Ⅲ型 1 级黄斑型后巩膜葡萄肿雏形。B.ICGA 见右眼沿环形 PPA 边缘的放射状漆裂纹形成初期

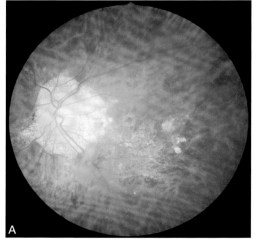

图 12-26　环视盘 PPA-β，伴漆裂纹、CNV

男性，35 岁，–19D，眼轴 30mm。A. 彩图示后极部眼底可见明显的脉络膜大血管，即重度豹纹状改变，1/3PD 的环形 PPA-β 和 1PD 颞侧 PPA-β 并存，环形 PPA 边缘以及黄斑颞侧多个孤立性脉络膜萎缩灶；视盘苍白、无倾斜，在环形 PPA 的衬托下呈淡粉红色。B.ICGA 见沿 PPA 缘的放射状漆裂纹形成、并有融合，黄斑可见 CNV。PPA 边缘锐利。呈现Ⅰ型 3 级后巩膜葡萄肿

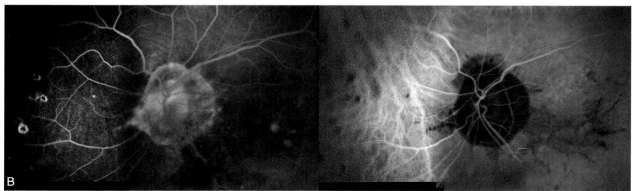

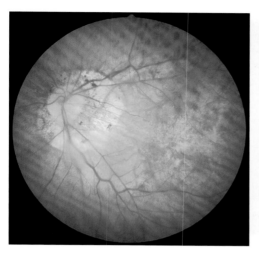

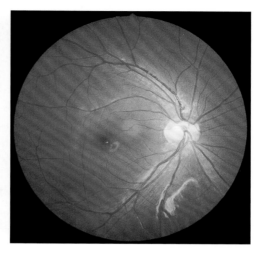

图 12-27　环视盘 PPA-β 晚期（Ⅶ型 3 级复合后巩膜葡萄肿）

男性，52 岁，–16D，眼轴 32mm。彩图示后极部眼底脉络膜大血管基本消失，即重度豹纹状改变，环形 PPA 区域残留色素，视盘苍白、无倾斜，在 PPA 的衬托下呈淡粉红色，PPA 与葡萄肿融合，无锐利边缘

图 12-28　下侧 PPA-β

女性，13 岁，–4D，眼 轴 26.5mm。视盘逆时针转 90°，视盘向下方倾斜，形成下方的 1/4PD PPA-β，下方视网膜透见脉络膜血管，形成轻度豹纹状改变

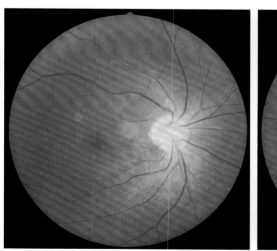

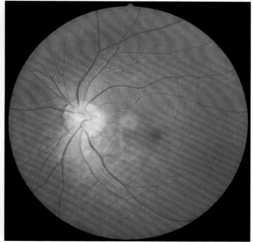

图 12-29　鼻下侧 PPA-β

女性，35 岁，右眼 –5.75D，眼轴 25.7mm，左眼 –6.0D，眼轴 25.8mm。视盘分别向鼻侧（右眼逆时针、左眼顺时针）旋转 135°，视盘鼻下方倾斜，形成鼻下方约 1/2PD PPA-β，相对应鼻下方视网膜透见脉络膜血管，呈轻度豹纹状改变

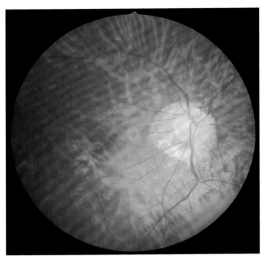
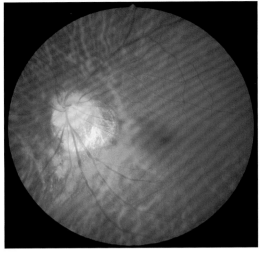

图 12-30　颞下方 PPA-β

男性,49 岁,右眼 −9.5D,眼轴 28mm,左眼 −9.0D,眼轴 27mm。视盘分别向鼻侧(右眼逆时针、左眼顺时针)旋转 45°,视盘颞下方倾斜,形成颞下方约 1PD PPA 区域,边缘锐利,相对应颞下方视网膜透见脉络膜大血管,呈中度豹纹状改变。形成Ⅱ型 1 级黄斑型后巩膜葡萄肿

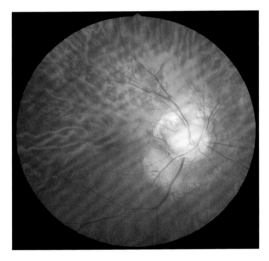
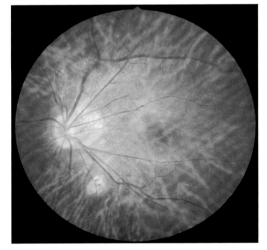

图 12-31　上方 PPA-β

女性,56 岁,眼轴 28mm。眼底呈脉络膜大血管裸露的重度豹纹状改变,视盘向上倾斜,1/2PD PPA-β

图 12-32　1PD PPA-β

男性,23 岁,−11D,眼轴 28.3mm。眼底可见清晰脉络膜血管,呈中度豹纹状改变;视盘颞上方倾斜,大于 1PD PPA-β,鼻侧边缘模糊,仍有鼻侧牵引现象,下方孤立脉络膜萎缩灶,呈Ⅱ型 1 级后巩膜葡萄肿

【PPA 与后巩膜葡萄肿的关系】

在高度近视中,PPA 和后巩膜葡萄肿通常相伴而生。视盘 PPA 改变在很大程度上与后巩膜葡萄肿发生位置和程度有关。

近视性眼底葡萄肿的分级参考本章第三节。

1. Ⅰ型后极型后巩膜葡萄肿　颞侧 PPA 常伴有周边眼底扩张,或比较少见的典型的周边弧形斑,眼底膨胀的不断进展和鼻侧弧形斑向周边扩展是常见的(图 12-34)。

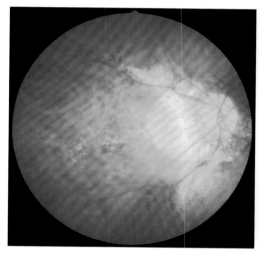 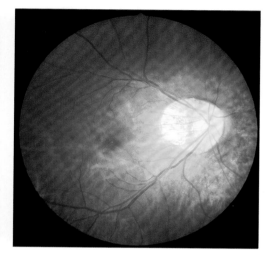

图 12-33　>1PD PPA

女性,-63 岁,-19D,眼轴 29mm。眼底脉络膜大血管暴露,呈重度豹纹状改变;大于 2PD PPA-β,并与后巩膜葡萄肿融合

图 12-34　PPA 与 I 型后极型后巩膜葡萄肿

女性,16 岁,-17D,眼轴 29mm。中度豹纹状改变,1PD 颞侧 PPA、视盘倾斜,视盘鼻侧 2PD 起至黄斑颞侧清晰的 I 型 1 级后巩膜葡萄肿

2. Ⅱ型黄斑型后巩膜葡萄肿　表现为颞侧 PPA,随着后巩膜葡萄肿的扩张,视盘在其垂直轴上看起来是向颞侧倾斜的,鼻侧过度牵引随之发生(图 12-35)。

3. Ⅲ型盘周环形后巩膜葡萄肿　表现为视盘周边 PPA(图 12-36)。

4. Ⅳ型鼻侧型后巩膜葡萄肿　表现为视盘鼻侧 PPA,如果鼻侧葡萄肿出现一定程度的扩张,局部视盘的鼻侧倾斜随之产生(图 12-37),但是在这些患眼中,颞侧牵引还未见报道。

5. Ⅴ型下方后巩膜葡萄肿　常可见到水平轴位上的视盘倾斜,伴随视盘下方 PPA 形成或偶发上方过度牵引(图 12-38)。

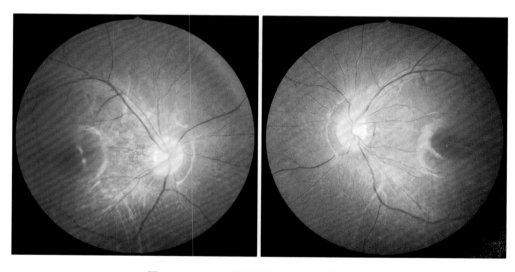

图 12-35　PPA 与 Ⅱ型黄斑型后巩膜葡萄肿

男性,5 岁,-6.5D,眼轴 24.5mm。视盘鼻侧缘至黄斑脉络膜血管暴露,呈中度豹纹状改变,鼻侧牵引存在,视盘倾斜、苍白,颞侧有 1/6PD PPA,呈 Ⅱ型 2 级黄斑型后巩膜葡萄肿

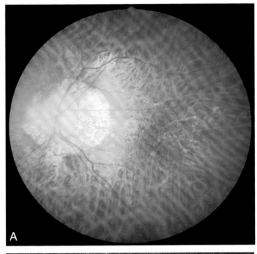

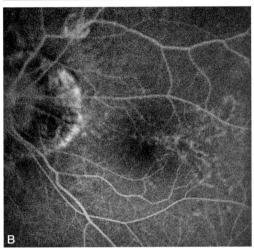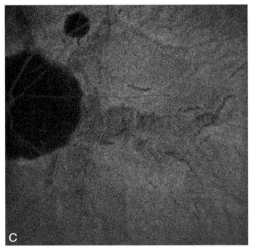

图 12-36 与Ⅲ型盘周环型后巩膜葡萄肿

女性,39 岁,−18D,眼轴 32mm。A. 彩图示脉络膜大血管暴露,1PD 视盘环形 PPA,边缘大血管开始消失。B,C. ICGA 示颞侧漆裂纹融合,葡萄肿上边缘孤立脉络膜萎缩灶,呈Ⅲ型 3 级后巩膜葡萄肿

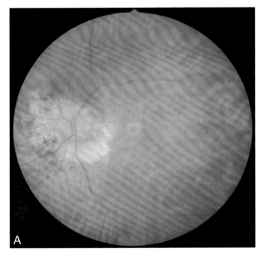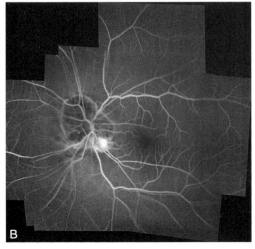

图 12-37 PPA 与Ⅳ型鼻侧型后巩膜葡萄肿

女性,81 岁,−10D。A. 左眼视盘鼻侧大于 1PD PPA,合并下方的 PPA,视盘苍白、变浅,无明显倾斜,眼底可见裸露脉络膜血管结构的中度豹纹状改变。呈Ⅳ型 2 级鼻侧型后巩膜葡萄肿。B. FFA 显示脉络膜弧形斑清晰的边缘,可见视网膜血管屈膝

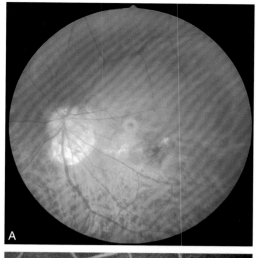

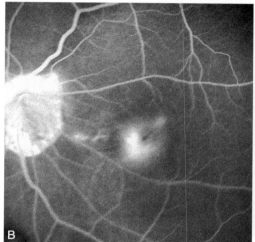

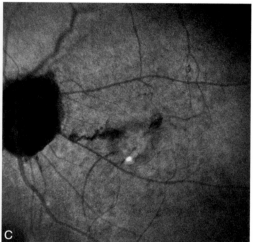

图 12-38　PPA 与 V 型下方后巩膜葡萄肿
女性,51 岁,−14D。A. 彩图示视盘顺时旋转
45°、倾斜,形成大于 1PD 颞下 PPA,下半视网
膜呈脉络膜大血管暴露的重度豹纹状改变;
B,C. ICGA 显示黄斑区伴有与颞侧 PPA 边缘相
连的漆裂纹,CNV 以及视网膜出血。形成 V 型
1 级下方后巩膜葡萄肿

【其他需要鉴别的 PPA 】

1. 生理性 PPA　大约为 1/10 视盘直径的窄小弧形斑,是视神经局部发育变化的结果。这些 PPA 很可能是和正常眼球相一致的(图 12-39)。

2. 先天性 PPA　可能也会出现在正常的眼底中。这些弧形斑通常出现在视盘下缘,并且缺乏色素,也没有大小尺寸的改变。

3. 年龄相关性 PPA　Jonas 等人报道,在 40 岁以上的中国人口中,71.2% 的视盘表现为 PPA-α,19.9% 表现为 PPA-β。大部分都出现在颞侧(图 12-40),其次为颞下、颞上、鼻侧。PPA 面积与视力、年龄、屈光度、视盘大小相关。年龄相关性的 PPA 通常其下 Bruch 膜增厚,RPE 萎缩,光感受器变薄,这与年龄相关性黄斑区的 Bruch 膜改变类似。

4. 青光眼 PPA　开角型青光眼的发病率随着近视度数的增加而升高,尤其在高度近视人群中。高度近视眼并发开角型青光眼还要看视盘的形态,及 C/D 是否增大,颞下方盘沿面积,PPA 的发生率及 PPA 面积与青光眼的病程相关。相较于年龄相关性 PPA,青光眼 PPA 下的 Bruch 膜趋向于弯曲状态。而高度近视 PPA 下的 Bruch 膜则多存在缺失现象,如果存在后极部或者盘周的后巩膜葡萄肿,则 Bruch 膜也趋向弯曲(图 12-41)。

二、近视性盘周各层组织萎缩

对于中低度近视或高度近视早期而言,"萎缩"一词其实并不准确。但是随着近视发展,尤其是病理性

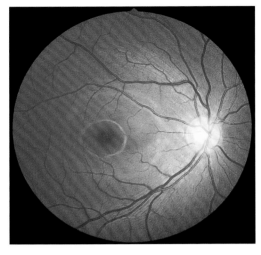

图 12-39　生理性 PPA

女性,8 岁,+1D,眼轴 21mm。1/10PD 单纯弧形斑

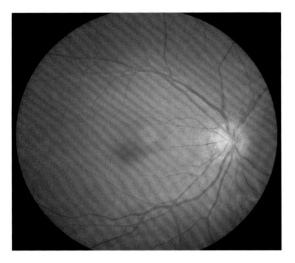

图 12-40　老年性颞侧 PPA

女性,60 岁,-6.75D。眼底呈轻度豹纹状改变,颞侧 1/2PD PPA

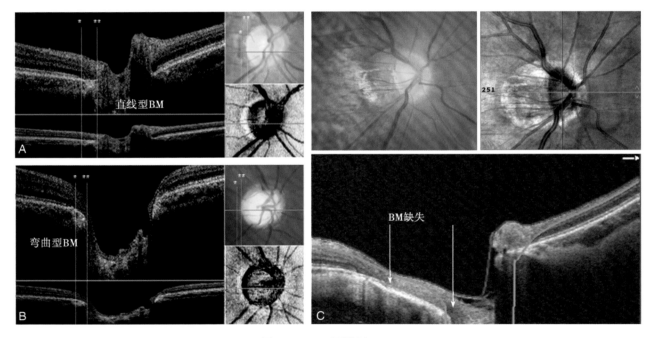

图 12-41　不同类型 PPA

A. 年龄相关性 PPA,OCT 上盘周 BM 成直线型;B. 青光眼 PPA,C/D 扩大,盘沿面积减少,下方更明显,OCT 上 BM 弯曲;C. 高度近视 PPA,OCT 上盘周 BM 缺失

近视,各层组织最终皆出现萎缩表现。OCT,尤其是 SS-OCT 的使用可以为眼科医师呈现高精度的眼球壁各组织结构,而各层组织的厚度可以直接反映组织的萎缩程度,本部分内容从盘周各球壁厚度逐步进行探讨。

（一）盘周视神经纤维层厚度

随着 OCT 的引入,视网膜各层的厚度可以得到精确测量。盘周视神经纤维层厚度（RNFL）受年龄、视盘大小、视轴等因素影响。因此,在研究高度近视相关的 RNFL 改变时,需要将上述因素考虑在内。

盘周 RNFL 厚度随着年龄而降低,高龄组的盘周 RNFL 厚度显著降低,随着年龄增长,盘周 RNFL 厚度以 $0.52\mu m$/ 年的速度变薄。但如果是高度近视眼,每年盘周 RNFL 厚度的变薄程度更明显,这在高龄人群中更明显。

在过去 10 余年的研究中,近视对盘周 RNFL 的影响结论不一(表 12-2),大部分研究仍提示盘周平均 RNFL 厚度在高度近视中降低,但是颞侧的 RNFL 较厚(图 12-42)。少部分研究发现,盘周 RNFL 厚度与近视度数无关,但这些研究都是早期 OCT 临床应用研究,当时的 OCT 的清晰度不够高,可能导致了阴性的结论。

表 12-2　近视眼盘周 RNFL 改变研究结果

研究者 / 发表年份	研究类型	研究对象	主要发现
Leung 等 2006	横断面	115 正视眼,75 高度近视,40 中、低度近视	1. 高度近视组 RNFL 降低(上方、颞下更明显) 2. 盘周 RNFL 厚度与近视度数、轴长相关
Kang 等 2010	横断面	269(19~26 岁)	1. 平均盘周 RNFL 厚度随着近视加深、轴长变长而变薄 2. 近视加深,轴长变长,盘周颞侧 RNFL 变厚,鼻侧、上方、下方 RNFL 变薄
Hoh 等 2006	横断面	132 年轻人(SE –0.50~–14.25)	1. 平均盘周 RNFL 厚度与近视度数、轴长变化无关 2. 青光眼中,OCT 测量 RNFL 与近视
Choi S W 等 2006	横断面	130 年轻人,近视眼	1. 随着近视度数加深,盘周 RNFL 厚度下降,但黄斑区 RNFL 厚度增加
Hwang 等 2012	横断面	255 年轻人	1. 盘周 RNFL,尤其颞侧 RNFL 与近视视盘倾斜度相关
Melo 等 2006	横断面	25 高度近视,17 高度近视青光眼;5D 以上,眼轴 25mm 以上	1. RNFL 在二组间无差异
Salih 等 2012	横断面	98 各种近视度数	1. 中高度近视盘周平均 RNFL 厚度较低度近视组较薄 2. 平均盘周、上方、下方 RNFL 厚度与近视度数相关
Kim 等 2010	横断面	48 各种近视度数	1. 高度近视与低度近视相比,颞侧 RNFL 厚度增加 2. 高度近视与低度近视相比,非颞侧 RNFL 厚度降低
Choi J A 等 2014	横断面	164 各种近视度数	1. 随着眼轴变长,视盘平均 RNFL 和颞侧 RNFL 厚度增加 2. 随着视盘 - 黄斑角度增加(或黄斑相较于视盘更靠下),视盘上方 RNFL 厚度下降
Öner 等 2013	横断面	35 近视眼,30 正视眼,33 远视眼	1. 和远视眼相比,除了鼻上和下方,其余方位盘周 RNFL 厚度在近视眼明显变薄 2. 平均盘周 RNFL 厚度与轴长变化负相关
Lee M W 等 2019	前瞻性	80 眼轴 >26mm,80 对照(+3~–6D)	1. 2 年后,相较于正视眼,高度近视的视盘周平均 RNFL 的厚度变薄更明显 2. RNFL 变薄程度与年龄、近视度数相关

随着近视进一步进展或病理性近视的发生,尤其当出现地图样萎缩时,后极部脉络膜视网膜组织显著萎缩,此时盘周全方位的 RNFL 厚度也显著变薄。

越来越多证据表明,近视性盘周 RNFL 的变薄与近视度数、眼轴轴长、视盘形态相关性较强,随着近视度数加深,眼轴增粗,视盘倾斜度增加,盘周 RNFL 的萎缩更明显。Choi 等人报道,随着视盘 - 黄斑角度增加(或黄斑相较于视盘更靠下),视盘上方 RNFL 厚度下降。在长期随访中,Lee 等人发现,随访 2 年后,相较于正视眼,高度近视的视盘周平均 RNFL 的厚度变薄更明显,且 RNFL 变薄程度与年龄、近视度数相关。

在近视眼中,早期视盘的鼻侧牵引可能导致上方、下方的视神经纤维"拽"向颞侧,使得视盘上方、下方 RNFL 变薄,颞侧的 RNFL 变厚。近视的病理机制中,萎缩也是重要的病理基础,盘周(除颞侧外)的 RNFL 变薄也可能为原发性的神经纤维萎缩。此外,高度近视也是开角型青光眼发病的高风险因素,青光眼的重要病理特征即为视神经纤维的萎缩,考虑到高度近视和青光眼有部分重叠的遗传因素,青光眼的发病机制可能也侧面解释了近视性 RNFL 的变薄。

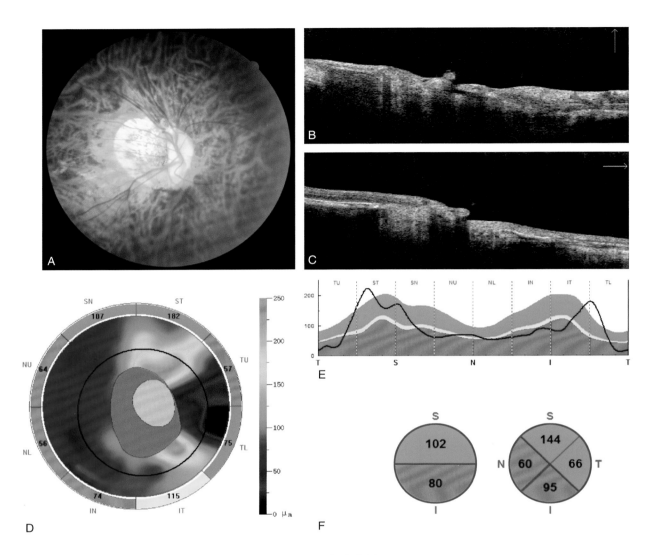

图 12-42　近视眼盘周 RNFL

A. 女性,40 岁,-13.0D。眼底呈轻度豹纹状改变,视盘倾斜,视盘颞测 PPA;B. 经视盘垂直扫描 OCT;C. 经视盘水平扫描 OCT;D. 盘周 RNFL 厚度,蓝色表示变薄;E. 视盘周边 RNFL 厚度统计;F. 该患者下方、颞侧 RNFL 变薄

(二)盘周视网膜厚度

盘周视网膜厚度的测量研究报道较少,多数文献集中于高度近视黄斑区的视网膜厚度研究,视网膜作为一个整体,黄斑区的变化规律可能与盘周网膜厚度的变化规律有相似之处。但是近视对于黄斑区的视网膜厚度的影响结论不一。Garcia-Valenzuela 等人报道黄斑中心凹的视网膜厚度随着近视度数加深而变薄(4.8μm/SE),但 Lim M C 等人报道黄斑区视网膜平均厚度与近视度数无关,黄斑中心凹的厚度随着近视度数加深增厚,盘中心凹的厚度随着近视度数加深而变薄。

Manjunath 等人采用 SD-OCT 发现,在通过视盘的盘周 OCT B-scan 扫描图上,高度近视眼除了有 RPE 损伤、视网膜弯曲、RNFL 颞侧增厚外,在视网膜厚度上的改变主要有内侧视网膜、外层视网膜变薄。相对于正视眼,近视眼的盘周的 PPA 区域整体视网膜厚度变薄。但是 Garcia-Valenzuela 等人报道,颞侧的视网膜厚度与近视及轴长并无相关性(SE +8.25~-12.75)。

在病理性近视中,如地图样萎缩累及盘周,OCT 上可表现为内侧、外侧视网膜显著变薄,且 RNFL 也同时变薄。这些变薄区域通常也分布于后巩膜葡萄肿的边缘(图 12-43)。各层视网膜的变薄与相对应的视野缺损相对应。

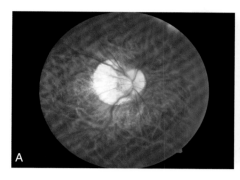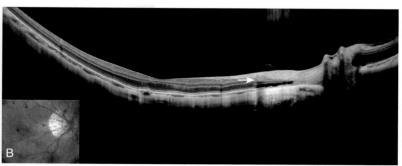

图 12-43　后巩膜葡萄肿的边缘视网膜萎缩

A. 男性,35 岁,－11.0D。视网膜彩照,视盘颞侧 PPA;B. OCT 水平扫描视盘,发现视盘颞侧视网膜极度萎缩,脉络膜萎缩,残余脉络膜大血管影

(三)盘周脉络膜厚度

正常人群中,黄斑区的脉络膜厚度随着年龄和近视度数增加逐渐变薄。Beijing Eye Study 提示,成年人盘周脉络膜厚度以上方最厚、下方最薄,平均脉络膜厚度以每年 2μm 速度下降。在儿童的盘周脉络膜厚度研究中,也是下方脉络膜厚度最薄,颞上方最厚。

在近视眼中,黄斑区脉络膜厚度(大血管层、中血管层)变薄,尤其在高度近视中,黄斑区脉络膜厚度与轴长负相关程度更高。而近视眼的盘周各区域脉络膜厚度并非一致,下方的盘周脉络膜厚度较上方、颞侧、鼻侧较薄(图 12-44)。脉络膜厚度变薄程度与 PPA-α、PPA-β 的面积相关。随着近视度数加深,盘周平均脉络膜厚度以 5μm/D 程度下降。在儿童近视中,脉络膜厚度变薄与近视度数加深有关,其脉络膜厚度变薄通常出现在鼻侧和颞侧。

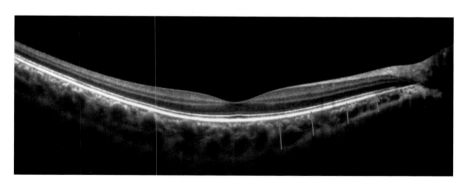

图 12-44　近视眼盘周脉络膜厚度变薄(颞侧明显变薄)

近视性脉络膜厚度的变薄通常与近视度数、眼轴变长、眼压、后巩膜葡萄肿、PPA 是否存在及 PPA 面积相关。

近年来,高度近视中脉络膜厚度的变薄越来越被重视,有学者认为脉络膜的变薄可能是高度近视性眼底改变的始发因素。

(四)盘周巩膜厚度

巩膜作为眼球壁的最外层组织,巩膜在顺应或限制眼球扩大(眼轴增长)方面具有重要意义,因此,从其微观结构变化、生化反应到宏观形态学改变,生物力学改变都可能影响近视的发生与发展。基础研究发现,在近视发展中,巩膜发生组织重构、合成、萎缩等病理改变,导致巩膜硬度降低、后极部巩膜延展性变大。

得益于 SS-OCT 的扫描深度,近几年巩膜的厚度测量得以实现,但巩膜的测量多集中在黄斑区,专门测量视盘周边巩膜厚度的较少。Shen 等人发现,高度近视巩膜厚度的变薄主要发生在赤道往后。但

Wong 等人发现,黄斑中心凹下脉络膜厚度随着黄斑萎缩程度变薄,但是巩膜厚度无变化。

三、近视性盘周血管萎缩

(一)盘周视网膜血管

在正常人群中,盘周视网膜血流密度受多种因素影响,女性盘周视网膜血流密度较高,糖尿病、高血压、不同的 OCTA 机器都会影响盘周视网膜血流密度的定量。

在黄斑区,视网膜血流密度与视网膜厚度(尤其是内层视网膜厚度)相关,随着近视度数加深,黄斑无血管面积(FAZ)增大,视网膜血流密度下降。

盘周视网膜血流密度也与盘周视网膜神经纤维层厚度(RNFL)相关。随着近视度数加深,盘周视网膜血流密度下降,以颞侧(颞上、颞下)更明显。盘周视网膜血流密度的下降与近视度数、眼轴轴长、视盘倾斜度、是否并发脉络膜空腔、PPA 面积、黄斑萎缩相关。当近视度数加深、眼轴变长、视盘倾斜度增大、并发盘周脉络膜空腔、PPA 面积增大、黄斑萎缩程度加重时,盘周血流密度降低更明显(图 12-45)。

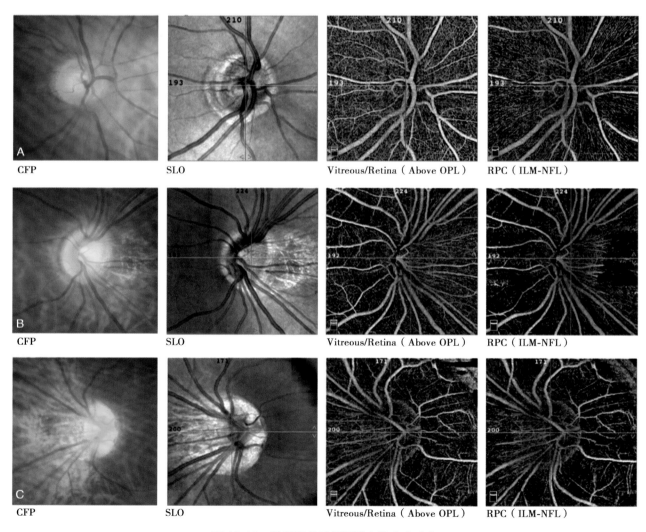

图 12-45　近视眼盘周视网膜血流密度改变

A. 男性,−2D,56 岁,AL 23.98mm;B. 男性,45 岁,−7.5D,AL 25.4mm,并发视盘萎缩,PPA;C. 男性,45 岁,−12.5D,AL26.5mm,视盘极度倾斜,PPA 面积大,视网膜血流密度明显下降

(二)盘周脉络膜血管

目前 OCTA 检查脉络膜的血流多集中于黄斑区脉络膜微血管层(choriocapillary),对于 –6D 以下的近视,有报道黄斑区脉络膜厚度与近视度数相关,但是脉络膜微血管血流密度与近视度数、轴长、脉络膜厚度无相关性。

高度近视中,盘周脉络膜血流影像上会出现多个空腔(void),空腔的增多也反映盘周平均血流密度的下降,这些都提示脉络膜血流供应不足。高度近视脉络膜空腔的增多在黄斑区也有发现。

盘周脉络膜微血管层空腔的增多与近视度数、PPA 萎缩面积相关。此外,笔者也发现,在 PPA-β 区域下的脉络膜血流明显减少,而相邻的 PPA-α 区域脉络膜也出现空腔现象,提示脉络膜血流的下降可能早于 PPA-β 萎缩的出现(图 12-46)。

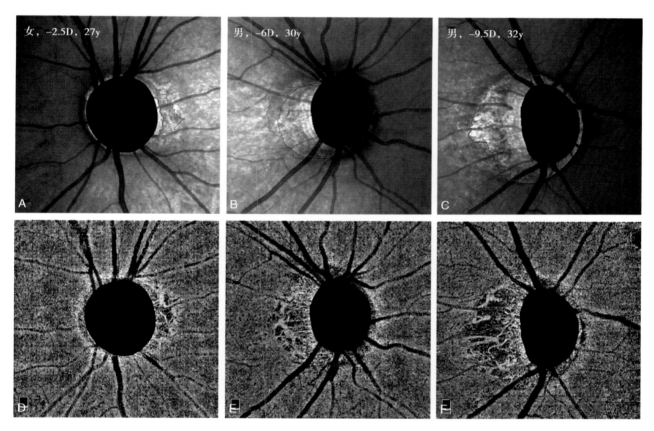

图 12-46 近视眼盘周脉络膜血流密度改变(红色:PPA-α 区域;蓝色:PPA-β 区域)
A,D. 女性,–2.5D,27 岁;B,E. 男性,–6D,20 岁;C,F. 男性,–9.5D,32 岁。随着近视度数加深,PPA 面积增大,PPA 下方对应的脉络膜微血管层(D,E,F)空腔面积增多,提示脉络膜微血流灌注降低,且这种按改变在 PPA-α 也有

第三节　近视眼的盘周其他改变

(一)后巩膜葡萄肿

后巩膜葡萄肿是病理性近视眼的最主要特征性表现之一,可以发生在眼底的不同部位。根据后巩膜葡萄肿累及眼底的范围,Curtin 将后巩膜葡萄肿分为两大类型:基本型和复合型。基本型包括五型:Ⅰ型(后极部)、Ⅱ型(黄斑)、Ⅲ型(视盘周围)、Ⅳ型(视盘鼻侧)、Ⅴ型(视盘下方)(图 12-47)。此外,有学者建议复合型分型,包括五型:Ⅵ型(Ⅰ型 +Ⅱ型)、Ⅶ型(Ⅰ型 +Ⅲ型)、Ⅷ型(鼻侧阶梯型)、Ⅸ型(Ⅱ型 + Ⅳ型)、Ⅹ型(套环褶皱)。

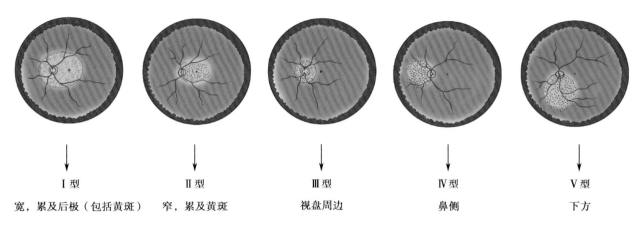

Ⅰ型	Ⅱ型	Ⅲ型	Ⅳ型	Ⅴ型
宽，累及后极（包括黄斑）	窄，累及黄斑	视盘周边	鼻侧	下方

图 12-47　高度近视后巩膜葡萄肿分型

基本型后巩膜葡萄肿中，Ⅲ、Ⅳ、Ⅴ型都与视盘相关，而Ⅳ视盘鼻侧型、Ⅴ视盘鼻下型这几型非常少见。因为每一种都影响眼底的不同区域，所以，所有的类型都是很重要的。五种基本型后巩膜葡萄肿的特点见表 12-3。

表 12-3　病理性近视基本型后巩膜葡萄肿的特征

类型	范围	形状与深度	边缘	视盘	视网膜血管
Ⅰ型（后极部）	视盘鼻侧 2~5PD 至黄斑或黄斑颞侧数个 PD 区域	水平椭圆形或近圆形，深度深浅各异，通常随年龄增加而加深	鼻侧最陡峭	扁平，颞侧弧形斑	走行变直
Ⅱ型（黄斑）	视盘鼻侧边缘至黄斑颞侧	水平椭圆形，深度较浅	平缓，视盘处最陡峭	椭圆形，向颞侧倾斜；颞侧弧形斑	出视盘后走行偏颞侧
Ⅲ型（视盘周围）	围绕视盘 1~2.5PD 区域	圆形，可能比较深	差异较大	扁平，视盘环形弧形斑	出视盘后放射状走行
Ⅳ型（视盘鼻侧）	视盘鼻侧	垂直椭圆形，深度较浅	平缓，视盘处最陡峭	椭圆形，向鼻侧倾斜；鼻侧弧形斑	出视盘后走行偏鼻侧
Ⅴ型（视盘下方）	视盘下方	垂直椭圆形，深度较浅	平缓，视盘处最陡峭	椭圆形，向下方倾斜；下方弧形斑	出视盘后走行偏下方

在高度近视中，12%~51% 眼球有后巩膜葡萄肿改变，最常见的为Ⅰ型，其次为Ⅱ型，其发生率主要和眼轴变长、年龄增长相关。

利用广角 OCT 扫描后巩膜葡萄肿区域，可以清晰看到后巩膜葡萄肿的边界，后巩膜葡萄肿的形态与巩膜弯曲的形态一致。后巩膜葡萄肿边缘的位置脉络膜厚度最薄，换言之，从周边网膜至后巩膜葡萄肿边缘脉络膜逐渐变薄，从后巩膜葡萄肿边缘至后极部网膜脉络膜厚度逐渐增厚（图 12-48）。

后巩膜葡萄肿的发生主要和巩膜硬度降低有关。巩膜为球壁最厚的组织，主要由胶原纤维构成，缺少血管和神经组织。后巩膜葡萄肿的病理检查发现，葡萄肿区域的巩膜上胶原纤维数量减少，纤维长度降低，巩膜厚度明显变薄。此外，后巩膜葡萄肿区域脉络膜也变薄，其对于内层巩膜的血供不足也可能促进巩膜顺应性的降低。

（二）盘周脉络膜空腔

在 OCT 问世之前，盘周脉络膜空腔（peripapillary intra-choroidal cavitation，PICC）被认为是盘周的视网膜脱离。PICC 主要出现在高度近视中，其发生率约为 17%，正视眼中几乎无 PICC。

在眼底彩照上，PICC 为盘周橘黄色改变。OCT 对于 PICC 的检出率要高，OCT 上只有 50% 的 PICC

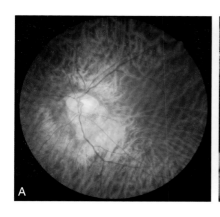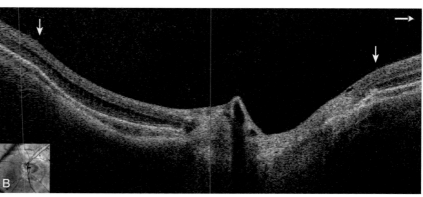

图 12-48　后巩膜葡萄肿

A. 男性,51 岁,−14.5D,视盘横椭圆形,Ⅲ型后巩膜葡萄肿;B. OCT 扫描病理性近视后巩膜葡萄肿后巩膜葡萄肿边界清晰(箭),从周边网膜至后巩膜葡萄肿边缘脉络膜逐渐变薄,合并视网膜劈裂

在眼底彩照上表现为橘黄色改变。OCT 上,PICC 定义为盘周脉络膜区域的三角形空洞改变,三角形底边为视盘,Bruch 膜与巩膜直接的距离大于 200μm(图 12-49)。PICC 主要发生于视盘下方和颞侧,颞侧的 PICC 通常较大,有的甚至延伸至黄斑区。

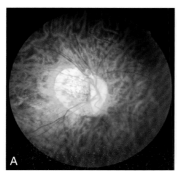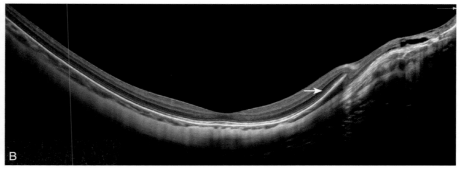

图 12-49　OCT 上盘周脉络膜空腔 PICC

A. 男性,35 岁,−11.0D。视网膜彩照,视盘颞侧 PPA;B. 经视盘水平扫描 OCT,箭示盘周脉络膜空腔 PICC

PICC 与后巩膜葡萄肿关系紧密,52.5% 的 PICC 合并有盘周后巩膜葡萄肿。合并 PICC 的高度近视眼,通常盘周的视网膜血流量也下降,并且盘周颞侧下降更明显。

（三）盘周视网膜劈裂

Sherman 等人报道,盘周视网膜劈裂(peripapillary retinoschisis,PPRS)在人群中发生率约为 1/30,大部分为高度近视眼。

OCT 上 PPRS 与黄斑区视网膜劈裂相类似,劈裂可以发生在任何视网膜层面,但主要还是在内丛状层和外丛状层之间(图 12-50)。PPRS 主要还是与玻璃体 - 视网膜界面牵拉相关。视力损伤主要与 PPRS 发生的部位相关,视野缺损与 PPRS 通常对应。如果劈裂累及大范围的后极部区域(包括黄斑),将影响视力,可以通过玻璃体切除术联合内界膜撕除(有的保留黄斑中心凹)技术来治疗。

从文献检索来看,PPRS 在近视眼中的报道并不多,而近年来青光眼中的 PPRS 改变备受关注。青光眼中,PPRS 主要分布于视神经纤维缺损区域。

（四）盘周视网膜脱离

盘周视网膜脱离通常发生于病理性近视眼,故又称病理性近视盘周网脱(peripapillary detachment in pathologic myopia,PDPM)。在人群中发生率约 1/30,大部分为高度近视眼。在高度近视中,PDPM 的发生

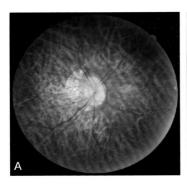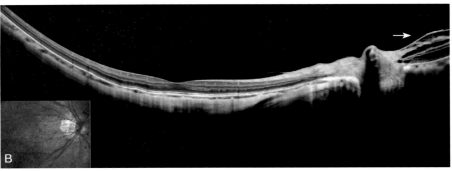

图 12-50　OCT 上盘周视网膜劈裂

A. 女性,48 岁,-15.0D。视网膜彩照,视盘竖椭圆形,视盘颞侧 PPA。B. 经视盘水平扫描 OCT,箭示视盘鼻侧视网膜劈裂

率约为 4.9%,通常为后天获得,30 岁以后发病。

在眼底彩照上,PDPM 通常表现为靠近盘周 PPA 下边缘的橙黄色病灶,B 超有时也可以检查出 PDPM 的存在。

在 OCT 上,PDPM 表现为盘周 RPE 层与视网膜的脱离。PDPM 多出现于视盘下方的盘缘区域,部分可出现在全视盘周边区域。如高度近视合并 PDPM,视网膜血管通常也有异常,表现为颞下支静脉在 PDPM 与 PPA 之间弯曲。OCT 上 PDPM 与 PICC 相关性较高,PDPM 眼中有半数以上合并 PICC,提示 PICC 的存在可能与 PDPM 的发生相关。有学者认为 PDPM 中视网膜下液来源于视盘或视盘小凹。

(五)盘周球后蛛网膜腔隙

视神经被盘周球后的蛛网膜下腔(subarachnoid space,SAS)所包裹,SAS 中充满脑脊液。SAS 的压力升高与视盘水肿、青光眼、视盘小凹可能相关。OCT 上,当眼轴轴长大于 28mm 时,93.2% 的眼底可检测到 SAS,但正视化眼球几乎检测不到 SAS。

SAS 的检测率受近视度数、眼轴轴长、脉络膜厚度等影响。SAS 大小主要用 OCT 上视神经与软脑膜的最大间距表示,SAS 随着近视度数加深而增大。SAS 分布区域与盘周 PPA 有关,颞侧的 PPA 可以并发颞侧的 SAS,而环形 PPA 在视盘两侧皆可出现 SAS。此外,有病例报道 SAS 可能与视盘小凹相沟通,视盘小凹是脑脊液进入视网膜下腔或玻璃体腔的通道(图 12-51)。

增大的 SAS 可能导致视神经、盘周巩膜更容易受压于脑脊液。病理检查提示盘周 PPA 区域巩膜极度变薄可能与其下扩大的 SAS 长期受压相关。

(六)盘周脉络膜新生血管

高度近视性脉络膜新生血管(choroidal neovascularization,CNV)属于 CNV 中的一种,在临床上并不少见,50 岁以上人口发病率为 0.04%~0.05%。高度近视性 CNV 发生部位主要为黄斑区和视盘周边,其中视盘周边 CNV 只占 4.2%。

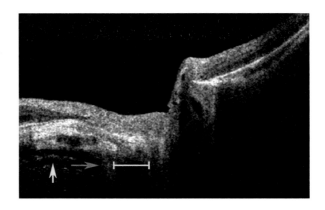

图 12-51　OCT 上盘周球后蛛网膜腔隙(SAS)

SAS 测量:软脑膜(红色箭)至视神经的最大距离,黄色箭:球后脂肪组织

盘周的 CNV 主要分布在盘周 PPA 区域,呈三角形或卵圆形。在高度近视中,相较于黄斑区 CNV,盘周的 CNV 通常合并更大的 PPA。但近视度数和轴长与盘周 CNV 的发生并无相关性。盘周的 CNV 部分可自行消退,也可尝试玻璃体腔注射抗 VEGF 药物或 PDT 治疗。

(胡仔仲　方思捷　方　严)

参考文献

[1] 方严,石一宁 . 病理性近视眼眼底改变[M]. 北京:科学技术文献出版社,2013:40-62.

[2] CURTIN,B J. The myopias - basic science and clinical management [M]. Philadelphia:Harper &Row,1985:172.

[3] 石一宁,方严,王云 . 20 岁以下学生高度近视眼底改变自然病程转归的观察[J]. 临床眼科杂志,2010,18(1):1-6.

[4] 方严,石一宁,谢驰 . 21~40 岁中青年高度近视眼底改变及相关生物参数演变趋势[J]. 临床眼科杂志,2010,18(2):97-103.

[5] WANG Y,XU L,ZHANG L,et al. Optic disc size in a population based study in northern China:the Beijing EYE Study [J]. Br J Ophthalmol,2006,90:353-356.

[6] GEORGALAS I,LADAS I,GEORGOPOULOS G,et al. Optic disc pit:a review [J]. Graefes Arch Clin Exp Ophthalmol,2011,249:1113-1122.

[7] KYOKO OHNO-MATSUI. Acquired optic nerve and peripapillary pits in pathologic myopia [J]. Ophthalmology,2012,119:1685-1692.

[8] ASAI T,IKUNO Y,AKIBA M,et al. Analysis of peripapillary geometric characters in high myopia using swept-source optical coherence tomography [J]. Invest Ophthalmol Vis Sci,2016,57(1):137-144.

[9] WANG Y,XU L,ZHANG L,et al. Peripapillary atrophy in elderly Chinese in rural and urban Beijing [J]. Eye,2008,22(2):261-266.

[10] XU L,WANG Y,WANG S,et al. High myopia and glaucoma susceptibility:the Beijing Eye Study [J]. Ophthalmology,2007,114(2):216-220.

[11] HAYASHI K,TOMIDOKORO A,LEE KYC,et al. Spectral-domain optical coherence tomography of β-zone peripapillary atrophy:influence of myopiaand glaucoma [J]. Investigative ophthalmology & visual science,2012,53(3):1499-1505.

[12] HWANG Y H,YOO C,KIM Y Y. Characteristics of peripapillary retinal nerve fiber layer thickness in eyes with myopic optic disc tilt and rotation [J]. Journal of glaucoma,2012,21(6):394-400.

[13] CHOI J A,KIM J S,PARK H Y L,et al. The foveal position relative to the optic disc and the retinal nerve fiber layer thickness profile in myopia [J]. Investigative ophthalmology & visual science,2014,55(3):1419-1426.

[14] LEE M W,KIM J,SHIN Y I,et al. Longitudinal changes in peripapillary retinal nerve fiber layer thickness in high myopia:a prospective,observational study [J]. Ophthalmology,2019,126(4):522-528.

[15] LEUNG C K S,MOHAMED S,LEUNG K S,et al. Retinal nerve fiber layer measurements in myopia:an optical coherence tomography study [J]. Investigative ophthalmology & visual science,2006,47(12):5171-5176.

[16] KANG S H,HONG S W,IM S K,et al. Effect of myopia on the thickness of the retinal nerve fiber layer measured by Cirrus HD optical coherence tomography [J]. Investigative ophthalmology & visual science,2010,51(8):4075-4083.

[17] HOH S T,LIM M C C,SEAH S K L,et al. Peripapillary retinal nerve fiber layer thickness variations with myopia [J]. Ophthalmology,2006,113(5):773-777.

[18] CHOI S W,LEE S J. Thickness changes in the fovea and peripapillary retinal nerve fiber layer depend on the degree of myopia [J]. Korean Journal of Ophthalmology,2006,20(4):215-219.

[19] HWANG Y H,YOO C,KIM Y Y. Myopic optic disc tilt and the characteristics of peripapillary retinal nerve fiber layer thickness measured by spectral-domain optical coherence tomography [J]. Journal of glaucoma,2012,21(4):260-265.

[20] MELO G B,LIBERA R D,BARBOSA A S,et al. Comparison of optic disk and retinal nerve fiber layer thickness in nonglaucomatous and glaucomatous patients with high myopia [J]. American journal of ophthalmology,2006,142(5):858-860.

[21] MOHAMMAD SALIH P A. Evaluation of peripapillary retinal nerve fiber layer thickness in myopic eyes by spectral-domain optical coherence tomography [J]. Journal of glaucoma,2012,21(1):41-44.

[22] KIM M J,LEE E J,KIM T W. Peripapillary retinal nerve fibre layer thickness profile in subjects with myopia measured using the Stratus optical coherence tomography [J]. British journal of ophthalmology,2010,94(1):115-120.

[23] ÖNER V,AYKUT V,TAŞ M,et al. Effect of refractive status on peripapillary retinal nerve fibre layer thickness:a study by

RTVue spectral domain optical coherence tomography［J］. British journal of ophthalmology,2013,97(1):75-79.

［24］MANJUNATH V,SHAH H,FUJIMOTO J G,et al. Analysis of peripapillary atrophy using spectral domain optical coherence tomography［J］. Ophthalmology,2011,118(3):531-536.

［25］GARCIA-VALENZUELA E,MORI M,EDWARD D P,et al. Thickness of the peripapillary retina in healthy subjects with different degrees of ametropia［J］. Ophthalmology,2000,107(7):1321-1327.

［26］TANAKA Y,SHIMADA N,OHNO-MATSUI K. Extreme thinning or loss of inner neural retina along the staphyloma edge in eyes with pathologic myopia［J］. American journal of ophthalmology,2015,159(4):677-682. e2.

［27］LIM M C C,HOH S T,FOSTER P J,et al. Use of optical coherence tomography to assess variations in macular retinal thickness in myopia［J］. Investigative Ophthalmology & Visual Science,2005,46(3):974-978.

［28］HO J,BRANCHINI L,REGATIERI C,et al. Analysis of normal peripapillary choroidal thickness via spectral domain optical coherence tomography［J］. Ophthalmology,2011,118(10):2001-2007.

［29］READ S A,ALONSO-CANEIRO D,VINCENT S J,et al. Peripapillary choroidal thickness in childhood［J］. Experimental eye research,2015,135:164-173.

［30］SHEN L,YOU Q S,XU X,et al. Scleral and choroidal thickness in secondary high axial myopia［J］. Retina,2016,36(8): 1579-1585.

［31］WONG C W,PHUA V,LEE S Y,et al. Is choroidal or scleral thickness related to myopic macular degeneration？［J］. Investigative ophthalmology & visual science,2017,58(2):907-913.

［32］CHEN Q,HE J,HUA Y,et al. Exploration of peripapillary vessel density in highly myopic eyes with peripapillary intrachoroidal cavitation and its relationship with ocular parameters using optical coherence tomography angiography［J］. Clinical & experimental ophthalmology,2017,45(9):884-893.

［33］YU J,GU R,ZONG Y,et al. Relationship between retinal perfusion and retinal thickness in healthy subjects:an optical coherence tomography angiography study［J］. Investigative ophthalmology & visual science,2016,57(9):OCT204-OCT210.

［34］TANAKA Y,SHIMADA N,OHNO-MATSUI K. Extreme thinning or loss of inner neural retina along the staphyloma edge in eyes with pathologic myopia［J］. American journal of ophthalmology,2015,159(4):677-682. e2.

［35］MASTROPASQUA R,VIGGIANO P,BORRELLI E,et al. In vivo mapping of the choriocapillaris in high myopia:a widefield swept source optical coherence tomography angiography［J］. Scientific reports,2019,9(1):1-6.

［36］SCHERM P,PETTENKOFER M,MAIER M,et al. Choriocapillary blood flow in myopic subjects measured with OCT angiography［J］. Ophthalmic surgery,lasers and imaging retina,2019,50(5):e133-e139.

［37］SHERMAN J,SLOTNICK S,MADONNA R,et al. Peripapillary retinoschisis:a novel clinical entity revealed by SD OCT［J］. Investigative ophthalmology & visual science,2011,52(14):3606-3606.

［38］OHNO-MATSUI K,AKIBA M,MORIYAMA M,et al. Imaging retrobulbar subarachnoid space around optic nerve by swept-source optical coherence tomography in eyes with pathologic myopia［J］. Investigative ophthalmology & visual science,2011, 52(13):9644-9650.

［39］NAGAOKA N,SHIMADA N,HAYASHI W,et al. Characteristics of periconus choroidal neovascularization in pathologic myopia［J］. American journal of ophthalmology,2011,152(3):420-427. e1.

第十三章

青光眼相关的视盘改变

第一节 概 述

  青光眼是一组以视神经损害为主要特征、与病理性眼压升高有关的临床征群。青光眼发展过程中最重要的特征就是视神经的变化,随着视网膜神经节细胞轴突的丢失,视网膜神经纤维层和视盘的外观结构会发生相应的变化,而且这些结构的变化往往早于视野缺损的发生。青光眼所致的视神经结构损害在临床上主要通过视盘和视神经纤维层的改变来检测,其中视盘的改变通过检眼镜和多种计算机辅助成像技术易于观察,并且具有一定的特征性,在青光眼的早期发现、病情评估、监测以及治疗随访中具有重要意义。因此,对于眼科医师来说,熟悉青光眼特征性视盘改变是非常重要的。本章主要从青光眼视盘改变的机制、组织病理改变、临床观察和计算机辅助成像分析等几个方面介绍青光眼的视盘改变。

第二节 青光眼视盘改变的机制

(一)眼内压导致视盘生物力学改变

  生物力学观点认为,青光眼的视盘改变是由于眼内压所造成的机械压力,与颅内压一起在视盘,特别是巩膜筛板位置形成压力差,此压力差使组织产生应力和组织变形。在筛板位置产生至少两种力:①眼内压使眼球壁扩张,筛板受到紧张性牵拉,使筛板孔扭曲、变形;②从眼球内向眼球外的推力,使筛板受压并向外膨出。这些都可直接挤压从筛板孔通过的神经纤维,导致视神经纤维的萎缩,进而视杯加深加大,形成青光眼特征性的视杯。

(二)轴浆流学说

  轴浆流是神经细胞内物质的一种运输形式,是一个复杂的耗能过程。对药物、缺血以及机械损伤较敏感。巩膜筛板是青光眼受累最明显部位,视网膜神经纤维轴索穿行于其中,受眼内压力影响,或筛板本身变形挤压,使轴浆流在筛板水平受阻,影响蛋白转运,干扰视网膜神经节细胞(retinal ganglion cell,RGC)的正常代谢,最终凋亡,引起青光眼相关的视神经病变。

（三）血流学说

压力学说不能很好解释正常眼压性青光眼（normal tension glaucoma，NTG）和某些眼压控制良好但视功能损害持续存在的青光眼。血流学说认为青光眼的视盘改变与局部血液流变学改变有关，目前主要有以下观点：①血压与眼压的平衡决定了眼部血液供应情况，提出眼内灌注压（眼内灌注压 =2/3 平均收缩压 – 眼内压）的概念。认为当灌注压低于 30mmHg 时，筛板前毛细血管床的血流量会下降，从而导致青光眼视神经损害。指导临床上重视低血压，尤其是夜间低血压可能对青光眼的影响。②视盘微循环障碍，青光眼存在自身血管调节异常。荧光血管造影显示青光眼视盘血管充盈时间延长，并常伴有绝对性和相对性充盈缺损，光学相干断层血流成像也证实青光眼患者视盘旁毛细血管密度下降甚至部分缺失。随着临床血流检测技术的进步，可能会得到更多青光眼与血流相关的证据。

第三节　青光眼视盘的组织病理学改变

（一）轴突的改变

RGC 轴突纤维经盘沿穿行出筛板，受眼内压力、筛板变形挤压或缺血等因素的影响，轴突的改变主要表现为轴浆流阻滞和细胞肿胀，致密囊泡聚集以及线粒体增生，所有轴突均可受累，以视盘上下方轴突的损害最严重。这符合临床常见的青光眼杯扩大先起于垂直方向的特点。

（二）神经胶质的改变

神经胶质细胞在视盘组织中占 10%，起营养和支撑轴索的作用。研究显微结构发现，在青光眼早期，神经胶质改变不明显，随着青光眼进展，神经纤维减少，大量轴突损害后，神经胶质细胞填充原来轴突所占据的空间，并吞噬死亡的轴突碎片。

（三）巩膜筛板的改变

青光眼视神经损害的位置在巩膜筛板水平。正常人的巩膜筛板有 400~500 个孔，如图 13-1 所示，神经纤维穿行其中，筛板将神经纤维束隔开的同时也起着支撑和保护的作用。巩膜筛板的结构存在着区域性差异，上下方结缔组织支架稀疏，筛板孔较大，鼻侧和颞侧组织支架密集，筛板孔较小。筛板孔大、支架组织少的部位对眼压升高的耐受性较低，反之对眼压的耐受力高。因此，青光眼的视神经损害最早出现在上方或下方，而鼻侧和颞侧受累较晚。青光眼巩膜筛板最早期的表现是筛板层之间的压缩和层数的减少，使整个筛板变薄，在视野缺损之前即可见到。较晚的表现为筛板向后膨出。严重高眼压下，筛板可压缩至正常厚度的 1/3，筛板孔融合，破裂，甚至表面筛板孔大部分消失。

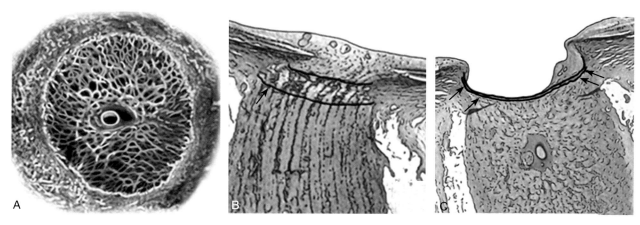

图 13-1　筛板结构图

A. 激光扫描显微镜观察离体眼球的筛板结构[13]；B. 非青光眼患者的视神经组织切片，黑线标记为筛板前后界[14]；C. 青光眼患者的视神经组织切片，同样黑线标记筛板前后界，可见筛板明显变薄[14]

(四) 血管的改变

视盘表面神经纤维层血液由视网膜中央动脉供应,筛板前和筛板区及筛板后区和视盘周围脉络膜由睫状后短动脉供应。筛板前区与周围脉络膜的供血来源虽然相同,但毛细血管床并不相联系。血流 OCT之前,对视盘血管的研究主要通过 FFA 和 ICGA,FFA 发现青光眼视盘充盈缺损,ICGA 发现视盘旁萎缩的β 区表现为与视盘相连的低荧光,提示青光眼患者视网膜和脉络膜循环均有障碍。血流 OCT 进一步发现青光眼患者盘周血管密度的降低。但血管系统是一个受多因素调控的网络,血管改变的调控机制尚需进一步研究。

第四节　青光眼视盘改变的临床观察

青光眼是一种视神经病变,自 19 世纪中期以来,人们已经认识到视神经外观的变化与青光眼患者的视力和视野损伤有关。视盘作为视神经的起点,成为临床观察的重点。了解青光眼性视盘和视网膜神经纤维层(retinal nerve fiber layer,RNFL)的改变特征,对青光眼特别是原发性开角型青光眼的早期诊断和随诊观察具有重要意义。临床通过对视盘和视盘周围 RNFL 的检查,能够早期获取青光眼性视盘改变的最可靠信息,这些改变一般出现在青光眼视野改变之前。但是这些早期青光眼的视盘和 RNFL 形态学改变有时较难判别,需要仔细观察视盘和视盘周围 RNFL 的改变,而且需要排除视盘先天性或高度近视等因素的影响。在计算机成像技术出现之前,眼底照相一直是记录视盘的主要方法。眼底照相技术是在 20世纪 20 年代发展起来的。从 20 世纪 60 年代开始,35mm 胶片的标准视神经照相技术和现在的数字摄影技术得到了广泛的应用。眼底照相可以让医师评估在直接眼底检查中不容易辨别的解剖学细节,比如盘沿切迹或是盘沿线状出血等,并且可以记录并分析视盘结构随时间或病程进展而发生的变化,从而有助于青光眼的诊断和随访。无赤光的眼底照相对神经纤维层的缺损显示良好,可以更好地观察 RNFL 的变化。虽然近年来计算机辅助图像分析飞速发展并广泛应用于临床,但这些方法并不能完全取代临床医师对患者眼底的直接观察和眼底照相。眼底照相一直是观察并记录视盘和 RNFL 最重要、最常用的手段。

临床可见的青光眼视盘改变包括以下几个方面。

(一) 视盘的大小和形态

视盘大小在青光眼诊断中尤为重要,因为视盘大小与杯盘比、盘沿面积密切相关。当一个小视盘出现杯盘比 0.5 时,其危险度远远大于在一个大视盘上见到 0.6 的杯盘比。因为小视盘的容积较小,轻度的视杯扩大就可能意味着神经纤维的显著减少,而大视盘有相对更多的空间,在正常眼也会出现较大的视杯。因此,大视盘的健康人群容易有大视杯,也就容易被误诊为青光眼;另一方面,小视盘的青光眼患者其视杯也较小,可能被漏诊。所以检查青光眼性视盘改变的第一步是评价视盘的大小。如图 13-2 所示,正常人群视盘大小为 1.5~2.0mm,垂直径平均 1.8mm,水平径平均 1.7mm。人群中视盘的大小有一定变异,一般认为视盘垂直径 <1.5mm 为小视盘,视盘垂直径 >2.2mm 为大视盘。

临床可通过直接检眼镜来判断视盘大小。直接检眼镜的小光斑投射到眼底的光斑直径约 1.5mm,在视网膜的面积约 1.8mm²。将光斑叠放在视盘之上或置于视盘旁,可估计视盘大小。裂隙灯显微镜结合高倍凸透镜(+60D、+78D、+90D)也可以计算出视盘大小,但应当注意不同的凸透镜其放大倍数也不同,这种方法得到的结果易受到眼轴的影响。另外还可以使用计算机辅助图像分析技术来测量视盘大小的方法,包括如海德堡视网膜断层扫描仪(Heidelberg retina tomography,HRT)及相干光断层扫描成像术(optical coherence tomography,OCT)等,这些仪器可定量视盘大小,这部分将在第五节详述。

(二) 视杯的大小与形态

正常视杯呈圆形或横椭圆形,位于视盘的中偏上的位置,若存在视盘倾斜,视杯位置偏颞侧。视杯加深、扩大或垂直径大于水平径,均需引起重视。视杯的大小与视盘的大小也有关,一般视盘越大,视杯也越大。在青光眼的视盘形态学诊断中,应充分考虑到这个特点。

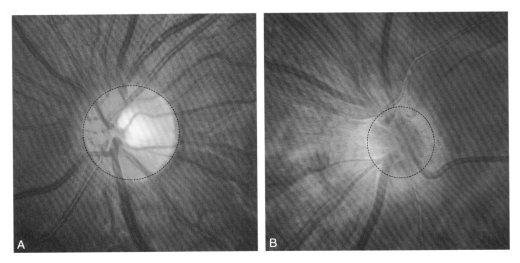

图 13-2　视盘大小

A.正常视盘,B.小视盘

典型青光眼的视杯(图 13-3)表现为视杯加深和扩大,但也存在生理性大视杯(见图 13-3)的情况,需要注意与青光眼的视杯表现鉴别。生理性大视杯表现为杯凹大,但盘沿没有青光眼性损害,且没有视神经功能损害,临床上需要密切随访观察。

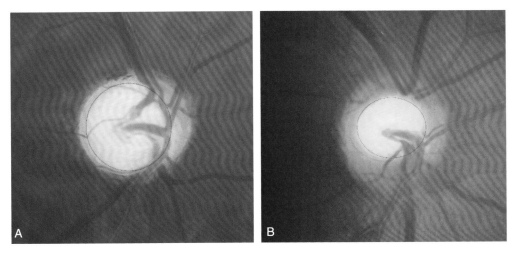

图 13-3　典型青光眼视杯

A.青光眼杯,B.生理性大杯

(三)盘沿的大小和形态

盘沿指从视盘边界至视杯边界的距离,盘沿为视盘内视网膜神经纤维和视神经纤维穿行的部位,所以在青光眼视盘的形态学诊断中,盘沿宽度和面积是最重要的定量参数之一。因为视盘呈竖椭圆形,视杯呈横椭圆形,盘沿最宽处通常在下方(inferior),其次是上方(superior)和鼻侧(nasal),最窄处是颞侧(temporal),即 ISNT 原则,见图 13-4。青光眼最典型的盘沿改变为盘沿的丢失,且盘沿的丢失往往先于视野丢失被临床发现,所以盘沿的形态在青光眼视神经病变的早期诊断中是非常重要的。早期青光眼损害时,盘沿的丢失主要出现在颞下方和颞上方视盘区域,表现为变窄或有切迹,在视野上对应下方或上方的鼻侧阶梯或弓形暗点,提示结构与功能改变的一致性。中晚期青光眼,盘沿颞侧水平区域继续变窄或丢失。到晚期,仅在鼻侧有残留的盘沿,视野上可表现为颞侧视岛。

青光眼的盘沿丢失具有特征性,其他非青光眼的视神经病变通常没有盘沿的丢失。但需要注意的是,正常视盘发育的变异也会改变 ISNT 原则,如小视盘、近视眼视盘等。虽然青光眼患者会出现盘沿丢失,但 87% 的患者盘沿颜色正常。通常情况下,盘沿呈橘红色,视杯为苍白色。青光眼视神经的改变通常认为是视杯的加深和视杯的苍白,术语"苍白"很可能被误解为视神经的普遍性苍白。青光眼性视神经的苍白与筛板结构增加有关。当神经纤维层逐渐萎缩,盘沿随之变窄、变薄,视杯变得更大,会更深地暴露出筛板,使视杯看起来更加苍白。盘沿苍白提示可能存在非青光眼性视神经病变,如缺血性视神经病变等与视神经供血不足相关的疾病,这通常与青光眼无关。

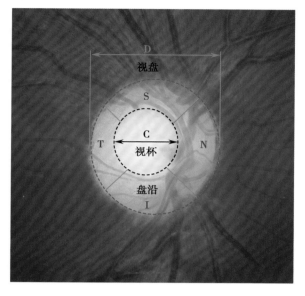

图 13-4 视盘、视杯、盘沿,C/D,盘沿 ISNT 分区示意图

(四)视杯与视盘大小的比值

由于视盘是纵椭圆形,而视杯是横椭圆形,因此正常的杯盘比在水平方向明显大于垂直方向。早中期青光眼,垂直比的增加明显快于水平比的增加,导致垂直比大于水平比。在正常人群中,杯盘比的差异很大,可以为 0.0~0.9,正常眼和青光眼杯盘比大小存在显著重叠现象。青光眼患者通常会出现杯盘比增大,但应充分考虑到杯盘比的个体差异以及视盘大小。当大视盘合并大的杯盘比时,应考虑非青光眼的可能。而小视盘合并正常或者小杯盘比时,不能轻易排除青光眼。双眼杯盘比值相差超过 0.2 时,应高度怀疑有青光眼的可能。

(五)视网膜神经纤维层(RNFL)改变

正常眼有 750 000~1 500 000 根视网膜神经纤维。使用检眼镜或眼底照相(无赤光最佳)在正常眼中可以看到眼底明亮的白色条纹,RNFL 越厚,反光越强。根据视网膜神经纤维分布的特点,RNFL 在视盘颞下和颞上弓形纤维束最厚,沿着弓形纤维走行,越往周边越薄,并散开呈羽毛状。

青光眼患者可见局限性 RNFL 楔形缺损,如图 13-5 所示,为比较特征性的改变,有助于青光眼的诊断。眼底表现为眼底明亮的白色条纹反光中出现楔形暗区,缺损区宽度邻近视盘处较窄,往远离视盘方向逐渐增宽,远端边界渐模糊。RNFL 的可见度会受年龄、屈光间质的透明度及眼底色素的影响,临床检查 RNFL 缺损有时比较困难。计算机辅助的视盘及 RNFL 图像分析能够提供更加可靠的量化信息。目前常用的有 HRT,偏振激光扫描仪(scanning laser polarimetry,SLP)及 OCT。

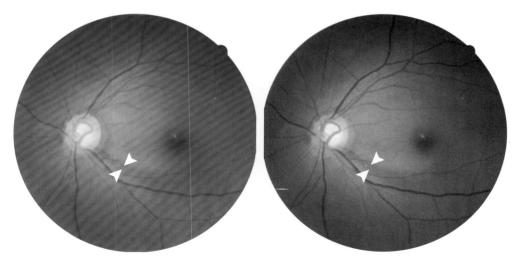

图 13-5 局限性 RNFL 缺损

（六）视网膜中央血管主干传出筛板表面的位置和形态

视盘内血管的位置和形态变化,可以间接反映视杯的扩大,加深。临床可见以下几种血管形态,可能与青光眼相关。

1. 血管向鼻侧移位（nasalization）　视网膜血管沿着视杯鼻侧边缘垂直进入眼内,当青光眼视杯进行性扩大时,血管表现为向鼻侧移位。

2. 刺刀样血管征（bayoneting）　晚期青光眼的视杯边缘呈穿凿悬垂状,大口径的视网膜血管沿着坑洞样视杯的底部及其侧壁前行,在盘沿后方腔隙内的血管走行有时隐匿不可见,到达悬垂的突出边缘时,血管呈锐利的弯曲跨过盘沿表面（刺刀样）并伸展到视盘外的视网膜,如图 13-6 所示。这种血管屈膝爬行现象是青光眼视盘损害的一种特异体征。

3. 环形血管裸露（baring of the circumlinear vessel）　环形血管是视网膜中央血管的小分支,可以是视网膜小动脉或者是小静脉,环视杯边缘走行,因此环形血管可以作为视杯边界的标记。在青光眼中,随着视杯加深加大,视杯向外扩张,这样在环形血管和视杯边界之间就会出现苍白间隙,环形血管看上去像失去了盘沿的支撑,这就称为“环形血管裸露”,如图 13-7。这一体征最早是由 Herschler J 和 Osher RH 在 1980 年的时候提出,他们观察了一批高眼压但是没有视野缺损者,结果发现,54% 的患者合并环形血管裸露,这一发现可能提示环形血管裸露是青光眼患者早期的结构缺损,因为在继发于其他原因的视神经萎缩所致的视杯损害中,很少见到环状血管裸露。

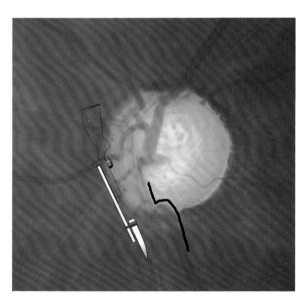

图 13-6　刺刀样血管征

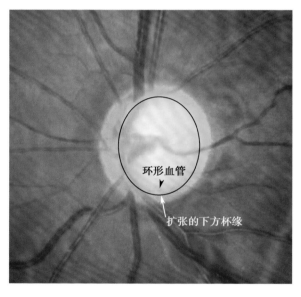

图 13-7　环形血管裸露

4. 视盘表面血管襻　是视盘表面血管分流和侧支形成的表现,如图 13-8 所示,大约 3% 的青光眼或高眼压患者视盘上会出现侧支血管。青光眼性的侧支血管代表了视网膜中央静脉与脉络膜毛细血管之间的交通,或者是两个视网膜分支静脉之间的交通。侧支血管代表了先前即存在的通道,由于血流阻抗增加致使血流方向改变,从而打开了这些既存的通道,因此,它们不同于视盘新生血管。侧支血管形成的机制与青光眼的关系尚不完全清楚,可能与眼压升高、动脉硬化、视杯加深有关。在某些情况下,随着眼压的降低,侧支血管可能消退,这表明侧支血管与眼压有直接关系。而在 NTG 患者中也会出现侧支血管,又提示还有其他因素参与了侧支血管的形成。

（七）视盘出血及其位置

视盘出血被视为青光眼进展的危险因素,还有人认为视盘出血是正眼压青光眼的诊断指征。有观点认为视盘出血提示了青光眼治疗不足,需要加强抗青光眼治疗,如增加药物或进行手术。

青光眼性视盘出血通常范围不大,发生在视盘边缘及相对应的视网膜部位,一般多位于视盘上、下或颞上、颞下方,出血在 RNFL,呈羽毛状,与视盘的神经视网膜边缘相连,如图 13-9 所示,通常合并有 RNFL 的楔形缺损。有时出血量较少或靠近血管附近,除非仔细观察,否则很难发现。一般持续时间较短,仅在出血后 1~6 个月可以看到,但出血可以反复发生,且通常在视盘的同一位置复发,其发生机制至今未明,推测可能是视盘毛细血管的阻塞引起。

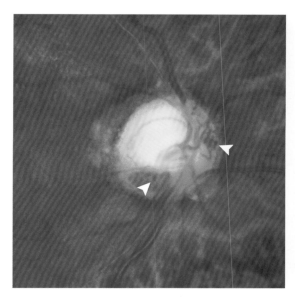

图 13-8　视盘血管侧支循环

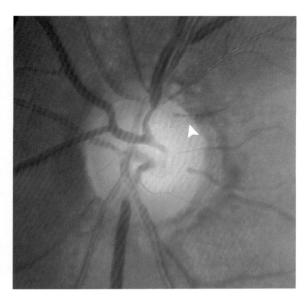

图 13-9　视盘表面线状出血

视盘出血也可能由非青光眼因素引起,如血管疾病引起的阻塞、玻璃体后脱离、其他视神经病变或血液异常如贫血,这些出血不具备上述临床特征,需注意鉴别。

(八)视盘旁脉络膜萎缩,及其大小、形状和位置

视盘旁视网膜脉络膜萎缩(peripapillary atrophy,PPA)是指视盘旁局部视网膜脉络膜萎缩变薄。在检眼镜观察下,可将视盘旁的萎缩区分为中央的 β 区和周围的 α 区。β 区可见局部脉络膜大血管及巩膜,组织学显示该区域视网膜色素上皮(retinal pigment epithelium)完全缺失和邻近光感受器和脉络膜毛细血管萎缩。α 区的特点表现为不规则的色素变淡和色素沉积,组织学表现为 RPE 排列不规则和光感受器细胞排列紊乱数目减少。β 区和 α 区可单独或同时存在,两者同时存在时,β 区靠近视盘,α 区靠外侧,如图 13-10 所示。

大部分正常眼都可能存在 α 区,而 β 区在正常眼出现的概率仅 15%~20%,β 区在青光眼患者的发生率明显高于正常眼,一般认为 β 区的出现对青光眼更具特异性,特别是当除了存在 β 区,还同时合并有盘沿丢失、局限性 RNFL 缺损等,其诊断青光眼的重要性会明显增加。

另外,PPA 应当与高度近视眼所致的近视巩膜弧形斑及视盘倾斜者的下方巩膜弧形斑相鉴别,特别是合并青光眼的高度近视患者,增加了鉴别的难度,需要有经验的医师在计算机辅助图像系统如 OCT 等帮助下,结合病史进行随访观察,综合判断。

(九)筛板的变化

之前提过对巩膜筛板的组织学观察发现,上下方结缔组织支架稀疏,筛孔较大,鼻侧和颞侧组织支架密集,筛孔较小。筛孔大,支架组织少的部位对眼压升高的耐受性较低,反之对眼压的耐受力高。青光眼巩膜筛板表现是筛板层之间的压缩和层数的减少,使整个筛板变薄,进而表现为筛板向后膨出。随着病情继续进展,筛板可压缩至正常厚度的 1/3,筛孔融合、破裂,甚至表面筛孔大部分消失。

临床观察眼底时,我们能看到青光眼患者的视神经筛板孔通常会暴露增大,如图 13-11 所示。视神

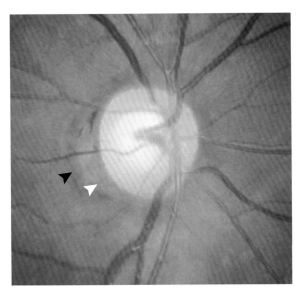

图 13-10 视盘旁萎缩

白色箭头位置为 β 区外缘,黑色箭头位置为 α 区外缘

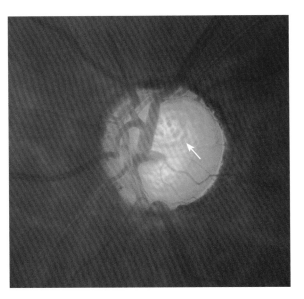

图 13-11 筛板孔的暴露

经的损伤和萎缩导致了筛板孔的暴露,在眼底检查时就可以直接看到。但是,正常人眼中特别是大视杯的人群中,也会出现筛板孔增大暴露的情况,因此筛板孔增大并不是青光眼特有的体征。但是在小视杯的情况下,如果出现筛板孔暴露,特别是还合并其他体征,如盘沿的变薄、乳头旁萎缩、双眼视杯不对称时,则高度提示可能是青光眼导致的筛板孔暴露。Susanna,Miller 和 Quigley 等人的研究发现,随着青光眼病情的进展,筛板孔可以呈现一种拉长条纹状改变。筛板向后弯曲、拉伸和压缩,导致筛板孔的伸长,因此在晚期青光眼中呈现一种条纹状改变。需要强调的是,虽然条纹状筛板孔较圆形筛板孔暴露是更加特征性的青光眼视盘改变,但是这种往往发生在疾病的晚期,因此并不是早期诊断青光眼的有效体征。

(十)小结

综上所述,青光眼性视盘改变多样,我们作一简要小结,如表 13-1 所示。同时青光眼的视盘改变与正常人的生理性改变和其他一些非青光眼的视盘改变有重叠,把握特征性变化,规范检查和制定量化的标准,对早期诊断青光眼尤为重要。Susanna 和 Vessani 提出系统评价视盘和 RNFL 的方法较为实用,主要包括五个步骤:①确定视盘边界和大小;②确定各象限盘沿的宽窄;③检查 RNFL 有无楔形缺损或弥漫性缺损;④检查视盘周围的区域,了解有无视盘旁的萎缩;⑤观察视网膜和视盘有无出血。应用上述五个步骤,再综合视野检查结果进行分析,将为青光眼的确诊提供更加有力的证据。也有学者更加强调盘沿丢失、RNFL 缺损和视盘线状出血这三点在青光眼诊断中的地位。需要注意的是,青光眼一般为双眼对称性发病,在进行视盘检查时,同一患者双眼对比观察可能将为疾病诊断提供重要信息。

表 13-1 青光眼视盘改变小结

整体变化	局部变化	低特异性变化
C/D 扩大	视杯加深	筛板暴露
	盘沿丢失,切迹	血管向鼻侧移位
双眼 C/D 不对称	盘周线状出血	环状血管裸露
	RNFL 楔形缺失	视盘旁脉络膜萎缩

不少学者提出对青光眼视盘改变进行分期,从而进一步在临床上对青光眼的病情进行分级,这样有助于对不同病情患者确定目标眼压。其中 Spaeth 对视盘损伤的可能性分级(disk damage likelihood scale,DDLS)比较完善(表 13-2)。DDLS 最新的分级标准完成于 2003 年,共分 10 级。该分级根据最窄盘沿的宽度计算沿盘比值。DDLS 分级弥补了杯盘比的缺陷,并考虑到视盘大小和盘沿的情况,与视野改变有较好的相关性。DDLS 分级有助于临床对青光眼的诊断、判断视盘损伤程度、随诊监测病情及确定进展速度。其不足之处在于未考虑窄盘沿所在的视盘位置,不连续的盘沿变窄未计算在内。另外,有些合并先天性异常或不典型的视盘改变者,无法分级。

表 13-2　视盘损伤的可能性分级(Spaeth,disk damage likelihood scale,DDLS)

视盘损伤	DDLS 分级	最窄处盘沿宽度(沿盘比) (视盘平均直径 1.5~2.0mm)
存在损伤危险	1	≥0.40
	2	0.30~0.39
	3	0.20~0.29
	4	0.10~0.19
青光眼性损伤	5	<0.10
	6	0 或范围 <45°
	7	0 或范围 46°~90°
青光眼性残疾	8	0 或范围 91°~180°
	9	0 或范围 181°~270°
	10	0 或范围 >270°

第五节　青光眼视盘形态改变的计算机辅助图像分析

眼底图像分析技术的迅速发展使视神经损害的定量检测成为可能,同时这些检测手段客观、结果可靠、可重复性强,从而日益受到重视。

(一)海德堡视网膜断层扫描仪(HRT)

海德堡视网膜断层扫描仪(Heidelberg retinal tomograph,HRT)以波长约 670am 的二极管激光作为光源,对视网膜表面进行连续多个层面的扫描,将所获得的二维图像经计算机排列分析并重建为三维结构图像。HRT 主要对视盘形态结构进行定量分析,HRT 作为一种共焦激光扫描检眼镜,具有较高的分辨率、较小的变异性以及对早期青光眼诊断的高敏感性和高特异性等优点。其操作软件可提供一系列定量测量视盘表面形态结构及其改变的参数,定量评价青光眼患者视盘三维地形图。适用于青光眼的早期诊断和追踪观察。

检查者使用鼠标标记视盘边缘,计算机利用标记后的视盘边界,自动定义视杯界,其参考平面位于颞侧网膜平面下 50μm,可计算出以下视盘参数:视盘面积(disc area,mm^2)、视杯面积(cup area,mm^2)、视杯容积(cup volume,mm^3)、杯盘面积比(cup area/disc area)、盘沿面积(rim area,mm^2)、盘沿容积(rim volume,mm^3)、视杯形态测量指数(cup shape measure)、平均视杯深度(mean cup depth,mm)、最大视杯深度(maximum cup depth,mm)、视杯高度变异轮廓(height variation contour,mm)、视网膜神经纤维层厚度(retinal nerve fiber layer thickness,mm)、视神经纤维层横断面积(optic nerve fiber layer cross-section area,mm^2)。

应用 HRT 设计的视盘边界为人工界定,有可能导致不同观察者或同一观察者多次测量结果间的差异。有文献认为,视杯形态测量是最具特色的 HRT 测量参数。应用视杯形态测量指数可形象描述视杯凹陷的形状及分布,其值越大则视杯边缘陡峭的程度越大。而应用 HRT 之前,视杯凹陷形态无法定量计算。在众多 HRT 检测指标中,视杯形态测量最不易受参考平面变化的影响,因此准确性较高。

图 13-12 显示的是 HRT 最常用的报告图。上排是差别分析(discriminant analysis)模式,基于视盘形态测量、盘沿面积和视网膜表面高度变异这三个参数,得到的视盘地形图,不同的颜色表示凹陷的深度不同,红色为凹陷最深处。中排为 Moorfields 回归分析(Moorfields regression analysis,MRA),是盘沿面积

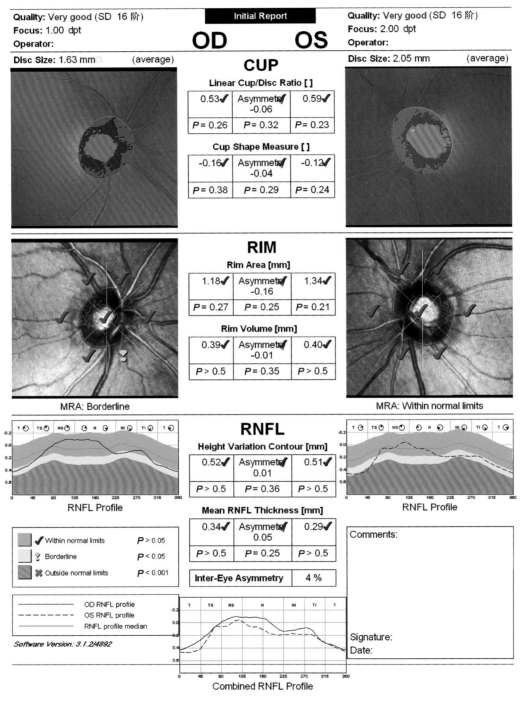

图 13-12 HRT 视盘形态分析

上排是差别分析(discriminant analysis)模式,中排为 Moorfields 回归分析(Moorfields regression analysis,MRA),是盘沿面积和视盘面积的线性回归分析。下排为视网膜神经纤维层厚度的展开图,从颞上开始,顺时针方向,到颞下结束,将各象限视网膜神经纤维层厚度在曲线图上标记展开,右眼用实曲线表示,左眼用虚曲线表示

和视盘面积的线性回归分析,将视盘分为 6 个区域,每个区域与其年龄匹配的数据库比较,分为正常范围(within normal limits,WNL),临界(borderline,BL)和异常(outside normal limits,ONL)。下排为视网膜神经纤维层厚度的展开图,从颞上开始,顺时针方向,到颞下结束,将各象限视网膜神经纤维层厚度在曲线图上标记展开,右眼用实曲线表示,左眼用虚曲线表示。

(二) 相干光断层扫描成像术(OCT)

相干光断层扫描成像术(optical coherence tomography,OCT)采用波长 850nm 的近红外扫描光束,在扫描视网膜时,不同组织界面产生不同的光反射强度和时间延迟,利用干涉测定仪测定近红外光返回脉冲的延迟和强度变化的关系,再由计算机系统对不同反射强度用不同的伪彩色进行标记和处理,形成高分辨率的活体组织 OCT 横断面图像,通过计算机系统进一步处理得到视盘结构和视网膜神经纤维层的多项参数。OCT 经历了时域 OCT(time domain,TD-OCT),频域 OCT(spectral domain OCT,SD-OCT)和扫频源 OCT(swept-source OCT,SS-OCT)时代。扫描速度越来越快,扫描光束越来越密集,图像的分辨率越来越高,扫描深度越来越深,利用 SS-OCT 可以进一步观察筛板的结构变化。

以 OPTOVUE RTVue 为例,与青光眼相关的扫描程序包括 ONH(optic nerve head)和 GCC(ganglion cell complex)。ONH 程序为视盘扫描程序,包括 12 条放射状扫描(扫描长度 3.4mm)和 6 次同心圆形扫描(扫描直径 2.5~4.0mm),ONH 程序无须手动标记视盘边界,计算出以视盘为中心、直径为 3.45mm 的环形剖面的 RNFL 厚度。同时 ONH 程序以 RPE 下 150μm 为参考平面,计算生成视盘相关参数,包括视盘面积(disc area,DA),视杯面积(cup area,CA),盘沿面积(rim area,RA),盘沿容积(rim volume,RV),神经乳头容积(nerve head volume,NHV),视杯容积(cup volume),杯盘面积比(cup disc area ratio,CDAR),水平杯盘比(horizontal cup-disc ratio,HCDR)和垂直杯盘比(vertical cup-disc ratio,VCDR)。GCC 程序为黄斑扫描程序,扫描以中心凹颞侧 0.75~1mm 为中心的 7mm×7mm 方形区域,计算黄斑 6mm 直径内的 GCC 厚度,和 GCC 的局部丢失容积(foca-loss volume,FLV)和整体丢失容积(global-loss volume,GLV)。图 13-13 为 ONH 扫描结果,包括了视盘地形图和 RNFL 厚度的曲线图。图 13-14 为 GCC 的扫描结果,包括 GCC 的厚度地形图和 GCC 厚度概率图。图 13-15 为 ONH 和 GCC 的整合报告,将双眼的视盘地形图和 GCC 地形图放

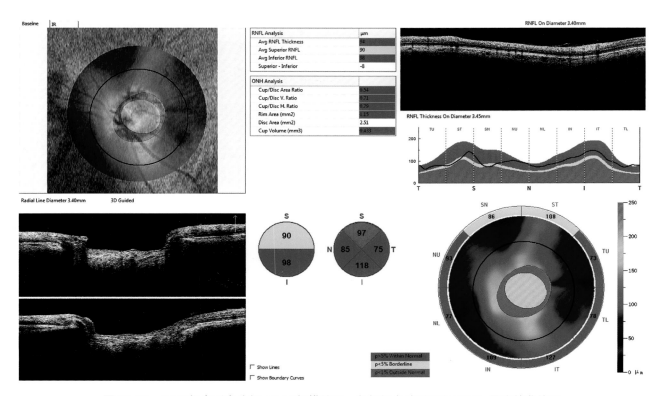

图 13-13　OCT 视盘形态分析,ONH 扫描结果。包括视盘地形图和 RNFL 厚度的曲线图

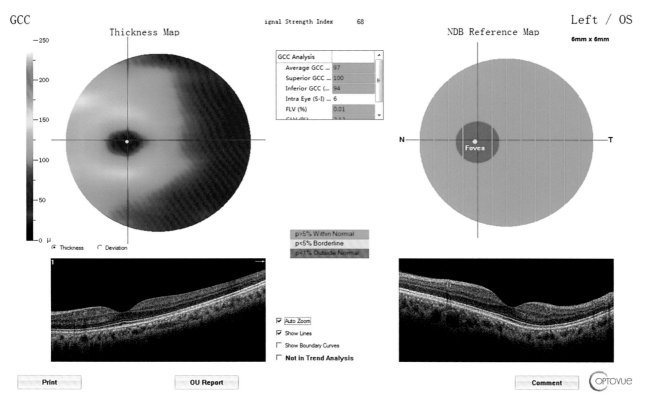

图 13-14　GCC 扫描结果,包括 GCC 的厚度地形图和 GCC 厚度概率图

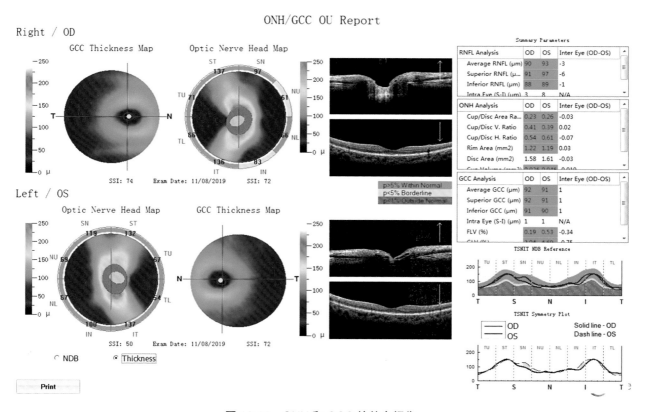

图 13-15　ONH 和 GCC 的整合报告

在对应的位置,结合两者的计算数据,帮助临床医师综合判断。

青光眼常见的 OCT 表现为:

1. RNFL 厚度降低　平均 RNFL 厚度降低,更多见的是颞下和颞上象限的 RNFL 厚度的降低。

2. 视盘地形图参数的改变　盘沿是视网膜神经纤维穿行的部位,视盘形态的参数中以 RA 的减少和 VCDR 的扩大最有意义。双眼的不对称对青光眼的诊断也具有参考意义。

3. 黄斑 GCC 的变薄或缺失　GCC 包括了视网膜内层的 RNFL、GCL 及 IPL 三层结构,包含了神经节细胞的轴突、胞体以及树突。神经节细胞在视网膜大部分区域仅为 1 层,而在黄斑区却增加至 8~10 层。基于青光眼会导致神经节细胞凋亡的理论,黄斑区神经节细胞分布密集,这里是探测青光眼神经节细胞损伤的理想部位。神经节细胞是视网膜信号传递的二级神经元,其数量的减少会影响视觉信号转导。有研究表明,神经节细胞损伤 40% 以上,才会表现出视野的改变,所以早期对 GCC 的检测,对早期显示青光眼性神经损害具有临床意义。然而黄斑 GCC 的扫描范围为 6mm 直径,仅覆盖 50% 神经节细胞,而视盘的盘沿是所有视网膜神经纤维的穿行处,所以还需要与视盘地形图和 RNFL 的数据结合起来,综合分析。

OCT 检查从结构上给临床诊断青光眼,特别是早期诊断提供了有效的方法,但青光眼发病机制较为复杂,临床患者情况复杂,ONH 和 GCC 的测量都存在一些不足,若同时存在黄斑病变者,其 GCC 的测量就会有影响。合并高度近视、视盘先天异常等,视盘地形图和 RNFL 的测量也会出现误差。还需要结合临床资料和视野等功能检查进行综合判断。

(三)光学相干断层血流成像(OCTA)

光学相干断层血流成像(optical coherence tomographic angiography,OCTA)是一种在冠状面(en face)OCT 的基础上采用分频幅去相关血流成像(split-spectrum amplitude correlation angiography,SSADA)方法,无创显示视网膜及脉络膜血流形态及变化的新技术。为青光眼的诊断、机制研究提供了新的方法和思路。

1. OCTA 的分层　OCTA 技术需要通过分层获得对检测部位的评价,所以计算机一般要选择参考平面进行分层显示,当然根据不同的需要,也可以由检查者进行手动调整分层来得到不同平面的图像。目前常利用 ILM、IPL 外界、OPL 外界、RPE 及 Bruch 膜作为参考平面,一般将检测部位视网膜分为以下几层:浅层毛细血管网、深层毛细血管网、外层视网膜或无血管层以及脉络膜血管层。视网膜浅层毛细血管网位于 ILM 至 IPL 外界,呈向心性分布,血管襻朝向中心凹,形成特征性的网状血管结构。深层视网膜血管网位于 IPL 外界至 OPL 外界,也呈网状围绕在无血管的视网膜黄斑中央凹区周围。外层视网膜一般从 OPL 外界划至 Bruch 膜,为无血管反射区,扫描图像上会有一些内层血管的投射影。脉络膜毛细血管层一般从 Bruch 膜划至 Bruch 膜下 20~30μm 范围,为分布均匀的蜂窝状血管结构。目前的技术因 RPE 及脉络膜毛细血管层的散射,对脉络膜中大血管层显示能力有限。扫描视盘的程序分层方法与视网膜扫描程序略有不同,分为玻璃体层、视盘层、盘周放射状毛细血管(RPC)层和脉络膜层。玻璃体层扫描 ILM 下 50μm 以上部分,视盘层,也有称视网膜层,扫描 ILM 至其下 150μm 部分,RPC 层,为 ILM 到 RNFL 之间范围,脉络膜层,为 RPE 以下部分。视网膜和视盘扫描常用分层见表 13-3。

表 13-3　OCTA 视网膜和视盘扫描常用分层

扫描位置	视网膜		视盘	
1	浅层毛细血管网	ILM 至 IPL 外界	玻璃体	ILM 下 50μm 以上部分
2	深层毛细血管网	IPL 外界至 OPL 外界	视盘	ILM 至其下 150μm
3	外层视网膜	OPL 外界至 Bruch 膜	RPC	ILM 到 RNFL 之间
4	脉络膜毛细血管	Bruch 膜及其下 20~30μm	脉络膜	RPE 以下

2. 扫描模式和正常影像　以 Optovue Angio Vue 为例,血管成像扫描程序分为 Angio retina 和 Angio disc 两种程序,Angio retina 为黄斑扫描程序,Angio disc 为视盘扫描程序。

Angio retina 黄斑区扫描范围包括 3mm×3mm、6mm×6mm,扫描范围越小,图像质量越高,对细节的分辨率越好。图 13-16 显示的是 Angio retina 黄斑区 3mm×3mm 扫描的结果。图中上排分别显示黄斑区视网膜各层扫描的 enface 图像及其下方对应的 B 扫描的图像。B 扫描图像可以根据需要选择是否显示分层线和血流覆盖信号。图中,B 扫描图中红、绿、蓝、黑四条曲线分别代表从浅到深四条分层示意曲线,同时 B 扫描图像左图同时用红色显示了有血流信号的覆盖区域。最下排依次显示的是浅层视网膜的血流密度分布图、RNFL 厚度图、SLO 图像和黄斑全层厚度图。图中显示正常黄斑区视网膜浅层血管形态自然,毛细血管网分布均匀,向心分布,黄斑拱环形态完整,中心形成一无血管区,直径为 450~500μm;深层视网膜血管呈叶脉样分布,毛细血管围绕黄斑中心无血管区均匀分布;外层视网膜通常无血管,表现为低血流甚至无血流的暗区,也有会显示出视网膜内层血管的投射影;脉络膜毛细血管层由于血流丰富,显示为密集分布的血流信号,因为黄斑区脉络膜血管分布非常致密,所以脉络膜血管的分叶结构无法分辨。

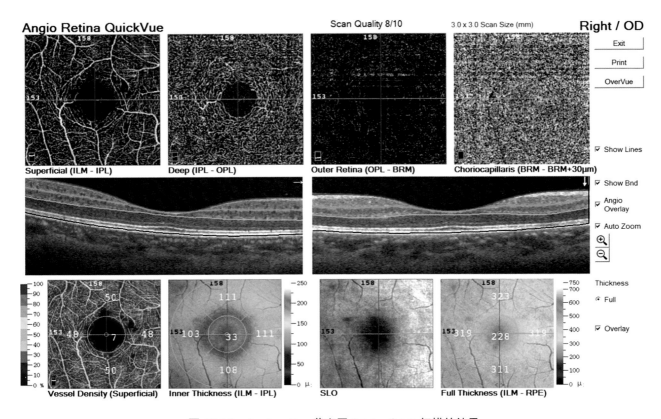

图 13-16　Angio retina 黄斑区 3mm×3mm 扫描的结果

图中上排分别显示黄斑区视网膜各层扫描的 en face 图像及其下方对应的 B 扫描的图像。B 扫描图像可以根据需要选择是否显示分层线和血流覆盖信号。B 扫描图中红、绿、蓝、黑四条曲线分别代表从浅到深四条分层示意曲线,同时 B 扫描图像左图同时用红色显示了有血流信号的覆盖区域。最下排依次显示的是浅层视网膜的血流密度分布图、RNFL 厚度图、SLO 图像和黄斑全层厚度图

　　Angio Disc 视盘区扫描范围有 3mm×3mm 和 4.5mm×4.5mm 两种。同样,扫描范围越小,图像质量越高,对细节的分辨率越好。图 13-17 显示的是 Angio Disc 视盘 4.5mm×4.5mm 扫描结果。上排依次显示的是 SLO 图像,以及视盘扫描各分层的 enface 图像。下方对应 B 扫描图像,B 扫描图像上红色和绿色曲线分别代表相应的分层标记曲线,绿色曲线在 RPE 止端向下垂直延伸,视为视盘边界,计算盘周血管密度等,以此视盘边界作为参照。最下排为盘周 RNFL 厚度图及 RPC 血管密度图。盘周定义为从视盘边界向外延伸 0.7mm 宽的环形区域,即图中两个绿色圆之间的环形区域。正常视盘的 OCTA 图像可见大血管走行自然,视盘内及视盘周围各象限的毛细血管分布均匀,呈密集网格状,无缺损。视盘内因为存在大血管,高速血流可能产生干涉条纹消除现象,所以在视盘内大血管周围可能存在血流信号丢失的暗区。

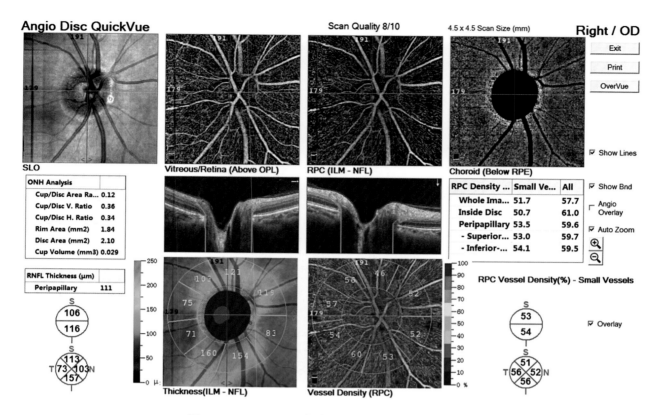

图 13-17　Angio Disc 视盘 4.5mm × 4.5mm 扫描结果

上排依次显示的是 SLO 图像,以及视盘扫描各分层的 enface 图像。下方对应 B 扫描图像,B 扫描图像上红色和绿色曲线分别代表相应的分层标记曲线,绿色曲线在 RPE 止端向下垂直延伸,视为视盘边界,计算盘周血管密度等,以此视盘边界作为参照。最下排为盘周 RNFL 厚度图,及 RPC 血管密度图。盘周定义为从视盘边界向外延伸 0.7mm 宽的环形区域,即图中两个绿色圆之间的环形区域

3. 青光眼患者的 OCTA 表现　视盘局部微循环与青光眼的关系一直是研究的热点。OCTA 使对视盘血流的无创观察成为可能。视盘表层的血流供应来自视网膜中央动脉,筛板前区、筛板区和筛板后区的血流供应主要来自睫状后短动脉。浅层的血管呈放射状排列,筛板前区和筛板区的血管呈层状排列,筛板后区的血管以纵向为主。OCTA 主要观察视盘浅层毛细血管网的改变和盘周血流灌注的情况,同时青光眼患者黄斑区的血流变化也受到关注。青光眼患者的 OCTA 表现主要有以下几个方面:

(1)视盘及盘周毛细血管的变化:RPC 是视盘表层毛细血管,位于 RNFL 表面,与其他血管交通少,对青光眼的损害较敏感。现有的研究证据显示,青光眼患者的视盘和盘周血流密度与正常人存在明显差异。青光眼早期患者即可出现双眼 RPC 密度不对称,随着病情进展 RPC 密度逐渐稀疏,到晚期发展成局部的毛细血管萎缩,RPC 密度下降部位与相应的 RNFL 缺损和视野改变也密切相关。因此,RPC 密度可以作为青光诊断的临床指标。Angio Disc 可以量化计算出盘内及盘周血流指数和血管密度。因为视盘内受大血管影响,对于盘内血管密度的计算,我们可以取视盘内偏颞侧无大血管区域进行计算。量化的指标对于青光眼的诊断和随访更有意义。

RPC 密度目前尚缺乏正常值数据库,且视盘血流变化也受其他局部或全身因素影响,临床作为诊断参考指标的同时,还需要结合具体病例和视盘结构及视野等功能学检查进行综合判断。有观点认为 RPC 密度在已确诊的青光眼患者进行病情严重程度监测和随访中更有意义。特别是在高度近视青光眼患者,研究发现,高度近视合并青光眼患者的 RPC 密度 < 非高度近视青光眼 < 高度近视不合并青光眼 < 正常对照。因为高度近视本身存在视盘结构的改变,RNFL 变薄和视野变化等容易与青光眼混淆的改变,RPC 密度可能成为监测高度近视青光眼患者病情进展的指标。

图 13-18 为一例青光眼患者的 Angio Disc 检查报告。图中显示患者视盘及盘周毛细血管显著稀疏，伴缺失，血管密度明显减少，RNFL 厚度明显下降，B 扫描可以看到大而深的视杯，为典型的青光眼结构改变。

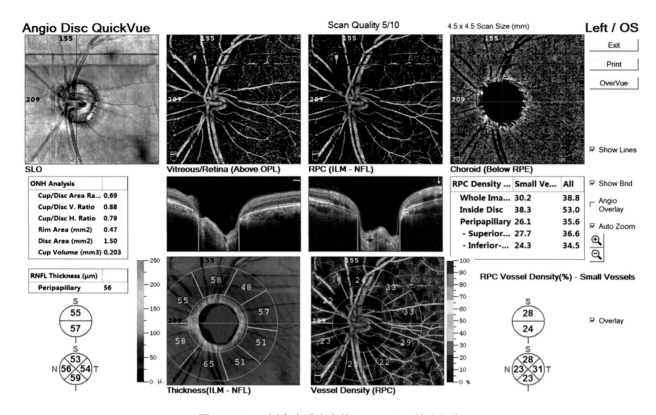

图 13-18　一例青光眼患者的 Angio Disc 检查报告

图中显示患者视盘及盘周毛细血管显著稀疏，伴缺失，血管密度明显减少，RNFL 厚度明显下降，B 扫描可以看到大而深的视杯，为典型的青光眼结构改变

（2）黄斑区血流的变化：我们用 OCTA 观察青光眼患者黄斑血流的变化，发现在青光眼患者黄斑区的血流密度也有相应的下降，并且与 GCC 和 RNFL 厚度成正相关，尤其与 GCC 的关系最为密切。所以黄斑区的血流密度的变化为早期青光眼的诊断提供参考。

（四）多种检查整合分析

青光眼，尤其是早期青光眼、正常眼压青光眼或合并高度近视等情况时，当某一种单独的检查不能给出有效判断时，我们需要延长随访时间，或整合多种检查，包括结构的检查和功能的检查。如 OCT 自带的 GPA 分析，可以比对连续多次检查结果，给出是否有进展的结论。如 Forum 智能网络整合系统，可以通过网络将各种设备连接在一起，在同一终端上查阅和分析所有的结果。

（五）人工智能（AI）

人工智能（artificial intelligence，AI）是现在的热点话题。基于青光眼有特征性的结构和功能的改变，AI 通过对海量图片的识别和深度学习，运用计算机的算法和分类来帮助临床去识别和诊断青光眼。AI 可以辅助视盘毛细血管定量计算、PPA 定量分析、视盘损伤量表计算。

第六节 青光眼视盘损伤相应的视野改变

视网膜和视盘的神经纤维分布具有一定的规律和特征,因此,青光眼所导致的视盘和神经纤维的损伤可以导致典型的青光眼性视野改变。

(一)视网膜和视盘神经纤维分布

视网膜神经纤维分为三个部分:①上下方弧形纤维起源于黄斑颞侧和上下方神经的神经元,分别从颞侧水平合缝和上下方呈弧形绕过黄斑,进入视盘的上下极,在视野上投射于上下 Bjerrum 区和鼻侧周边部;②鼻侧放射状神经纤维起源于视网膜鼻上和鼻下象限,呈放射状直线进入视盘鼻侧,对应颞侧视野;③乳头黄斑束纤维,也称乳斑束,起源于黄斑,呈直线进入视盘颞侧。后极部神经纤维位于视盘表面,周边部神经纤维位于视盘深部,乳斑束纤维位于中间。如图 13-19 所示。

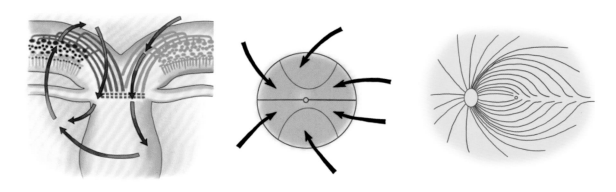

图 13-19 视盘和视网膜神经纤维分布

(二)典型的青光眼视野改变与视盘和视网膜神经纤维损伤的关系

1. 中心视野较易受损 后极部神经纤维位于视盘表面,容易受到青光眼高眼压或缺血的影响,最先受到损害,所以青光眼最常用的视野检查模式为 30° 视野。

2. 旁中心暗点 上下方弧形纤维排列拥挤,血供差,在青光眼患者最易受到损害,早期青光眼患者上下方弧形纤维部分轴突损害,在视野上形成旁中心暗点。

3. 弓形暗点、鼻侧阶梯 上下方弧形纤维继续损害,导致其对应的视野(上下 Bjerrum 区和鼻侧周边部)缺损,即形成青光眼患者常见的弓形暗点、鼻侧阶梯。

4. 颞侧视岛 鼻侧纤维排列较稀疏,不易受损,所以在青光眼中晚期可表现为颞侧视岛。

5. 管状视野 乳斑束排列最稀疏,且相对空间大,最不易受损,晚期青光眼仍可保留中心管状视野。

(杭荟 陈琴)

参考文献

[1] KLINE L B. 视神经疾病 [M]. 徐军,杨庆松,马凯,主译. 北京:人民卫生出版社,2014.

[2] 王鸿启. 现代神经眼科学 [M]. 北京:人民卫生出版社,2005.

[3] 葛坚. 眼科学 [M]. 2 版. 北京:人民卫生出版社,2010.

[4] 童绎,魏世辉,游思维. 视路疾病基础和临床进展 [M]. 北京:人民卫生出版社,2010.

[5] 杨景存. 视神经病学 [M]. 郑州:河南科学技术出版社,1996.

［6］王宁利.青光眼专家释疑［M］.北京:人民卫生出版社,2007.

［7］叶天才.临床青光眼图谱［M］.北京:人民卫生出版社,2007.

［8］周文炳.临床青光眼［M］.2版.北京:人民卫生出版社,2000.

［9］ALLINGHAM R R,DAMJI K F,FREEDMAN S,et al. Shields青光眼教科书(第5版)［M］.王宁利,主译.北京:人民卫生出版社,2009.

［10］王敏.OCT血管成像和en face OCT图谱［M］.上海:复旦大学出版社,2015.

［11］袁援生,钟华.现代临床视野检测［M］.2版.北京:人民卫生出版社,2015.

［12］凌志红,孙兴怀.神经胶质细胞和青光眼视神经病变［J］.中华眼科杂志,2012,48(1):85-88.

［13］MIDGETT D E,JEFFERYS J L,QUIGLEY H A,et al. The inflation response of the human lamina cribrosa and sclera:analysis of deformation and interaction［J］. Acta Biomater. 2020,106:225-241.

［14］JONAS J B,BERENSHTEIN E,HLLBACH L. Anatomic relationship between lamina cribrosa,intraocular space,and cerebrospinal fluid space［J］. Invest Ophthalmol Vis Sci,2003,44(12):5189-5195.

［15］MILLER K M,QUIGLEY H A. The clinical appearance of the lamina cribrosa as a function of the extent of glaucomatous optic nerve damage［J］. Ophthalmology,1988,95(1):135-138.

［16］PARK S C,RITCH R. High resolution in vivo imaging of the lamina cribrosa［J］. Saudi Journal of Ophthalmology,2011,25(4):363-372.

［17］MANSOUR A M. Racial variation of optic disc size［J］. Ophthalmic Research,1991,23(2):67-72.

［18］睢瑞芳,赵家良.青光眼性视乳头和视网膜神经纤维层的改变［J］.中华眼科杂志,2008,44(5):473-475.

［19］徐亮.青光眼视神经损害的三要素及其盘沿丢失的识别［J］.中华眼科杂志,2006,42(3):196-198.

［20］徐亮,夏翠然,杨桦,等.正常人不同视乳头及早期青光眼患者视乳头形态学研究［J］.中华眼科杂志,2002,38:325-328.

［21］傅培.青光眼视盘损害患者的眼底检查法［J］.中华眼科医学杂志,2012,2(1):46-50.

［22］张宇燕,孙兴怀,叶纹.生理性大视杯视盘形态结构参数的研究［J］.中华眼底病杂志,2008,24(3):213-216.

［23］王赟,徐亮,马科,等.视盘出血在正常眼压青光眼中的形态学分析［J］.中华眼底病杂志,2006,22(4):232-235.

［24］张莉,徐亮,杨桦.视盘血管主干位置在青光眼视神经损害诊断中的作用［J］.中华眼底病杂志,2007,23(2):118-121.

［25］刘斌,何明光,黄圣松,等.中国人正常视盘结构参数分别特征研究［J］.中华实验眼科杂志,2013,31(7):664-667.

［26］FINGERET M,MEDEIROS F A,SUSANNA R,et al. Five rules to evaluate the optic disc and retinal nerve fiber layer for glaucoma［J］. Optometry,2005,76(11):661-668.

［27］HERSCHLER J,OSHER R H. Baring of the circumlinear vessel. An early sign of optic nerve damage［J］. Arch Ophthalmol,1980,98(5):865-869.

［28］潘英姿.眼底图像分析系统在原发开角型青光眼早期诊断中的作用［J］.中华眼科杂志,2009,45(10):871-874.

［29］吴玲玲,国松志保,铃木康之,等.应用海德堡视网膜断层扫描仪检测开角型青光眼的视盘改变［J］.中华眼科杂志,2001,37(6):414-417.

［30］MAYAMA C,TSUTSUMI T,SAITO H,et al. Glaucoma-induced optic disc morphometric changes and glaucoma diagnostic ability of Heidelberg retina tomograph Ⅱ in highly myopic eyes［J］. PLoS ONE,2014,9(1):e86417.

［31］HOFFMANN E M,ZANGWILL L M,CROWSTON J G,et al. Optic disk size and glaucoma［J］. Surv Ophthalmol,2007,52(1):32-49.

［32］MEDEIROS F A,ALENCAR L M,ZANGWILL L M,et al. Pridiction of functional loss in glaucoma from progressive optic disc damage［J］. Arch Ophthalmol. 2009 October;127(10):1250–1256.

［33］ALEXANDRESCU C,DASCALU A M,PANCA A. Confocal scanning laser ophthalmoscopy in glaucoma diagnosis and management［J］. J Med Life,2010,3(3):229-234.

［34］REIS A S,SHARPE G P,YANG H,et al. Optic disc margin anatomy in patients with glaucoma and normal controls with spectral domain optical coherence tomography［J］. Ophthalmology,2012,119(4):738-747.

［35］CHEN T C,HOGUET A. Spectral-domain OCT:helping the clinician diagnose glaucoma. A report by the american academy of ophthalmology［J］. Ophthalmology,2018:1-11.

［36］KHAWAJA A P,CHUA S,HYSI P G,et al. Comparison of associations with different macular inner retinal thickness parameters in a large cohort［J］. Ophthalmology. 2020,127(1):62-71.

［37］SHARMA A,OAKLEY J D,SCHIFFMAN J C,et al. Comparison of automated analysis of Cirrus HD OCT spectral-domain optical coherence tomography with stereo photographs of the optic disc［J］. Ophthalmology, 2011, 118 (7): 1348-1357.

［38］DONG Z M, WOLLSTEIN G, WANG B, et al. Adaptive optics optical coherence tomography in glaucoma［J］. Prog Retin Eye Res, 2017, 57: 76-88.

［39］JIA Y, WEI E, WANG X et al. Optical coherence tomography angiography of optic disc perfusion in glaucoma［J］. Ophthalmology. 2014, 121 (7): 1322-32.

［40］魏文斌, 王倩. 光学相干层析血流成像的读片常识及要点［J］. 中华眼科杂志, 2017, 53 (5): 396-400.

［41］黎晓新, 石璇. 认识光相干断层扫描血管成像技术特色, 提升光相干断层扫描血管成像技术临床应用水平［J］. 中华眼科杂志, 2017, 33 (1): 3-5.

［42］仲妍, 车慧欣. 光学相干断层扫描血管成像 OCTA 在原发性青光眼患者中的检测价值［J］. 眼科新进展, 2018, 38 (4): 352-356.

［43］中华医学会眼科学分会眼底病学组. 我国眼底相干光层析血管成像术的操作和阅片规范 (2017 年)［J］. 中华眼科杂志, 2017, 53 (10): 729-734.

［44］董秀芬, 钟华. 相干光断层血管成像在青光眼视盘血流检测中的应用［J］. 国际眼科纵览, 2016, 40 (3): 145-150.

［45］许欢, 孔祥梅. 原发性开角型青光眼黄斑区视网膜微循环和结构损伤的研究［J］. 中华眼科杂志, 2017, 53 (2): 98-103.

［46］张顺华, 赵家良, 吴婵. 视乳头的微循环与青光眼［J］. 中华眼科杂志, 2016, 52 (6): 466-470.

［47］WANG X, JIANG C, KO T, et al. Correlation between optic disc perfusion and glaucomatous severity in patients with open-angle glaucoma: an optical coherence tomography angiography study［J］. Graefes Arch Clin Exp Ophthalmol, 2015, 253 (9): 1557-1564.

［48］RAO H L, PRADHAN Z S, WEINREB R N. Regional comparisons of optical coherence tomography angiography vessel density in primary open-angle glaucoma［J］. Am J Ophthalmol, 2016, 171: 75-83.

［49］DEVALLA S K, LIANG Z, PHAM T H, et al. Glaucoma management in the era of artificial intelligence［J］. Br J Ophthalmol, 2020, 104 (3): 301-311.

第十四章

全身疾病相关的视盘改变

许多全身疾病都可导致视盘病变,包括视盘的水肿、渗出、萎缩等,其导致视盘病变的原因多种多样,包括血流动力学改变、血液成分变化、神经退行性病变、脱髓鞘病变、颅内压的改变和炎症改变等。本章按不同系统的疾病分类,分别介绍这些疾病可能导致的视盘改变。

第一节　心血管系统疾病

一、高血压病

高血压病是中老年人群最常见的心血管系统疾病,以原发性多见,可引起心、脑、肾及眼等全身多个重要脏器的并发症。高血压性视网膜病变可分为慢性进行性(良性)和急性进行性(恶性)两种。临床上根据眼底表现不同,采用 Keith-Wagener 四级分类法对高血压性视网膜病变进行分类(表 14-1),其中,Ⅳ级高血压视网膜病变会出现明显的视盘改变,表现为视盘水肿(图 14-1)。

表 14-1　高血压性视网膜病变 Keith-Wagener 四级分类法

分级	描述
Ⅰ级	视网膜动脉痉挛或合并轻度硬化
Ⅱ级	视网膜动脉硬化程度加重,动脉管径狭窄而不均匀
Ⅲ级	除视网膜动脉狭窄与硬化外,出现视网膜水肿、棉絮斑、硬性渗出和出血
Ⅳ级	除Ⅲ级改变外,出现视盘水肿

恶性高血压常伴有眼底、肾脏和脑损害。眼底可见视网膜动脉显著狭窄、出血、渗出、视盘及周围视网膜水肿。其中若视盘周围视网膜神经纤维层有火焰状出血,应视为恶性高血压的病症之一。若视盘水肿不消退,提示预后不良。

妊娠晚期因血压增高而产生的一系列眼底症状与血压有关,称为妊娠高血压综合征(简称妊高征)。临床特点是高血压、水肿与蛋白尿。眼底改变与高血压紧密相关。表现为视网膜动脉痉挛性收缩。多见

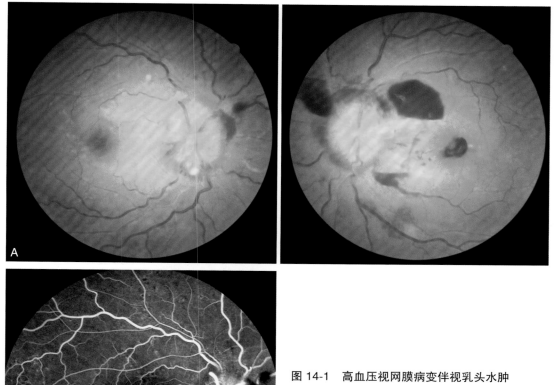

图 14-1　高血压视网膜病变伴视乳头水肿
A. 眼底照：高血压相关双眼视盘高度水肿,边界模糊,血管充盈;B. FFA：同一患者,双眼造影晚期视盘高荧光,边界模糊。

于视盘附近的小动脉支,并可进展为普遍性狭窄,当达到严重程度时,可引起高血压性视网膜病变或视盘视网膜病变,视网膜出血、视乳头水肿、视神经萎缩,少数患者还可发生渗出性视网膜脱离。通常发生在妊娠最后 3 个月,90% 的患者发生在妊娠第 9 个月。眼底改变发生率高,有 50%~80% 患者有眼底改变。

妊娠高血压视网膜病变的严重程度与胎儿的死亡率及孕妇肾脏的损害密切相关。病变出现早且广泛,胎儿死亡率较高,也影响妊娠期妇女的视力,处理不当会产生许多并发症。必要时可终止妊娠。何时终止妊娠必须由眼科医师和产科医师及时抉择。妊娠期妇女经过休息、禁盐、服用镇静药和降压药后,血压下降者可继续妊娠。如果经过以上措施血压仍持续增高,视网膜或视乳头严重水肿、出血、渗出则应引产或剖宫产分娩。如果继续妊娠不仅妊娠期妇女视力严重受损,同时危及母婴生命。

二、低血压

大出血或休克所致的急性血压下降,或颈总动脉或颈内动脉狭窄引起相对低血压,导致视网膜、脉络膜、视盘血液灌注不足,发生缺血性改变,其中视盘为最易发生缺血的部位且最易受累,表现为视盘水肿,晚期视盘萎缩。视野表现为与生理盲点相连的弧形缺损。荧光造影显示视盘区低荧光或充盈延缓或缺损。

三、颞动脉炎

颞动脉炎又称巨细胞动脉炎,是动脉闭塞炎症的一种特殊类型疾病。颞动脉管壁内有巨细胞等淋巴细胞浸润,组织坏死致血栓形成,导致血管阻塞。14%~70% 的概率累及后睫状动脉,导致前部缺血性视神经病变(anterior ischemic optic neuropathy,AION)。表现为显著的视力下降,且通常双眼受累,视盘苍白水肿。其他如伴发颞动脉区变粗、压痛和血沉增高,对诊断有一定帮助。

四、感染性心内膜炎

在原有心脏瓣膜疾病的基础上继发细菌感染,瓣膜赘生物脱落形成血管机械性阻塞,根据阻塞位置不同,可能出现一些不同的眼部表现,如视网膜中央或分支动脉阻塞。另外,如果带菌栓子随血流浸润眼内引起转移性眼内炎和脓毒性视网膜炎,此时可能伴有视神经炎,严重者表现为视盘水肿,视盘周围的视网膜出现小出血点和渗出。

第二节　神经系统疾病

一、多发性硬化

多发性硬化(multiple sclerosis,MS)是最常见的一种中枢神经脱髓鞘疾病,好发于视神经、脊髓和脑干,多见于中青年女性。MS最常见的视神经表现为单眼或双眼急性球后视神经炎。表现为视力突然减退,早期眼底多无改变,大部分患者可在数周内恢复,但易复发,重者可遗留视神经萎缩,表现为视盘苍白。

二、视神经脊髓炎

国内一般认为较多发性硬化多见,有学者认为是 MS 的亚洲型,呈急性或亚急性发病。眼部表现常见双侧急性视神经炎或球后视神经炎。视神经炎是可见视盘充血、水肿;球后视神经炎早期眼底无异常,晚期视盘颞侧苍白。

三、颅内占位

颅内占位通过压迫筛板后视交叉或视路结构导致视盘改变。如垂体瘤、颅咽管瘤可导致原发性视神经萎缩,眼底视盘颜色苍白,境界清晰,筛板可见。根据肿瘤的位置不同,出现相应的视野改变。颅内占位还可能因为颅内压增高,导致视盘水肿,根据位置不同,可表现为单侧或者双侧。

四、偏头痛

有报道在偏头痛发作期间发生缺血性视神经病变。视神经血管痉挛可能是导致缺血性病变的原因。表现为典型的血管性头痛病史,头痛期间发生单侧视力下降,视野和视盘改变符合缺血性病变的表现。

五、帕金森病

又称震颤麻痹。眼睑痉挛、瞬目和眼球活动减少,可有球后视神经炎或视神经萎缩。

第三节 内分泌系统疾病

一、糖尿病

糖尿病患者不仅可以表现出典型的糖尿病性视网膜病变,临床发现糖尿病患者也会出现视盘改变。糖尿病性神经病变(diabetic optic neuropathy,DON)的发病机制与多种因素有关,除了广泛认可的由高血糖引起的组织缺血缺氧和代谢紊乱,神经元微环境中葡萄糖代谢异常所导致的神经毒性作用、神经营养因子的剥夺和转运障碍,以及凋亡相关因子的基因调控均有可能是重要的致病因素。

目前,国外有学者将 DON 分为四类,即:视盘新生血管、前部缺血性视神经病变、糖尿病性视盘炎和 Wolfram 综合征[又称 DIDMOAD 综合征:diabetes insipidus(尿崩症,DI),diabetes mellitus(糖尿病,DM),optic atrophy(视神经萎缩,OA),deafness(耳聋,D)]。国内学者从 FFA 角度将 DON 分为五类,分别为:非动脉炎性前部缺血性视神经病变(nonarteritic anterior ischemic optic neuropathy,NAION),糖尿病视盘病变(diabetic papillopathy,DP),视盘新生血管,急性视神经炎样改变和视神经萎缩。

DP 是少见的糖尿病相关眼底病变,约占糖尿病患者的 0.5%,可出现双侧视盘轴突肿胀及周围血管渗漏、棉絮斑,类似视乳盘水肿的眼底改变。目前认为 DP 的发生机制为血糖下降过快,而视网膜适应调节功能则相对缓慢,导致视网膜出现血流过度灌注,特别是静脉的过度充血,尤其在先天性小杯盘比的患者视盘血管走行拥挤的基础上,进一步导致视网膜神经纤维层肿胀、视网膜血管渗漏。这一过程类似缺血性视神经病变的病理改变,但 DP 仅出现视盘周围血管网及视盘表面毛细血管内皮的轻度损害,临床表现及预后也明显优于缺血性视神经病变。最初在青少年胰岛素依赖性糖尿病患者中发现视盘肿胀,后来发现在成年人糖尿病患者也可能发生视盘水肿。临床报道 1 型和 2 型糖尿病患者均可见视盘水肿,发病年龄为 20~80 岁。患者常急性、亚急性起病,可双眼同时或先后出现症状,视盘表面隆起,毛细血管扩张,但一般不出现新生血管,表现为无痛性视力下降,视功能损害轻,有自限性,多数 DP 患者视盘肿胀可于数个月内消失,不遗留或仅留有轻微的视功能损害。视力的改善先于视盘水肿的消失。视盘可以恢复正常的外观,偶有发生弥漫性或节段性视神经萎缩的报道。约 70% 的 DP 同时出现黄斑水肿,眼底血管荧光造影提示视盘高荧光现象。Sayin 等推荐对拟诊为 DP 的患者进行如下检查以进一步明确诊断及鉴别:眼底血管荧光造影,眼眶 MRI,血液检测(包括血管紧张素转换酶、抗核抗体、维生素 B_{12}、叶酸、红细胞沉降率、C 反应蛋白和梅毒抗体)。DP 的诊断可依据:排除其他原因所致双侧视盘肿胀,包括感染、炎症、视乳头水肿、假性视乳头水肿、局部浸润等,排除增殖性糖尿病视网膜病变新生血管形成。目前尚无可改变 DP 自然病程的治疗方案,有病例报道研究提示,玻璃体内注射抗血管内皮生长因子可提高视力,减轻视盘水肿,眼局部注射糖皮质激素可稳定眼 - 血管屏障,促进视盘及黄斑水肿吸收。严格控制血压有利于 DP 视功能恢复。

二、甲状腺功能异常

甲状腺相关眼病(thyroid associated ophthalmopathy,TAO)是一组伴有甲状腺内分泌轴机能异常的眼病,眼部体征与甲状腺功能异常同时、提前或滞后出现,临床上发现甲状腺功能可亢进、正常或低下。TAO 所致的眼眶组织炎症水肿和眼外肌的水肿增粗等改变除了引起典型的上睑退缩、迟落,眼球突出和运动障碍,因为眶压的增高,也造成继发性的视神经病变。视神经病变的发展与眼外肌受限和眶周组织水肿之前存在相关性,表现为单侧或双侧进行性视力下降,也有部分患者主诉为突然的视力下降。50% 患者无明显的视盘改变,35% 患者出现视盘水肿,15% 患者视盘苍白。

第四节　血液系统疾病

一、白血病

白血病是一类常见的造血系统的恶性疾病,其特点为白细胞及其前身幼稚细胞在骨髓或其他造血组织中弥漫性异常增生,进而浸润人体各个组织器官。异常的白细胞可能通过血 - 脑屏障而进入中枢神经系统,引起中枢浸润,可发生在白血病的任何阶段。

白血病所致视神经浸润性病变的机制尚不清楚,目前认为可能为以下机制造成引起:①白血病中枢神经系统病变扩展到视神经;②白细胞直接浸润视盘;③筛板后白细胞浸润导致视神经病变;④颅内白细胞浸润,致颅内压升高引起视神经水肿;⑤围绕视网膜中心血管的视神经软脑膜血管网受到白细胞浸润,导致静脉回流受阻,从而引起视盘水肿。通常认为以上机制并不是单独存在的,可能共同作用导致视神经的浸润性病变。

白血病引起的眼部表现多发生于血液循环丰富的组织,如视网膜、脉络膜和视神经。白血病的眼底表现为早期视网膜静脉怒张、充盈和扭曲,可见出血,呈火焰状、圆点状,典型的为 Roth 斑。视网膜水肿,色泽由橘红色变为橘黄色。视盘也可以有不同程度的水肿,视盘的水肿由局部细胞浸润或颅内白细胞浸润导致的颅内高压所致(图 14-2)。

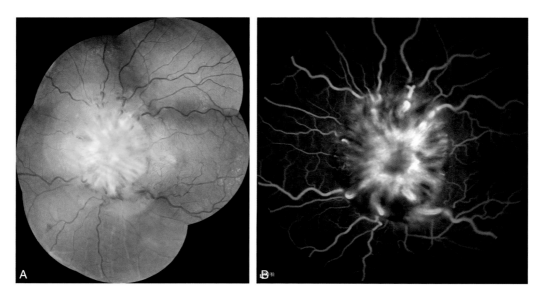

图 14-2　白血病患者眼底表现
A. 白血病患者眼底照:左眼视盘高度水肿,血管怒张,视盘周围视网膜浅脱;B. 同一患者,FFA 造影晚期,左眼视盘高荧光,血管迂曲扩张明显

目前认为视神经浸润病变是中枢性神经系统的一类病变,由于血 - 脑屏障的存在,大多数药物不能进入脑脊液中,即使进入也很难达到杀伤白血病细胞所需的药物浓度,因此,即使处于缓解期,视神经浸润的发病率仍居高不下。从视神经浸润的原发疾病类型分析:急性多于慢性,淋巴细胞性多于非淋巴细胞性,以急性淋巴细胞性白血病发病最高。据文献报道,在急性淋巴细胞性白血病的患儿中,有 1.4% 发生

视神经浸润,成年人则较为少见,而慢性粒细胞性白血病发生视神经浸润的最为少见。

二、贫血

红细胞或血红蛋白下降到正常的 30% 以下时,会出现明显的眼底表现。急性出血所致的贫血可致皮肤和结膜苍白,视盘颜色变淡、境界模糊或轻度视盘水肿,出现火焰状、线状或圆点状出血。严重的贫血可见视网膜棉絮斑,前部缺血性视神经病变,甚至出现视网膜脱离。视力模糊或一过性黑矇,甚至永久性失明。

三、红细胞增多症

红细胞增多症在眼部可表现为短暂的视力模糊、飞蚊症、复试、眼睑皮肤及结膜血管充血扩张呈紫红色,视网膜静脉血管呈青紫色。严重缺氧时可见毛细血管扩张,微血管瘤及新生血管、视网膜出血和视盘水肿等。

四、淋巴瘤

淋巴瘤是起源于淋巴造血系统的恶性肿瘤,主要表现为无痛性淋巴结肿大,肝脾肿大,全身各组织器官均可受累。淋巴瘤在眼部的表现多为眼眶淋巴瘤引起的眶压增高或局部压迫所致的继发性视盘改变,一般表现为视盘颜色变淡。另外一种为中枢神经系统淋巴瘤的一种亚型,也被称为原发性玻璃体视网膜淋巴瘤(primary vitreoretinal lymphoma,PVRL),是一种少见的结节外非霍奇金淋巴瘤,常见于视网膜、玻璃体,偶尔发现于视神经,典型的眼底表现为检查发现玻璃体混浊和细胞,特别是呈簇状或片状的玻璃体细胞,视网膜或视网膜下奶油状、白色或者橙色浸润病灶,边界清晰或者呈羽毛状,可以是独立的病灶也可以是多发的。视神经浸润性淋巴瘤病变(lymphomatous optic neuropathy,LON)是非霍奇金淋巴瘤中一种罕见的类型。特别是在没有其他中枢神经系统累及或活动性疾病的情况下,诊断可能很困难,常被误诊为视神经炎。视力丧失通常很严重,常伴有视盘肿胀、视盘周围出血,相对性传入性瞳孔障碍(RAPD)。临床上如果有典型的眼底表现,即便 MRI 和淋巴瘤检查呈阴性,LON 的治疗也不应延迟,可考虑行视神经活检帮助诊断,尤其是在已失明的情况下,及时治疗有助于延长甚至挽救生命。

第五节　泌尿系统疾病

一、慢性肾小球肾炎

慢性肾小球肾炎因其所致的贫血和继发性高血压两大并发症而导致相应的视盘改变。视盘因贫血表现为颜色变淡。由于血压大幅升高,毛细血管收缩,出现棉絮斑,病情进展严重者出现视盘水肿,慢性期如视盘水肿不消退,提示预后不良。

二、尿毒症

尿毒症是各组肾脏疾病或全身疾病所致的肾衰竭,而导致氮质血症,并伴有电解质紊乱和神经系统症状。视盘表现为水肿,较肾功能代偿期表现明显,可呈蕈样隆起,伴出血和静脉曲张。

第六节　自身免疫性疾病

一、系统性红斑狼疮

系统性红斑狼疮（systemic lupus erythematosus，SLE）可影响眼球各部分，10%患者出现眼底改变，且一般认为眼底改变与病情活动有关。眼底改变通常表现为静脉迂曲扩张、小动脉闭塞、视盘周围及后极部典型的棉絮斑，也可见视网膜出血、微动脉瘤、视盘水肿和视网膜水肿（图14-3）。SLE患者视盘水肿可以继发于高血压、视网膜中央静脉阻塞或脑病所致的颅内压增高，也可以单独出现。有报道发现视盘水肿可以是儿童SLE的首发表现，可能与SLE导致视盘缺血、缺氧有关。视网膜棉绒斑和视盘水肿与SLE病情的活跃程度相关，且文献报道动脉阻塞性视网膜病变与中枢神经系统损害密切相关，因此，视网膜病变对判断SLE的治疗反应及预后有临床指导作用。

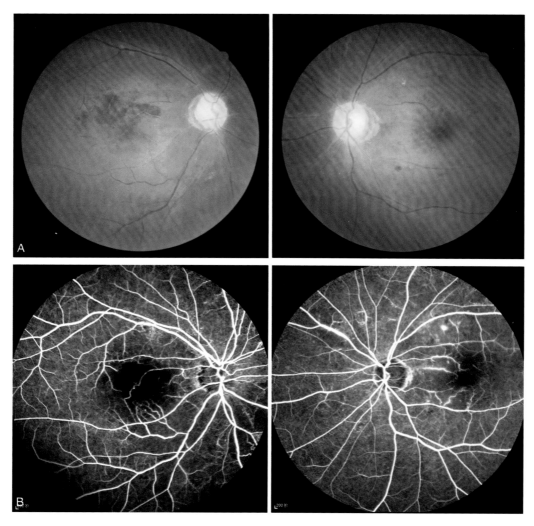

图14-3　SLE患者眼底视盘改变

A. SLE患者眼底照：双眼视盘苍白，边界清楚；B. SLE患者眼底FFA：双眼视盘低荧光

二、结节病

结节病是一种多系统损害的疾病,其在眼部主要累及葡萄膜,以前葡萄膜慢性肉芽肿性炎症为主,虹膜表面可见 Koeppe 及 Busacca 结节,呈白色或灰白色,伴透明,大小不一。玻璃体内结节可呈团状混浊,其他也可见泪腺、眼睑、眼眶、眼外肌、球结膜、视网膜、脉络膜和视神经等出现结节样浸润。

第七节　传染性疾病

一、钩端螺旋体病

钩端螺旋体病是由致病的钩端螺旋体引起的急性传染病。急性期可见结膜出血及巩膜黄染,恢复期后可发生双眼急性虹膜睫状体炎或全葡萄膜炎,眼底出现黄白色渗出。若累及视神经,可见视盘充血、边缘模糊、静脉充盈迂曲。

二、梅毒

梅毒是由苍白密螺旋体感染引起的性传播疾病,可致多系统性感染。当梅毒螺旋体侵犯中枢神经系统时,称为神经梅毒。梅毒感染的任何阶段均可出现神经梅毒,在未治疗的梅毒患者中,其发生率达40%。梅毒特别是神经梅毒的临床表现多种多样,极易被误诊。视神经炎是神经梅毒最经典的眼部表现,其在神经梅毒患者中的发病率高达50%。神经梅毒所致视神经疾病可表现为急性、亚急性或慢性起病,可出现视盘水肿或就诊时已经出现视神经萎缩。炎症沿视神经鞘扩展至视神经周围炎、视神经视网膜炎、视神经萎缩。双眼原发性视神经萎缩是脊髓痨的先驱症状或并发症。双眼同时或先后发生,视乳头苍白,边缘清楚。开始中心视力基本正常,进行性视野向心性缩小或扇形缺损,最后失明。大脑梅毒瘤时致视乳头水肿。

三、获得性免疫缺陷综合征

获得性免疫缺陷综合征(acquired immune deficiency syndrome, AIDS)患者的眼部并发症占 40%~63%,较为常见的眼部表现为:视盘周围棉絮状白斑、巨细胞病毒性视网膜炎、视网膜出血和眼部的 Kaposi 肉瘤。

四、结核病

眼部结核有多种表现,包括前葡萄膜炎和中葡萄膜炎、视网膜血管炎、蛇纹状脉络膜炎、视网膜下脓肿和神经性视网膜炎等(图 14-4)。视盘结核是一种罕见的眼部结核,其机制可能是肺部或肺外结核病灶大量的分枝杆菌经淋巴血行播散,也可能是脉络膜结核直接侵犯视盘导致。

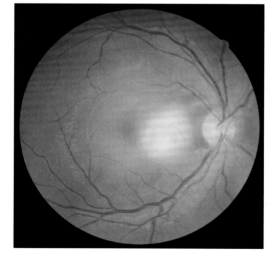

图 14-4　眼部结核患者眼底照:右眼后极部视网膜下黄白色肿块,位于黄斑鼻侧,累及黄斑区,后极部视网膜水肿明显,视盘充血,边界尚清

第八节　全身肿瘤

　　全身肿瘤眼内转移多易侵犯血运丰富的脉络膜,孤立转移到视盘的非常罕见,发生率仅为1.2%~4%。眼内转移癌左眼多于右眼,可能是因为左颈总动脉直接从主动脉弓分支,而右颈总动脉是由无名动脉分支而来,故癌细胞较易到达左眼。眼内转移癌患者多以视力下降、视野缺损为首发症状。眼底可表现为视盘水肿、血管迂曲或视网膜静脉阻塞等。如侵犯球后视神经,其表现与球后视神经炎相似,眼底表现正常,并可能伴有眼痛、眼球转动疼痛等。细针穿刺活检有利于视盘肿瘤诊断,此外,玻璃体切除活检也适合部分病例,特别是由于肿瘤扩大播散到玻璃体腔时。眼内转移癌最常见的发生于肺癌和乳腺癌。

　　原发性肺癌最常发生眼内转移的是腺癌。而小细胞肺癌可导致一种罕见的副肿瘤性视神经病变(paraneoplastic optic neuropathy,PON)。对怀疑患有副肿瘤性疾病的患者,可行血清和脑脊液中抗神经抗体的检查;表现为亚急性视力丧失,视野缺陷和视盘水肿。

　　乳腺癌是女性常见的恶性肿瘤,并且是最容易转移到葡萄膜的肿瘤。由于眼科表现比较常见,眼科医师往往在意外发现乳腺癌转移性扩散和复发方面发挥重要作用。肿瘤细胞通常通过颈内动脉到眼动脉。

(杭　荟　丁宇华)

参考文献

［1］KLINE L B. 视神经疾病［M］.徐军,杨庆松,马凯,主译.北京:人民卫生出版社,2014.

［2］王鸿启.现代神经眼科学［M］.北京:人民卫生出版社,2005.

［3］葛坚.眼科学［M］.2版.北京:人民卫生出版社,2010.

［4］童绎,魏世辉,游思维.视路疾病基础和临床进展［M］.北京:人民卫生出版社,2010.

［5］杨景存.视神经病学［M］.郑州:河南科学技术出版社,1996.

［6］JIANU D C,JIANU S N,PETRICA L,et al. Clinical and color Doppler imaging features of one patient with occult giant cell arteritis presenting arteritic anterior ischemic optic neuropathy［J］. Rom J Morphol Embryol,2016,57(2):579-583.

［7］ALGAN M,ZIEGLER O,DROUIN P. Optic neuropathy in diabetic subjects［J］. Diabetes Metab,1993,19(5):395-399.

［8］SAYIN N,KARA N,PEKEL G. Ocular complications of diabetes mellitus［J］. World J Diabetes,2015,6(1):92-108.

［9］刘芳,李才锐,孙曙光.糖尿病视神经病变治疗现况［J］.中国实用眼科杂志,2015,33(9):960-962.

［10］孙亮,王佳伟.由糖尿病视乳头病变1例的误诊谈双侧视盘肿胀的鉴别诊断［J］.中国神经免疫学和神经病学杂志,2019,26(1):73-75.

［11］李娟娟,黎铧,王双珠,等.白血病所致视神经浸润的临床观察［J］.眼科新进展,2015,35(9):870-872.

［12］SALEH T. Bilateral reversible optic disc oedema associated with iron deficiency anaemia［J］. Eye,2000,14(4):672-673.

［13］DE FATIMA SOARES M,BRAGA F T,DA ROCHA A J,et al. Optic Nerve infiltration by acute lymphoblastic leukemia:MRI contribution［J］. Pediatr Radiol,2005,35(8):799-802.

［14］WONG D,DANESH-MEYER H,PON J A. Infiltrative lymphomatous optic neuropathy in non-Hodgkin lymphoma［J］. J Clin Neurosci,2015,22:1515-1518.

［15］DELGIUDICE G C,SCHER C A,ATHREYA B H,et al. Pseudotumor cerebri and childhood systemic lupus erythematosus［J］. J Rheumatol,1986,13:748-750.

［16］沙朝晖,李静,周莉,等.系统性红斑狼疮性肾炎的视网膜病变［J］.中华眼底病杂志,2006,7(22):239-241.

［17］包秀丽,刘婷婷.梅毒性双眼视盘炎1例［J］.中国眼耳鼻喉科杂志,2016,22(16):433-435.

［18］MICIELI J A,MARGOLIN E A. Paraneoplastic Optic Neuropathy Associated With Purkinje Cell Antibody-2 in a Patient With Small Cell Lung Cancer［J］. J Neuro-Ophthalmol,2017,37:53-55.

［19］FUKUDA R,TANABE T,SAWAMURA H,et al. Case of metastatic pulmonary carcinoma in optic disc diagnosed from results of biopsy performed during vitrectomy surgery［J］. Graefes Arch Clin Exp Ophthalmol,2011,249:1883-1887.

第十五章

球后病变关联的视盘改变

球后病变（retroocular diseases）通常指视神经球后眶内段的病变,此段视神经本身肿瘤、其他组织（如肌肉、血管、淋巴等）病变的直接侵及或压迫、外伤等引起的视神经原发性或继发性病理改变,这些疾病中有些可能会引起视盘改变。本章内容不仅阐述能够引起视盘改变的球后视神经病变,也归纳总结了一些其他能够引起视盘改变的疾病。本章根据疾病的发病机制不同,从压迫相关、血管异常相关、炎症相关三节来阐述相关的较常见的球后病变,分析这些球后病变引起视盘改变的原因、视盘改变的临床特征、其他眼底并发改变以及诊断和治疗。

第一节　压迫相关的球后病变

一、甲状腺相关眼病

甲状腺相关眼病（thyroid associated ophthalmopathy,TAO）是一种自身免疫性疾病。

【病因病理】

发病机制尚未完全阐明,主要与体液免疫和细胞免疫相关,与种族、遗传及生活方式有关。TAO 可能出现在内分泌系统表现之前或之后,发病时大部分患者甲状腺功能存在不同程度的异常,也有部分患者甲状腺功能正常。但在 80% 的患者中,两者往往在彼此相距 18 个月内出现。病变累及眼眶的横纹肌、平滑肌、脂肪组织、泪腺及结缔组织。病理组织学特征早期表现为炎细胞浸润、水肿等炎症反应;后期出现组织变性和纤维化。

【临床特征】

临床上主要表现为两种类型。一是伴随眼部症状的出现,发现甲状腺功能亢进,眼部炎症表现突出,影像显示以眶脂肪水肿为主,眼外肌肿大不明显,发生眼眶软组织纤维化较晚。这类患者多为成年女性,糖皮质激素治疗效果明显,但病情易反复。二是眼部发病时甲状腺功能轻度异常或正常,眼部炎症表现不突出,影像显示眼外肌肿大为特征,眶脂肪水肿增生不明显,早期可出现眶内软组织纤维化,成年男性多见,对糖皮质激素治疗反应较差。

由于病变累及广泛,临床表现复杂多样,眼部主要临床表现:

1. 眼睑征　由于病变累及上睑提肌和 Müller 肌,出现特征性的眼睑退缩和上睑迟滞,是 TAO 的重要体征。

2. 眼球突出　多为双眼但可先后发病。

3. 眼球运动障碍和复视　眼外肌病变常见,肌肉受累频率依次为下直肌、上直肌和内直肌,外直肌受累少见。

4. 角膜病变　重度眼球突出导致眼睑闭合不全,可发生暴露性角膜炎。

5. 视神经病变　甲状腺功能障碍性视神经病变(dysthyroid optic neuropathy,DON)是 TAO 引起视神经功能损害的严重并发症,也称压迫性视神经病变(compressive optic neuropathy,CON),TAO 相关性视神经病变(TAO-related optic neuropathy),约占 TAO 患者的 4%~8%。一旦发生则严重影响患者的视功能,表现为视力下降、视野缺损、色觉减退,相对性传入性瞳孔障碍,眼底可见视网膜水肿,静脉迂曲扩张,视盘水肿或苍白,但也有患者视盘正常。

DON 患者在影像学上可以分为肌肉增多为主和脂肪增多为主的两个亚型。其中肌肉增多亚型主要表现为眶尖拥挤综合征,脂肪增多亚型主要由于脂肪增多导致眼球高度突出,将视神经拉直造成视神经损伤。大部分视神经病变由眶尖拥挤导致,关于脂肪增多亚型引起的视神经损伤的报道较为少见。

DON 的病因有多种假设,目前普遍认为主要是由眶内肿胀的软组织和多条肥大的眼外肌直接压迫眶尖视神经所致。有很少一部分 DON 患者,眶内脂肪增多,而影像学显示眼外肌大小正常或轻度增粗,提示眶内脂肪增多导致眼球突出进而使视神经牵拉,也可能是 DON 的发病机制,还有学者提出炎症、缺血可能也是引起 DON 的原因。关于 DON 危险因素,目前的研究提示,男性、中老年、甲状腺功能不稳定、高血压、高血脂、糖代谢紊乱和心脏病、吸烟或接触二手烟史可能与 DON 的发生相关。

【诊断】

典型的临床症状和体征以及影像学表现,TAO 的诊断不困难。甲状腺功能亢进者,血清 T_3、T_4 升高,TSH 数值多不稳定,甲状腺相关抗体异常。

DON 的临床表现复杂多样,诊断尚无"金标准",需要结合临床表现、眼科检查及影像学表现,综合分析后得出。首先需确诊为 TAO,并且伴有以下特征性的视觉功能损害,包括视力下降、视野异常、色觉受损、视觉诱发电位异常、相对性传入性瞳孔障碍、视盘水肿或者苍白,同时排除其他疾病引起的视功能损害,结合影像学检查发现眶尖拥挤征象,则可诊断为 DON。

【鉴别诊断】

对于 DON 的诊断,要注意视力下降并不是 DON 特有的,如 TAO 眼睑闭合不全导致的角膜溃疡、TAO 引起的屈光状态的改变、注视功能的障碍及老年患者合并白内障等均可引起。因此,在行 DON 的诊断时要排除这些情况引起的视力下降。对 DON 早期作出诊断和及时的治疗对其预后相当重要,所以,对于一些临床表现提示有视神经病变倾向的患者应行视力、色觉、瞳孔对光反射、眼底检查、视野、VEP 以及 CT 或 MRI 等检查,根据这些检查进行综合判断。

【治疗】

伴甲状腺功能异常者,积极治疗原发病。

眼部治疗包括药物治疗、放射治疗和手术治疗等。

激素治疗是活动期 TAO 的主要治疗方法之一,可以缓解炎症反应及缩短活动期病程,使疾病加速进入静止期。糖皮质激素可以通过静脉、口服、局部给药。激素静脉冲击的效果优于口服、球后及结膜下注射。糖皮质激素静脉冲击是活动期 TAO 的一线治疗方案。对症状严重的 TAO 患者,可以在激素治疗的同时联合使用免疫抑制剂。

对激素治疗有禁忌证者或者无效的患者,可采用眼眶放射治疗。放射治疗适用于伴有眼外肌肥大的活动期 TAO 患者,通常采用双侧颞部投照,总量约 20Gy。

手术治疗适于病情稳定的患者。手术治疗的主要目的是维持视神经的功能、保护角膜不暴露、改善外观。手术方式主要包括眼眶减压术、眼肌手术和眼睑手术。通常 TAO 患者需要一种以上的手术治疗。

手术方案一般分三步：第一，眼眶减压术，使眼球回退、改善暴露性角膜炎和解除视神经受压；第二，眼肌手术矫正斜视和改善复视；第三，眼睑手术矫正眼睑退缩、改善外观。

DON 严重影响患者视功能，延误治疗导致视神经萎缩。目前 DON 的治疗主要是激素治疗和眼眶减压术，治疗时机及治疗效果各家报道不同，但大部分报道认为糖皮质激素静脉冲击是 DON 的一线治疗方案，监测视功能情况，如恶化或未好转，行眼眶减压术。在 DON 的诊治中，还应注意原发病的治疗以及由于眶压增高引起眼压的继发性增高可能对视神经造成的影响。

二、眼眶特发性炎症

眼眶特发性炎症（idiopathic orbital inflammation，IOI），以往称为眼眶炎性假瘤（orbital inflammatory pseudotumor），属于眼眶非特异性炎症。按照病变主要侵犯的部位可以分为肌炎、泪腺炎、视神经周围炎、弥漫性眼眶炎症、眼眶炎性肿块等。单纯的视神经周围炎型病例并不多见，在 Peyster 等报道中，16 例 IOI 只有 1 例是单纯的视神经周围炎型。

【病因病理】

发病原因尚不明确，普遍认为是一种非特异免疫反应性疾病。基本的病理学改变是炎细胞浸润、纤维组织增生和变性等。按照病理组织学分型，分为淋巴细胞浸润型、纤维组织增生型和混合型三种类型。

【临床特征】

根据病变的类型、累及部位以及病程的不同，临床表现各异。IOI 临床表现无特异性，和许多球后肿瘤压迫症状类似。可单侧发生，也可双侧同时发生。当 IOI 有眶内多组织浸润时，表现为眼球突出、眼球运动受限，可有流泪或眼睛干涩感，泪腺区结膜充血；视神经周围炎型，病变累及视神经鞘膜、眼球筋膜及其周围组织时，以间歇性的疼痛和不同程度的视力减退为主，视力减退可呈渐进性，可有色觉异常，中心暗点，眼底可见视盘充血水肿，静脉迂曲扩张等表现（图 15-1）。

【诊断】

确诊此病需要结合病史、临床特征、相关影像学检查、活组织检查以及对激素治疗的敏感性。IOI 的诊断属于排除诊断，需要排除眼眶内其他炎性肿块和视神经、非视神经肿瘤。当 IOI 有眶内多组织浸润时，计算机 X 线断层扫描（CT）、磁共振成像（MRI）可出现球后脂肪浸润、眼球突出、球后信号增强、巩膜增厚、泪腺增大、眼肌粗大等影像学征象。视神经周围炎型则表现为视神经水肿增粗、弥漫性的信号增强、视神经鞘边界模糊；对比增强扫描后显示有低信号的视神经和高信号的炎症视神经鞘构成的"双轨"征（图 15-2）。同时，影

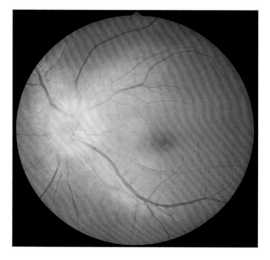

图 15-1　眼眶特发性炎症眼底彩色照相：视盘炎，视盘水肿

像学检查还应兼顾是否存在海绵窦和颅内病变。血清学检测自身免疫学相关指标可以辅助诊断。对高度怀疑而激素治疗又无反应者可以通过活组织病理检测进行确诊。

【鉴别诊断】

单纯的视神经周围炎型 IOI 需要与视神经炎、DON 以及球后视神经肿瘤相鉴别。视神经炎通常急性发作，与多发性硬化病相关，尽管其对激素治疗也比较敏感，但是其发病更为急，病情更为严重；DON 在影像学上也会出现视神经影像增粗，但是在视神经增粗出现时，其已损害眼肌功能，并且在 CT 上已出现眼肌纤维增粗；球后视神经肿瘤主要有视神经胶质瘤、视神经鞘脑膜瘤、神经纤维瘤等，这些球后视神经肿瘤在影像学上通常存在视神经管的扩大、骨膜肥大、钙化点、系统其他部位肿瘤征象等，而单纯的视神经周围炎型 IOI 则没有。

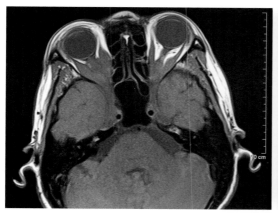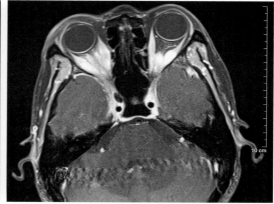

图 15-2　左图(T1)可见双眼内外直肌、视神经弥漫性增粗,眼肌以梭形增粗为主,右眼明显。右图增强后示"双轨"征

【治疗】

淋巴细胞浸润型对糖皮质激素治疗较敏感,可根据病情给予静脉或口服,原则上足量冲击,病情控制后小量维持。眶内注射也有效,可采用甲泼尼松龙或曲安奈德 40mg(儿童慎用)病变周围注射,每周 1 次,可连续 3~4 次。对药物不敏感、有禁忌证或多次复发的病例,可选用小剂量 γ 射线放射治疗,总量 20Gy。其他免疫抑制剂及抗肿瘤药也可使用。纤维组织增生型 IOI 对药物和放疗不敏感,可行眼眶理疗,延缓纤维化,也可充分考虑手术的并发症及复发问题后采用手术治疗。

三、原发于视神经的球后肿瘤

原发于视神经的球后肿瘤指的是除视盘肿瘤之外的视神经肿瘤,即发生于视神经的眶内段至颅内段的肿瘤。而能够引起眼底、视盘改变的肿瘤通常定位于眶内段,以直接侵袭视盘或者压迫眼球后部为主要发病机制。

(一) 视神经胶质瘤

视神经胶质瘤多见于 10 岁以内的儿童,多为良性肿瘤,成人少见,且多为恶性。本病多为单侧性,发展缓慢,不引起血行和淋巴道的转移。由于肿瘤逐渐增大,可使眼球向正前方突出,因肿瘤位于肌肉圆锥内,且多起于眶后段或眶尖部,因而眼球突出发生较晚。需要注意的是,患者的视力障碍往往在出现眼球突出之前,有的患者视力减退可以发生在眼球突出之前的许多年。这与其他眶内肿瘤先出现眼球突出而后发生视力障碍不同,所以,视力障碍先于眼球突出,是本病临床表现的重要特征。

本病的眼底表现多为患眼的原发性视神经萎缩,少数可为视乳头水肿。肿瘤较大者,由于压迫眼球后极而可见眼底放射状条纹。本病 X 线片常见视神经孔扩大,否则视神经胶质瘤的可能性很小。CT 检查多见眶内眼环后椭圆形肿物,位于肌肉圆锥之中,边界光滑清楚,密度均匀一致,视神经管扩大。本病需要与视神经炎相鉴别,视神经炎在 CT 或 MRI 上亦可出现视神经增强影,从经验上看,视神经炎通常呈现的是管道状增强影,而胶质瘤则呈现梭状增强影。

多数病例进展缓慢,如肿瘤进展,早期可以化疗,儿童不主张放射治疗。如果患眼视力完全丧失且突眼严重,可考虑单纯切除肿瘤而保留眼球。对恶性视神经胶质瘤应积极采用广泛手术切除,必要时可施行眶内容摘除术。

(二) 脑膜瘤

脑膜瘤发生于视神经鞘的硬脑膜或蛛网膜,对视神经的损害实为继发性压迫。该肿瘤属良性,个别可恶变。一般生长缓慢,病程悠长,通常为 3~5 年,最长者可达 30 年以上,但恶性变后发展迅速。多发生于中年,以女性为多。本病多发生于颅内,少发生于眶内,发生于眶内时,瘤体可侵及视神经、巩膜、脉络膜及视网膜。

　　本病临床特点是常在未发生眼球突出之前,视力可正常,视力在发生眼球突出之后才逐渐减退。如果肿瘤对视神经的压迫不严重,在眼球突出一段时间后仍可保持良好视力。由于视神经受到压迫,眼底可见视盘水肿或视神经萎缩征象,有的患者甚至有视网膜中央静脉阻塞:视盘水肿、血管扩张、出血、黄斑部放射状条纹或星芒状渗出等。CT 及 MRI 检查可见视神经增粗或呈梭形的肿块,有时肿瘤中央亦有视神经阴影(铁轨征)(图 15-3)。

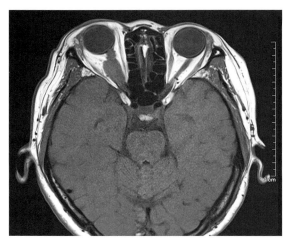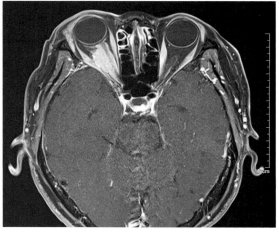

图 15-3　右侧视神经增粗,可见不规则长 T1 信号影(左图);增强后明显均匀强化,包绕视神经,边界清(铁轨征),视神经受压向鼻侧移位,眼球稍突出(右图)

　　由于手术治疗视神经脑膜瘤严重影响视神经血液供应,不可避免地造成视力严重损害,因此,目前主要采用新型放射疗法治疗(低剂量立体定位多次治疗),已在控制肿瘤增长和保存视力方面取得一定效果。手术治疗仅针对肿瘤进行性增大、视力丧失和严重突眼的患者。

四、其他压迫视神经的肿瘤

　　此类肿瘤多为邻近结构如鼻窦、眼睑、眼球内、颅内等的肿瘤。这些肿瘤侵入眼眶,以直接压迫视神经为主要病因,通常在眼部的临床表现为视力下降或原发性视神经萎缩,也可以出现中心暗点或周边视野缩小等视野改变,当侵入眶后的瘤体组织较大时,会出现眶部疼痛、眼球突出、眼球运动受限和视盘水肿等征象。CT、MRI 或 PET-CT 对肿瘤的位置及起源有辅助诊断意义,确诊则需要瘤体活组织病理检查。此外,除了瘤体压迫视神经或眼球后部而产生的压迫症状,眼科医师亦要注意到各种瘤体有自身特有的原发病灶临床特征或全身表现,如嗅沟脑膜瘤早期常有前额部或眶后部疼痛,单侧或双侧嗅觉丧失,肿瘤压迫额叶底部时,可引起表情冷漠和智力障碍,颅内压增高时,常出现双侧视乳头水肿,少数可呈 Forster-Kennedy 综合征(见第十六章);鼻咽癌早期涕中带血,听力障碍和颈部淋巴结肿大;淋巴瘤累及眶部时,颈部、腋下或腹股沟通常已出现无痛性、进行性肿大的包块等。

第二节　血管异常相关的球后病变

颈动脉海绵窦瘘

　　颈动脉海绵窦瘘(carotid cavernous fistula,CCF)是由于血管病或外伤引起的颈动脉与海绵窦间的异常交通,血液逆流至眼眶引起的一系列眼科症状,是比较常见的眶内血管畸形。按病因可分为外伤性、自发性和先天性三种;根据临床表现的严重程度分为高流量颈动脉海绵窦瘘(高流瘘)和低流量颈动脉海绵窦瘘(低流瘘)。自发性 CCF 是颈动脉的动脉壁疾病,自发破裂,从而导致动脉血流入海绵窦;先天性 CCF 可能与血管先天畸形有关,其发生率较低,程度较轻,是低流瘘的主要原因。而另一部分更多是因头部外伤引起,此类约占 CCF 的 3/4,称外伤性 CCF,本节主要探讨外伤性 CCF。

【病因病理】

多因外伤颅底骨折所致。因外伤后颈内动脉破裂与海绵窦之间形成异常动静脉交通而造成。颈内动脉进入颅内后,经蝶骨底外侧时穿过海绵窦,海绵窦由静脉扩张形成窦状结构,呈 S 形走向,接受眼上、下静脉血,其侧壁有第Ⅲ对、第Ⅳ对及第Ⅴ对脑神经的第 1、2 支经过。颈内动脉的一个分支为前床突内的眼动脉,当此处的动脉因损伤或自发破裂时,动脉血流入海绵窦,海绵窦扩张,其内的血液动脉化,通过海绵窦引流的眼静脉因压力升高也随之扩张,导致眶内及眼内组织发生一系列静脉血回流受阻病理改变。颈动脉海绵窦瘘患者也因为视网膜中央动脉灌注压降低,视网膜慢性缺血,导致眼缺血症状和新生血管生成。

【临床特征】

外伤性 CCF 主要临床表现为外伤后视力下降,复视,患者自诉头部有"嗖嗖"或"隆隆"杂音,有 1/4~1/2 主诉头痛。患者有搏动性眼球突出、眼球运动受限、结膜血管弥漫性扩张和扭曲,眼压可升高,房角镜检查可见巩膜静脉窦充血,眼底可见视盘充血、水肿,边界模糊,视网膜静脉迂曲、扩张,视网膜出血(图 15-4),由于视网膜长期低灌注可形成视网膜新生血管。长时期的眼压增高、视神经损害,可导致永久性视力丧失。在高流瘘,眼动脉可逆流,长期眼球缺血缺氧,导致视神经萎缩、白内障和角膜变性而视力丧失。

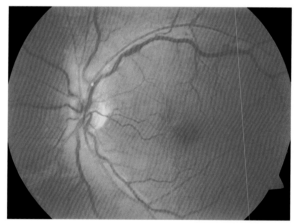
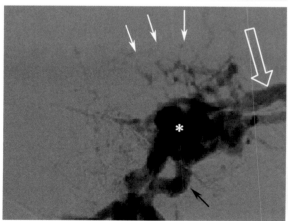
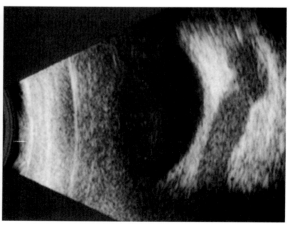

图 15-4　外伤性颈动脉海绵窦瘘:眼底照片见视盘水肿、边界模糊,视网膜静脉迂曲扩张(上);脑血管数字减影(DSA)见海绵窦动脉期显影,范围扩大,造影剂呈团状聚集,眼上静脉扩张(下,黑箭头:颈动脉;星:海绵窦;空心箭头:眼上静脉);眼 B 型超声见眼上静脉纵切面管状无回声区较粗,形态不规则

【诊断】

根据外伤史及患者临床表现、眼科体征可初步诊断。影像学检查在 CCF 诊断中很重要，脑血管数字减影（digital subtraction angiography，DSA）是颈动脉海绵窦瘘的诊断"金标准"，在 DSA 上可见海绵窦动脉期显影范围扩大，造影剂呈团状聚集等（见图 15-4）；眼 B 型超声可见眼上静脉（superior ophthalmic vein，SOV）纵切面管状无回声区较粗，形态不规则（见图 15-4）；CT 检查可见患者 SOV 扩张，海绵窦扩大，密度增高；头颅 MRI 检查可见 SOV 迂曲、扩张，海绵窦区扩大，异常流空信号；此外，经颅彩色多普勒超声（transcranial color Doppler sonography，TCCS）亦可见 SOV 扩张，眼动脉、视网膜中央动脉血供异常，这些都有助于确立诊断。

【鉴别诊断】

搏动性突眼应与眼眶特发性炎症、眶蜂窝织炎、甲状腺相关眼病等相鉴别，CCF 的搏动性突眼无疼痛，常渐进性加重；眼压升高需要与原发性青光眼相鉴别；结膜充血需与结膜炎相鉴别，该病引起的结膜充血呈螺旋状，以角膜为中心呈放射状，色暗红，无分泌物。

【治疗】

治疗以介入血管栓塞治疗为主，有的患者经过动脉数字造影后会自行缓解，多数仍需主动治疗，通过动脉造影确定病变部位后，采用不同方法来封闭瘘管，包括胶、气囊或可形成血栓的线圈。对视网膜新生血管可以进行抗新生血管治疗，如球内注射抗 VEGF 药物。

第三节　炎症相关的球后病变

后巩膜炎

后巩膜炎（posterior scleritis）是指发生于赤道后方巩膜及视神经周围的一种炎症性疾病，该病可以累及视神经、视盘，尤其是在视盘周围的后巩膜炎。本病临床较为少见，单眼发病为多，易被误诊或漏诊。著名巩膜炎专家 Watson 曾指出，后巩膜炎是眼科中最易误诊而又具可治性疾病之一。后巩膜炎的误诊可以导致视力不可逆性损伤。巩膜炎患者常伴有全身免疫性疾病，因此通常应做系统性检查。

【病因病理】

后巩膜炎的病理变化为慢性肉芽肿性改变、炎症细胞浸润、类纤维蛋白坏死及胶原破坏等。巩膜与 Tenon 囊紧密相连，尤其在角巩膜缘和视神经周围，球后筋膜和肌鞘组成 Tenon 囊的延伸部分，所以后巩膜炎症可侵犯眼外肌出现眼外肌炎，眼外肌功能受限；侵及视盘可至视盘炎；巩膜肉芽肿性炎症致巩膜、脉络膜变厚，可能会使 Bruch 膜和视网膜色素上皮隆起导致视网膜条纹症；后巩膜炎侵及脉络膜可引起炎性渗出，发生环形脉络膜脱离和 / 或渗出性视网膜脱离；巩膜增厚亦可导致眼轴缩短，出现轴性远视。

【临床表现】

患者通常表现为眼痛和视力下降。病变早期出现持续性眼痛，可以涉及眉弓部、颞部或颧骨部，继而视力受损，若只是轴性远视，可通过凸透镜矫正，晚期病变累及黄斑和视神经则可出现视力严重下降。患者可有轻度眼球突出、眼球运动受限，眼睑及球结膜水肿，合并葡萄膜炎时前房可见炎症细胞，合并前巩膜炎时巩膜睫状充血，可有肿胀结节。较常见的眼底改变包括视盘充血水肿、黄斑水肿、脉络膜视网膜皱褶和条纹、局限性隆起等，视乳头周围或黄斑区可出现浆液性视网膜浅脱离（图 15-5）。

【诊断】

尽管早期诊断困难，但是极其重要，影响视力预后。B 型超声检查可为后巩膜炎的诊断提供可靠的诊断依据，是首选的影像学检查方法。B 型超声检查发现巩膜增厚（>2mm），回声增强，分布均匀；球后水肿区则表现为回声减弱；出现典型的 T 形征：这种征象表明沿巩膜扩展的水肿与正常图形视神经阴影成直角，由水肿的 Tenon 囊和视神经周围鞘膜的回声组成；部分患者会出现视网膜脱离或后极部包块征象

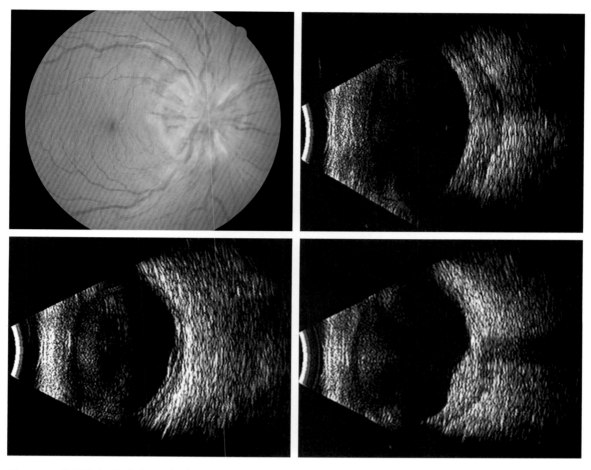

图 15-5　后巩膜炎：视盘充血、水肿，视网膜静脉迂曲扩张，黄斑区水肿（左上）；巩膜增厚，T 形征（右上）；视网膜脱离（左下）；视网膜后极部包块（右下）

（见图 15-5）。A 型超声在后巩膜炎的诊断上亦有意义，标准化 A 型超声显示眼球后部巩膜增厚表现出中高的"穗状"反射波。荧光血管造影（FFA）不能确诊后巩膜炎，仅用于了解后巩膜炎的病变程度以及与其他眼底疾病的鉴别，根据后巩膜炎对脉络膜和视网膜的影响程度，可以出现不同的临床征象，FFA 可显示视盘水肿、视网膜色素上皮脱离、渗出性视网膜脱离、黄斑囊样水肿等。同样，ICGA 也只能用于对病情发展的观察，在 ICGA 中期和晚期可见到区域性强荧光，大多数出现脉络膜灌注迟缓。CT 和 MRI 在后巩膜炎亦可显示后部球壁增厚，CT 除可显示巩膜厚度外，还可显示视神经前段和相邻眼外肌的变化，MRI 可帮助排除眼底的某些肿瘤。OCT 可识别视网膜黄斑区或视乳头周围浆液性脱离，有利于后巩膜炎的诊断及判断后巩膜炎的病变程度。抗核抗体（ANA）、抗双链 DNA 抗体（anti-dsDNA）、抗中性粒细胞胞浆抗体（ANCA）、C- 反应蛋白（CRP）、类风湿因子、梅毒等血清学检测亦可从系统免疫角度推测非感染性巩膜炎的可能性。

【鉴别诊断】

需要与以下疾病进行鉴别：①眶蜂窝织炎：常伴局部的红肿热痛，严重时可出现全身感染的表现，超声虽也可出现 T 形征，但此 T 形征为球后脂肪垫炎性水肿扩大造成。当形成脓肿后，可在球后脂肪强回声区内出现弱回声区，形状不规则，边界不清楚，这些表现均易与后巩膜炎相鉴别。②眼眶特发性炎症：许多症状与后巩膜炎相似，B 型超声检查也可显示巩膜增厚以及球后 T 形征，但其眶周软组织回声不均匀，可见 1个或多个低回声区或无回声区，CT 检查时眶内多可见到炎性肿块。③脉络膜黑色素瘤：眼球无突出，一般不伴疼痛，主要表现为视力下降，超声可见圆形或椭圆形脉络膜凹陷征及挖空征，而无球后水肿。

【治疗】

对于合并结缔组织或血管炎病相关联的巩膜炎,要联合内科积极治疗系统疾病。对于未伴发系统性疾病的早期后巩膜炎患者,可选用口服非甾体抗炎药,如吲哚美辛 25~50mg,每日 2~3 次。对于伴发前巩膜炎的患者,非甾体抗炎药也可有效缓解炎症和疼痛。对于伴发系统性疾病以及口服非甾体抗炎药未能有效控制病情的后巩膜炎患者,可选用全身足量糖皮质激素类药物。局部应用糖皮质激素类药物,应注意结膜下注射糖皮质激素有可能造成巩膜穿孔。糖皮质激素类药物无效时,可考虑采用免疫抑制剂治疗。如果巩膜有坏死表现,可考虑联合用药。长期应用激素以及免疫抑制剂应注意副作用。

表 15-1 是本章中涉及的几种常见球后病变的比较。

表 15-1 几种常见球后病变的比较

疾病	全身情况	症状	体征	视盘特点	影像学
DON	多伴甲状腺功能异常	视力下降、视野缺损、复视、色觉异常	眼睑退缩、上睑迟滞、眼球突出、眼球运动障碍、暴露性角膜炎等	视盘水肿、苍白或正常	CT、MRI 显示眶尖拥挤征象
IOI 视神经周围炎型	无	疼痛、视力减退	眼底可见静脉迂曲扩张等表现	视盘可充血水肿	增强 MRI 显示"双轨"征
颈动脉海绵窦瘘	多有头部外伤史	视力下降,复视,头部有"嗖嗖"或"隆隆"杂音	搏动性眼球突出、眼球运动受限、结膜血管迂曲扩张,眼压可升高,眼底视网膜静脉迂曲、扩张、出血等	视盘可充血、水肿	CT、MRI 可见眼上静脉扩张,海绵窦扩大
后巩膜炎	可伴全身免疫性疾病	眼痛、视力下降	眼球轻度突出、眼球运动受限、眼底脉络膜视网膜条纹,黄斑水肿、局限性隆起等	视盘充血水肿	B 超、CT、MRI 显示后巩膜增厚

(陈 曦 胡仔仲)

参考文献

[1] 杨培增,范先群. 眼科学[M]. 9 版. 北京:人民卫生出版社,2018.

[2] WEILER D L. Thyroid eye disease:a review [J]. Clin Exp Optom,2017,100(1):20-25.

[3] 刘星彤,周慧芳,范先群. 甲状腺功能障碍性视神经病变的影像学研究进展[J]. 临床眼科杂志,2016,24(3):269-273.

[4] 苏晴,程金伟,李盼,等. 甲状腺相关视神经病变的回顾性临床横断面研究[J]. 第二军医大学学报,2018,39(5):474-479.

[5] 吴中耀,何剑峰,杨华胜,等. 甲状腺相关眼病性视神经病变的临床分析[J]. 中华眼底病杂志,2004,20(3):142-144.

[6] SZABO B,SZABO I,CRIŞAN D,et al. Idiopathic orbital inflammatory pseudotumor:case report and review of the literature[J]. Rom J Morphol Embryol,2011,52(3):927-930.

[7] PEYSTER R G,HOOVER E D,HERSHEY B L,et al. High-resolution CT of lesions of the optic nerve [J]. Am J Roentgenol,1983,140(5):869-874.

[8] 葛坚. 眼科学[M]. 2 版. 北京:人民卫生出版社,2010.

[9] DING Z X,LIP G,CHONG V. Idiopathic orbital pseudotumour [J]. Clin Radiol,2011,66(9):886-892.

[10] NAIR A G,PATHAK R S,IYER V R,et al. Optic nerve glioma:an update [J]. Int Ophthalmol,2014,34(4):999-1005.

[11] GLASS L R,CANOLL P,LIGNELLI A,et al. Optic nerve glioma:case series with review of clinical,radiologic,molecular,and histopathologic characteristics [J]. Ophthal Plast Reconstr Surg,2014,30(5):372-376.

[12] 李凤鸣. 中华眼科学[M]. 3 版. 北京:人民卫生出版社,2014.

[13] 杨景存. 视神经病学[M]. 郑州:河南科学技术出版社,1996.

[14] 方严. 巩膜病学[M]. 北京:科学技术文献出版社,2005.

［15］卢建民.后巩膜炎为一种易误诊漏诊而可治性眼病［J］.中华实验眼科杂志.2012,30(8):757-760.

［16］WOON W H,STANFORF M R,GRAGAM E M. Severe idiopathic posterior scleritis in children［J］. Eye(Lond),1995,9: 570-574.

［17］SONIKA,NARANG S,KOCHHAR S,et al. Posterior scleritis mimicking macular serpiginous choroiditis［J］. Indian J Ophthalmol,2003,51(4):351-353.

［18］廖燕红,张惠蓉.颈动脉海绵窦瘘致低灌注性视网膜病变一例［J］.中华眼底病杂志,2003,19(5):317-318.

［19］瞿远珍,杨柳,方民,等.颈动脉海绵窦瘘眼征的临床分析［J］.中国卒中杂志,2011,6(7):529-532.

［20］高云霞,王蓉海,廖晋英,等.首诊于眼科的颈动脉海绵窦瘘二例［J］.中华眼科杂志,2016,52(2):129-131.

［21］HENDERSON A D,MILLER N R. Carotid-cavernous fistula:current concepts in aetiology,investigation,and management［J］. Eye(Lond),2018,32(2):164-172.

［22］SAATCI A O,SELVER O B,MEN S,et al. Single intravitreal ranibizumab injection for optic disc neovascularisation due to possibly traumatic,direct carotid cavernous fistula［J］. Clin Exp Optom,2014,97(1):90-93.

［23］GAPSIS B C,RANJIT R U,MALAVADE S,et al. Spontaneous resolution of ophthalmologic symptoms following bilateral traumatic carotid cavernous fistulae［J］. Digit J Ophthalmol,2013,19(2):33-38.

［24］ZHANG Y,ZHENG H,ZHOU M,et al. Teaching neuroimages carotid-cavernous fistula caused by fibromuscular dysplasia［J］. Neurology,2014,82(15):e134-e135.

第十六章

视盘相关综合征

视盘相关综合征主要是指那些与视盘相关、有眼部表现的遗传性疾病,如:尖头并指综合征、眼牙综合征等,也包括一些可导致视盘病理性改变的全身系统性疾病,如:高安综合征、Foster Kennedy综合征等。与视盘改变相关的综合征涉及面广,可涵盖全身各个系统疾病,这类综合征不属于常见病和多发病。本章仅选取一些常见和熟知的疾病,特别是亚洲人群多发的综合征。

第一节　Foster Kennedy 综合征

【别名】　Kennedy综合征、额叶基底部综合征、福斯特肯尼迪综合征。

【概述】　多由大脑额叶底部的肿瘤、血管瘤硬化、脑脓肿或蝶骨脑膜瘤所致,属脑额叶的基底部病变,损害在视神经交叉附近,又是偏于一侧,双眼视乳头先后发生损害。

【病因】　脑额叶基底部占位性病变,如肿瘤、脓肿或血管瘤;嗅叶蝶骨嵴脑膜瘤;蜘蛛膜炎;颈内动脉硬化;脑外伤。

【眼部临床特征】　患侧原发性下行性视神经萎缩,可出现中心暗点;健侧视乳头水肿,周边视野缩小,生理盲点扩大;眼外肌麻痹,眼球震颤,眼球突出(图16-1)。

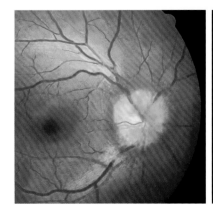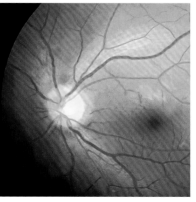

图 16-1　Foster Kennedy 综合征患者眼底表现

【全身性表现】　颅内压升高征(头痛、眩晕、恶心、呕吐);嗅觉丧失;血白细胞数增高;心脑血管病变。

第二节　Acosta 综合征

【别名】　Monge 综合征、高山病、登山者综合征。

【病因】　主要发生于高山地区,因海拔高时氧气压力低,缺氧导致脑水肿、肺水肿及全身一系列变化,常发生于登山者、飞行员以及高原生活者。

【眼部临床特征】　一过性视物模糊,偶有持久者;色觉分辨差;明适应差;眼睑水肿,球结膜及上巩膜血管扩张。

视乳头充血、水肿,视网膜静脉迂曲,动脉痉挛。

视野检查有黄斑回避,生理盲点扩大和出现暗点等。

【全身性表现】　烦躁不安;头疼;约在海拔 4 500m 高时出现神志恍惚、淡漠及判断障碍;海拔达到 5 500~6 000m 时,出现精神混乱、明显发绀、肌肉运动失调或肢体瘫痪、抽搐甚至昏迷。

第三节　Alberts-Schonberg 综合征

【别名】　广泛性脆性骨质硬化症、骨石化症、大理石骨病。

【概述】　发病率低,是一种少见的骨发育障碍性疾病,其主要特征为全身性骨质硬化、骨塑性异常、进行性贫血、肝脾肿大、容易骨折。临床上一般分为成年型和婴儿型:成年型系常染色体显性遗传,多属良性;婴儿型系常染色体隐性遗传,多属恶性。

【病因】　确切病因不明,属于常染色体遗传性疾病,可能与碳脱水酶II的缺陷有关,也有研究找到基因 CLCN7 的突变,而全基因组扫描发现另一个主要位点在 16p13.3。患者的成骨过程中软骨基质持续钙化,破骨细胞对其不能正常溶解吸收,以致骨组织不能改建,钙化的软骨细胞堆积,骨质变脆硬,发生骨髓硬化性贫血,继而出现髓外造血代偿性增生。

【眼部临床特征】　视力损害、眼距宽、斜视、上睑下垂、眼球突出、眼球震颤。如果颅骨下部的骨骼增厚,压迫脑神经通路,可致视乳头水肿、视神经萎缩、面神经麻痹和动眼神经麻痹。

【全身性表现】　大多数患者在婴儿期即可出现病态,可见皮肤苍白、方颅、多发性骨折等;全身大部分骨骼密度增高,高血红蛋白性贫血,有时在外周血液中出现幼稚的白细胞;良性患者的表现有:脑神经麻痹、弥漫性骨硬化;恶性患者的表现有:发育障碍、智力迟钝、四肢畸形、肝脾肿大及贫血等。

第四节　Apert 综合征

【别名】　尖头并指综合征、尖头合并并指(趾)畸形综合征。

【概述】　临床少见的先天性畸形综合征,特征为尖头或短头畸形、中脸发育不良及肢体畸形。

【病因】　是一种常染色体显性遗传疾病,临床所见多为新发的突变,多发生于父亲的胚系,家族显性遗传和胚芽嵌合的病例也偶有报道。基因学研究发现,Apert 综合征可由编码成纤维生长因子受体 -2 (FGFR-2)上的第二、第三位点(S252W、P253R)的基因突变引起,其中 P253R 突变者的临床表现更为严重,不同突变基因型的患者临床表现也不同。

【眼部临床特征】　眼距过宽、突眼、眼球突出导致的角膜溃疡、斜视、弱视、上睑下垂、眼肌麻痹、眼球震颤、视力减退;也可以出现虹膜缺损、脉络膜缺损、视网膜脱离等。由于视神经管狭小,导致视神经在视神经孔处受压,出现视盘水肿,常继发性视神经萎缩及展神经麻痹;视乳头下部受压或牵拉伸展,可导致上方视野缺损。

【全身性表现】　不规则的颅缝早闭,尖头(塔状头);面中部发育不良;对称性并指/趾,骨性或表皮的并指/趾,常见的是第2、3、4指骨/趾骨融合;肩肘关节骨联合固定;脊柱四肢发育不全;上颌骨发育不全,腭弓高,异位出牙,错位咬合等;传导性听力丧失,听力损伤常继发于慢性中耳炎或先天性镫骨足板固定;中枢神经系统发育不良,脑回畸形、脑室扩张、颅内压升高,智力低下。

第五节　Behr 综合征

【别名】　视神经萎缩伴共济失调综合征、顿挫性遗传性共济失调。

【概述】　本病罕见,为先天性发育不良,婴儿即出现视神经病变、锥体束症状及肢体运动失调,顿挫性进展若干年后趋向稳定,无性别差异。

【病因】　常染色体隐性遗传,也有常染色体显性遗传的家系报道。由于其基因表现度的差异,临床表现也是多种多样的。

【眼部临床特征】　视力障碍、眼球震颤及眼肌麻痹、视野缺损或出现中心暗点,常伴色盲;双侧球后视神经炎,视神经萎缩(1~9岁),视盘颞侧苍白,乳头黄斑束纤维萎缩,发病数年后趋于稳定静止,一般不会失明(图16-2)。

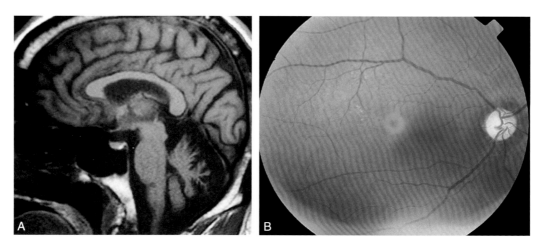

图 16-2　Behr 综合征患者的头颅 MRI 和眼底表现

A. 脑 MRI(矢状 T_1 加权图像)显示大脑皮质下显著的小脑萎缩;B. 眼底检查显示视盘苍白、视神经萎缩,无黄斑变性和视网膜色素变性

【全身性表现】　智力减退;共济运动失调症状,步态不稳,痉挛性截瘫;锥体束病征,如腱反射亢进,巴宾斯基征(Babinski 征)阳性;括约肌力减弱、肌张力增强;部分患者还可出现畸形足、腭裂、脑积水。

第六节　Bloch-Sulzberger 综合征

【别名】　色素失调综合征、色素颗粒细胞痣、色素失禁症。

【概述】　少见的先天性遗传性疾病,其特征为出生后不久即出现特殊的皮肤色素斑、水疱疹、毛发异常,并伴有眼损害、牙齿异常、癫痫、骨髓异常及先天性心脏病等。由于女性有2个X染色体,另一个X染色体的正常基因可将异常基因掩盖,故易存活,发病率高于男性数十倍。

【病因】　为 X 染色体显性遗传性疾病,是一种少见的外胚叶异常复合性遗传综合征。位于染色体上 Xq28 的 *NEMO* 基因突变可引起该病的发生,最常见的突变是基因重排,发生 *NEMO* 基因位点缺失。

【眼部临床特征】　约 1/3 的患者有眼部异常,眼睑和结膜色素沉着、小眼球、小角膜、角膜混浊、蓝色巩膜;近视、斜视、眼球震颤;虹膜异常、瞳孔畸形;先天性白内障,晶状体后纤维增生、假性神经胶质瘤。

　　眼底检查可见:视网膜色素沉着或脱失,视网膜下出血,视网膜皱襞,视盘炎,视神经萎缩。

【全身性表现】　出生时即有皮肤损害,皮疹先为红斑、大疱,多在肢体屈侧及躯干外侧呈线状排列,之后形成硬结或疣样损害,色素沉着与脱失并存,皮肤萎缩;毛发稀疏、指 / 趾甲发育不良、毛囊性皮肤萎缩;牙齿发育不全,出牙延迟或出牙不全;神经系统异常,精神障碍,智力低下,脑积水,癫痫、惊厥,痉挛性麻痹;先天性心脏病,小头畸形、侏儒、脊柱裂等。

第七节　Bonnet-Dechaume-Blanc 综合征

【别名】　视神经网膜血管瘤综合征、视神经网膜血管瘤病。

【概述】　先天性疾病,发病在儿童早期,偏瘫、智力衰退。单侧眼球突出、眼底弥漫血管瘤,合并心室肥大,脑病在视丘和中脑。

【病因】　常染色体显性遗传,非恶性血管异常。

【眼部临床特征】　单侧眼球突出,眼球震颤,斜视,球结膜血管扩张,瞳孔对光反射消失;眼底弥漫性视网膜动脉瘤,视网膜静脉曲张,视盘血管瘤,视盘水肿(图 16-3,图 16-4)。

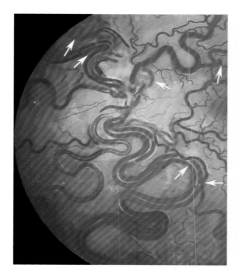

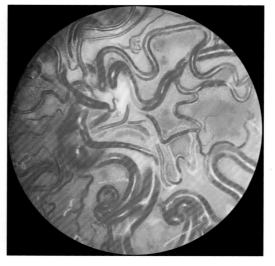

图 16-3　Bonnet-Dechaume-Blanc 综合征眼底表现
左眼底整个视网膜布满扩张的动静脉畸形血管

图 16-4　Bonnet-Dechaume-Blanc 综合征患者眼底表现
左眼底图,显示粗大扭曲的血管,大部分视盘被增厚的血管覆盖;自出生无光感

【全身性表现】　丘脑及中脑动静脉瘤,头颅听诊可闻及与心脏冲动一致的收缩期杂音;智力低下;偏瘫;左侧心脏肥大。

第八节　Canavan 综合征

【别名】　Canavan 病、神经系统海绵状退行性变性综合征、脑白质海绵状变性综合征。

【概述】　主要特征是出生 3~5 个月进行性头围增大、发育迟缓及肌张力低下,中枢神经系统海绵状退行性病变。

【病因】　常染色体隐性遗传,是由于乙酰天门冬氨酸酶编码基因缺陷导致乙酰天门冬氨酸酶活性受损,乙酰天门冬氨酸转化为乙酰 CoA 和天门冬氨酸的过程障碍,大量的 N- 乙酰天门冬氨酸在脑内蓄积所致,引起脑白质包括弓状纤维呈海绵状退行性改变。病理检查可见严重脑水肿,体积增大,脑皮质星形细胞高度水肿,并有空泡形成;脑白质髓鞘板层撕裂成大片状空泡,脑组织的细胞间隙增宽,可见肿胀的星形胶质细胞,晚期大脑白质广泛的脱髓鞘改变。

【眼部临床特征】　患儿出生后尚有视力,6 个月后出现水平眼球震颤,不能固视,瞳孔对光反射存在,眼底黄斑部出现樱桃红斑;约 1 岁后视力逐渐下降,直至全盲;眼底可见视盘边界欠清、色苍白、动静脉血管细,视神经萎缩,此时黄斑部樱桃红斑可消失。

【全身性表现】　婴儿期起病(通常 3~6 个月),对声音有过度的惊跳反应,不能注视,癫痫发作;6 个月后出现肌张力低,视觉减退;1 岁以后出现痉挛性瘫痪,进行性痴呆,肢体松弛,惊厥,耳聋,头围进行性增大,颅骨骨缝分开,多在 5 岁以内死亡。

第九节　Cockayne 综合征

【别名】　侏儒 - 视网膜萎缩 - 耳聋综合征 / 侏儒症、染色体 20- 三倍体综合征、科凯恩氏综合征。

【概述】　特征为侏儒症同时有视网膜萎缩与耳聋,发病于年幼儿童,出生后不久生长发育迟滞、皮肤对光异常敏感,呈现蝶形红斑,进行性神经系统功能异常、特殊面貌、听力障碍、视神经萎缩等。

【病因】　家族性遗传疾患,为常染色体隐性遗传的神经退行性病变。因 20 号染色体为三体,故又称 20- 三倍体综合征。已知可引起该病的致病基因主要有位于染色体 10q11.23 上的切除修复交叉互补 6(ERCC6)基因和染色体 5q12.1 上的 ERCC8 基因,这两个基因均与核苷酸切除修复中的转录偶联修复有关。

【眼部临床特征】　自幼视力差,眼球内陷,角膜混浊及白内障,瞳孔不圆,对散瞳剂不敏感。眼外肌麻痹,进行性注视麻痹,视网膜电图异常。眼底:视网膜萎缩或色素变性,黄斑部中心凹反光消失,视盘呈灰色或蜡黄色改变,视神经萎缩。

【全身性表现】　智力严重低下、听力减退、语言不清、手足徐动症、共济失调、癫痫等,均呈进行性;侏儒体型,颅骨发育障碍,骨质增生,脊柱后凸弯曲。关节强直四肢长,手足粗大;面部脂肪缺少呈老人容貌,肝脾肿大;皮肤对光线敏感,非炎性复发性丘疹,色素沉着及斑痕。

第十节　Christian 综合征

【别名】　Hand-Schuller-Christian 综合征、尿崩症 - 突眼 - 成骨不全综合征、类脂质肉芽肿、类脂质组织细胞增生病、网状内皮细胞肉芽肿、糖尿病性眼球突出成骨不全。

【概述】　此综合征有三个特征:眼球突出(双侧或单侧)、颅骨扁薄缺损、尿崩症。一般多见于 15 岁之前,男性略多于女性。

【病因】　病因不明,一般认为是脂肪代谢障碍而发病,可能与感染、代谢、过敏、肿瘤遗传及免疫等因素有关,病程缓慢,病理学特征性表现是病灶内朗格汉斯细胞的增生和聚集,CD1a 和 S100 免疫组化染色时朗格汉斯细胞呈阳性。该病易侵犯体内骨组织,尤以扁平骨为多,亦可侵犯肺、中枢神经系统、肝脏、皮肤和淋巴结。

【**眼部临床特征**】　约 1/3 患者有眼球突出、眼球搏动、眼肌麻痹、眼球运动障碍;眼睑水肿、瘀斑、黄色瘤,上睑下垂;角膜结膜类脂质沉积混浊或呈肉芽肿,角膜混浊知觉减退、蓝色巩膜。

眼底见:视网膜出血和渗出,视网膜静脉扩张和弯曲,视盘周围有黄色瘤沉着;视盘水肿及继发性视神经萎缩。

【**全身性表现**】　发热、皮疹、中耳乳突炎、上呼吸道感染、轻度的淋巴结肿大、肝脾肿大等,约一半的患者病变累及神经垂体和下丘脑可引起尿崩症。影像学检查:骨质缺损和骨质溶解显示锐的边界(多见于肋骨、颅骨、骨盆、股骨),板状骨示厚薄不匀,还可累及脊椎骨与其他长骨;皮肤黏膜黄色瘤及肉芽肿;心肺脑组织均可发生病变;贫血,血胆固醇正常或增高,骨髓可见巨噬细胞、淋巴细胞与嗜伊红细胞。

第十一节　Jensen Ⅰ 综合征

【**别名**】　Jensen 病、邻视乳头视网膜脉络膜炎、视乳头旁脉络膜炎。

【**概述**】　为一种特殊的视网膜脉络膜炎。

【**病因**】　不明,一般认为是结核所致。

【**眼部临床特征**】　玻璃体轻度混浊,视盘邻近部位可见一圆形或椭圆形相当于 1 个 PD 大小的灰白色渗出斑,边界不清,略隆起,该处视网膜血管被渗出物所遮盖,并有小出血点,视盘轻度水肿;视野缺损与生理盲点相连,中心暗点扩大;一般能保持良好的中心视力,电生理检查基本正常,眼底荧光血管造影示视网膜血管无损害。

【**全身性表现**】　无特征性表现。

第十二节　Kimmelstiel-Wilson 综合征

【**别名**】　糖尿病 - 肾病综合征、毛细血管间肾小球硬化综合征、肾小球透明变性糖尿病综合征、糖尿病高血压肾病综合征。

【**概述**】　主征为糖尿病、高血压、肾衰竭以及视网膜病变,患者的肾小球具有明显的透明性结节样增厚的改变。

【**病因**】　尚不清楚,是一种继发于糖尿病的毛细血管病变及肾实质损害。

【**眼部临床特征**】　糖尿病性白内障和眼外肌麻痹,继发性青光眼,玻璃体积血;高血压和糖尿病视网膜病变,视网膜出血渗出、微细动脉瘤,黄斑区星芒斑,动静脉交叉压迫征;视盘周围及视网膜新生血管增殖性视网膜病变,浆液性视网膜脱离,视盘和后极部水肿。

【**全身性表现**】　动脉性高血压;糖尿病性肾病,血尿、蛋白尿、尿素氮及非蛋白氮增高,肾衰竭,末梢神经病变,四肢水肿,昏迷。

第十三节　Peter 综合征

【**别名**】　眼牙综合征、Rutherford 综合征。

【**概述**】　属于先天性胚胎发育异常的一种综合征,主要特征为牙齿稀少、牙釉质发育不良和眼部病变。

【病因】 大部分属于常染色体隐性遗传，或不规则显性遗传，系胚胎期角膜胚叶缺陷与晶状体间不完全分离而导致。

【眼部临床特征】 高度近视、视力低下、视野缩小；假性眼球突出、大角膜、角膜混浊（中央区或周边）、晶状体异位、白内障；无虹膜或虹膜前粘连、瞳孔膜残留、前房浅、角巩膜葡萄肿、继发性青光眼；视乳头生理凹陷扩大、视神经萎缩、黄斑区色素沉着。

【全身性表现】 牙齿稀少而小，牙列不整，牙釉质发育不良，牙龈增殖肥厚。

第十四节　Purtscher 综合征

【别名】 远达性视网膜损伤综合征、远距创伤性视网膜血管病、脂肪栓塞综合征、外伤性视网膜血管病变。

【概述】 当身体其他部位受到挤压等创伤后，引起视网膜血管特有的改变，一般在受伤后数小时至数天间发病。

【病因】 是由确切、不易被忽视的疾病或治疗等因素诱发的，而且两者的间隔时间短，例如：外伤、感染性疾病、结缔组织病、医源性因素等，其发病机制的多样性已逐渐被接受，特征性的改变是 Purtscher 斑，目前认为是视网膜前小动脉栓塞的后果，是一种介于视网膜动脉与视网膜毛细血管之间的中等大小的血管的栓塞，但也可能是由静脉反流和视网膜血管扩张所导致的血液成分的外溢。

【眼部临床特征】 最多见于头颅和/或胸部挤压性外伤后，单眼或双眼的视盘周围浅表层和/或深层视网膜缺血性梗死斑。视网膜深层斑呈淡黄色或灰白色多角形斑，位于视网膜血管下，多散在或呈镶嵌状分布，称为 Purtscher 斑；视网膜浅表层斑是白色的软性渗出斑。还常伴有斑点状或火焰状视网膜出血、视盘水肿、视盘部血管怒张、黄斑区水肿等病变，偶尔有视网膜前出血，视力明显下降。发病 1~3 个月后眼底改变可完全消失，呈现正常视网膜像，但多数会遗留视网膜色素上皮的斑点状紊乱和/或视神经萎缩。眼底血管造影可见视网膜动脉充盈迟缓和后极部视网膜毛细血管无灌注区（图 16-5）。

【全身性表现】 颅骨、肋骨或四肢骨骨折，胸部挤压伤、肺部充血、呼吸困难。此外，临床上很多其他情况亦常伴发 Purtscher 视网膜病变，如胰腺炎或胰腺癌、淋巴增殖病、胶原血管病（系统性红斑狼疮、硬皮病和皮肌炎）、血液病、妊娠、羊水栓塞、肾移植、骨髓移植、恶性高血压、HIV 感染、球后麻醉、眼眶周围激素注射等，这类非外伤相关疾病引起的常称为 Purtscher 样或 Purtscher 类视网膜病变。

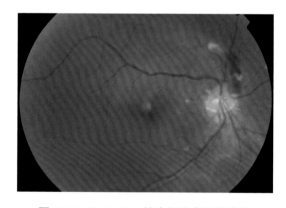

图 16-5　Purtscher 综合征患者眼底表现

第十五节　Symonds 综合征

【别名】 Quincke 综合征、耳源性脑积水综合征、浆液性脑膜炎综合征、假性脑瘤综合征。

【概述】 主要特征为过量的脑脊液，导致颅内压增高，常并发中耳炎，而无脑炎病征，可间歇发病，但经手术或病理解剖并无肿瘤，偶尔可自行治愈，多见于儿童和青少年，预后佳。

【病因】 过去曾认为中耳感染引起的蛛网膜炎，导致脉络丛脑脊液的分泌亢进和蛛网膜绒毛对脑脊液的吸收功能减弱，使脑脊液蓄于脑室系统及蛛网膜下腔以致颅内压增高。而 Symonds 认为是严重的乙状窦栓塞性静脉炎引起了颅内静脉回流受阻、吸收功能障碍从而发生交通性脑积水。静脉窦的梗阻可由无菌性血栓性静脉炎的扩散至上矢状窦引起蛛网膜绒毛的封闭,并降低脑脊液的吸收,过多的脑脊液升高了颅内压,造成假性脑瘤综合征。

【眼部临床特征】　视力减退,取决于视神经受损害的程度;同侧展神经麻痹,复视;视网膜出血和渗出、中度到重度的视盘水肿,继而发生视神经萎缩、视野缩小。

【全身性表现】　脑脊液压力明显升高,常超过 300mm 水柱(正常 80~180mm);间歇性发作剧烈头痛、恶心、呕吐及眩晕、嗜睡;中耳炎,可合并有乳突炎、脑膜炎;脑脊液清澈,无细胞和蛋白的异常。

第十六节　Takayasu 综合征

【别名】　高安综合征、Takayasu 病、低血压性眼血管病变、无脉病、多发性大动脉炎、女青年主动脉弓动脉炎综合征、慢性锁骨下动脉颈动脉阻塞综合征。

【概述】　是指主动脉弓及其主要分支及肺动脉的慢性进行性非特异性炎症,常见于头臂干动脉、肾动脉、胸腹主动脉、冠状动脉、肺动脉,早期表现为活动性炎症,晚期出现血管硬化,从而引起管腔狭窄或闭塞而导致器官缺血。发病年龄在青壮年,以女性为多。

【病因】　不明,发病多与自身免疫、内分泌及遗传因素有关,也可能与链球菌、结核菌、病毒等感染后产生变态反应有关,活动期出现白细胞增高、血沉加快、C 反应蛋白阳性、血清球蛋白增高。组织学检查示为一种圆细胞非特异性炎症,血管各层均受累,弹力层破裂,内层萎缩及纤维化,致动脉管道狭窄或闭塞。

【眼部临床特征】　间歇性视物模糊,直立时更明显,一过性黑矇,向心性视野缩小,出现眼前部缺血性变化;球结膜血管扩张、血流瘀滞、角膜混浊、虹膜萎缩、虹膜新生血管位于瞳孔缘和周边部、瞳孔散大、并发性白内障、继发性青光眼、眼球下陷等。

1. 眼底早期　正常,病程持续较久,双眼出现视盘水肿,可有花圈样新生血管,视盘周围可见动静脉吻合,视网膜血管宽窄不一,可有微血管瘤及出血点,周边部视网膜血管闭塞(图 16-6)。

2. 眼底晚期　视神经萎缩,视盘附近出现动静脉吻合的大环,动静脉呈银丝状,周边血管窥不清,视网膜中央动脉压降低,增殖性视网膜病变,视网膜脱离,玻璃体混浊或积血。

【全身性表现】　无脉征:头颈部及上肢动脉(肱动脉、桡动脉)搏动消失,上肢血压降低甚至测不出;中枢神经缺血征、发作性晕厥、眩晕、偏瘫失语、癫痫、间歇性跛行;面部肌肉萎缩、咀嚼肌软弱无力、鼻中隔软骨穿孔、鼻黏膜萎缩、口黏膜溃疡、牙齿脱落;压迫颈动脉窦可诱致意识丧失,血管造影常表现有少量血流入颈动脉及无名动脉;血沉增快、血丙种球蛋白增高、血白蛋白降低。

第十七节　Terson 综合征

【别名】　蛛网膜下腔出血综合征、蛛网膜下腔出血 - 眼出血综合征、蛛网膜下腔出血合并玻璃体积血综合征。

【概述】　因颅内动脉瘤破裂、外伤性脑血管破裂或特发性蛛网膜下腔出血,致颅内压升高,视网膜血液循环障碍,而引起视网膜出血、玻璃体积血。特发性蛛网膜下腔出血的患者中有 20%~50% 伴有眼内出血,而蛛网膜下腔出血继发视网膜或玻璃体腔积血的死亡率明显高于单纯颅内出血者。

【病因】　因颅内压的突然升高,其压力可通过脑积液传导至视神经眶内段,压迫穿越此间隙的视网膜中央静脉,引起眼部的静脉回流障碍,导致视盘及视网膜小静脉和毛细血管的破裂,出血于视网膜或内界膜下,出血量大时可以穿透内界膜到达玻璃体内。

【眼部临床特征】　视力突然下降,眼肌麻痹,双侧瞳孔不等大,对光反应迟钝;玻璃体积血,视乳头周围出血或视网膜前出血,视乳头水肿,视神经炎。

【全身性表现】　突然头痛、意识丧失、颈项强直、颅内出血体征;颅内压增高、血性脑脊液。

第十八节　Wyburn-Mason 综合征

【别名】　脑-视网膜动静脉瘤综合征。

【概述】　为中脑与视网膜动静脉瘤,病变于出生时已存在,常在 20~30 岁发病,多见于男性,主要是动静脉交通形成的血管瘤,瘤体破裂出血引起的症状。

【病因】　病因不明,呈常染色体显性遗传,可能与中胚叶、外胚叶发育不良有关,产生动静脉畸形吻合,主要影响中脑、视网膜及皮肤。

【眼部临床特征】　单眼可见视网膜的动静脉直接吻合,全部视网膜血管迂曲扩张,呈蔓状,视盘水肿;眼底后极部可见动静脉瘤,周边可见葡萄样成串的动脉瘤;视神经孔扩大或视神经萎缩;单眼视力可因瘤体破裂出血视力突然丧失,上睑下垂、眼球震颤、突发性突眼、眼外肌麻痹(图 16-6,图 16-7)。

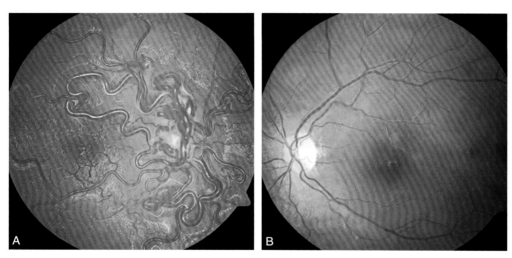

图 16-6　Wyburn-Mason 综合征患者的眼底表现

A. 右眼视网膜上巨大的动静脉畸形血管遮盖视盘;B. 左眼视盘颞侧色苍白

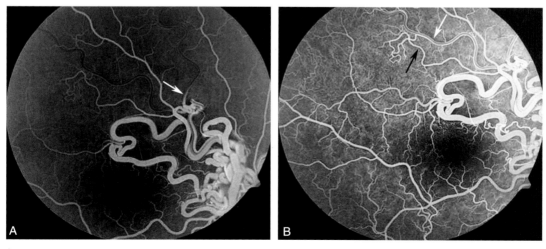

图 16-7　Wyburn-Mason 综合征患者的右眼底荧光血管造影

A. 静脉充盈早期显示巨大扭曲的视网膜血管(白色箭头);B. 视网膜动脉(黑色箭头)与静脉(白色箭头)的异常吻合支

【全身性表现】　眼病同侧三叉神经分布区的颜面部有多发性血管痣。偶有色素沉着。神经系统症状取决于中脑动静脉瘤的大小、部位以及有无破裂;中脑动脉瘤常可出现 Weber 综合征:患侧动眼神经麻痹与对侧肢体中枢性偏瘫。部分有智力障碍和精神症状。当动脉瘤破裂时出现剧烈头痛、呕吐、意识障碍、脑膜刺激征、耳鸣耳聋、失语、小脑性共济失调等症状。

第十九节　Zellweger 综合征

【别名】　脑 - 肝 - 肾综合征。

【概述】　为先天性髓鞘脱失性病变,病变累及眼部、肝、肾和脑神经。

【病因】　为常染色体隐性遗传,其确切的遗传缺陷尚不清楚。可能的病因为过氧化酶体缺乏和多发性过氧化物酶功能缺陷,造成脑灰白质、脊髓及周围神经的脱髓鞘改变。

【眼部临床特征】　宽眼距、内眦赘皮;斜视、小眼球、眼球震颤、角膜混浊;单侧瞳孔散大、光反应消失,眼压升高,白内障。眼底可见:视盘呈灰白色、边界不整,视网膜有色素紊乱及色素脱失区;视网膜血管狭窄、视网膜裂孔、毯层视网膜变性。ERG 呈熄灭现象。

【全身性表现】　颅面畸形、中枢神经系统发育异常、肝硬化和肾脏微小囊肿是其典型的临床特征。颅面畸形包括前囟和颅缝增宽、前额高而隆起、耳位低且外形异常、三角形嘴、高腭弓、低鼻梁、小下颌等,神经系统的损害极为严重,新生儿期即表现嗜睡、少动、对刺激无反应、吸吮和吞咽困难、抽搐、肌张力低下、握持反射消失等,随年龄增长,神经和运动发育迟缓症状更趋明显,全部患儿均有不同程度的肝脏肿大、肾脏微小囊肿,部分患儿伴有严重听力障碍、皮纹异常、肢体畸形、先天性心脏病。90% 死于 1 岁以内。

第二十节　其他综合征

一、Crouzon 综合征

【别名】　遗传性家族性颅面骨发育不全、颅狭小综合征、颅面骨发育障碍综合征。

【眼底临床特征】　视神经孔变窄、变扁,可能与视神经萎缩有关。

二、Launois 综合征

【别名】　垂体巨大畸形综合征、伴垂体机能减退的巨人症、Neurath-Cushing 综合征、巨人畸形综合征。

【眼底临床特征】　视野双颞侧缺损,视神经乳头部分色苍白,视神经萎缩。

三、Paget 综合征

【别名】　Pozzi 综合征、畸形性骨炎、先天性高磷酸盐血症、畸形性骨外层肥厚综合征。

【眼底临床特征】　视乳头水肿,视网膜出血、动脉硬化及色素变性,黄斑盘状变性,脉络膜萎缩变性,视神经萎缩。

四、Papillorenal 综合征

【别名】 视乳头 - 肾综合征、肾 - 视神经盘缺损综合征、肾缺损综合征。
【眼底临床特征】 视神经盘发育不良为主。

五、Patau 综合征

【别名】 13 染色体三体综合征、帕套综合征。
【眼底临床特征】 视网膜发育不良,视神经发育不良,可见独眼畸形。

六、Pelizaeus-Merzbacher 综合征

【别名】 先天性皮质外轴突发育不全、家族性中脑叶硬化、慢性婴儿型脑硬化症。
【眼底临床特征】 视网膜色素变性、视盘苍白水肿、视神经萎缩、黄斑中心凹反光消失。

七、Pickwickian 综合征

【别名】 肥胖者心脏呼吸综合征、肥胖呼吸困难嗜睡综合征、肥胖性心肺综合征。
【眼底临床特征】 眼前部静脉充血、视网膜静脉迂曲、视网膜出血渗出、视盘水肿。

八、Reye 综合征

【别名】 急性脑病综合征、脑病合并内脏脂肪变性综合征、肝变性 - 脑病综合征。
【眼底临床特征】 瞳孔散大,对光发射迟钝或消失,皮质盲,视盘水肿。

九、Rollet 综合征

【别名】 眶尖综合征、眶尖蝶骨综合征、眶上裂视神经孔综合征、蝶骨裂视神经管综合征。
【眼底临床特征】 视网膜静脉怒张,视网膜出血,视盘水肿,视神经萎缩。

十、Romberg 综合征

【别名】 进行性半侧面萎缩综合征、偏侧面部萎缩综合征、Parry-Romberg 综合征。
【眼底临床特征】 脉络膜炎,视盘水肿,视神经萎缩。

十一、Rothmund 综合征

【别名】 Rothmund-Thomson 综合征、毛细血管扩张色素沉着白内障综合征、先天性萎缩性皮肤异色病、外胚叶综合征、先天性皮肤异色病合并青年性白内障综合征。
【眼底临床特征】 双眼先天性白内障,视网膜色素沉着过多,视神经乳头倾斜。

十二、Rubinstein-Taybi 综合征

【别名】　宽拇指 - 大脚踇趾综合征、巨指趾综合征、Robinstein 综合征。

【眼底临床特征】　虹膜缺损，脉络膜缺损，视神经缺损，视神经萎缩。

十三、Russell 综合征

【别名】　婴儿间脑综合征、婴儿消瘦综合征、饿虚综合征。

【眼底临床特征】　常常出现神经系统症状，视神经萎缩，少有视乳头水肿。

十四、Schilder 综合征

【别名】　弥漫性轴索周围性脑炎、广泛性脱髓鞘病、弥漫性脑硬化。

【眼底临床特征】　视神经水肿，球后视神经炎，视神经萎缩。

十五、Usher 综合征

【别名】　视网膜色素变性伴耳聋综合征、遗传性耳聋 - 色素性视网膜炎综合征、聋哑伴视网膜色素变性综合征。

【眼底临床特征】　视网膜呈地毯样色素变性及视网膜萎缩，视网膜动静脉变细，视乳头萎缩。

十六、Von Recklinghausen 综合征

【别名】　多发性神经纤维瘤综合征、神经纤维瘤病。

【眼底临床特征】　视乳头、视神经和视交叉部也可发生肿瘤，视乳头水肿、视神经萎缩（原发性或继发性）。

十七、Wagner 综合征

【别名】　遗传性玻璃体视网膜变性 - 腭裂综合征、遗传性玻璃体视网膜变性、玻璃体视网膜变性综合征。

【眼底临床特征】　视乳头苍白，假性视乳头水肿，Bergmeister 视乳头病变。

十八、Wegener 综合征

【别名】　肉芽肿性动脉炎 - 肾小球肾炎综合征、Wegener 肉芽肿病、动脉炎 - 肺 - 肾病变综合征。

【眼底临床特征】　视乳头水肿，视神经炎，视神经萎缩。

十九、Wiskott-Aldrich 综合征

【别名】　湿疹 - 感染 - 血小板减少三联综合征、Aldrich 综合征、免疫缺陷 - 湿疹 - 血小板减少病。

【眼底临床特征】　视网膜出血，视乳头周围出血及视乳头水肿。

二十、Zollinger-Ellison 综合征

【别名】 多发性内分泌腺瘤病综合征、Z-E 综合征、多腺体腺瘤病。

【眼底临床特征】 视乳头水肿,视神经萎缩。

(刘肖艺)

参考文献

[1] 李凤鸣.眼科全书[M].北京:人民卫生出版社,1996.

[2] 林顺潮,赵秀琴.常见眼病综合征[M].北京:人民卫生出版社,2008.

[3] KHONG J J,ANDERSON P J,HAMMERTON M,et al. Differential effects of FGFR2 mutation in ophthalmic findings in Apert syndrome[J]. Journal of craniofacial surgery,2007,18(1):39-42.

[4] HSU C M,LIN M C,SHEU S J. Manifested strabismus in a case of Apert syndrome[J]. Journal of the Chinese Medical Association,2011,74(2):95-97.

[5] LIASIS A,WALTERS B,THOMPSON D,et al. Visual field loss in children with craniosynostosis[J]. Child's Nervous System,2011,27(8):1289-1296.

[6] BARTELS,MARJOLIJN C,VAANDRAGER,et al. Visual loss in syndromic craniosynostosis with papilledema but without other symptoms of intracranial hypertension[J]. Journal of Craniofacial Surgery,2004,15(6):1019-1022.

[7] SCHRAMM P,SCHEIHING M,RASCHE D,et al. Behr syndrome variant with tremor treated by VIM stimulation[J]. Acta neurochirurgica,2005,147(6):679-683.

[8] FELICIO A C,GODEIRO-JUNIOR C,ALBERTO L G,et al. Familial Behr syndrome-like phenotype with autosomal dominant inheritance[J]. Parkinsonism & related disorders,2008,14(4):370-372.

[9] COPELIOVITCH L,KATZ K,ARBEL N,et al. Musculoskeletal deformities in Behr syndrome[J]. Journal of Pediatric Orthopaedics,2001,21(4):512-514.

[10] SCHMIDT D,AGOSTINI H,SCHUMACHER M. Twenty-seven years follow-up of a patient with congenital retinocephalofacial vascular malformation syndrome and additional congenital malformations(Bonnet-Dechaume-Blanc syndrome or Wyburn-Mason syndrome)[J]. European journal of medical research,2010,15(2):88-91.

[11] JIARAKONGMUN P,ALVAREZ A,RODESCH G,et al. Clinical course and angioarchitecture of cerebrofacial arteriovenous metameric syndromes. Three demonstrative cases and literature review[J]. Interventional neuroradiology,2002,8(3):251-264.

[12] BRODSKY M C,HOYT W F. Spontaneous involution of retinal and intracranial arteriovenous malformation in Bonnet-Dechaume-Blanc syndrome[J]. Br J Ophthalmol,2002,86(3):360-362.

[13] SCHMIDT D,PACHE M,SCHUMACHER M. The congenital unilateral retinocephalic vascular malformation syndrome(Bonnet-Dechaume-Blanc syndrome or Wyburn-Mason syndrome):review of the literature[J]. Survey of ophthalmology,2008,53(3):227-249.

[14] BHATTACHARYA J J,LUO C B,SUH D C,et al. Wyburn-Mason or Bonnet-Dechaume- Blanc as cerebrofacial arteriovenous metameric syndromes(CAMS). A new concept and a new classification[J]. Interventional neuroradiology,2001,7(1):5-17.

[15] BASLOW M H,GUILFOYLE D N. Canavan disease,a rare early-onset human spongiform leukodystrophy:Insights into its genesis and possible clinical interventions[J]. Biochimie,2013,95(4):946-956.

[16] BASLOW M H. Canavan's spongiform leukodystrophy:a clinical anatomy of a genetic metabolic CNS disease[J]. Journal of molecular neuroscience,2000,15(2):61-69.

[17] LEE S Y,KIM T W,HWANG J M,et al. Peripapillary retinal nerve fibre thickness profile with optical coherence tomography in congenital tilted disc syndrome[J]. Acta ophthalmologica,2012,90(5):e412-e413.

[18] SUNIL P,GOYAL G. Teaching NeuroImages:honeycomb appearance of the brain in a patient with Canavan disease[J]. Neurology,2011,76(13):e68.

［19］SULEYMAN C. Unilateral tilted disc and ipsilateral keratoconus in the same eye［J］. BMJ case reports,2011.

［20］LAI A T,CHIU S L,LIN I C,et al. Foster Kennedy syndrome:now and then［J］. J Neuro-Ophthalmol,2014,34（1）:92-94.

［21］ACEBES X,ARRUGA J,ACEBES J J,et al. Intracranial meningiomatosis causing foster kennedy syndrome by unilateral optic nerve compression and blockage of the superior sagittal sinus［J］. J Neuro-Ophthalmol,2009,29（2）:140-142.

［22］ZOHDY G,GHABRA M,DONOGUE C. Nasopharyngeal carcinoma:A cause of Foster Kennedy syndrome［J］. Eye,1994,8(3):364-367.

［23］TAMAI H,TAMAI K,YUASA H. Pachymeningitis with pseudo–Foster Kennedy syndrome［J］. Am J Ophthalmol,2000,130（4）:535-537.

［24］LIN B,YANG H,QU L,et al. Primary meningeal melanocytoma of the anterior cranial fossa:a case report and review of the literature［J］. World journal of surgical oncology,2012,10（1）:135.

［25］SHVETA B,DABBS T,LONG V. Pseudo-Foster Kennedy syndrome due to unilateral optic nerve hypoplasia:a case report［J］. J Med Case Rep,2008,2（1）:86.

［26］LIEBERMAN P H,JONES C R,DARGEON H W K,et al. A reappraisal of eosinophilic granuloma of bone,Hand-Sghuller-Christian syndrome and Letterer-Siwe syndrome［J］. Medicine,1969,48（5）:375-400.

［27］BAS B,DURAN H,SENYURT O,et al. Eosinophilic granuloma:resolution of lesion after biopsy［J］. J Craniofac Surg,2011,22（6）:2409-2412.

［28］SHAHLA A,PARVANEH V,HOSSEIN H D. Langerhans cells histiocytosis in one family［J］. Pediatr Hematol Oncol,2004,21（4）:313-320.

［29］NEWTON K A,ANDERSON I M. Long-term remission following methotrexate therapy in a case of hand-schuller-christian disease［J］. Postgrad Med J,1965,41（471）:33-36.

［30］NGUYEN B D,ROARKE M C,CHIVERS S F. Multifocal Langerhans cell histiocytosis with infiltrative pelvic lesions:PET/CT imaging［J］. Clin Nucl Medicine,2010,35（10）:824-826.

［31］HATCH F E,PARRISH A E. Apparent remission of a severe diabetic on developing the Kimmelstiel-Wilson syndrome［J］. Ann Intern Med,1961,54（3）:544-549.

［32］BILGIN O,RÉMI J,NOACHTAR S. Straw Peter Syndrome–A Literary Mistake ?［J］. European neurology,2008,59（6）:336-337.

［33］PETER J,DAVID S,JOSEPH G,et al. Hypoperfusive and hypertensive ocular manifestations in Takayasu arteritis［J］. Clin Ophthalmol,2010,4:1173-1176.

［34］MATOS K T,ARANTES T,SOUZA A W,et al. Retinal angiography and colour Doppler of retrobulbar vessels in Takayasu arteritis［J］. Can J Ophthalmol,2014,49（1）:80-86.

［35］KAUSHIK S,GUPTA A,GUPTA V,et al. Retinal arterial occlusion in Takayasu's arteritis［J］. Indian J Ophthalmol,2005,53（3）:194-196.

［36］SUGIYAMA K,IJIRI S,TAGAWA S,et al. Takayasu disease on the centenary of its discovery［J］. Jpn J Ophthalmol,2009,53（2）:81-91.

［37］CHUN Y S,PARK S J,PARK I K,et al. The clinical and ocular manifestations of Takayasu arteritis［J］. Retina,2001,21（2）:132-140.

［38］LIU A,CHEN Y W,CHANG S,et al. Junctional visual field loss in a case of Wyburn-Mason syndrome［J］. J Neuro-Ophthalmol,2012,32（1）:42-44.

［39］MATSUO T,YANAI H,SUGIU K,et al. Orbital exenteration after transarterial embolization in a patient with Wyburn-Mason syndrome:Pathological findings［J］. Jpn J Ophthalmol,2008,52（4）:308-313.

［40］MADEY J,LEHMAN R K,CHAUDRY I,et al. Teaching NeuroImages:A typical Wyburn- Mason syndrome［J］. Neurology,2012,79（10）:e84.

［41］PATEL U,GUPTA S C. Wyburn-Mason syndrome［J］. Neuroradiology,1990,31（6）:544-546.

［42］LEE P R,RAYMOND G V. Child neurology:Zellweger syndrome［J］. Neurology,2013,80（20）:e207-e210.

［43］FILETA J B,BENNETT T J,QUILLEN D A. Wyburn-Mason syndrome［J］. JAMA Ophthalmol,2014,132（7）:805.

［44］AYDEMIR O,KAVURT S,ESIN S,et al. Fetal echogenic bowel in association with Zellweger syndrome［J］. Journal of obstetrics and gynaecology research,2014,40（6）:1799-1802.

［45］CRANE D I. Revisiting the neuropathogenesis of Zellweger syndrome［J］. Neurochem Int,2014,69:1-8.

[46] EBBERINK M S, KOFSTER J, WANDERS R J, et al. Spectrum of PEX6 mutations in Zellweger syndrome spectrum patients[J]. Hum mutat, 2010, 31(1): E1058-E1070.

[47] MARTINEZ M, ICHASO N, SETIEN F, et al. The Δ4-desaturation pathway for DHA biosynthesis is operative in the human species: Differences between normal controls and children with the Zellweger syndrome [J]. Lipids Health Dis, 2010, 9(9): 98.

[48] NOGUER M T, MARTINEZ M. Visual follow-up in peroxisomal-disorder patients treated with docosahexaenoic acid ethyl ester [J]. Invest Ophthalmol Vis Sci, 2010, 51(4): 2277-2285.

[49] CHARIBA S, DAOUDI R. Purtscher retinopathy in Lupus [J]. Pan Afr Med J, 2015, 16(22): 154.

[50] WEAVER R G, CASHWELL L F, LORENTZ W, et al. Optic nerve coloboma associated with renal disease [J]. Am J Med Genet, 1988, 29(3): 597-605.

第十七章

视盘相关手术

第一节　视盘小凹相关黄斑病变的手术治疗

【概述】

视盘小凹（optic disc pit）是一种少见的先天性视盘异常，患病率为 1∶11 000，在遗传学上表现为常染色体显性遗传。先天性视盘小凹若未合并黄斑部浆液性脱离，视力可正常。30 岁左右，25%~75% 的患者会出现视盘小凹相关的黄斑部视网膜脱离（图 17-1），导致视力急剧下降，并有视物变形，儿童中亦有报道。患者常因黄斑部病变导致中心视力下降而就诊。未合并黄斑区病变的患者往往常规眼底检查时才会被发现异常。典型改变是视乳头上有境界清晰的凹陷形成，往往在视盘颞侧（约占70%），但也可以见于视盘中央或其他部位。有小凹存在的视乳头常比对侧大。小凹患者可发生视野缺损，最常见的视野缺损表现为相应于小凹部位的生理盲点扩大、旁中心暗点，但也可不典型，或不产生视野缺损。相干光断层成像（optical coherence tomography，OCT）显示黄斑囊样水肿和浆液性视网膜脱离；囊样水肿在黄斑束之间更明显，并可伴视网膜外层劈裂；视盘颞侧筛板组织缺失，黄斑区视网膜脱离，并与视盘小凹裂隙相连（图 17-2，图 17-3）。荧光血管眼底造影检查显示造影早期由于视盘小凹处无血管而呈低荧光，晚期小凹组织荧光素着染，呈强荧光，在浆液性脱离区可有荧光素积存。

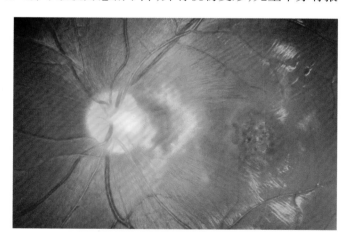

图 17-1　视盘小凹性视网膜病变患者眼底彩色照相图片

【治疗】

（一）视盘小凹相关黄斑病变治疗的发展

目前尚无公认有效的治疗方法，约 25% 视盘小凹相关黄斑病变能够自行缓解，因此保守观察曾是最初推荐的方法，如双眼遮盖卧床休息、口服皮质类固醇等，但视网膜脱离自行愈合后视功能恢复差，大多

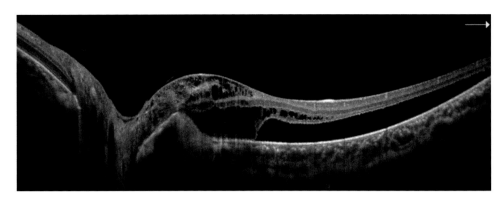

图 17-2　图 17-1 患者 OCT 检查示黄斑部神经视网膜的脱离和劈裂

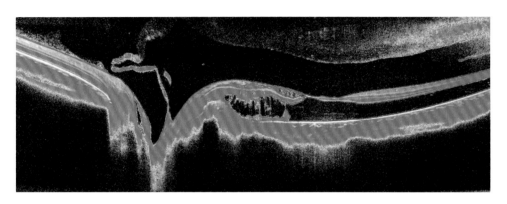

图 17-3　图 17-1 患者 OCT 检查示玻璃体和小凹内纤维组织之间明显的粘连和牵引

数视网膜专家还是更倾向于积极的干预。

如果脱离在 3 个月后尚未消失,应采用激光光凝治疗。光凝的目的是使离小凹最近处视盘外缘的视网膜产生瘢痕性粘连,用以封闭小凹通向视网膜的通道,使黄斑区脱离复位。具体方法为:用氩离子激光(或氪红激光)沿小凹最邻近处的视盘外缘光凝视网膜 2~3 排,光斑可交错融合。激光参数:光斑 200μm,时间 0.1~0.2 秒,能量掌握在刚能在 RPE 水平引起淡灰白色改变即可(Ⅰ级光斑)。但应指出的是,大量的临床研究表明,单独应用激光治疗的结果仍难以预料。Gass 对 2 例患者应用激光光凝颞侧视盘边缘,期望通过产生视盘边缘的脉络膜视网膜粘连,从而减少液体从视盘小凹进入视网膜下腔,但结果并不令人满意:1 例患者视网膜脱离加重,另外 1 例保持稳定。1972 年,Mustonen 报道应用氩激光光凝,治疗的 3 例患者 1~2 年后视网膜均复位,但是只有 1 例视力提高。1975 年,Brockhurst 报道氩激光光凝 6 例患者视盘边缘的视网膜脱离部位,其中 5 例视网膜复位。激光治疗存在的问题是,治疗后多久视网膜下液能够吸收?目前尚未知。其他研究者采用的治疗方式有单纯玻璃体腔气体注射、激光治疗联合气体注射,以及 Theodossiadis 提出的对有严重黄斑脱离的患者采用黄斑外加压术(不联合运用气体、激光和冷凝)。

（二）玻璃体手术治疗视盘小凹相关黄斑病变

激光光凝治疗 3 个月后液体如果仍无吸收,则选择经扁平部的玻璃体切割术(其中包含制作玻璃体后脱离)、气液交换、联合或不联合光凝。

近年来,松解牵引(玻璃体或内界膜)被认为是视盘小凹相关黄斑病变治疗的一个非常重要的因素。因而,多位研究者已单纯运用玻璃体切割术,或者玻璃体切割联合内界膜剥除以及视盘周围光凝进行治疗,研究结果显示,视网膜复位效果以及视力预后良好。最近,Georgalas 等报道了 3 例视盘小凹相关黄斑病变患者,通过行玻璃体切割、制作玻璃体后脱离、内界膜剥除来彻底解除黄斑区玻璃体视网膜牵引,使得视网膜内和视网膜下液体吸收。术中未使用激光光凝,其原因:一是为了避免激光治疗可能带来的对乳头黄斑区的损伤,二是因为 Georgalas 等认为通过激光光凝来阻止液体在黄斑部内层视网膜内的运输理论依据不足。Dhananjay Shukla 等对 7 例视盘小凹相关黄斑病变患者采用玻璃体手术治疗,其中 2 例伴有大型黄斑裂孔患者联合气体填充,术后 6 例视力提高,其中 5 例术后最佳矫正视力高于 20/30,只有 1 例大型裂孔未闭合伴视力下降。

玻璃体切割术在儿童视盘小凹相关黄斑病变也推荐使用。Snead 等报道了 1 例 9 岁男孩成功运用玻璃体切割、眼内光凝、SF₆ 眼内填充(不剥除内界膜)进行治疗的病例。Hirakata 等对 1 例 8 岁女孩采用玻璃体切割和气体填充方式治疗,术中剥除了一个罕见的和视盘小凹相连的后极部玻璃体条索。Ishikawa 等运用激光光凝、玻璃体切割、内界膜剥除、气体填充成功治疗 1 例 7 岁女孩。最近,Ghosh 等回顾了通过运用联合玻璃体切割、激光光凝和气体填充治疗的 7 例患者的临床资料,其中包含 7 岁和 11 岁儿童 2 名,结果显示,所有病例术后黄斑结构恢复。Georgalas 在治疗 1 例患视盘小凹相关黄斑病变的 5 岁男孩时,认为广泛玻璃体后脱离无必要,因此只在后极部视网膜血管弓内剥除后部玻璃体。

内层视网膜开窗术:该手术方式的提出是基于这样一个假设,即通过改变经视盘小凹壁流入视网膜下的液体方向,无论这些液体来自玻璃体房水,还是来自脑脊液,让液体进入玻璃体腔而不是进入视网膜间隙。通过对视网膜内层开窗术手术患者的长期术后随访发现,这种手术方式可改善视盘小凹相关黄斑病变的病理表现以及临床症状。内层视网膜开窗术是由 Ooto、Schaal 等提出的为了抑制视盘小凹相关黄斑病变最佳矫正视力不断下降以及黄斑脱离不断进展的手术方式。2003 年 9 月—2012 年 1 月,在 18 例视盘小凹相关黄斑病变患者中,有 9 例患者行 23G 玻璃体切割术,另外 9 例患者行 27G 玻璃体切割术。所有患者术前进行全面眼部检查,主要包括最佳矫正视力(best corrected visual acuity,BCVA),彩色眼底摄像,OCT 等。手术主要步骤是在核心玻璃体切除后,利用弯曲 25G 口径的细笛针在视乳头和黄斑区神经上皮层中间开孔,让视网膜下液体引流至玻璃体腔中。在未诱导玻璃体后脱离的年轻患者中,由于缺乏导致视网膜脱离风险增加的相关性依据,仅 5 例患者彻底切除了玻璃体后皮质,另外,在初次手术中,所有患者均未行内界膜剥除,也未行激光光凝术。术后长期随访表明,首次手术后,17 只眼(94%)黄斑中心区及黄斑下液体完全消失。其中,没有术眼需要额外的治疗来减少液体。在所有的手术眼睛中,视网膜内液都减少,伴随着视网膜下液缓慢减少以及黄斑脱离的缓慢恢复,而视网膜下液减少后,黄斑脱离水平降低,液体完全吸收,平均在术后 6.1 个月。在这项研究中,在视盘小凹附近行部分视网膜内层开窗术,与液体吸收和视觉改善有关。这种改善模式在一定程度上与以往玻璃体切割术诱导后玻璃体脱离的治疗方法相似,但液体吸收的机制不同。更重要的是,患者不需要额外的治疗来减少或防止积液的产生。

玻璃体切除联合视盘小凹区胶质组织切除术:引起视盘凹陷性黄斑病变的机制之一是视盘上的玻璃体牵引,而通过玻璃体手术造成视盘周围(posterior vitreous detachment,PVD)的形成,解除玻璃体对视盘小凹周围的牵引,减少液体经视盘小凹渗漏至黄斑区的有效性已经被证实。Postel 等人描述覆盖在视盘小凹上的透明组织中存在小洞或者撕裂。Todokoro 等人通过仔细的 OCT 检查,观察到视网膜脱离和视网膜劈裂患者的囊腔覆盖着一层浅层的视盘组织,这可能与视盘小凹上的半透明膜相对应。在此基础之上提出玻璃体切除手术联合胶质组织切除,其目的是彻底解除玻璃体牵引的问题。方法为:首先切除玻璃体,然后切除视盘小凹周围的胶质组织,使用尖头的锥形镊子小心地、细致地撕除与视盘小凹壁牢牢黏附的神经胶质组织,整个过程中要避免锥形镊子与视盘小凹边缘的神经组织接触,减少对视神经的医源性损伤,取出神经胶质组织后,在视神经窝底部可观察到一个被挖出的空间。随后用惰性气体填充完成,并指导患者保持面朝下位置 1 周。在术后的随访中需要进行一系列眼科检查与术前相对照,尤其需要观察黄斑脱离、黄斑厚度、黄斑体积,以及黄斑下液的情况。我们不能仅凭一个或者几个病例就对胶质组织切除的疗效作出有力的结论,然而在某些特殊情况下切除胶质组织可能是有益的。因此,需要对更大样本进行额外的研究,以评估胶质组织去除的效果。

黄斑扣带术:黄斑扣带术是由 Theodossiadis 等人提出的治疗视盘小凹相关黄斑病变的一种手术方式。该手术核心步骤是沿 6 点至 12 点赤道部将海绵植入物固定在眼球后部,通过海绵植入物提供的一个长久稳定压迫作用阻断液体流入视网膜下,手术的优点在于其不考虑该液体是来源于玻璃体房水还是来源于脑脊液。通过长期的术后随访发现,黄斑扣带术是一种能够提供长期视力改善、低并发症或低复发率的手术方式。相关资料表明,85% 的病例黄斑部液体吸收,伴有视力的显著提高。无论黄斑部内液体的来源如何,这项技术都显示出良好的效果。尽管这项技术的效果令人印象深刻,但是其手术难度大、学习曲线长,限制了其应用。

近来,自体血清、巩膜片等被用于治疗持久性的视盘小凹相关的黄斑部视网膜脱离,方法为,在玻璃体切割后,自体血清被注射在视盘小凹上或在视盘小凹上覆盖自体巩膜片,报道显示,所治疗的患者均获得了视网膜解剖和功能恢复。

虽然气体填充在视盘小凹相关黄斑病变手术中常用,但有报道显示填充的气体可侵入至视网膜下(图 17-4,图 17-5)。硅油在视盘小凹相关黄斑病变手术中应用较少,亦有报道显示填充于眼内的硅油可侵入视网膜下,甚至侵入至颅内(图 17-6)。

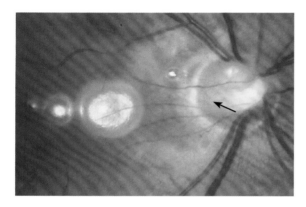

图 17-4　手术后气体进入视网膜下

24 岁,女性,右眼行玻璃体切割手术,眼内气体填充。术后 7 天见填充气体进入视网膜下。黑色箭所示为裂孔所在部位

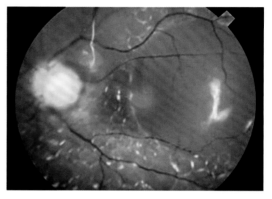

图 17-5　手术后硅油进入视网膜下

8 岁,女性,左眼行玻璃体切割手术,眼内硅油填充。术后 10 天见硅油进入视网膜下

视盘小凹相关黄斑病变的治疗仍然具有挑战性,主要原因在于对视网膜下积液来源的病理生理尚不完全清楚。虽然有报道称视网膜下积液有自发消退的可能,但是大多数未经积极治疗的病例,黄斑部积液以及黄斑脱离会逐渐加重,并且导致视力的逐渐丧失,这种视力的逐渐损害是不可逆转的。目前,基于房水或玻璃体液可经视盘小凹进入视网膜下间隙这一基本理论,治疗视盘小凹相关黄斑病变的首选方法是玻璃体切割术,可以单独使用,也可以与其他治疗方法联合使用,如气体填塞、激光光凝、内界膜剥除、内界膜填塞于视盘小凹。玻璃体切割术可有效解决黄斑以及视盘处玻璃体牵引问题,而视网膜激光通过在视盘小凹和黄斑部之间产生瘢痕,这些瘢痕产生并充当视盘小凹和视网膜下空间的屏障,阻止液体进入黄斑下,另外光凝使得视网膜神经上皮层、色素上皮层、Bruch 膜产生粘连,增强视网膜色素上皮液体转运功能,促进视网膜下液的吸收,保持黄斑区结构、功能、血流动力学、流体动力学的相对正常。惰性气体(C₃F₈、SF₆)注射可以诱导玻璃体后脱离,缓解玻璃体牵引,这些因素在视盘小凹相关黄斑病变中起着关键性作用。完整撕除黄斑区内界膜,可以解除内界膜的牵拉作用,并将内界膜填塞入视乳头小凹中,期望内界膜能起到填塞作用。最近报道的其他疗法,如视网膜内层开窗和胶质组织切除术、黄斑扣

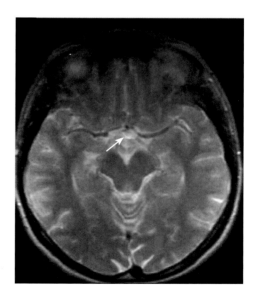

图 17-6　手术后硅油侵入颅内

19 岁,女性,行玻璃体切割手术,眼内硅油填充。术后 9 年,磁共振(T₂ 加权)显示,在仰卧位,视交叉和左侧视束(白色箭所示)被硅油滴包绕

带术,显示出了很有希望的结果,但需要对更多患者进行系统性的研究,以确认其疗效。另外,对其发病机制的进一步了解,将有助于新的手术方式的产生。

第二节 放射状视神经切开治疗视网膜 中央静脉阻塞的手术治疗

放射状视神经切开术(radial optic neurotomy,RON)是 Opremeak 于 2001 年首先报道并应用于临床治疗视网膜中央静脉阻塞(central retinal vein occlusion,CRVO)。自该手术方法出现以来,国内、外学者对其理论及解剖学基础进行了多方面研究和探讨。

【概述】

Opremeak 报道 RON 的手术方法采用经睫状体平坦部三切口玻璃体切割术,术中适当提高眼内压力以减少出血。为避免损伤视盘黄斑束,应选择鼻侧视盘行放射状视神经切开。将显微玻璃体视网膜刀(microvitreoretinal,MVR)尖端对准视盘边缘,确定放射状切口方向,避开视网膜大血管,向后垂直刺入视神经,深度以刚好越过菱形刀刃最宽处(恰好达切口外缘)为最佳。在同一位置做 1 个或多个切口至接近视网膜中央血管。选择切口部位时,仔细避开视网膜小动脉和小静脉主要分支。穿刺时要小心地反复、间断进行,使切口向心端尽量靠近视盘中央,但不触及视网膜中央血管。手术成功的标准是切开等量筛板和邻近巩膜组织,而不穿透眼球和视神经;术中仅在切口部位有少量出血,无视网膜下出血或玻璃体积血(图 17-7)。

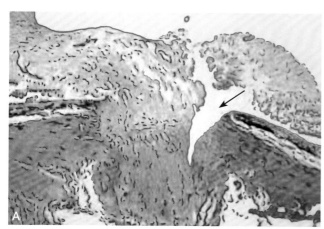
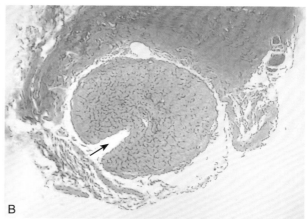

图 17-7 尸眼解剖显示用显微玻璃体视网膜刀行 RON 部位
A,B. 深度显示未有巩膜穿通,未损伤视网膜中央动、静脉

【手术原理】

视神经纤维与视网膜中央静脉(central retinal vein,CRV)和视网膜中央动脉(central retinal artery,CRA)伴行,于视盘处的巩膜出口穿入眼球。整个视神经在眼球外直径为 3mm,而视盘巩膜管内径仅为 1.5mm,因此,在视神经穿入眼球过程中形成独特的“瓶颈”状结构,筛板处有较多蜂窝状隔(图 17-8)。一些解剖结构上的变异,如血管增粗、持续存在的视神经鞘、巩膜环的结缔组织和胶原增生等,以及可能存在的全身因素如动脉硬化等,都可以使该处的压力增高,在有限空间内增高的压力可使静脉管腔受

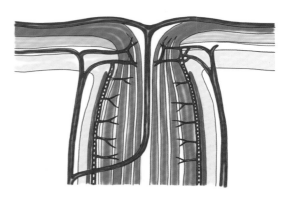

图 17-8 视乳头结构示意图

压迫,从而导致 CRVO 形成。

RON 理论依据可能有:

1. 切开筛板和巩膜环,减轻巩膜管内压力,可有效恢复视网膜中央静脉回流,消除血栓,改善血流。

2. 切除玻璃体后皮质,消除玻璃体对黄斑的牵拉作用,减轻黄斑水肿。

3. 诱发睫状视网膜血管吻合支或脉络膜视网膜吻合形成,使淤滞的血液绕过视网膜静脉阻塞处,引流到脉络膜内,减轻或消除 CRVO 造成的静脉回流障碍,改善视网膜循环。侧支吻合形成可能是视网膜中央静脉阻塞自然过程的一部分,以防止前段新生血管的生成。据报道,一位 69 岁的女性在 10 年前因视网膜中央静脉阻塞接受了 RON,其眼底照相显示切开部位有脉络膜视网膜分流血管(chorioretinal shunt vessel,CSV)形成。

【临床效果】

(一)视力预后

RON 的提出者 Opremcak 等报道在 2 个月的随访期内,11 例 CRVO 患者有 8 例(73%)视力提高 3~7 行,平均提高 5 行;Weizer 等报道 5 例患者,随访 4.5 个月,有 4 例(80%)视力提高;国内张卯年和刘铁城报道 8 例 CRVO 患者,随访 3.6 个月,有 6 例(62.5%)视力提高;Garcia-Arumi 等报道 14 例非缺血性 CRVO 患者(100%),术后视力均有改善,其中 8 例(57.1%)视力提高 1 行,6 例(42.9%)视力提高 2 行。黎晓新报道 6 例 CRVO 患者,视力提高至少 2 行者 5 只眼(83.3%)。在 2013 年报道的一项比较对 CRVO 进行 RON 治疗、单次玻璃体腔注射 4mg 曲安奈德治疗以及自然病程观察的前瞻、随机、多中心研究显示,RON 治疗患者的视力提高优于其他两组。近年,黎晓新一项纳入了 200 只眼的 meta 分析称 RON 术后 12 个月患者视力明显改善,同时降低新生血管性青光眼的发生率。

(二)黄斑水肿

Patelli 等报道 5 例 CRVO 患者,术后 6 个月,黄斑水肿均有改善,OCT 显示视网膜厚度均下降。Garcia-Arumi 等亦报道 14 例 CRVO 患者术后黄斑厚度明显下降。国内张卯年等报道 8 例 CRVO 患者,术后 1 个月内所有患者视网膜和黄斑囊样水肿减轻或消退,3 个月内黄斑水肿消退,OCT 检查显示视网膜神经上皮基本恢复正常。黎晓新等报道 6 例 CRVO 患者,术后有 5 例黄斑水肿不同程度改善。

(三)眼底表现

RON 术后患者眼底表现好转,包括视网膜出血的吸收,迂曲扩张的视网膜静脉改善,视乳头水肿减轻等(图 17-9)。

(四)影响手术预后的一些因素

病程和手术治疗时机的选择可能对治疗预后有一定影响。CRVO 自然病程的严重性,其后期的并发症出现将直接影响到 RON 手术后的功能恢复,即使经过手术也很难逆转已严重受损的视功能。如果 CRVO 的病变已进入后期,即使改善了视盘处的拥挤现象也较难改变 CRVO 已对视功能造成的严重影响。CRVO 的类型对手术后的恢复也有一定影响。另外,临床上,CRVO 以老年人居多,由血管硬化所致,RON 解除了视盘血管、神经的瓶颈样作用而起到减压效果;但青年型 CRVO 多为血管炎所致,因此,即使做了视盘的减压,仍较难改善炎症所致的血管损害。

【适应证】

国内外各篇报道的适应证也有较大差别,存在着患者的分型标准不统一、严重程度不相等之类的问题。国外 Opremcak 等 RON 手术入选的标准为:严重的缺血性 CRVO;手术前视力 <0.05;伴有黄斑水肿及视网膜出血或玻璃体积血。国内黎晓新等报道的 RON 手术的入选标准为:①缺血型 CRVO 或缺血型半侧型 ROV(HRVO),临床及眼底荧光血管造影检查显示,无灌注区大于 8 个视盘直径或出现虹膜、视网膜的新生血管;②缺血型 CRVO 患者同时合并黄斑水肿;③可以合并渗出性视网膜脱离;④视力低于 0.3。张卯年等 RON 手术纳入患者需符合下述条件:经眼底荧光血管造影检查确诊的缺血性 CRVO,经系统药物治疗时间≥3 个月效果不满意者(视网膜出血水肿未吸收,视力仍下降),后极部视网膜及黄斑有明显水肿,裸眼及矫正视力 <0.05,无糖尿病史,无虹膜新生血管。

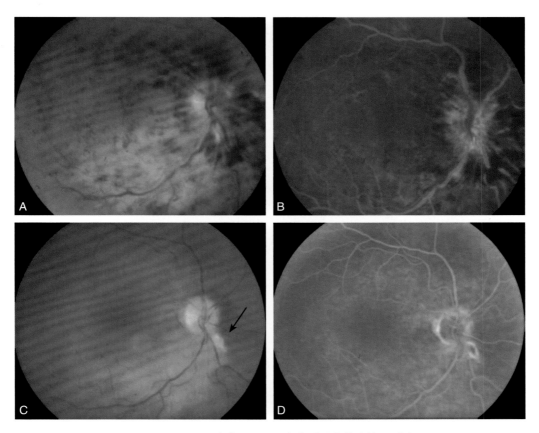

图 17-9　CRVO 患者 RON 手术前后眼底检查结果对比

69 岁, 女性, 病史 2 个月, 术前视力 20/200。A. 术前眼底照相, 显示视盘水肿, 静脉膨胀迂曲以及视网膜出血; B. 术前眼底荧光血管造影, 显示视盘水肿及出血; C. 行 RON 8 个月后眼底照相, 显示视网膜静脉栓塞消退, 视力提高至 20/50, 箭所示为 RON 切开部位; D. 行 RON 8 个月后眼底荧光血管造影, 显示视盘水肿消退、静脉扩张、视网膜水肿和出血缓解

【并发症】

Opremcak 等在研究中指出 RON 潜在的并发症包括: 视网膜中央动静脉损伤、视神经损伤、眼球穿通、视网膜脱离、术中及术后出血等。

术中并发症多为手术中穿刺引起的出血, 可通过升高灌注压处理。但 Yamamoto 等报道 1 例因术中出血升高灌注压后致视网膜中央动脉阻塞, 术后视力丧失。

周边视野丧失是术后最常见的并发症。Schneider 等对 13 例严重 CRVO 患者行 RON 后, 进行视野观察, 平均随访 8 个月, 发现 6 例出现视野缺损, 3 例发现神经纤维层破坏。Williamson 等报道 4 例 RON 后, 全部发生颞侧部分视野缺损, 表明了视神经切开处视乳头受损。国内陶勇等在猪眼的 RON 实验显示: 切口部位局部出血, 神经纤维脱髓鞘, 炎症细胞浸润和神经胶质细胞增生, 手术后 120 天创伤下方呈现局部视神经萎缩。术后并发症还有玻璃体积血、视网膜下出血、虹膜新生血管、视网膜脱离、白内障等。

【争议】

关于 RON 治疗 CRVO, 一直存在争议。部分学者认为 RON 减轻视网膜中央静脉压力, 改善血流, 是一种安全有效的手术方法, 但也有部分学者对此持反对意见: ①视网膜中央静脉阻塞的部位通常不在筛板, 而是发生在筛板后的不同部位, 切开一处筛板并不能解决问题; ②筛板是致密、坚韧、无弹性的胶原组织, 放射状切开不能有效减压; ③静脉血栓的栓子形成后会在数天内发生机化, 或静脉完全闭塞, 不可能通过减压使其再通; ④切开视神经, 可能伤及 Zinn-Haller 动脉环、神经纤维和中央血管, 严重影响视乳头血液供应, 可导致严重并发症; ⑤缺乏自然病程对照, 术后效果也可能为自然恢复的结果。Fernando 等在

2008 年发表的一项对 73 例 CRVO 患者进行 RON 治疗的多中心回顾性研究报道显示,RON 虽然能提高一部分 CRVO 患者的视力,但是其并发症也很普遍,在他们的研究病例中,和 CRVO 本身的自然发展相比,手术本身并不能改善 CRVO 的预后。

　　CRVO 发病机制尚未明确,从治疗现状可见,对 CRVO 尚无特效疗法,因而对 RON 进行研究也是一种有益的探索。随着抗血管内皮细胞生长因子治疗在眼科的应用,其对 CRVO 继发黄斑水肿的治疗已显现出显著优势,并在临床上已取代 RON。

第三节　玻璃体视盘牵拉综合征的手术治疗

【概述】

　　玻璃体后皮质与视网膜相邻,其间通过胶原纤维的黏附而实现紧密结合,结合的紧密程度与胶原纤维的数量及其走向相关。病理状态时,玻璃体后皮质是细胞增殖、迁移以及新生血管延伸、长入和机化的支架。在玻璃体后脱离(posterior vitreous detachment,PVD)过程中,玻璃体与视盘、视网膜异常粘连和牵引,可产生多种损伤。玻璃体视盘牵拉综合征(vitreopapiilary traction syndrome,VPT)是玻璃体视网膜界面常发生的一种病理性改变,在 PVD 过程中,玻璃体后皮质与视盘紧密粘连,可单独存在也可合并盘周视网膜牵拉、盘周或视盘黄斑区域浆液性视网膜脱离。玻璃体视盘牵拉常见于糖尿病视网膜病变,黄斑前膜、黄斑裂孔等玻璃体视网膜界面异常疾病,在视网膜中央静脉栓塞、全葡萄膜炎、增殖性 Eales 病中亦见报道。

【病理机制】

　　在 VPT 的发生发展过程中,由于过度的牵拉导致视神经纤维及视盘滋养血管的正常解剖结构发生改变,进而阻断或部分阻断了视神经纤维的轴浆流运输,并减少了睫状后动脉的血流灌注,进而导致前部视神经的损害,甚至可导致牵拉性视网膜脱离。由于玻璃体和视网膜的密切关系,玻璃体视网膜交界面参与了许多玻璃体视网膜疾病的发生发展,新生血管的形成、黄斑水肿、视网膜前膜及裂孔形成为其共同的病理过程或结局,并最终影响患者的视力。

【诊断和治疗】

(一) VPT 的诊断方法

　　近年来,OCT 的不断更新以及临床推广应用,为人们提供了准确的玻璃体视网膜交界面的信息。OCT 是诊断 VPT 的"金标准":VPT 的 OCT 表现为线性的中高反射信号从视乳头隆起最高处延伸到玻璃体腔中(图 17-10)。

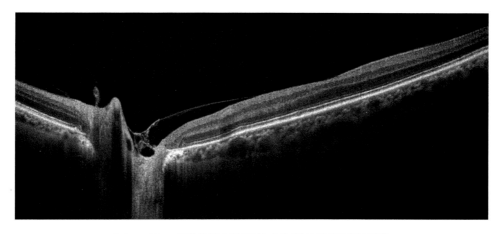

图 17-10　玻璃体视盘牵拉综合征伴特发性黄斑前膜

（二）PVD 的药物诱导

近年来,已有大量关于药物诱导玻璃体液化、辅助手术产生完全性 PVD 的研究,根据药物作用机制的不同可分为单纯诱导玻璃体液化剂、玻璃体视网膜界面活性剂和兼具两种功能的几类药物。

单纯玻璃体液化剂主要包括透明质酸酶、胶原蛋白酶、中性蛋白酶:透明质酸酶具有良好的安全性,但其诱导效能并不理想;胶原酶在诱导玻璃体液化的同时,存在潜在的与剂量和时间正相关的毒性作用,因此,尚无法成为运用于玻璃体切除手术的辅助性药物;同样,中性蛋白酶目前仍处于动物实验阶段,其安全性及毒性作用有待进一步研究。

而软骨素酶、纳豆激酶、组织纤溶酶原激活物、纤溶酶在液化玻璃体的同时也可解构玻璃体视网膜界面组织:软骨素酶,关于该酶有效性的报道存在不一致性,应用于人眼玻璃体的临床研究鲜有报道,其诱导效率和安全性仍需要诸多实验的评估;纳豆激酶具有强效的纤溶活性,可在抑制 I 型纤溶酶原激活物抑制剂的同时起到强化纤溶酶原激活剂的作用,其安全性还需未来展开更多的临床研究以确证;目前更多的报道集中在组织纤溶酶原激活物和纤溶酶。

纤溶酶原是存在于血浆中的一条含有约 790 个氨基酸组成的单链丝氨酸蛋白酶,可在内源激活物如组织型纤溶酶原激活物(t-PA)、尿激酶型纤溶酶原激活物(u-PA)等或外源性激活物如链激酶(SK)等的作用下激活成纤溶酶。纤溶酶可降解玻璃视网膜界面的糖蛋白,还可激活玻璃体皮质内的基质金属蛋白酶,从而诱导玻璃体后脱离。目前,关于该酶的研究主要分为眼内注射纤溶酶原 + 纤溶酶原激活物、纤溶酶原激活物或纤溶酶三大方向。Raczyńska D 报道重组组织型纤溶酶原激活物(rt-PA)球内注射后可缓解 33.3% 的玻璃体黄斑牵拉症状。然而,Karimi S 研究显示向人眼注射 t-PA 虽可提高 BCVA、减少膜厚度,但无法诱导出完全性 PVD。国内赵曦泉等联合应用赖氨酸 - 纤溶酶原(纤溶酶原在弹性蛋白水解作用下的产物)和瑞替普酶(rt-PA 的一种衍生物)在兔眼中成功诱导出了完全性玻璃体后脱离,但同时提示高浓度药量可能对视网膜产生不可逆影响,因此,仍需要进一步的研究来探讨上述药物的有效性及安全性。

近年来,玻璃体腔注射纤溶酶的研究,越来越多见于临床报道,涵盖病理性和外伤性黄斑裂孔、增殖性糖尿病性视网膜病变、玻璃体黄斑牵拉综合征等多种疾病,结果表明,纤溶酶具有诱导玻璃体液化及后脱离的效能,且未发现其对视网膜产生显著毒性作用。其中最具代表的是 Jetrea(奥克纤溶酶,Ocriplasmin)。Ocriplasmin 属微纤溶酶,是分子量仅 27.2kDa 的重组丝氨酸蛋白纤溶酶片段,2012 年美国 FDA 批准其用于治疗有症状的玻璃体黄斑粘连疾病;2013 年该药获得欧盟市场授权,是第一个应用于眼科临床的纤溶酶。Ocriplasmin 的 II 期临床试验提出了其有效性与安全性,推荐应用方法为单次玻璃体腔注射 0.125mg。多中心、随机、双盲的 III 期临床试验发现,Ocriplasmin 组在短期及中长期较假注射组的玻璃体黄斑粘连缓解率、黄斑裂孔闭合率及 BCVA 均提高,具备一定有效性。伴随 Ocriplasmin 的逐渐推广,其临床应用的切实效果成为人日益关注的焦点。目前,Ocriplasmin 的有效性仍存在一定局限性和选择性。研究者发现,Ocriplasmin 注射组中 28 天内玻璃体黄斑粘连的缓解更易发生在 <65 岁、无黄斑前膜、玻璃体黄斑粘连直径 $\leqslant$ 1 500μm、有晶状体眼的人群中;而在一些临床情况,如大黄斑裂孔、高度近视、无晶状体眼、增殖性糖尿病性视网膜等,其效果欠佳,同时 Ocriplasmin 临床应用的安全性也在进一步研究中。

（三）VPT 的手术治疗

玻璃体后脱离的形成可以降低视网膜或视盘新生血管形成的机会,缓解 VPT 引起的视盘水肿。尽管药物溶解玻璃体治疗在部分患者中收效较佳,但目前尚未能治疗所有的黄斑牵引症患者,仍有部分患者不适用这一治疗而需要进行玻璃体切除手术治疗。玻璃体切除手术可用于 VPT 的治疗,在手术中形成完全的 PVD,以解除玻璃体对视盘的牵引。玻璃体手术中常规诱导 PVD 的方法为:首先切除前部及中轴部玻璃体,然后玻璃体切割头贴近视网膜,切薄后部玻璃体;用切割头在视盘周围吸住玻璃体后皮质,逐步加大负压提高吸力,可使玻璃体后界膜与视网膜分离;继续更换部位吸引,直至将全部后界膜吸起;在诱导 PVD 过程前,可以注入曲安奈德(TA)标记,可更清晰显示玻璃体皮质,方便行 PVD。

目前报道较多的是有关糖尿病视网膜病变中玻璃体视盘牵拉综合征的手术治疗。Kroll P 等对 17 例伴有玻璃体视盘牵拉的增殖性糖尿病视网膜病变患者进行观察,认为对视功能检查有改变,如 VEP 检查显示潜伏期延长和振幅下降、视野缺损的患者应立即行玻璃体手术以解除对视神经的牵引。国内马景学以及彭涛等有关伴有玻璃体视盘牵拉的增殖性糖尿病视网膜病变研究中认为其手术标准为:①术前 BCVA<0.3;②合并有视网膜前或玻璃体积血;③视野显示有明显的生理盲点扩大或视野向心性缩小;④VEP 显示 P_{100} 潜伏期明显延长且振幅降低;⑤随访发现视力下降、视野或 VEP 损害有进展者;⑥患者全身情况无手术禁忌,并同意手术治疗者。

手术方法为采用经睫状体平坦部玻璃体切割术,通过玻璃体的切除可解除玻璃体视盘牵引;对于视盘表面的增殖膜,在切除玻璃体后皮质及充分止血后,用玻璃体镊夹住或切割头吸住膜的边缘,缓缓将其从视网膜 / 视盘表面撕下;若增殖膜粘连紧密,不可强行撕下,可用剪刀或玻切头使其游离,解除其与周围视网膜的牵引。

对于玻璃体切割术后的疗效评估,OCT 也是不可缺少的检查手段。

玻璃体切割术能够比较彻底地解除视盘的牵拉,恢复视神经的形态,并改善视功能,避免了长期 VPT 可能导致的不可逆性视神经萎缩。截至目前,尽管尚缺乏 VPT 存在时间和强度及其与视功能损害程度之间的关系的研究,但是多数研究者认为对于已经明确的 VPT 患者,玻璃体切除手术可以有效解除玻璃体视网膜交界面的牵拉,恢复视神经的形态和功能,能够改善患者的视野和视力。

(四)抗 VEGF 治疗在伴有玻璃体视盘牵拉的增殖性糖尿病视网膜病变手术中的作用

增殖性糖尿病性视网膜病变(proliferative diabetic retinopathy,PDR)是糖尿病(diabetes mellitus,DM)患者常见的并发症之一,以视网膜或视盘上的新生血管及纤维增殖膜为主要特征。在 PDR 患者中,新生血管引起的玻璃体积血(vitreous hemorrhage,VH)和纤维增殖膜引起的牵拉性视网膜脱离(tractional retinal detachment,TRD)会导致视力下降甚至盲。虽然手术技巧不断提高,仪器设备更加先进,但术中纤维血管膜(fibrovascular membrane,FVM)剥除所导致视网膜新生血管出血会增加术中的难度及术后并发症的发生。

抗 VEGF 药物在眼科的使用是一个里程碑,并为临床治疗眼部新生血管性疾病开辟了新的方向。血管内皮生长因子(vascular endothelial growth factor,VEGF)公认为主要的促血管形成因子,其是血小板衍生生长因子家族中的一员,是一种血管内皮细胞内高度特异性的血管形成和血管通透性诱导因子,有促进血管生成的作用,可诱导血管内皮细胞增生和新生血管形成,作为一个强大的血管渗透因子可改变外周微血管通透性,引起血管渗漏,并具有抗凋亡作用。近年来,抗 VEGF 疗法在治疗眼部新生血管性疾病中的应用一直是研究的热点,也取得了突破性的进展。

早期的药物有 VEGF165 的适配体哌加他尼钠(pegaptanib,商品名 Macugen),是一种治疗湿性老年黄斑变性(age-related macular degeneration,AMD)及其他新生血管性眼病的药物,2004 年被美国 FDA 批准用于临床,是一种化学合成的寡核苷酸序列,对 VEGF 具有高度的亲和力,是类似于 VEGF 抗体功能的拮抗剂。由于其治疗后不能稳定视力,逐渐淡出临床。

贝伐单抗(bevacizumab,商品名 Avastin)是抗 VEGF 的人源化全长单克隆抗体,可结合所有的 VEGF 异构体,与 VEGF 有 2 个结合位点,2004 年美国 FDA 批准上市治疗结肠直肠肿瘤,近年来广泛用于眼内新生血管性疾病的治疗。贝伐单抗价格相对低廉,临床使用疗效好,但是其在眼科属于适应证外用药。

雷珠单抗(Ranibizumab,商品名 Lucentis)是第二代人源化抗 VEGF 重组鼠单克隆抗体片段,仅有 1 个位点与 VEGF 结合,可结合所有的 VEGF 异构体及 VEGF 降解片段,在中国、美国和欧盟被批准用于湿性 AMD、糖尿病性黄斑水肿、视网膜静脉阻塞、继发于病理性近视的脉络膜新生血管等患者,并在欧盟获批用于早产儿视网膜病变的治疗。继雷珠单抗后,近期诺华公司又推出一种新一代抗 VEGF 药物:Beovu(brolucizumab,又名 RTH258),据报道,是目前临床上最小的人源化单链抗体片段(scFv),能维持 3 个月给药间隔用以治疗湿性 AMD。单链抗体片段具有体积小、增强的组织穿透性、体内循环快速清除和药物递送特性。其专有的创新结构使得该小分子(26kDa)药物对所有 VEGF-A 具有强抑制作用和高亲和力。目前已在美国和欧盟获批治疗湿性 AMD。

阿柏西普(Aflibercept,商品名 Eylea)是一种新型玻璃体内注射用 VEGF 抑制剂,是一种重组融合蛋白,由人体血管内皮细胞生长因子(VEFG)受体1和2的胞外区与人体免疫球蛋白 G1 的可结晶片段融合而成。Eylea 作为 VEGF 家族各成员(包括 VEGF-A、VEGF-B)及胎盘生长因子(PLGF)的一种可溶性诱饵受体发挥作用,与这些因子具有极高的亲和力,从而抑制这些因子与 VEGF 受体的结合,因此 Eylea 可抑制异常的血管生成及渗漏,其 2011 年被美国 FDA 批准用于治疗湿性 AMD 的患者,随后在包括美国在内的多个国家获批治疗糖尿病性黄斑水肿、视网膜静脉阻塞、继发于病理性近视的脉络膜新生血管等,2018 年,中国国家药品监督管理局批准其用于治疗湿性 AMD。

康柏西普(Conbercept,商品名朗沐)眼用注射液系一种 VEGF 受体与人免疫球蛋白 Fc 段基因重组的融合蛋白,该药物通过结合血管内皮生长因子 VEGF,竞争性抑制 VEGF 与受体结合并阻止 VEGF 家族受体的激活(作用于靶点 VEGF-A、VEGF-B 和胎盘生长因子),从而抑制内皮细胞增殖和血管新生从而治疗多种眼底新生血管疾病,目前已在中国获批用于治疗湿性 AMD、糖尿病性黄斑水肿、继发于病理性近视的脉络膜新生血管。

已有研究表明,PDR 的病理改变为视盘或视网膜上新生血管的生成,术前使用抗 VEGF 药物可减少术中出血率。据报道,抗 VEGF 药物对新生血管的消退、手术时间的缩短、减少医源性视网膜裂孔的发生率以及减少再次手术均有显著效果。虽然绝大多数临床证据支持抗 VEGF 药物可作为 PDR 术前的辅助药物,但发生 TRD 的风险可能会随着抗 VEGF 治疗到玻璃体切除手术(pars plana vitrectomy,PPV)时间间隔的延长而增加。Arevalo 等人报道,TRD 最早可在玻璃体腔内注射贝伐单抗后第 3 天发生,因此恰当的手术时机是目前 PDR 术前抗 VEGF 治疗后关键的问题。在最近的一项研究中,我们应用相干光断层扫描血管成像技术(optical coherence tomography angiography,OCTA)定量分析 PDR 患者术前在玻璃体腔内注射抗 VEGF 药物康柏西普(Conbercept)(intravitreal injection of Conbercept,IVC)后 7 天内视盘和视网膜纤维血管膜(fibrovascular membrane,FVM)上新生血管变化。该研究应用 OCTA 量化 FVM 的血管骨架长度(vessel skeleton length,VSL)和血管密度(vessel density,VD)来评估抗 VEGF 术前、术后第 1 天、第 3 天、第 5 天和第 7 天 FVM 上新生血管消退情况。研究发现,与 IVC 前相比,IVC 后第 1 天和第 3 天的 VSL 与 VD 均显著降低,具有统计学意义。但从 IVC 后第 3 天开始,血管消退变化开始趋于平稳(图 17-11,图 17-12)。此外,在 IVC 后 7 天内未发现牵拉性视网膜脱离(tractional retinal detachment,TRD)。

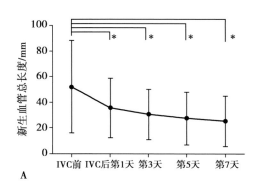 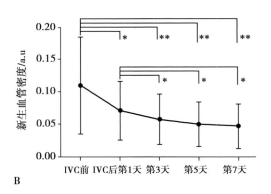

图 17-11　玻璃体腔内注射抗 VEGF 药物康柏西普(intravitreal injection of Conbercept,IVC)后新生血管膜的改变情况

A. 与 IVC 前相比,VSL 在 IVC 后第 1 天($P = 0.026$)和第 3 天后($P = 0.017$)明显缩短。B. 新生血管的 VD 在 IVC 后第 1 天($P = 0.011$,与 IVC 前相比)和第 3 天($P = 0.043$,与 IVC 后第 1 天相比)明显下降

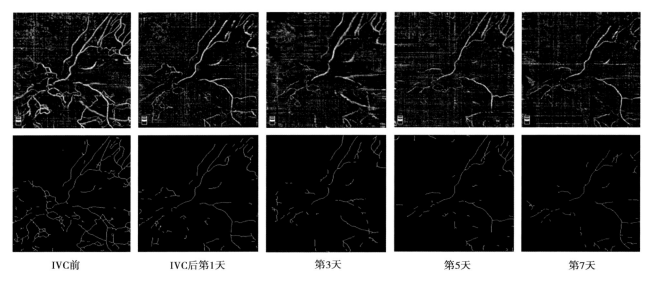

| IVC前 | IVC后第1天 | 第3天 | 第5天 | 第7天 |

图 17-12　具有代表性的 OCTA 图像及其每次随访时相应的血管骨架图

玻璃体腔内注射抗 VEGF 药物康柏西普（intravitreal injection of Conbercept,IVC）后 3 天内,新生血管消退明显,IVC 第 3 天后开始消退逐渐减慢

第四节　视盘周围脉络膜新生血管的手术治疗

【概述】

视盘周围脉络膜新生血管（peripapillary choroidal neovascular membranes）为视盘周围 1 个视盘直径范围内的脉络膜新生血管,约占脉络膜新生血管的 10%,好发于女性,其可呈延伸的形态或环视盘的形态。这两种形态的脉络膜新生血管如果延伸范围超过 3.5 个视盘直径或环绕范围超过 50% 视盘外周,则为大型的脉络膜新生血管,容易引起瘢痕收缩、出血以及纤维血管增殖,造成视功能损害。

【病理机制】

视盘周围脉络膜新生血管的形成和年龄相关性黄斑变性中脉络膜新生血管形成的病理过程类似,与视盘周围 RPE-Bruch 膜 - 光感受器复合体的破坏有关。先天性或获得性的损伤启动了机体内源性创伤修复应答,进行组织的重塑,在此过程中,脉络膜血管可穿过 Bruch 膜,汇集于视盘周围,新生血管造成渗出、出血以及增殖膜的延展,损害视力。

在多种眼部疾病的病理过程中,会形成视盘周围脉络膜新生血管,如表 17-1 所示。但有约 39% 的视盘周围脉络膜新生血管,其发生原因不明确,可归于特发性。

表 17-1　视盘周围脉络膜新生血管的分类

变性	炎症	视神经畸形	肿瘤	血管	其他
年龄相关性黄斑变性	鸟枪弹样脉络膜视网膜病变	多灶性一过性白点综合征	脉络膜痣	息肉状脉络膜血管病变	特发性
眼底血管样条纹	慢性葡萄膜炎	牵牛花综合征	脉络膜骨瘤		
病理性近视	视乳头周围脉络膜炎	视盘玻璃膜疣	恶性黑色素瘤		
光凝瘢痕	中间葡萄膜炎	视盘小凹			
外伤性脉络膜破裂	拟眼组织胞浆菌病	视网膜脉络膜缺损			
	结节病	视盘倾斜综合征			
	匐行性脉络膜炎				

【自然转归】

未经治疗的视盘周围脉络膜新生血管膜,其自然转归变化较大,可自然退缩,亦可扩大而累及黄斑中心凹,造成严重后果。早期,尤其在新生血管膜较小不影响视力时积极治疗,视力预后较好;如果未经治疗,25% 内的视盘周围脉络膜新生血管膜患者 3 年后视力将会下降至 20/500 以下。虽然早期干预有利于预后,但在视盘周围脉络膜新生血管膜累及黄斑前,往往不易为患者察觉。

【治疗】

(一)激光和光动力疗法(photodynamic therapy,PDT)

激光治疗会造成视网膜热损伤、瘢痕形成、玻璃体积血、分支小动脉阻塞以及损伤视盘黄斑束,并且疗效不确定,目前已很少运用。PDT 疗法能抑制视盘周围脉络膜新生血管膜,TAP(treatment of age related macular degeneration with PDT study)的研究结果显示,和激光治疗相比,运用维替泊芬进行的 PDT 疗法,能减少对视网膜的局部损伤,尤其适用于黄斑部的治疗,但高剂量 PDT 可能造成的视神经损伤。自从抗 VEGF 治疗出现后,PDT 治疗明显减少,多见于抗 VEGF 和 PDT 的联合治疗。

(二)手术治疗

视盘周围脉络膜新生血管膜手术为经睫状体扁平部三通道玻璃体切割术,主要步骤为:

1. 玻璃体切除。

2. 在邻近新生血管膜部位,尽量沿视神经纤维方向,做小量视网膜切开。

3. 通过视网膜切口,缓慢松动、取出新生血管膜,在此过程中临时提高眼内压以抑制视网膜下出血;仔细观察神经视网膜和色素上皮,防止损伤。

4. 将膜移至前部玻璃体腔,切除。

5. 气 - 液交换,使视网膜平覆。

手术治疗视盘周围脉络膜新生血管膜的疗效已有多篇文献报道(图 17-13)。Arghavan Almony 等对继发于眼内组织胞浆菌病综合征的 35 位视盘周围脉络膜新生血管膜患者(40 只眼)进行了平均长达 68 个月的回顾研究,所有患者接受了手术治疗,其中脉络膜新生血管膜延伸到黄斑中心凹的 23 只眼,18 只眼术后视力稳定或提高,而脉络膜新生血管膜位于黄斑中心凹外的 17 只眼中,有 15 只眼术后视力稳定或提高。Kevin J. Blinder 对手术治疗的 11 例继发于年龄相关性黄斑变性视盘周围脉络膜新生血管膜患者进行回顾性研究,结果显示,手术后 64%(7/11)的患者视力保持稳定以及提高,这些患者的平均视力和术前相比提高了 1 行字母。Carlos Mateo 等回顾研究了手术治疗 4 例继发于视乳头玻璃膜疣的视盘周围脉络膜新生血管膜病例,结果亦显示所有病例术后视力提高,并且在 12~42 个月的随访期中未见复发。Ruiz-Moreno JM 等对 5 例平均年龄 32 岁的视盘周围脉络膜新生血管膜病例进行回顾研究,其中 3 例原因不明,1 例继发于视乳头玻璃膜疣,1 例继发于视乳头水肿,他们的平均最佳矫正视力从术前 0.05 提高到术后 0.64,术中和术后未见并发症。而在老年人群的研究中,Harshivinderjit S. Bains 等回顾了 17 例平均年龄 76.9 岁以上的视盘周围脉络膜新生血管膜病例,其中 9 例为特发性、6 例继发于年龄相关性黄斑变性、1 例继发于眼拟组织胞浆菌病综合征、1 例继发于炎症,其中 6 例术后视力稳定或提高,而 11 例视力更加恶化;有 4 例脉络膜新生血管复发,需要再次治疗;手术并发症较多:视网膜脱离(2 例)、视网膜裂孔和前膜(1 例)、囊样黄斑水肿(2 例)、晶状体混浊需要手术(4 例)。

(三)抗血管内皮细胞生长因子治疗

抗血管内皮细胞生长因子(vascular endothelial cell growth factor,VEGF)治疗能显著抑制视盘周围脉络膜新生血管,目前已在临床广泛应用(图 17-13)。

Figueroa 等在一项短期多中心临床干预研究中,运用贝伐单抗对 6 只视盘周围脉络膜新生血管患眼进行治疗,眼底荧光血管造影(fundus fluorescein angiography,FFA)和 OCT 提示其中 5 只眼视盘周围脉络膜新生血管的活动性完全消退,并且视力平均提高 4 行字母,而且经过平均 13 个月的随访,未见复发。

Davis AS 报道了对 20 只视盘周围脉络膜新生血管患眼进行 1.25mg 贝伐单抗玻璃体腔注射治疗,在平均 13.5 个月的随访中,17 只眼(85%)视网膜内及视网膜下液吸收,但其中 5 只眼再次发生积液;视力平

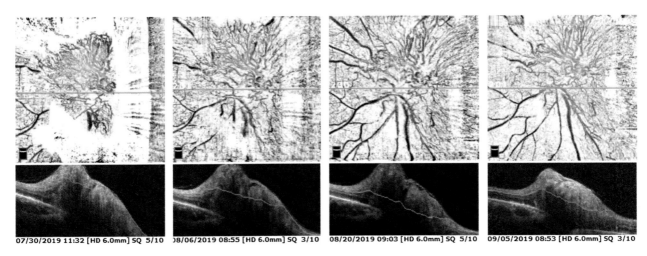

图 17-13　视盘周围脉络膜新生血管膜抗 VEGF 治疗前后眼底 OCTA 检查结果对比

均提高 5 个字母(Snellen 视力表 1 行),仅有 1 只眼视力降低 1 行。这些结果都提示抗 VEGF 治疗视盘周围脉络膜新生血管有显著效果,值得提出的是,和其他治疗方法相比较,其对视盘黄斑束无任何损伤。但由于抗 VEGF 治疗药物作用的时限性,需要反复注射,并且对于再次治疗目前亦无明确标准。

第五节　人工视觉－视神经束视觉假体

【概述】

(一) 人工视觉的产生

由于各种原因而导致的视觉残疾甚至丧失,给患者的生活、学习和工作带来极大的不便和痛苦。致盲的原因有多种,视觉通路上任何一段——视网膜、视神经、视皮层等损伤都可能影响视觉信号的传输,导致视觉功能受损或失明。近年来,科学家致力于开展手术或是生物学治疗研究来挽救患者的视功能,但尚无有效的临床治疗措施,特别是对视网膜色素变性、年龄相关性黄斑变性等各种眼底疾病和外伤等原因所导致的失明,目前缺乏有效治疗措施。

人工视觉的研究是指用人工的方法,即在视路的不同部位植入不同的视觉假体,由植入物假体接受外界光信息后,转换成生物电信号,刺激并激活视网膜神经细胞及其联结网络,然后经视神经将电信号传入大脑视中枢。该研究始于 20 世纪 50 年代,起初仅停留在初期阶段。随着微电技术及眼科显微手术的发展,20 世纪 90 年代起,人工视觉领域的研究才有了显著的进展。视觉假体有望为盲人开辟一条复明的途径。

(二) 视觉假体的种类

根据目前的国际研究现状,视觉假体可以对视觉通路的任意位置进行电刺激,以期产生视光感。按照植入位置的不同,视觉假体基本上可以分为视皮层视觉假体、视神经视觉假体和视网膜视觉假体三大类(图 17-14);视网膜视觉假体按其位置又主要可以分为视网膜上植入体和视网膜下植入体,以及脉络膜上植入体(脉络膜上经视网膜电刺激法)。

视神经视觉假体和视皮层视觉假体由于开发困难较大,远不如视网膜刺激器发展快。但对于视网膜变性疾病、视网膜内部细胞(如神经节细胞)的损伤、眼球的缺失、视神经疾病等引起的视力缺失,理论上可以通过视神经刺激或视觉皮层刺激达到恢复视觉的目的。

【视神经束视觉假体】

(一) 原理

视网膜的信息输出通过神经节细胞的轴突送出。约为 100 万个神经节细胞集中在直径约 2mm 的视

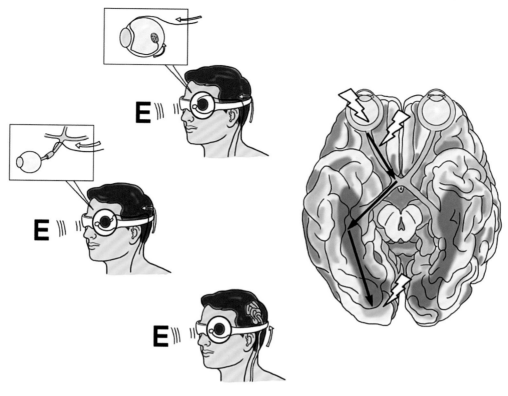

图 17-14 视觉假体分类

束,一个神经节细胞综合了多个感光细胞传来的信息。也就是说,我们从外界接收到的所有视觉信息都要通过视束传递给视觉皮层。以目前的技术而言,视网膜假体和视皮层假体的电刺激不可能覆盖整个视觉区域。在视觉通路中,视觉空间全部映射在视神经束的一个相对小的区域,使得通过刺激神经束对整个视觉区域的刺激成为可能。视神经束视觉假体的基本原理:一般通过外部的摄像系统获取环境信息并无线传输给数据处理芯片,芯片将图像数据转换成对应的刺激模式,通过导线传输给植于颅内视神经束上的刺激电极,通过刺激神经束的方法达到产生"视幻觉"的效果。

（二）研究进展

1998 年,荷兰的 Veraart 等在一例患视网膜色素变性的盲人的视神经周围套上一个具有四个正交电极的圈套,结果发现,不同的电刺激可以在大部分视野中产生"光幻觉","光幻觉"呈点状或长方形,且有颜色。在此后的研究中,他们通过调整刺激参数来得到确定的"光幻觉"图样。Veraart 小组在 2003 年的研究中,给一位因视网膜色素变性而失明的志愿者植入了一个视神经电极,分别通过开环刺激和闭环刺激,研究其对位置和简单而有意义的图案的识别。Delbeke 等也报道对视交叉前的视神经进行刺激,可以测到电冲动反应。2004 年,我国成立了跨学科的"视觉假体研究项目组",上海交通大学任秋实领导的 C-Sight 研究小组提出使用插入式多电极阵列作用于视神经,进行视觉功能修复,证实了电刺激视觉系统能够产生人工视觉,并在多项实验动物模型验证了可刺入式微电极阵列刺激视神经诱发视觉电位的可行性。

2009 年,日本大阪大学眼科 Sakaguchi 和 Kamei 等应用直接视神经电极刺激视神经,记录患者在不同刺激条件下的"光幻觉"图样。该项临床研究对一名视网膜色素变性患者的无光感眼植入直接视神经电极（direct optic nerve electrode,DONE）,具体手术方法如下:

1. 患者全身麻醉。

2. 超声乳化摘除晶状体。

3. 用 5-0 的缝线将把 0.05mm 直径的硅胶管[内含表面镀有派瑞林（parylene）白金导线]环绕眼球缝

合于眼球四个象限的巩膜表面。注：导线顶端 0.5mm 长度无镀膜。

4. 标准三通道玻璃体切割术，术中保证玻璃体完全后脱离。

5. 向巩膜切口插入导线。

6. 运用两把玻璃体视网膜手术镊将三根导线顶端插入视神经 3 点、9 点、12 点钟处。导线插入的部位位于视盘内，尽可能远离中央以避开血管，深度为 1~2mm。另外一根导线留在玻璃体腔内作为参考电极。

7. 植入后，眼球周围的导线覆盖 Tenon 囊和球结膜组织。

8. 需要做电刺激实验时，切开球结膜，暴露导线末端，然后将导线末端和刺激器相连。

（三）优缺点

视神经易通过外科手术接近，这种方法不仅能够避免视网膜假体植入中对视网膜精细操作的高要求，而且比视皮层假体植入的危险性要小得多，所以，采用视神经假体植入对于患者来说是微创、操作简单、安全、更易接受的一种手术方案。此外，视神经结构紧凑，而且有足够的长度给高密度的电极进行访问，这是一个潜在的能够提高视觉分辨率的优势。另一个优点是，所有来自视网膜的视觉信息都必须通过视神经传到大脑，这一点让我们得以扩大视场恢复的范围。

尽管视神经假体有上述的优点，但是仍然还有许多困难需要克服。譬如，现在的圈套电极可能对刺激的视神经产生挤压，使神经局部血流阻塞，可能导致神经组织的损害；为达到一定的空间分辨率，实施选择性刺激需要较多的刺激电极，而视神经束的尺寸限制了电极的数目，即使对受试者进行长期的训练，其空间分辨率仍然有限，因此刺激电极的设计和开发显得尤为重要；视觉和视神经的对应关系还不是很明了，神经束刺激的模式与"光幻觉"产生的位置、大小和形状的对应关系还在研究中；大脑皮质对视神经的刺激可能有重塑的过程，但这种人工眼要产生具有应用意义的人工视觉，尚存在很多的问题需要解决。视神经束视觉假体适宜视神经功能尚存的患者，对于因晚期青光眼和视神经炎等疾病导致视神经严重损伤的患者并不适用。

（四）总结

人工视觉的实现需要包括生物学、工程学、信息学、计算机科学、微电子学、材料学、医学，甚至心理学在内的多领域的科学家们共同努力。鉴于刺激视神经束比刺激视网膜和视皮层可能获得更广阔的视野范围，目前，国内外科学家致力于如何设计合适的电极和适宜的刺激方案刺激视神经束以减少手术风险并获得最佳的视觉感知。人工视觉假体研究已经取得了相当大的进展，为今后的发展和研究打下了基础，相信在不久的将来，盲人重见光明不再是梦想。

（谢　平）

参考文献

［1］SUGAR H S. Congenital pits of the optic disc［J］. Am J Ophthalmol, 1967, 63:298-307.

［2］GEORGALAS I, KOURI A, LADAS I, et al. Optic disc pit maculopathy treated with vitrectomy, internal limiting membrane peeling, and air in a 5-year-old boy［J］. Can J Ophthalmol, 2010, 45:189-191.

［3］YUEN C H, KAYE S B. Spontaneous resolution of serous maculopathy associated with optic disc pit in a child: a case report［J］. J AAPOS, 2002, 6:330-331.

［4］THEODOSSIADIS G P. Treatment of maculopathy associated with optic disc pit by sponge explant［J］. Am J Ophthalmol, 1996, 121:630-637.

［5］MUSTONEN E, VARONEN T. Congenital pit of the optic nerve head associated with serous detachment of the macula［J］. Acta Ophthalmol(Kbh), 1972, 50:689-698.

［6］LINCOFF H, YANNUZZI L, SINGERMAN L, et al. Improvement in visual function after displacement of the retinal elevations emanating from optic pits［J］. Arch Ophthalmol, 1993, 111:1071-1079.

［7］COX M S,WITHERSPOON C D,MORRIS R E,et al. Evolving techniques in the treatment of macular detachment caused by optic nerve pits［J］. Ophthalmology,1988,95:889-896.

［8］HIRAKATA A,OKADA A A,HIDA T. Long-term results of vitrectomy without laser treatment for macular detachment associated with an optic disc pit［J］. Ophthalmology,2005,112:1430-1435.

［9］DAI S,POLKINGHORNE P. Peeling the internal limiting membrane in serous macular detachment associated with congenital optic disc pit［J］. Clin Exp Ophthalmol,2003,31:272-275.

［10］SNEAD M P,JAMES N,JACOBS P M. Vitrectomy,argon laser,and gas tamponade for serous retinal detachment associated with an optic disc pit:a case report［J］. Br J Ophthalmol,1991,75:381-382.

［11］GHOSH Y K,BANERJEE S,KONSTANTINIDIS A,et al. Surgical management of optic disc pit associated maculopathy［J］. Eur J Ophthalmol,2008,18:142-146.

［12］GEORGALAS I,PETROU P,KOUTSANDREA C,et al. Optic disc pit maculopathy treated with vitrectomy,internal limiting membrane peeling,and gas tamponade:a report of two cases［J］. Eur J Ophthalmol,2009,19:324-326.

［13］SPAIDE R F,FISHER Y,OBER M,et al. Surgical hypothesis:inner retinal fenestration as a treatment for optic disc pit maculopathy［J］. Retina,2006,26:89-91.

［14］SNEAD M P,JAMES N,JACOBS P M. Vitrectomy,argon laser,and gas tamponade for serous retinal detachment associated with an optic disc pit:a case report［J］. Br J Ophthalmol,1991,75:381-382.

［15］HIRAKATA A,HIDA T,WAKABAYASHI T,et al. Unusual posterior hyaloid strand in a young child with optic disc pit maculopathy:intraoperative and histopathological findings［J］. Jpn J Ophthalmol,2005,49:264-266.

［16］ISHIKAWA K,TERASAKI H,MORI M,et al. Optical coherence tomography before and after vitrectomy with internal limiting membrane removal in a child with optic disc pit maculopathy［J］. Jpn J Ophthalmol,2005,49:411-413.

［17］ROSENTHAL G,BARTZ-SCHMIDT K U,WALTER P,et al. Autologous platelet treatment for optic disc pit associated with persistent macular detachment［J］. Graefes Arch Clin Exp Ophthalmol,1998,236:151-153.

［18］TRAVASSOS A S,REGADAS I,ALFAIATE M,et al. Optic pit:novel surgical management of complicated cases［J］. Retina,2013,33:1708-1714.

［19］GEORGALAS I,LADAS I,GEORGOPOULOS G,et al. Optic disc pit:a review［J］. Graefes Arch Clin Exp Ophthalmol,2011,249:1113-1122.

［20］DITHMAR S,SCHUETT F,VOELCKER H E,et al. Delayed sequential occurrence of perfluorodecalin and silicone oil in the subretinal space following retinal detachment surgery in the presence of an optic disc pit［J］. Arch Ophthalmol,2004,122(3):409-411.

［21］JOHNSON T M,JOHNSON M W. Pathogenic implications of subretinal gas migration through pits and atypical colobomas of the optic nerve［J］. Arch Ophthalmol,2004,122(12):1793-1800.

［22］KUHN F,KOVER F,SZABO I,et al. Intracranial migration of silicone oil from an eye with optic pit［J］. Graefe's Arch Clin Exp Ophthalmol,2006,244(10):1360-1362.

［23］魏文斌. 视网膜中央静脉阻塞手术治疗何去何从?［J］. 眼科,2009,4:217-220.

［24］刘丽娅,马景学. 视网膜中央静脉阻塞手术治疗的新进展—放射状视神经切开术［J］. 河北医科大学学报,2007,6:450-452.

［25］姜燕荣,陶勇. 谨慎应用放射状视神经切开术治疗视网膜中央静脉阻塞［J］. 中华眼科杂志,2006,6:485-487.

［26］惠延年. 放射状视神经切开术治疗视网膜中央静脉阻塞及争议［J］. 中华眼底病杂志,2005,1:1-2.

［27］张卯年. 放射状视神经切开术治疗视网膜中央静脉阻塞［J］. 人民军医,2008,11:693-694.

［28］李伟,郭小健,唐罗生. 放射状视神经切开术治疗缺血型视网膜中央静脉阻塞伴黄斑水肿的疗效评估［J］. 眼科研究,2009,7:592-595.

［29］BERKER N,Batman C. Surgical treatment of central retinal vein occlusion［J］. Acta Ophthalmol,2008,86:245-252.

［30］AGGERMANN T,BRUNNER S,KREBS I,et al. A prospective,randomised,multicenter trial for surgical treatment of central retinal vein occlusion:results of the Radial Optic Neurotomy for Central Vein Occlusion (ROVO) study group［J］. Graefes Arch Clin Exp Ophthalmol,2013,251:1065-1072.

［31］OPREMCAK E M,REHMAR A J,RIDENOUR C D,et al. Radial optic neurotomy with adjunctive intraocular triamcinolone for central retinal vein occlusion:63 consecutive cases［J］. Retina,2006,26:306-313.

［32］CALLIZO J,KROLL P,MENNEL S,et al. Radial optic neurotomy for central retinal vein occlusion:long-term retinal perfusion outcome［J］. Ophthalmologica,2009,223:313-319.

［33］AREVALO J F,GARCIA R A,WU L,et al. Radial optic neurotomy for central retinal vein occlusion:results of the Pan-American Collaborative Retina Study Group(PACORES). Retina,2008,28(8):1044-1052.

［34］RAMEZANI A R. Radial optic neurotomy for central retinal vein occlusion［J］. J Ophthalmic Vis Res,2009,4:115-121.

［35］吕丽娜. 糖尿病视网膜病变患眼玻璃体视盘牵拉综合征的临床特征、对视功能的影响及玻璃体切割手术的疗效观察［D］. 石家庄:河北医科大学,2012:26-27.

［36］彭涛,陈钢锋. 经睫状体扁平部玻璃体切割手术治疗糖尿病视网膜病变患者玻璃体视盘牵拉的临床观察［J］. 浙江创伤外科,2013,18:808-810.

［37］KARATAS M,RAMIREZ J A,OPHIR A. Diabetic vitreopapillary traction and macular oedema［J］. Eye(Lond),2005,19:676-682.

［38］RUMELT S,KARATAS M,PIKKEL J,et al. Optic disc traction syndrome associated with central retinal vein occlusion［J］. Arch Ophthalmol,2003,121:1093-1097.

［39］WONG A,KOKOLAKIS P,RODRIGUEZ A,et al. The role of optical coherence tomography raster imaging as a valuable diagnostic tool in the differential between optic disc hemorrhage and vitreopapillary traction［J］. Mil Med,2012,177:1374-1381.

［40］HEDGES T R 3RD,FLATTEM N L,BAGGA A. Vitreopapillary traction confirmed by optical coherence tomography［J］. Arch Ophthalmol,2006,124:279-281.

［41］NOMURA Y,TAMAKI Y,YANAGI Y. Vitreopapillary traction diagnosed by spectral domain optical coherence tomography［J］. Ophthalmic Surg Lasers Imaging,2010,41 Suppl:S74-S76.

［42］KIM Y W,JEOUNG J W. Vitreopapillary traction in eyes with idiopathic epiretinal membrane:a spectral-domain optical coherence tomography study［J］. Ophthalmology,2014,121:1976-1982.

［43］ALMONY A,THOMAS M A,ATEBARA N H,et al. Long-term follow-up of surgical removal of extensive peripapillary choroidal neovascularization in presumed ocular histoplasmosis syndrome［J］. Ophthalmology,2008,115:540-545.

［44］BLINDER K J,SHAH G K,THOMAS M A,et al. Surgical removal of peripapillary choroidal neovascularization associated with age-related macular degeneration［J］. Ophthalmic Surg Lasers Imaging,2005,36:358-364.

［45］MATEO C,MORENO J G,LECHUGA M,et al. Surgical removal of peripapillary choroidal neovascularization associated with optic nerve drusen［J］. Retina,2004,24:739-745.

［46］RUIZ-MORENO J M,AMAT-PERAL P,LUGO F L,et al. Surgical removal of peripapillary choroidal neovascularization in young patients［J］. Arch Soc Esp Oftalmol,2009,84:39-42.

［47］BAINS H S,PATEL M R,SINGH H,et al. Surgical treatment of extensive peripapillary choroidal neovascularization in elderly patients［J］. Retina,2003,23:469-474.

［48］FIGUEROA M S,NOVAL S,CONTRERAS I. Treatment of peripapillary choroidal neovascular membranes with intravitreal bevacizumab［J］. Br J Ophthalmol,2008,92:1244-1247.

［49］JUTLEY G,JUTLEY G,TAH V,et al. Treating peripapillary choroidal neovascular membranes:a review of the evidence［J］. Eye(Lond),2011,25:675-681.

［50］王晗敏,荣翔. 视网膜假体改良技术及临床应用研究进展［J］. 眼科新进展,2008,7:553-555.

［51］黄伟昌,王国鹤,吴开杰,等. 视觉假体神经刺激器的发展现状和挑战［J］. 中国医学物理学杂志,2010,4:2051-2055.

［52］任秋实. 视觉假体的研究进展与面临的挑战［J］. 生命科学,2009,2:234-240.

［53］石萍,邱意弘,朱贻盛. 人工视觉假体研究综述(Ⅱ). 视皮层、视神经束、感觉替代假体的研究现状［J］. 生物医学工程学杂志,2008,4:943-949.

［54］SAKAGUCHI H,KAMEI M,FUJIKADO T,et al. Artificial vision by direct optic nerve electrode(AV-DONE)implantation in a blind patient with retinitis pigmentosa［J］. J Artif Organs,2009,12:206-209.

［55］瓶井資弘,田野保雄. 人工網膜［J］. 人工臓器,2006,3:348-351.

［56］TSUBOI K,SASAJIMA H,KAMEI M. Chorioretinal shunt vessel in eyes with central retinal vein occlusion after radial optic neurotomy［J］. Ophthalmology,2018,125(9):1409.

［57］KARACORLU M,SAYMAN MUSLUBAS I,HOCAOGLU M,et al. Long-term outcomes of radial optic neurotomy for management of optic disk pit maculopathy［J］. Retina,2016,36(12):2419-2427.

［58］CHEN Z N,SHAO Y,LI X R. Radial optic neurotomy in treating central retinal vein occlusion:a Meta-analysis［J］. Int J

Ophthalmol,2016,9(6):898-903.

［59］KONSTANTINIDIS L,BISSIG A,POURNARAS J A,et al. Long-term functional and anatomical outcome of radial optic neurotomy for central retinal vein occlusion［J］. Klin Monbl Augenheilkd,2016,233(4):444-447.

［60］WILDE C,POOSTCHI A,MEHTA R L,et al. Prevalence of peripapillary choroidal neovascular membranes(PPCNV)in an elderly UK population-the Bridlington eye assessment project(BEAP):a cross-sectional study(2002-2006)［J］. Eye(Lond), 2019,33(3):451-458.

［61］吴煜波,王晨光,苏冠方.药物诱导玻璃体液化及后脱离的研究现状［J］.中国实验诊断学,2019,23(11):2020-2025.

第十八章
视神经疾病治疗展望

视觉功能的产生是一种极其复杂的电生理过程,而视网膜是视觉功能的起始部位,发挥着重要的作用。视网膜内的视觉信号转导由第一级神经元光感受器细胞、第二级神经元双极细胞和第三级神经元神经节细胞(retinal ganglion cell,RGC)构成。其中 RGC 是哺乳动物视网膜中唯一发出长轴突形成视神经,并与外侧膝状体神经元建立突触联系的神经元。RGC 承担了对第一级和第二级神经元信号进行分类编码和传递的作用,视神经是视觉电信号传递的必由之路。

视神经疾病的终末期是视神经萎缩,它是 RGC 及其轴突的凋亡,临床上表现为杯盘比的扩大、消失,视神经纤维和 RGC 层变薄或消失。RGC 的损伤、凋亡通常与视神经病变、萎缩伴发并互为因果。许多能损害视神经纤维的疾病,如青光眼、外伤性视神经病变、缺血性视神经病变、视神经炎等,虽然其原发损害的部位不同,但最终都引起 RGC 死亡;而 Leber 遗传性视神经病变、视网膜中央动脉阻塞、原发性视网膜色素变性、糖尿病性视网膜病变等视网膜疾病,最终都能导致 RGC 死亡和视神经萎缩。不同原因引起的 RGC 凋亡和视神经萎缩会造成严重的永久视功能损害。

一、成熟的 RGC 丧失再生能力

鱼类和两栖类动物的 RGC 可以通过激活视网膜 Müller 胶质细胞的转录因子 Achaete-scute homolog 1(*Ascl1*)实现再生。与此形成鲜明对比,成年哺乳动物和人类 RGC 凋亡后不能自发再生。在胚胎发育过程中,CNS 神经元轴突的生长能力逐渐下降以稳定已经建立的突触联系。胚胎时期 RGC 的生长能力非常强,但在胚胎发育的晚期阶段显著下降,成熟 RGC 的生长能力进一步降低并对轴突切断异常敏感。发育依赖性的生长能力下降是包括 RGC 在内的 CNS 神经元的内在特性。近年来的研究表明,视神经损伤后不能再生的原因除视神经损伤导致 RGC 凋亡外,还与成熟 RGC 丧失固有的生长能力、视神经损伤部位的生物化学屏障和缺乏再生刺激信号有关。

(一)视神经损伤导致 RGC 凋亡

眶内视神经损伤 5~6 天后,相应的 RGC 开始不可逆地凋亡。视神经纤维损伤后诱发 RGC 凋亡的机制尚未完全明了。已有的研究认为,轴突离断后 CNS 的靶源性神经营养因子无法运输至 RGC,同时,一些信号分子、蛋白质合成并运输至 RGC 胞体而启动凋亡程序,导致 Caspase 信号通路的激活,维持细胞完整性的细胞内蛋白质裂解,最终发生 RGC 凋亡。

（二）RGC 生长能力的发育性下调

哺乳动物 RGC 再生能力的丧失与一系列的分子调控事件密切相关,例如前文中提到的 *Ascl1* 转录因子,此外还有以下一些相关分子:

KLF(*Krüppel-like factors*)也是轴突生长的发育依赖性转录因子。*KLF6* 和 *KLF7* 具有显著的促进 RGC 轴突再生作用,而 *KLF4*、*KLF9* 具有显著的抑制轴突再生作用。哺乳动物出生后具有促再生作用的 *KLF6* 和 *KLF7* 表达下调,而具有生长抑制作用的 *KLF4*、*KLF9* 上调。

在成年动物 CNS,抑制性磷酸酶-张力蛋白同源物(phosphatase and tensin homolog,PTEN)主要表达于各种神经元,特别是普肯耶神经元、嗅冠神经元和大伞形神经元。而小鼠大脑内的 PTEN 在出生当天开始表达。PTEN 将 PIP3 脱磷酸成 PIP2 从而阻断 PI3K/AKT 信号转导。如果抑制 PTEN 活性导致 PIP3 积聚而激活 AKT,可以提高 RGC 的再生能力。mTOR(mammalian target of rapamycin)是 AKT 的下游信号调控对象,能调节发育过程中的蛋白合成、轴突生长。CNS 神经元 mTOR 的活性随发育过程下调,而发育成熟后残留的有限的 mTOR 活性在视神经轴突切断后进一步下降。

cAMP 是细胞内信号转导的第二信使。在动物神经系统,cAMP 是发育过程中轴突生长能力的内在调节因子。胚胎早期神经元中内源性的 cAMP 的水平显著高于胚胎晚期的神经元,并在出生后降至更低水平。研究表明,当胚胎神经元内 cAMP 高水平时,可以促进轴突生长。

（三）轴突生长障碍

RGC 轴突的生长是视神经再生治疗的一大障碍。既往研究鉴定了一些抑制轴突再生的中枢神经系统因子,包括髓鞘相关蛋白、反应性胶质瘢痕、细胞外基质因子的上调,以及轴突导向因子。动物实验中,在 RGC 中删除 mTOR 抑制 PTEN,可显著增强 RGC 损伤后的轴突再生能力。但是从 RGC 到外侧膝状体的轴突长达 5cm,无论是体外还是在体动物实验的轴突再生,均还无法达到外侧膝状体,交换神经元。

在 RGC 轴突体内再生的过程中还有重重困难,如视神经损伤(例如视神经钳夹伤)部位在伤后 8 天左右开始形成胶质瘢痕。胶质瘢痕的形成与星形胶质细胞、小胶质细胞的活化增殖有关,也和脑膜成纤维细胞、巨噬细胞的聚集有关。胶质瘢痕被认为是中枢神经损伤后神经再生失败的主要障碍。此外,中枢神经元轴突再生的障碍还有复杂的细胞和分子间的相互作用,以及大分子物质构成的生物化学屏障,主要包括髓磷脂相关抑制性蛋白和缺乏轴突导向因子等,包括:Nogo,髓磷脂相关糖蛋白(myelin-associated glycoprotein,MAG),少突胶质细胞-髓磷脂糖蛋白(oligodendrocyte myelin glycoprotein,OMgp)等。

此外,在 RGC 轴突向视觉中枢长的距离生长过程中,轴突末端的生长还需要通过结合轴突导向因子发现、探测和修正生长路径。例如:Netrin-1 通过与 RGC 轴突生长锥表面的受体结肠直肠癌缺失蛋白(deleted in colorectal cancer,DCC)结合发挥作用,促进 RGC 轴突顶端生长锥延长,并以浓度梯度方式靶向诱导 RGC 轴突的生长。

二、RGC 保护、再生与视神经再生

在讨论这个问题时首先需要区分 RGC 的再生和视神经再生。RGC 的再生是指神经节细胞的再生,而视神经的再生指轴突的再生。成熟 RGC 缺乏再生能力,视神经萎缩的患者视功能难以恢复是临床眼科医师的共识。但近 20 余年的基础研究为这些患者带来了一线曙光:首先是成熟 RGC 在特定状态下能激活一定的再生潜能,能存活并再生出一定长度的轴突;其次是干细胞再生医学的研究表明移植外源性 RGC 有可能起到替代治疗的作用。

（一）保护 RGC

存活的 RGC 是视神经纤维再生的先决条件。因此,在疾病的早期和进展阶段,避免各种原因引起的 RGC 死亡显得尤为重要。既往的研究集中于补充多种外源神经营养因子,包括神经生长因子

(nerve growth factor，NGF)、脑源性神经营养因子(brain-derived neurotrophic factor，BDNF)、营养因子 4/5 (neurotrophin 4/5，NT4/5)和 NT3 以弥补视神经损伤引起的靶源性神经营养因子剥夺。这些营养因子通过酪氨酸激酶受体发挥不同程度的保护作用，其中 BDNF 促进 RGC 存活的保护作用最强。其他一些营养因子也能通过各自的受体发挥 RGC 保护作用，如胶质源性营养因子(glia-derived neurotrophic factor，GDNF)能通过 RGC、Müller 细胞的 Ret/GFRα1 受体保护 RGC 和光感受器细胞。但是，外源性 BDNF 等营养因子对 RGC 的保护作用是暂时的，只能延迟 RGC 的凋亡。即使利用转基因技术持续激活内源性 BDNF 的表达也不能逆转 RGC 的凋亡，也不能促进 RGC 轴突再生。

此外，干预凋亡通路也是保护性治疗的靶点。视神经损伤后，视网膜内促凋亡因子的表达水平上调而抗凋亡因子 Bcl-2 的表达水平下降。在成年的 Bcl-2 转基因小鼠中，过度表达的 Bcl-2 能保护轴突切断诱发的 RGC 凋亡，但不能促进轴突生长。Bcl-xl 的过度表达也有较强的神经保护作用。Bcl-xl 蛋白能够抑制促凋亡因子 Bax 的表达，在视神经切断后短暂保护 95% 的 RGC。

（二）RGC 和轴突的原位再生

mTOR 的活性是 CNS 神经元轴突再生的内在关键因素。mTOR 活性的丧失或许是 CNS 神经元损伤后轴突再生障碍的主要内在因素之一。激活 PI3K/mTOR 信号通路似乎是有效的神经保护和轴突再生的途径。已有的研究显示 mTOR 是中枢神经元再生的决定性内在因素。*PTEN* 基因敲除和 AKT 激活后，mTOR 的活性提高。通过敲除或沉默 *PTEN* 基因能提高轴突切断后的 RGC 存活和刺激轴突再生，其神经保护作用和轴突再生作用与晶状体蛋白的刺激作用相当。但是 mTOR 介导 CNTF、LIF 促进轴突再生的作用过程比较复杂。CNTF 和 LIF 通过激活 PI3K/mTOR 信号通路，在轴突切断后抑制 mTOR 活性下调。西罗莫司可以抑制 mTOR 活性，但并不能消除 CNTF 诱导轴突生长刺激作用，也不能在体内阻止 CNTF 诱导轴突切断的 RGC 转入再生状态。

成年哺乳动物的 RGC 在损伤后不能自发转入再生状态，需要适当的刺激信号启动神经再生。CNTF、LIF 是视神经轴突再生的刺激信号的主要介导因子，通过介导炎症刺激信号促进 RGC 存活和轴突再生。晶状体损伤能诱导轴突切断的 RGC 的再生反应，研究发现，其机制为晶状体蛋白 β 和 γ 通过刺激星形胶质细胞和 Müller 细胞持续分泌 CNTF 和 LIF，激活 PI3K/mTOR、JAK/STAT3、MAPK/ERK 通路，促进 RGC 再生。以病毒为载体的转基因手段能促使星形胶质细胞和 Müller 细胞持续分泌 CNTF、LIF，获得的轴突再生效果优于玻璃体腔注射外源性 CNTF、LIF 的效果。

cAMP 在神经元轴突生长和导向过程中发挥重要作用。中枢神经元 cAMP 水平的发育性下降，使轴突在损伤后对抑制性信号异常敏感。cAMP 通过激活 CREB(cAMP response element binding protein)而上调一些生长相关基因如精氨酸酶 1、白细胞介素 6(interleukin-6，IL-6)的表达，这些基因的表达能促进损伤后的脊椎再生。但是单独应用 cAMP 并不能促进轴突损伤后 RGC 存活，也不能刺激轴突明显再生。cAMP 能刺激细胞表面的生长因子受体聚集，下调细胞因子信号抑制因子 3(suppressor of cytokine signaling 3，SOCS3)的活性，因而能协同增强 *PTEN* 基因敲除、CNTF 等的轴突再生作用。

（三）外源性细胞移植治疗视神经萎缩

外源性异体细胞移植的治疗机制主要有两个：神经营养作用和完全替代机制。神经营养作用主要使用间充质干细胞。间充质干细胞(mesenchymal stem cell，MSC)是一种多能干细胞，在动物研究中，MSC 移植延缓视网膜神经元的变性，支持神经节细胞的存活和轴突再生。有文献表明，玻璃体腔内移植的诱导多功能干细胞来源的间充质干细胞(iPSC-MSC)能有效提供功能性线粒体，并能防止线粒体损伤引起的 RGC 死亡。但在 MSC 注射长期效果的评估中，发现在移植后 240 天，新形成的 RGC 突触退化，动物没有恢复视觉行为。MSC 和 Schwann 细胞的共同移植能更好地维持大鼠视网膜和视神经的形态学结构，增加视神经组织中 RGC 的数量，减少 RGC 的凋亡。

从细胞移植替代治疗角度来看，干细胞移植将是一种非常有前景的治疗手段，特别是对于晚期青光眼和视神经完全萎缩的患者。近期，研究者们在视网膜 3D 培养系统和单细胞转录组测序方面的研究取得了巨大进展，使得人们对于视网膜 RGC 的发育情况、分子事件时空变化有了初步的了解。而且诸多研究表明,如图 18-1 所示,从多种来源的细胞,包括胚胎干细胞、iPSC、Müller 细胞,都可以大量获取高纯度 RGC 前体细胞用于移植。可以预见的是,不久将可以看到这些细胞来源的 RGC 在不同模型动物上移植治疗的研究结果。此外,有研究者将 GFP 标记的健康大鼠 RGC 进行大鼠的玻璃体内注射。移植后的 RGC 展现出与内源性 RGC 相似的形态,轴突朝向宿主视网膜的视神经,树突参与形成内丛状层。初步数据显示,GFP 标记的轴突在宿主视神经和视神经束内延伸。细胞电生理学记录结果显示,移植后 RGC 的电兴奋性和光反应类似于宿主 RGC 的 ON-OFF 的电活动。

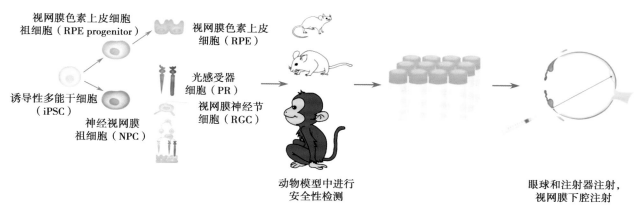

图 18-1　iPSC 细胞来源的再生医学方案示意图

(四)克服视神经的再生屏障和重建功能性突触联系

髓磷脂相关抑制蛋白 Nogo-A、MAG、OMgp、ephrins、信号素等细胞内抑制信号都通过抑制 RhoA/ROCK 通路,并抑制下游的 LIM 激酶和 Cofilin,最终导致 RGC 机动蛋白丝的降解和轴突的生长。因此,直接阻断 RhoA/ROCK 的信号转导或许能有效克服视神经损伤处的局部的轴突生长抑制。而单纯拮抗损伤部位的抑制性信号,对促进 RGC 轴突生长的作用极其微弱,不能达到 RGC 轴突的功能性再生。

多种促进再生的机制联合应用能获得长距离的视神经纤维再生。有研究显示,在敲除 RGC 的 *PTEN* 基因的同时,玻璃体注射炎症因子刺激物酵母聚糖(zymosan)和 cAMP 拟似物 4- 氯苯硫代腺苷 -cAMP,能在小鼠视神经纤维离断后 2 周使 54% 的 RGC 存活,并使 1% 的视神经纤维再生至外侧膝状体,而小鼠也恢复了一定的视觉反应。如何诱导 RGC 通过再生的轴突与其对应的外侧膝状体神经元建立特异的突触联系,如何避免再生的视神经纤维迷路生长和折返生长等问题依然是视神经再生研究面临的巨大挑战。

三、总结

近年来,RGC 和视神经再生研究取得了巨大的进展。众多研究逐步揭示了 RGC 发育、成熟、轴突生长的分子机制,有效地促进 RGC 存活和成功刺激其轴突再生。虽然多种干细胞来源的 RGC 已经可以在体外大量获取,但是将来临床治疗适用的策略是内源性原位再生还是外源性替代尚无定论。现在看来,不同疾病阶段的患者采取不同的临床路径是合理的策略。当今的研究成果还在实验室和基础研究阶段,距离临床转化、实现具有临床意义的视功能恢复仍有很大的差距。因此,RGC 再生和视神经疾病的治疗还任重道远,充满挑战,是生命科学中的热点和难点。

(袁松涛　黄正如)

参考文献

［1］FISCHER D,LEIBINGER M. Promoting optic nerve regeneration［J］. Prog Retin Eye Res,2012,31(6):688-701.

［2］MOORE D L,GOLDBERG J L. Four steps to optic nerve regeneration［J］. J Neuroophthalmol,2010,30(4):347-360.

［3］BERKELAAR M,CLARKE D B,WANG Y C,et al. Axotomy results in delayed death and apoptosis of retinal ganglion cells in adult rats［J］. J Neurosci,1994,14(7):4368-4374.

［4］ALMASIEH M,WILSON A M,MORQUETTE B,et al. The molecular basis of retinal ganglion cell death in glaucoma［J］. Prog Retin Eye Res,2012,31(2):152-181.

［5］FERNANDES K A,HARDER J M,FORNAROLA L B,et al. JNK2 and JNK3 are major regulators of axonal injury-induced retinal ganglion cell death［J］. Neurobiol Dis,2012,46(2):393-401.

［6］BERRY M,AHMED Z,LORBER B,et al. Regeneration of axons in the visual system［J］. Restor Neurol Neurosci,2008,26(2-3):147-174.

［7］GOLDENBERG-COHEN N,DRATVIMAN-STOROBINSKY O,DADON BAR EL S,et al. Protective effect of Bax ablation against cell loss in the retinal ganglion layer induced by optic nerve crush in transgenic mice［J］. J Neuroophthalmol,2011,31(4):331-338.

［8］LIU K,LU Y,LEE J K,et al. PTEN deletion enhances the regenerative ability of adult corticospinal neurons［J］. Nat Neurosci,2010,13(9):1075-1081.

［9］PARK K K,LIU K,HU Y,et al. PTEN/mTOR and axon regeneration［J］. Exp Neurol,2010,223(1):45-50.

［10］ABE N,BORSON S H,GAMBELLO M J,et al. Mammalian target of rapamycin(mTOR)activation increases axonal growth capacity of injured peripheral nerves［J］. J Biol Chem,2010,285(36):28034-28043.

［11］CAI D,QIU J,CAO Z,et al. Neuronal cyclic AMP controls the developmental loss in ability of axons to regenerate［J］. J Neurosci,2001,21(13):4731-4739.

［12］PARK K K,HU Y,MUHLING J,et al. Cytokine-induced SOCS expression is inhibited by cAMP analogue:impact on regeneration in injured retina［J］. Mol Cell Neurosci,2009,41(3):313-324.

［13］MOORE D L,BLACKMORE M G,HU Y,et al. KLF family members regulate intrinsic axon regeneration ability［J］. Science,2009,326(5950):298-301.

［14］BLACKMORE M G,WANG Z,LERCH J K,et al. Kruppel-like Factor 7 engineered for transcriptional activation promotes axon regeneration in the adult corticospinal tract［J］. Proc Natl Acad Sci USA,2012,109(19):7517-7522.

［15］NORTH H A,PAN L,MCGUIRE T L,et al. β1-Integrin alters ependymal stem cell BMP receptor localization and attenuates astrogliosis after spinal cord injury［J］. The Journal of neuroscience:the official journal of the Society for Neuroscience,2015,35(9):3725-3733.

［16］ANDERSON M A,BURDA J E,REN Y,et al. Astrocyte scar formation aids central nervous system axon regeneration［J］. Nature,2016,532(7598):195-200.

［17］WHITING A C,TURNER J D. Astrocytic scar facilitates axon regeneration after spinal cord injury［J］. World neurosurgery,2016,96:591-592.

［18］MOHAMMED R,OPARA K,LALL R,et al. Evaluating the effectiveness of anti-Nogo treatment in spinal cord injuries［J］. Neural development,2020,15(1):1-1.

［19］DUN X P,PARKINSON D B. Role of netrin-1 signaling in nerve regeneration［J］. International journal of molecular sciences,2017,18(3):491.

［20］EIRAKU M,TAKATA N,ISHIBASHI H,et al. Self-organizing optic-cup morphogenesis in three-dimensional culture［J］. Nature,2011,472:51-56.

［21］XIAO D,QIU S,HUANG X,et al. Directed robust generation of functional retinal ganglion cells from Müller glia［EB/OL］. BioRxiv(2019-08-14)［2020-03］. https://doi.org/10.1101/735357.

［22］ PERNET V,DI POLO A. Synergistic action of brain-derived neurotrophic factor and lens injury promotes retinal ganglion cell survival,but leads to optic nerve dystrophy in vivo［J］. Brain,2006,129（Pt 4）:1014-1026.

［23］ ZHUANG Z,GUAN H,DING F,et al. Protective effects of nerve regeneration factor and brain-derived neurotrophic factor on retinal ganglion cells in a rabbit model of acute hyper-intraocular pressure［J］. Neural Regen Res,2010,5（6）:445-449.

［24］ WARD M S,KHOOBEHI A,LAVIK E B,et al. Neuroprotection of retinal ganglion cells in DBA/2J mice with GDNF-loaded biodegradable microspheres［J］. J Pharm Sci,2007,96（3）:558-568.

［25］ YOU S W,HELLSTRÖM M,POLLETT M A,et al. Large-scale reconstitution of a retina-to-brain pathway in adult rats using gene therapy and bridging grafts:An anatomical and behavioral analysis［J］. Experimental neurology,2016,279:197-211.

［26］ OSBORNE A,KHATIB T Z,SONGRA L,et al. Neuroprotection of retinal ganglion cells by a novel gene therapy construct that achieves sustained enhancement of brain-derived neurotrophic factor/tropomyosin-related kinase receptor-B signaling［J］. Cell death & disease,2018,9（10）:1007-1007.

［27］ CHIHA W,BARTLETT C A,PETRATOS S,et al. Intravitreal application of AAV-BDNF or mutant AAV-CRMP2 protects retinal ganglion cells and stabilizes axons and myelin after partial optic nerve injury［J］. Experimental neurology,2020,326:113167.

［28］ BONFANTI L,STRETTOI E,CHIERZI S,et al. Protection of retinal ganglion cells from natural and axotomy-induced cell death in neonatal transgenic mice overexpressing bcl-2［J］. J Neurosci,1996,16（13）:4186-4194.

［29］ INOUE T,HOSOKAWA M,MORIGIWA K,et al. Bcl-2 overexpression does not enhance in vivo axonal regeneration of retinal ganglion cells after peripheral nerve transplantation in adult mice［J］. J Neurosci,2002,22（11）:4468-4477.

［30］ MALIK J M,SHEVTSOVA Z,BAHR M,et al. Long-term in vivo inhibition of CNS neurodegeneration by Bcl-XL gene transfer［J］. Mol Ther,2005,11（3）:373-381.

［31］ MILTNER A M,LA TORRE A. Retinal ganglion cell replacement:current status and challenges ahead［J］. Dev Dyn,2019,248（1）:118-128.

［32］ REICHENBACH A,BRINGMANN A. New functions of Müller cells［J］. Glia,2013,61（5）:651-678.

［33］ LAHA B,STAFFORD B K,HUBERMAN A D. Regenerating optic pathways from the eye to the brain［J］. Science,2017,356（6342）:1031-1034.

［34］ SMITH P D,SUN F,PARK K K,et al. SOCS3 deletion promotes optic nerve regeneration in vivo［J］. Neuron,2009,64（5）:617-623.

［35］ PARK K K,LIU K,HU Y,et al. Promoting axon regeneration in the adult CNS by modulation of the PTEN/mTOR pathway［J］. Science,2008,322（5903）:963-966.

［36］ HUANG Z R,CHEN H Y,HU Z Z,et al. PTEN knockdown with the Y444F mutant AAV2 vector promotes axonal regeneration in the adult optic nerve［J］. Neural regeneration research,2018,13（1）:135-144.

［37］ SUN F,PARK K K,BELIN S,et al. Sustained axon regeneration induced by co-deletion of PTEN and SOCS3［J］. Nature,2011,480（7377）:372-375.

［38］ MULLER A,HAUK T G,FISCHER D. Astrocyte-derived CNTF switches mature RGCs to a regenerative state following inflammatory stimulation［J］. Brain,2007,30（Pt 12）:3308-3320.

［39］ FISCHER D,HEIDUSCHKA P,THANOS S. Lens-injury-stimulated axonal regeneration throughout the optic pathway of adult rats［J］. Exp Neurol,2001,172（2）:257-272.

［40］ FISCHER D,PETKOVA V,THANOS S,et al. Switching mature retinal ganglion cells to a robust growth state in vivo:gene expression and synergy with RhoA inactivation［J］. J Neurosci,2004,24（40）:8726-8740.

［41］ LIEDTKE T,SCHWAMBORN J C,SCHROER U,et al. Elongation of axons during regeneration involves retinal crystallin beta b2（crybb2）［J］. Mol Cell Proteomics,2007,6（5）:895-907.

［42］ LINGOR P,TEUSCH N,SCHWARZ K,et al. Inhibition of Rho kinase（ROCK）increases neurite outgrowth on chondroitin sulphate proteoglycan in vitro and axonal regeneration in the adult optic nerve in vivo［J］. J Neurochem,2007,103（1）:181-

189.

［43］ KOCH J C,TONGES L,BARSKI E,et al. ROCK2 is a major regulator of axonal degeneration,neuronal death and axonal regeneration in the CNS ［J］. Cell Death Dis,2014,5:e1225.

［44］ YIU G,HE Z. Glial inhibition of CNS axon regeneration ［J］. Nat Rev Neurosci,2006,7(8):617-627.

［45］ DE LIMA S,KORIYAMA Y,KURIMOTO T,et al. Full-length axon regeneration in the adult mouse optic nerve and partial recovery of simple visual behaviors ［J］. Proc Natl Acad Sci USA,2012,109(23):9149-9154.